Sterben und Tod bei Hochaltrigen

Psychologie und Gesellschaft

Herausgegeben von Martin K. W. Schweer

Band 14

Zur Qualitätssicherung und Peer Review der vorliegenden Publikation

Die Qualität der in dieser Reihe erscheinenden Arbeiten wird vor der Publikation durch den wissenschaftlichen Beirat der Reihe geprüft.

Notes on the quality assurance and peer review of this publication

Prior to publication, the quality of the work published in this series is reviewed by the advisory board of the series.

Ortrun Reidick

Sterben und Tod bei Hochaltrigen

Die Rolle von Persönlichkeit, Gesundheit und Religiosität

PL ACADEMIC RESEARCH

Bibliografische Information der Deutschen Nationalbibliothek
Die Deutsche Nationalbibliothek verzeichnet diese Publikation in der Deutschen Nationalbibliografie; detaillierte bibliografische Daten sind im Internet über http://dnb.d-nb.de abrufbar.

ISSN 1612-488X
ISBN 978-3-631-66465-0 (Print)
E-ISBN 978-3-653-05681-5 (E-Book)
DOI 10.3726/978-3-653-05681-5

PL Academic Research ist ein Imprint der Peter Lang GmbH.

Peter Lang – Frankfurt am Main · Bern · Bruxelles · New York · Oxford · Warszawa · Wien

Diese Publikation wurde begutachtet.

www.peterlang.com

Den beeindruckenden LateLine-TeilnehmerInnen und
meiner großartigen Löwenmutter gewidmet

Liebe Frau Reidick,
über die Glückwünsche zu meinem
95. Geburtstag habe ich mich
sehr gefreut, vielen Dank. Die
angenehmen Stunden werden im
Alter immer weniger. Man muß
lernen, sich über das Wenige zu
freuen. Seit kurzem habe ich eine
Spezialbrille, mit der ich wieder
die Zeitung lesen kann und ich
kann, trotz Pflegestufe I, noch
zuhause sein, kochen und stricken
Ich grüße Sie alle herzlich

Ihre

R. B.

Frau B. verstarb 2013 im Alter von 98 Jahren

Inhaltsverzeichnis

Tabellenverzeichnis

Abbildungsverzeichnis

Abkürzungsverzeichnis

ADL	*Activities of Daily Living*
AKEST	Akzeptanz des eigenen Sterbens und Todes
ANGES	Angst vor dem eigenen Sterben
ANGET	Angst vor dem eigenen Tod
ATS	Kodierung der Skalenitems der FIMEST-Faktoren
AUT	Ryff-Skala *Autonomy* (Autonomie)
AV(s)	abhängige Variable(n)
BFI-K	*Big Five Inventory*, Kurzversion
CERAD	*Consortium to Establish a Registry for Alzheimer's Disease*
CDR	*Clinical Dementia Rating*
CFI	*Comparative Fit Index*
$CHAIR_{intervall}$	Sitz-Steh-Test, intervallskalierte Kodierung
$CHAIR_{ordinal}$	Sitz-Steh-Test, ordinalskalierte Kodierung
DF	*degrees of freedom* (Freiheitsgrade)
DFG	Deutsche Forschungsgemeinschaft
EMA	Ryff-Skala *Environmental Mastery* (Alltagsbewältigung)
ENABLE-AGE	Projekt *Enabling Autonomy, Participation, and Well-Being in Old Age: The Home Environment as a Determinant for Healthy Ageing* (Europäische Kommission)
EST	Einstellungen zu Sterben und Tod
EXTKÜZ	Externale Kontrollüberzeugung
EXTRAV	Extraversion
FALLSANX	*Falls anxiety* (Sturzangst)
FALLSFREQ	*Falls frequency* (Sturzhäufigkeit)
FIMEST(-E)	Fragebogeninventar zur mehrdimensionalen Erfassung des Erlebens gegenüber Sterben und Tod, empirische Testkonstruktion
FIML	*Full Information Maximum Likelihood*
FKUE	Funktionskurztest der unteren Extremitäten

GDSGROUPS	*Geriatric Depression Scale*, kategoriale Skalierung
GDSSUM	*Geriatric Depression Scale*, Summenscore
HANDGRIP	Handkraftstärke
HI 90	Obere Intervallgrenze des 90-prozentigen Konfidenzintervalls des RMSEA
H.I.L.D.E.	Heidelberger Instrument zur Erfassung der Lebensqualität Demenzkranker
IADL	*Instrumental Activities of Daily Living*
INTKÜZ	Internale Kontrollüberzeugung
KFA	Konfirmatorische Faktorenanalyse
KLE	Kritische Legensereignisse
KÜZ	Kontrollüberzeugungen
LateLine	DFG-Projekt *Terminale Veränderungen und Adaptation des subjektiven Wohlbefindens im sehr hohen Alter: Die Rolle physischer Gesundheit und von Ängsten bezüglich Gesundheit und Tod beim Herannahen des Lebensendes*
LGS	*Loyola Generativity Scale* (Generativität)
LIMIT	Funktionale Limitationen
LO 90	Untere Intervallgrenze des 90-prozentigen Konfidenzintervalls des RMSEA
LONEI	Emotionale Isolation
LONEG	Einsamkeitsgefühle
LONGES	Gesamtskala Einsamkeit
LONSI	Emotionale Isolation
ML	*Maximum Likelihood*
MMSE	*Mini-Mental Status Examination*
MMST	Mini-Mental Status Test
MMT	*Meaning Management Theory*
NEUROT	Neurotizismus
NNFI	*Non-Normed- Fit-Index* (vgl. TLI)
NOSGER II	*Nurses' Observation Scale for Geriatric Patients*
NVAL	Negative Valenz, Fragebogenmodul Verhältnis zu Gott

PAIN	Körperliche Schmerzen
PCLOSE	*p*-Wert für den *test of close fit* beim RMSEA
PIL	Ryff-Skala *Purpose in Life* (Lebensziele)
PVAL	Positive Valenz, Fragebogenmodul Verhältnis zu Gott
PVOL	*Positive Valuation of Life* (positive Lebensbewertung)
RELIERF	Religiöse Erfahrung
RELIGES	Gesamtskala Religiosität
RELIIDE	Kognitives Interesse an religiösen Fragen
RELIIDE	Religiöse Ideologie
RELIOEP	Öffentliche Praxis (Religiosität)
RELIPP	Private/persönliche Praxis (Religiosität)
RES	Resilienz
RMSEA	*Root Mean Square Error of Approximation*
SAC	Ryff-Skala *Self-acceptance* (Selbstakzeptanz)
SEM	*Structural Equation Modeling*
SF-36	*Short-Form-36 Health Survey*
SÖS	Sozioökonomischer Status
SPBB	*Short Physical Performance Battery*
SpREUK	Fragebogen *Spirituelle und religiöse Einstellung und Umgang mit Krankheit*
SRMR	*Standardized Root Mean Square Residual*
STAI	State-Trait-Angstinventar (hier: Trait-Angst)
SUBGES	Allgemeine Gesundheitswahrnehmung
SWB	Subjektives Wohlbefinden
SWLS	*Satisfaction with Life Scale* (allgemeine Lebenszufriedenheit)
TLI	*Tucker-Lewis-Index* (vgl. NNFI)
TMT	*Terror Management Theory*
TPV	Transpersonales Vertrauen
UCLA	*UCLA Loneliness Scale*
UV(s)	unabhängige Variable(n)

VERGES	Veränderung des Gesundheitszustands
VISUS	Visus-Messung, Funktionstest Sehschärfe
$ZENTR_{alt}$	Zentralität der Religiosität, alternativer Skalenrange
$ZENTR_{ur}$	Zentralität der Religiosität, ursprünglicher Skalenrange
Z-Skala	Zentralitäts-Skala
ZUKAFF	Affektive Valenz der Zukunftsperspektive
ZUKKTR	Kontrollierbarkeit der Zukunft
ZUKOBS	Erlebte Obsoleszenz
ZUKVGO	Vergangenheitsorientierung

Danksagung

Bei allen TeilnehmerInnen der LateLine-Studie
sowie den vielen hilfsbereiten Angehörigen, Pflegekräften und
MitarbeiterInnen der Meldeämter in Heidelberg, Mannheim
und weiteren Ortschaften…

Bei der Deutschen Forschungsgemeinschaft,
den wissenschaftlichen Hilfskräften des Projekts LateLine,
Dr. Bettina Hoser und meinem Ehrenbetreuer…

Bei Prof. Dr. Friederike Eyssel, Christian Roggenhofer,
PD Dr. Ali Afshar-Oromieh und schließlich und im ganz Besonderen
bei meinen Eltern, Monika Reidick-Schneider und Rudolf Reidick…

…möchte ich mich auf das Herzlichste bedanken!

Alter spielt keine Rolle
außer man ist ein Rotwein!

MMST-Satz eines 96-jährigen LateLine-Teilnehmers

Zusammenfassung

Die Auseinandersetzung mit der Sterblichkeit ist eines der ältesten Menschheitsthemen, wenn sie auch im Kern immer nur einer theoretischen Annäherung entspricht. Reaktionen auf die eigene Endlichkeit können beängstigender, aber auch akzeptierender Art sein, was über die Einstellungen zu Sterben und Tod gemessen wird. In der vorliegenden Arbeit wurde davon ausgegangen, dass insbesondere die Angst vor dem eigenen Sterben, die Angst vor dem eigenen Tod sowie die Akzeptanz des eigenen Sterbens und Todes für die Gruppe der Hochaltrigen eine besondere Rolle spielen, da diese aufgrund der nur noch sehr begrenzt zur Verfügung stehenden Lebenszeit einer unmittelbaren Konfrontation mit dem Lebensende ausgesetzt sind und damit einhergehend eine erhöhte Mortalitätssalienz erleben. Obwohl aus chronologischer und mortalitätsstatistischer Sicht naheliegend, stellt sich das Forschungsfeld jedoch bislang marginalisiert, fast tabuisiert, dar.

Daher erfolgte im Rahmen der vorliegenden Arbeit zunächst eine umfassende theoretische Zusammenschau der Angst sowie der Akzeptanz des eigenen Sterbens und Todes. Nach Darstellung der kulturhistorischen Entwicklung der todbezogenen Einstellungen wurden deren bisherige thanatospsychologischen Erklärungsansätze erläutert. Ergänzend hierzu wurden sodann etablierte Theorien verschiedener psychologischer Disziplinen im Hinblick auf ihre Erklärungskraft für die todbezogenen Einstellungen analysiert. Dieses Vorgehen entspricht den Desiderata renommierter Thanatosforscher und hatte den Vorteil, dass einerseits die Herleitung von Fragestellungen für die vorliegende Arbeit transparent und theoriegeleitet erfolgte sowie andererseits die Ergebnisse in einen theoretischen Rahmen eingebettet werden konnten. Dabei wurden schwerpunktmäßig entwicklungspsychologische Konzepte der Lebensspanne, aber auch Modelle der klinischen, differentiellen sowie der Gesundheits-Psychologie betrachtet. In der anschließenden Schilderung bisheriger Forschungstätigkeit sowie der Erläuterung zentraler Befunde zu den Einstellungen zu Sterben und Tod im Alter verdeutlichte sich die Uneinheitlichkeit vieler Studienbefunde, die zudem meist atheoretisch berichtet wurden. Gründe dafür sind unter anderem in einer teilweise unzureichenden, unidimensionalen Operationalisierung der Einstellungen zu Sterben und Tod, dem weitgehenden Fehlen von Befunden zur Akzeptanzdimension, der fehlenden Kontrolle potentieller Drittvariablen sowie der Konfundierung des Dritten und Vierten Lebensalters zu finden. Aus dieser Ausgangssituation leitete sich die Entwicklung eines theoretisch-integrativen Rahmenmodells zur Erklärung der Einstellungen zu Sterben und Tod bei Hochaltrigen als zentrales

Herzstück der vorliegenden Arbeit ab, wobei insbesondere die Rolle von Persönlichkeit, Religiosität und Spiritualität sowie der funktionalen und subjektiven Gesundheit untersucht wurde.

Das hierarchische Modell ermöglichte den Einbezug sowohl ressourcen- wie defizitorientierter hypothetischer Determinanten dieser drei Bereiche, um deren hypothetisch angenommenen positiven, respektive negativen Einfluss auf die Angst vor dem eigenen Sterben und Tod sowie der neutralen Sterblichkeitsakzeptanz zu überprüfen. Diese Variablen wurden konzeptuell in inhaltlich übergeordnete Modellkomponenten zusammengefasst und auf einer Prädiktor- sowie einer Mediatorebene angesiedelt. Letzteres geschah über die Identifizierung ontogenetisch früh etablierter und über die Lebenszeit relativ stabil bleibender Konstrukte wie globaler Persönlichkeitstraits, aber auch der teilweise genotypisch und durch den Lebensstil bedingten funktionalen Gesundheit. Die Mediatorebene umfasste dagegen entwicklungsgeschichtlich jüngere, domänenspezifischere Konzepte, für deren Ausprägung ein Einfluss durch die basalere Prädiktorebene angenommen wurde. Bei den Modellkomponenten der Prädiktorebene handelte es sich im Einzelnen um protektive Persönlichkeitsvariablen wie z.B. Extraversion, bei den als riskant vermuteten Persönlichkeitstraits z.B. um allgemeine Ängstlichkeit. Weiterhin wurden auf dieser Ebene Variablen veranschlagt, die intrinsische Religiosität und Spiritualität erfassten sowie im Rahmen der funktionalen Gesundheit neben objektiven Funktionstests z.B. die (*Instrumental*) *Activities of Daily Living*. Die funktionale Gesundheit nahm im Vergleich zu den ansonsten persönlichkeitsnahen Konstrukten eine gesonderte Rolle ein, da diese zwar einerseits dispositional bedingt ist, jedoch auch durch lebensspannenübergreifende Aspekte wie Lebensstilfaktoren beeinflusst wird und durch die erhöhte Vulnerabilität im Vierten Lebensalter in Bezug auf die Mortalitätssalienz eine stark aktivierende Rolle spielen sollte. Die mediierende Modellebene enthielt neben Variablen der Einsamkeit als Grad der sozialen Einbindung die Zeit- und Zukunftsperspektive, mittels derer eine positive oder negative Beurteilung der persönlichen Zukunft vorgenommen wurde. Weiterhin wurde hier das subjektive Gesundheitsempfinden ermittelt, worunter neben der Einschätzung des aktuellen Gesundheitszustands und der wahrgenommenen Veränderung der Gesundheit über ein Jahr hinweg beispielsweise auch körperliche Schmerzen erfasst wurden. Schließlich wurde im Rahmenmodell ein Einfluss der Einstellungen zu Sterben und Tod auf das übergeordnete subjektive Wohlbefinden angenommen, welches einerseits trotz hoher funktionaler Einbußen im Alter noch sehr hoch ausgeprägt sein kann, jedoch andererseits mit zunehmender Nähe zum Tod deutlich absinkt.

Die aus dem Rahmenmodell abgeleiteten, zumeist explorativen Fragestellungen lassen sich vereinfacht wie folgt zusammenfassen: (1) Ist ein gängiges Messinstrument zur Erfassung der Einstellungen zu Sterben und Tod auch auf Hochaltrige anwendbar? (2) Wie gehen hochbetagte Personen mit der Konfrontation mit der eigenen Sterblichkeit als letzte große Entwicklungsaufgabe des Lebens um? (3) Welche Rolle spielen Persönlichkeit, Gesundheit und Religiosität als hypothetisch angenommene Determinanten der Einstellungen zu Sterben und Tod? (4) Wie hängen die Einstellungen zu Sterben und Tod mit dem subjektiven Wohlbefinden zusammen? Zur Überprüfung dieser Fragestellungen wurden die Einstellungen zu Sterben und Tod mittels eines renommierten Verfahrens, dem *Fragebogeninventar zur mehrdimensionalen Erfassung des Erlebens gegenüber Sterben und Tod* (FIMEST-E, Wittkowski, 1996) erfasst. Die Datenerhebung erfolgte im Rahmen des längsschnittlichen DFG-Forschungsprojekts LateLine, die Stichprobe bestand aus 113 kognitiv unbeeinträchtigten Personen der Alterskohorte 1912 bis 1922, die zum Erhebungszeitpunkt zwischen 87 und 97 Jahre alt waren.

Aufgrund der erstmaligen Anwendung des FIMEST auf eine rein hochaltrige Stichprobe galt es, zunächst (1) die a priori-Faktorenstruktur konfirmatorisch zu überprüfen sowie die Skalen-Reliabilität zu ermitteln. Die Faktorenstruktur konnte zufriedenstellend bestätigt werden, ebenso ergaben sich gute interne Konsistenzen der Einstellungen zu Sterben und Tod trotz der Verwendung verkürzter Skalen. Die korrelativen Befundmuster verdeutlichten die Notwendigkeit einer mehrdimensionalen Operationalisierung, die Angst vor dem eigenen Sterben und die Sterblichkeitsakzeptanz zeigten keinerlei Zusammenhang. Auch zeigte sich bei der Datenerhebung insgesamt eine große Offenheit der Teilnehmer[1] im Umgang mit den Fragen. (2) Die deskriptiv-explorativen Ergebnisse zeigten einen Deckeneffekt der Akzeptanzdimension bei gleichzeitigem Vorliegen eines Bodeneffekts der Angst vor dem eigenen Tod, wogegen sich eine mittlere Ausprägung der Angst vor dem eigenen Sterben ergab. Dies bestätigt bisherige Befunde und konzeptuelle Annahmen, die von einer hohen Akzeptanz der eigenen Endlichkeit im hohen Alter sowie einer differenzierten Ausprägung der beiden Angstdimensionen ausgehen. Im hypothesen-testenden Teil der vorliegenden Arbeit wurde (3) das Rahmenmodell und die darin postulierten Annahmen zur Rolle der Persönlichkeit, Gesundheit und Religiosität überprüft, wobei dies aufgrund des geringen Stichprobenumfangs anhand von Teilmodellen für die jeweilige Einstellung zu

1 Aus Gründen der besseren Lesbarkeit und Länge des Textes verwendet die Autorin durchgängig das generische Maskulinum. Ist nur ein Geschlecht gemeint, wird die jeweilige männliche bzw. weibliche Form gewählt.

Sterben und Tod erfolgte. Dabei ließ sich der Einfluss der angenommenen Modellkomponenten sowie der Mediatoreffekte grundlegend bestätigen:

Die *Persönlichkeits*variablen erwiesen sich sowohl auf der Modell-Prädiktor- als auch der Mediatorebene als bedeutsam für alle drei Einstellungen zu Sterben und Tod. Während sich für die basalen Konstrukte Resilienz und internale Kontrollüberzeugung jeweils direkte, jedoch gegenläufige Effekte ergaben, wurde der Einfluss der allgemeinen Ängstlichkeit überraschenderweise ausschließlich mediiert. Die persönlichkeitsnahe Trait-Einsamkeit erwies sich als Mediator der Angst vor dem eigenen Sterben, erreichte jedoch keinen signifikanten Einfluss. Allerdings zeigte sich an anderer Stelle, dass die Einsamkeitsgefühle als Subskala der Einsamkeit bei Männern deutlich höher ausgeprägt sind und so deren erhöhte Angst vor dem eigenen Tod bedingten. Zusammengefasst hatten internal kontrollierte Personen mit einer gering ausgeprägten allgemeinen Ängstlichkeit, die sich nicht als einsam einschätzten sowie über eine optimistische Sicht auf ihre persönliche Zukunft verfügten, eine insgesamt wenig ängstliche, akzeptierende Sicht gegenüber der eigenen Sterblichkeit. Zu klären bleibt jedoch, warum sich Resilienz positiv auf die affektive Valenz der Zukunft, jedoch negativ auf die Akzeptanz des eigenen Sterbens und Todes auswirkte. Bei der funktionalen *Gesundheit* und den Einstellungen zu Sterben und Tod zeigte sich jeweils ein relevanter Einfluss, der jedoch in seiner Wirkrichtung überraschte: Je besser der funktionale Status, desto höher die Angst vor Sterben und Tod und desto geringer die Akzeptanz des eigenen Sterbens und Todes. Auch die angenommenen Mediationseffekte der subjektiven Gesundheit ließen sich weitgehend bestätigen, hier erwiesen sich die körperlichen Schmerzen und der damit verbundene Einschränkungsgrad als zentrale Komponenten. Doch auch diese zeigte unerwartete Effekte, da sie zu allen Einstellungsdimensionen in positiver Relation stand und somit sowohl angst- als auch akzeptanzsteigernd wirkte. Insgesamt stellten sich die Befunde zur Gesundheit uneinheitlich dar, da Teilnehmer mit hoher Selbstständigkeit und Alltagskompetenz, wenig eingeschränktem Sehvermögen und guter muskulärer Stärke der unteren Extremitäten mehr Angst vor Sterben und Tod und entsprechend geringere Akzeptanz zeigten. Dagegen führte eine schlechte subjektive Gesundheit, hier in Form von hohen Depressivitäts- und Schmerzwerten, zu gesteigerter Angst, ein hohes Ausmaß körperlicher Schmerzen jedoch auch zu erhöhter Akzeptanz. Für die *Religiositäts*variablen ließ sich ein protektiver Einfluss der intrinsischen Religiosität, Spiritualität und positiven Valenz des Glaubens an bzw. des Verhältnisses zu Gott auf die Einstellungen zu Sterben und Tod bestätigen. Allerdings erwies sich letztlich nur die Spiritualität als starker Prädiktor der Akzeptanzdimension, obwohl die Studienteilnehmer weitgehend christliche Konfessionszugehörigkeiten aufwiesen. Für die Wirkung der Spiritualität konnte kein Mediationseffekt gefunden werden.

Die explorative Analyse des (4) Zusammenhangs der Einstellungen zu Sterben und Tod sowie des übergeordnet angenommenen subjektiven Wohlbefindens demonstrierte, dass die Angst vor dem eigenen Sterben und die Akzeptanz der eigenen Endlichkeit als zusätzliche Komponenten des erfolgreichen Alterns berücksichtigt werden sollten: Während Angst vor dem eigenen Sterben mit einer geringeren Ausprägung auf den Wohlbefindens-Skalen einherging, standen hohe Akzeptanzwerte der Endlichkeit in Verbindung mit hohem subjektiven Wohlbefinden.

In der abschließenden Diskussion der vorliegenden Arbeit werden die Ergebnisse interpretiert sowie auf Stärken und Limitationen der Studie eingegangen, weiterhin erfolgt die Ableitung von Handlungsempfehlungen und eine Darstellung der Implikationen für weiterführende Forschung. Die theoriegeleitete Entwicklung und empirische Überprüfung des integrativen Rahmenmodells zur Erklärung der Einstellungen zu Sterben und Tod im hohen Alter kann insgesamt als gelungen betrachtet werden. Einschränkungen ergaben sich in erster Linie durch den geringen Stichprobenumfang, wobei dies einem allgemeinen Problem der Forschung mit Hochaltrigen entspricht. Ferner erfolgte eine explorative und querschnittliche Datenanalyse des Baseline-Messzeitpunkts des längsschnittlichen Forschungsprojekts LateLine. Entsprechend sind eine Kreuzvalidierung der Befunde sowie die Darstellung der zeitlichen Stabilität der Einstellungen zu Sterben und Tod im hohen Alter wünschenswert und anhand des umfangreichen LateLine-Datensatzes konkret möglich.

Abstract

Due to continued demographic change the group of the oldest-old (aged 85 years and above) has become the fastest growing population segment. Persons in this Fourth Age are prone to suffer from functional and cognitive impairments, multimorbidity as well as diminishing social contacts. Despite the fact of an increased vulnerability, findings, notably the well-being paradox or conceptual frameworks such as emotional control theory, suggest a great adaptational potential for the oldest-old to cope with these deficits, e.g. by means of cognitive reframing or the use of psychological resources like personality traits. Does this also hold true for the confrontation with one's own restricted lifetime and thus mortality? To date, there have been only a few studies aimed at shedding light on the field of attitudes towards dying and death in old age, although these might be of particular importance in the proximity to death. Moreover, death-related attitudes might act as so far unknown determinants of successful ageing.

In the study presented, these attitudes were examined with the *Multidimensional Orientation Toward Dying and Death Inventory* (MODDI-F), comprising fear of one's own dying, fear of one's own death and neutral acceptance of one's own dying and death. The sample consisted of 113 cognitively healthy people aged 87 to 89 years. Due to the lack of integrative models for the use of anxiety-related and affirmative attitudes towards finitude in latest life, a hypothetically constructed model to explain these attitudes in old age was developed conceptually and consecutively tested empirically. The hierarchical model postulated determinants on two hypothetical levels, one consisting of stable trait variables established early in the course of the life span, the other including variables assumed to mediate the influence of the earlier developed constructs. Altogether, determinants at the first level enclosed a range of variables covering resourceful and risky personality traits, intrinsic religiosity and spirituality as well as functional health; whereas the second level implemented the hypothetical mediator variables loneliness, future time perspective and subjective health.

Since the MODDI-F makes use of an a priori factorial structure yet not validated explicitly for oldest-old, the attitudes towards dying and death were firstly psychometrically tested. Confirmatory structural equation modeling yielded satisfactory replication of the three factors. Moreover, reliability analyses showed good internal consistence of the scales. Regarding general characteristics of the attitudes towards dying and death a ceiling effect for neutral acceptance of one's own finitude and a floor effect for anxiety of one's own death could be found for the presented sample. On average, values for anxiety of one's own dying were located in a medium range. Simultaneous empirical testing of the two model levels predicting the attitudes towards dying and death in old age provided basic support for the hypothetically developed model. Thus, with regard to the personality component, internally controlled persons with little trait-anxiety, low perceived loneliness and an optimistic view of their own personal future showed high acceptance and low anxiety towards their own mortality. The role of resilience was ambiguous, though. Findings for functional health were somewhat unexpected as persons without or only few functional limitations, good visual acuity and sound muscular strength of the lower extremities expressed more anxiety and less acceptance towards their own dying and death. On the other hand, a low status in subjective health as demonstrated in high depressivity and subjective perception of physical pain and impairment due to pain was related to high anxiety of one's own mortality. Paradoxically, pain not only led to more anxiety but also to more acceptance of one's own finitude. Finally, both intrinsic religiosity and spirituality indicated positive influence on the acceptance of mortality and a decreasing effect on the anxiety towards dying and death. In alternative models, spirituality proved to be a superior predictor than religiosity. For the fear of one's own death men showed higher values than women which could be traced back to men indicating more feelings of loneliness. Concluding, exploratory analyses showed that anxiety towards one's own dying and acceptance of one's own dying and death predicted subjective well-being in old age.

The results provide firsthand evidence for the applicability of the MODDI-F for the oldest-old and the partially mediated determinants of the attitudes towards dying and death in very old age as embodied in the hypothetically developed integrative model. Overall, people of this sample had a strong tendency to accept their own mortality, which in turn was related to high levels of subjective well-being. Hence, the findings underpin the importance to empirically address these attitudes as a hitherto disregarded component for successful ageing.

Todes-Erfahrung

Wir wissen nichts von diesem Hingehn, das
nicht mit uns teilt. Wir haben keinen Grund,
Bewunderung und Liebe oder Hass
dem Tod zu zeigen, den ein Maskenmund

tragischer Klage wunderlich entstellt.
Noch ist die Welt voll Rollen, die wir spielen.
Solang wir sorgen, ob wir auch gefielen,
spielt auch der Tod, obwohl er nicht gefällt.

Doch als du gingst, da brach in diese Bühne
ein Streifen Wirklichkeit durch jenen Spalt
durch den du hingingst: Grün wirklicher Grüne,
wirklicher Sonnenschein, wirklicher Wald.

Wir spielen weiter. Bang und schwer Erlerntes
hersagend und Gebärden dann und wann
aufhebend; aber dein von uns entferntes,
aus unserm Stück entrücktes Dasein kann

uns manchmal überkommen, wie ein Wissen
von jener Wirklichkeit sich niedersenkend,
so dass wir eine Weile hingerissen
das Leben spielen, nicht an Beifall denkend.

Rainer Maria Rilke, Neue Gedichte

1. Einführung und Übersicht

Beginnend wird die der vorliegenden Arbeit zugrundeliegende (1) Problemstellung erläutert, zu der anschließend tiefergehende Kontextinformationen berichtet werden. Letztere umfassen eine (2) kurze Darstellung der aktuellen globalen und vor allem nationalen demografischen Entwicklung inklusive der Krankheits- und Sterbestatistik in Deutschland, die (3) Einführung des Konzepts des Vierten Lebensalters sowie einen (4) kulturgeschichtlichen Abriss über die Entwicklung des Umgangs mit Sterben und Tod hin zu der heute zu beobachtenden Tabuisierung. Abschließend erfolgt (5) die Darstellung der Thanatospsychologie, also derjenigen wissenschaftlichen Domäne der Psychologie, die sich ausschließlich mit dem Erleben und der Konfrontation unserer Sterblichkeit befasst.

1.1 Problemstellung

Eine der simpelsten und zugleich grundlegendsten Erkenntnisse der Spezies Mensch lautet: Wer geboren wird, wird auch sterben. Das Leben impliziert den Tod, hat diesen unweigerlich zur Konsequenz, auch wenn das Wann, Wie und Wo unauflösliche Unbekannte der Gleichung darstellen, die vor allem durch biologische, soziokulturelle und individuelle Bewältigungsprozesse beeinflusst werden (vgl. Tesch-Römer & Zeman, 2003, S. 829). Das Bewusstsein über unsere Sterblichkeit unterscheidet uns von allen anderen Lebewesen – sie teilen zwar das Schicksal (oder Glück?) der Endlichkeit, nur der Mensch jedoch kann sein Sterben und seinen Tod antizipieren; ein Wissen, das als Fluch oder Segen gedeutet werden kann. Durch unser Bewusstsein über die Universalität und Endgültigkeit des Todes hat sich die Sterblichkeit als großes Menschheitsthema über alle Epochen und wissenschaftliche Disziplinen hinweg manifestiert. Dabei kann die Auseinandersetzung mit dem Tod naturgemäß immer nur eine spekulative Annäherung an ein letztlich unfassbares, da nur erfahrbares Geschehen darstellen. Wir kennen die 'technischen Details' des Todes, wie etwa die Non-Reagibilität und Non-Funktionalität des Körpers sowie den irreversiblen Prozess der Verwesung. Wir sammeln im Lauf unseres Lebens eigene Erfahrungswerte, z. B. als Besucher am Krankenbett oder selbst Erkrankte, pflegende Angehörige, trauernde Beerdigungsgäste oder Unfallzeugen. Aber wie sich das Sterben und der Moment des Todes – die endgültige Transition vom Lebenden zum Verschiedenen – wirklich anfühlen, entzieht sich unserer Vorstellungskraft, bleibt theoretisch bis zum tatsächlichen Eintreten. Den größten Einblick haben hier wohl Nahtoderfahrene, die nach diesem Ereignis häufig die Angst vor dem Tod verlieren und einen Bedeutungsgewinn spirituell-ethischer Werte verzeichnen, wobei die Auswirkungen sich je nach Lebenskontext des Betroffenen gestalten (Schröter-Kunhardt, 1993, 2005). Doch auch diese Menschen sind eben nicht tatsächlich gestorben, es bleibt bei einer Annäherung. Letztlich kann jeder einzelne Mensch die bewusste Auseinandersetzung mit seiner Endlichkeit selbst bestimmen oder auch gänzlich ablehnen, so dass äußerst individuelle Modelle und Vorstellungen vom Ende unseres Daseins existieren. Aufgrund von Erfahrungen, äußeren Einflüssen und geistiger Auseinandersetzung mit der Thematik bilden sich individuelle, überdauernde, aber auch je nach Lebensphase prinzipiell modifizierbare Einstellungen zu Sterben und Tod aus. Die bislang untersuchten Korrelate dieser Einstellungen zu Sterben und Tod bezogen sich jedoch meist auf Kinder und Jugendliche und insbesondere Menschen im mittleren Erwachsenenalter, also Personen im Altersbereich zwischen 35 und 65 Jahren (Lindenberger & Schaefer, 2008). Auch die todbezogenen Einstellungen terminal Erkrankter sowie deren Betreuer erfahren im Kontext der Hospizbewegung, Palliativmedizin und Euthanasie-Diskussion anhaltendes Forschungsinteresse. Doch wie sieht es mit der gesellschaftlich immer bedeutsamer werdenden Gruppe der Hochbetagten aus?

Obwohl theoretische Aussagen über Einstellungen von Sterben und Tod im hohen Alter, also ab ca. dem 80. Lebensjahr (ebd., s. auch Punkt 1.3), aus bereits bekannten Theorien und Befunden zu anderen Altersgruppen ableitbar sind, fehlt es weitgehend an empirischer Bestätigung für dieses am stärksten wachsende demografische, jedoch thanatospsychologisch unterrepräsentierte Segment (z. B. Tomer, 2000b; Wittkowski, 2005). Dies kann zumindest teilweise an der gegenwärtigen Tabuisierung des Todes in den westlichen Industrienationen liegen (vgl. Ariès, 1981, 2009; T. Walter, 1991, 1995). Augenscheinliche Gründe mögen in einer natürlichen Scheu und ethischen Bedenken liegen, sehr alten Menschen eine derartig direkte Konfrontation mit ihrem baldigen Lebensende zuzumuten. Auch ein mangelndes Interesse am (hohen) Alter und den damit verbundenen Herausforderungen bis hin zu Abwehr und Negation der Gesellschaft sowie der forschenden Disziplinen können bestehende Hemmschwellen erklären.

Um die bisherige Forschungslücke zu schließen, wird in der vorliegenden Studie entsprechend der Fokus auf sehr alte Menschen – hier Menschen am Ende ihres achten und neunten Lebensjahrzehnts – gelegt, die dem Tod aus chronologischer und mortalitätsstatistischer Sicht, auch unabhängig vom Vorliegen von Krankheiten, am Nächsten sind (Fortner & Neimeyer, 1999; Fortner, Neimeyer, Rybarczyk, & Tomer, 2000) bzw. die geringste noch verbleibende Restlebenszeit aufweisen. Die Tatsache, dass diese Personengruppe in bisherigen Studien zur

Untersuchung der Einstellungen zu Sterben und Tod weitgehend vernachlässigt wurde, bezeichnen führende Thanatosforscher wie Robert A. Neimeyer und Victor G. Cicirelli in Anbetracht der Offensichtlichkeit des Themas als *„ironic imbalance“* (Tomer, 2000b, S. vii) oder *„paradoxical, given the fact that older adults are the group with the greatest vulnerability to death“* (Cicirelli, 2002b, S. 1). Die hier vorgestellte Arbeit soll dazu beitragen, die bisherigen theoretischen und empirischen Erkenntnisse der Thanatospsychologie, der 'Psychologie des Todes', bezüglich der Einstellungen zu Sterben und Tod und insbesondere einer akzeptierenden versus einer ängstlichen Sicht auf Hochbetagte sowohl theoretisch-integrativ als auch querschnittlich-empirisch zu erweitern und mögliche Besonderheiten des Lebens im Angesicht des Todes darstellen.

Aus Sicht der Autorin ist es nötig, dies zu untersuchen, da das Thema im Hinblick auf den viel zitierten demografischen Wandel ein äußerst brisantes Tabu darstellt. War der Tod vor nicht allzu langer Zeit vor allem ein Phänomen des jungen und mittleren Alters, ist er heute durch den gesellschaftlichen und medizinischen Fortschritt „weitgehend Altersschicksal“ (Bölsker-Schlicht, 1992, S. 11). Da viele der heute geborenen Menschen also auf das Erreichen eines sehr hohen Alters hoffen dürfen, wird die Auseinandersetzung mit dem Sterben und dem Tod im hohen Alter eine zunehmend größere Personengruppe betreffen. Wie sehen diese dem Tod so nahe stehenden Personen ihr zwangsläufig baldiges Lebensende? Überwiegen Angst, Abwehr, Akzeptanz, gar Sehnsucht oder eine Mischung daraus und welche psychologischen Variablen können potentielle inter- und intraindividuelle Ausprägungen erklären? Auch aufgrund der zwar mit dem Alter nicht generell ansteigenden Prävalenzrate von Depression, jedoch einer zum Teil stärkeren Ausprägung der Krankheit bei spätem Beginn, einer stark erhöhten Prävalenzrate von Depressionen bei institutionalisierten alten Menschen sowie einem altersbedingten Anstieg der Häufigkeit vollzogener Suizide birgt dieses Thema nicht zuletzt ein großes Interventionspotenzial, wie z.B. Saß, Wurm und Ziese (2009) anmerken. So berichten Weyerer & Bickel (2007) eine erschreckende Depressionsrate von 40–50% bei Heimbewohnern beiden Geschlechts, davon 15–20% mit schwerem Verlauf. Ein Drittel aller Suizide wird im Alter von über 65 Jahren verübt, die Anzahl der Selbsttötungen erreicht ab dem 90. Lebensjahr mit 31,2 je 100 000 Einwohner sogar ihren Höchststand (Statistisches Bundesamt, 2009). Problematisch ist zudem, dass die tatsächliche Prävalenzrate aufgrund gehäufter subsyndromaler Ausprägung der depressiven Symptomatik bei der älteren Bevölkerung unterschätzt wird und ältere Menschen das Vorliegen einer Depression häufig nicht als solche erkennen und berichten, was jedoch die Lebensqualität der Betroffenen nichtsdestotrotz deutlich herabsetzt (Bickel &

Weyerer, 2007; Seidl, Pantel, Re, & Schröder, 2004). Doch auch Angehörige, die bezüglich des baldigen Sterbens ihres Ehepartners oder Elternteils verunsichert sind, können von Erkenntnissen auf diesem Gebiet profitieren.

Um intervenieren zu können, ist eine tiefere Kenntnis darüber, wie hochaltrige Menschen über ihr baldiges Lebensende denken und was Strategien für eine erfolgreiche Adaptation an diese Situation sein können, unabdingbar, um eine versöhnlich-akzeptierende statt einer ängstlich-vermeidenden Sicht zu ermöglichen. Doch nicht nur die Ableitung von Interventions-, sondern insbesondere auch von früher eingreifenden Präventionsmaßnahmen stellt ein hohes Potenzial für das psychische Wohlbefinden hochbetagter Menschen dar. Entwicklungspsychologisch gesprochen und in Anlehnung an Eriksons Stufenmodell der psychosozialen Entwicklung (1959, 2008) und die durch Havighurst (1965) geprägte Begrifflichkeit kann man die Konfrontation mit der eigenen Sterblichkeit durch das schiere Erreichen eines hohen Alters als eine letzte große Entwicklungsaufgabe sehen, an der man scheitern oder bis zuletzt wachsen kann und die somit für die Lebensqualität Hochbetagter eine wichtige Rolle spielen sollte. Wilkening und Martin (2003) bezeichnen diese Aufgabe treffend als „mit dem Sterben leben zu lernen“ (S. 336). Die grundlegenden Mechanismen einer gelungenen Aufgabenbewältigung zu erforschen, setzt sich die vorliegende Arbeit zum Ziel.

1.2 Der demografische Wandel und die Statistik des Sterbens in Deutschland

In diesem Abschnitt wird zunächst auf die vielbeschriebene globale und nationale demografische Entwicklung eingegangen. Weiterhin werden überblicksartig Krankheiten im Alter sowie aktuelle Zahlen des Sterbens in Deutschland – Sterbealter, -ursachen und -orte – illustriert.

Seit Oktober 2011 zählt die Bevölkerung der Erde trotz weltweit zurückgehender Geburtenraten über sieben Milliarden Bewohner. Gegenüber der im Jahr 1804 gemessenen Weltbevölkerungsgröße von einer Milliarde Menschen stellt dies, insbesondere seit den 1950er Jahren, ein rapides Wachstum dar. Den Ländern mit hohen Geburtenraten, also zumeist den sogenannten Entwicklungsländern, stehen die wohlhabenden, hochentwickelten Industrienationen gegenüber, bei denen das demografische schon längst durch das wirtschaftliche Wachstum eingeholt wurde. Im Gegensatz zum Trend der steigenden Weltbevölkerung kommt es in diesen Ländern zu einer stetigen Vergreisung der Bewohner aufgrund der deutlich niedrigeren Geburten- und Sterblichkeitsrate, wobei die demografische Entwicklung zunehmend zu einer großen politischen Herausforderung für die westlichen Gesellschaften und „weitreichende wirtschaftliche und soziale Anpassungen erfordern wird“ (Vereinte

Nationen, 2001, S. 4). So leben wir zwar länger und gesünder als je zuvor, jedoch bauen viele staatliche Strukturen, wie etwa das deutsche Sozialsystem, auf eine ausreichend nachwachsende Schicht junger Erwerbstätiger auf. Das bereits bestehende Ungleichgewicht wird sich in den kommenden Jahrzehnten drastisch bemerkbar machen und eine vorausschauende bundesweite und kommunale Planung erfordern, um die Transition zur alternden Gesellschaft zu bewältigen.

Laut Weltbevölkerungsbericht 2011 leben weltweit ca. 893 Millionen Menschen, die älter als 60 Jahre sind und deren Anteil bis zur Mitte des Jahrhunderts auf geschätzte 2.4 Milliarden ansteigen wird, was einem weltweiten Anstieg der älteren Bevölkerung um ca. 2.0 bis 2.8% entspricht – Zeichen eines globalen Älterwerdens (UNFPA Bevölkerungsfonds der Vereinten Nationen, 2011; Vereinte Nationen, 2001). Die Gruppe der Alten ist gemäß Hochrechnungen bis mindestens zum Jahr 2050 die am schnellsten wachsende Bevölkerungsgruppe weltweit (UN, 2001), wobei dies insbesondere die hochentwickelten, in geringerem Umfang jedoch auch die Länder mit mittlerem Einkommen sowie die einkommensschwachen Länder betrifft. So stellen die älteren Menschen im Jahr 2050 voraussichtlich bereits 20% der Gesamtbevölkerung. Da innerhalb der Bevölkerungsgruppe alter Menschen die Hochbetagten (hier: 80+) mit einer jährlichen Zuwachsrate von 3.8% das am schnellsten wachsende Segment darstellen, wird bis zur Mitte des Jahrhunderts ein Fünftel der älteren Menschen zu dieser Gruppe zählen. Gemäß Altersquotient kommen dann nur noch vier Personen im erwerbsfähigen Alter auf eine Person über 65 Jahren und älter, was einer enormen Bedrohung traditioneller Sozialversicherungssysteme gleichkommt. Im Bericht der Vereinten Nationen wird auf vier Hauptergebnisse verwiesen, die die aktuelle demografische Entwicklung charakterisieren (ebd. sowie S. 3f. der deutschen Zusammenfassung, 2001):

Die Alterung der Bevölkerung ist

1. in der Geschichte der Menschheit *beispiellos*, bereits im Jahr 2050 werden erstmalig weltweit mehr ältere als jüngere Menschen die Erde bevölkern
2. *universell*, also ein globales Phänomen; bisherige Transferleistungen zwischen den Generationen wie der Generationenvertrag der deutschen Solidargemeinschaft geraten ins Wanken
3. *tiefgreifend* und bedeutsam für alle Bereiche des menschlichen Lebens, wie z. B. Konsum und Arbeitsmärkte
4. *von Dauer*, da der kontinuierlich ansteigende Trend als größtenteils unumkehrbar zu werten ist

Da die Autorin für die vorliegende Arbeit ausschließlich in Deutschland lebende Hochaltrige untersucht hat, wird im Folgenden der Fokus auf die demografische

Entwicklung sowie statistische Kennwerte zu Krankheiten im Alter und Sterben in Deutschland gerichtet. Wie sehen also die Zahlen für Deutschland aus? Auch hier schrumpft die Bevölkerungspyramide in ihrer Basis seit Jahren beträchtlich, die stetige Überalterung zeigt sich in einer Verformung der ursprünglichen Pyramide hin zu einer 'Zwiebel' (s. Abb. 1): Die Deutschen werden älter, aber weniger, bereits seit 30 Jahren sinkt die Geburtenrate (Statistisches Bundesamt, 2012). Laut dem aktuellen Weltbevölkerungsbericht gibt es im Jahr 2011 insgesamt 82,2 Mio. Menschen in Deutschland, doch bereits 2030 sollen die 80 Mio. unterschritten und im Jahr 2060 auf 65 bis 70 Mio. herabgesunken sein (vgl. Bertelsmann Stiftung, 2011). Das Bevölkerungswachstum zwischen 2010 und 2015 liegt bei -0.2%, was sich über die geringe Fertilitätsrate der 15- bis 49jährigen Frauen von 1,5 erklären lässt. Die Fertilitätsrate ist damit eine der niedrigsten weltweit. Der durchschnittliche Wert für die Industrienationen liegt zurzeit bei 1,7 – um jedoch ein stabiles Wachstum zu erreichen, müssten 2,1 Kinder pro Frau geboren werden, was dem sogenannten Ersatzniveau entspricht (vgl. UNFPA, 2011). Im Gegensatz zur Fertilitätsrate ist die durchschnittliche Lebenserwartung der deutschen Bevölkerung mit derzeit 78 Jahren für Männer und 83 Jahren für Frauen sowie der Bevölkerungsanteil an Personen über 60 Jahren an der globalen Spitze anzusiedeln (ebd., S. 116): Gemäß dem *World Population Ageing*-Bericht der Vereinten Nationen für das Jahr 2009 liegt Deutschland nach Japan und Italien an dritter Stelle, was die Vergreisung der Bevölkerung betrifft (UN, 2010, S. 70).

Abbildung 1: Darstellung der Entwicklung der Bevölkerungspyramide für Deutschland aus dem UN-Bericht World Population Ageing 1950–2050. *Mit freundlicher Genehmigung der Vereinten Nationen (UN, DESA, Population Division, 2001, S. 245; URL: http://www.un.org/esa/population/publications/worldageing19502050/pdf/098germa.pdf).*

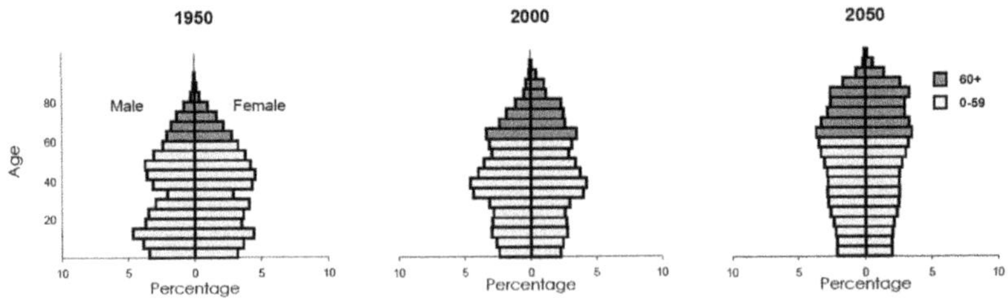

Eine im Oktober 2011 veröffentlichte Bevölkerungsprognose der Bertelsmann Stiftung für Deutschland bis zum Jahr 2030 zeigt, dass auch national insbesondere die Gruppe der Hochbetagten – hier als Personen über 80 Jahre definiert – rasant zunehmen wird, wobei starke regionale Unterschiede, etwa zwischen Ost und West, bestehen. Bundesweit kann man jedoch von einer Zunahme von 59% ausgehen, wobei vor allem der Anteil hochbetagter Männer stark steigen wird. Letzteres ist auf eine ebenfalls gestiegene und somit sich an die der Frauen angleichende Lebenserwartung zurückzuführen, wobei das Ungleichgewicht noch im Jahr 2000 sehr deutlich war und einem ca. zwei- bis fünfmaligen Frauenanteil weltweit entsprach. Darüber hinaus ist die Zunahme Hochaltriger durch einen Kohorteneffekt bedingt, da viele der im Zweiten Weltkrieg gefallenen jungen Männer heute der Altersgruppe der Hochbetagten angehörig wären. Baden-Württemberg, Fokus der hier vorgestellten Untersuchung, liegt im breiten Mittelfeld mit ca. 66%. Bundesweit entspräche dies für das Jahr 2030 hochgerechnet einem Gesamtbevölkerungsanteil der Hochaltrigen von 8.3%. Zur Verdeutlichung des Ausmaßes dieses Wachstums sei auf das negative Wachstum der Altersgruppe der 3- bis 5-jährigen Kinder in Baden-Württemberg hingewiesen, die bei durchschnittlich -7.7% liegt (Bertelsmann Stiftung, 2011).

Entsprechend liegt die Sterberate über der Geburtenrate: Bundesweit lag erstere bezogen auf 2009 bei 10.5 bzw. für Baden-Württemberg bei 9.1 Sterbefällen pro 1.000 Einwohner; letztere lag bei bundesweit 8.1 bzw. für Baden-Württemberg 8.4 Kindern pro 1.000 Einwohner (ebd.). Im Jahr 2009 verstarben in Deutschland insgesamt 854.544 Menschen, wobei die Sterbeziffern bei der älteren Bevölkerung, also Personen ab dem 65. Lebensjahr, bei beiden Geschlechtern am höchsten sind und exponentiell ansteigen (Statistisches Bundesamt, 2011a, vgl. S. 60ff.): Sterben wird „[...] immer mehr ein Phänomen des hohen Alters" (Wilkening & Martin, 2003). So starben 2002 44% der Menschen im Alter über 80 Jahren (Tesch-Römer & Zeman, 2003) – im Gegensatz dazu nur 19% der unter 65-jährigen – und 70–80% aller Menschen in einem institutionalisierten Rahmen (Ewers & Schaeffer, 2007; Schmitz-Scherzer, 1999). Mit steigendem Alter sinkt die Wahrscheinlichkeit, im Krankenhaus zu sterben, dafür steigt aber die Wahrscheinlichkeit, in einem Heim oder zuhause zu sterben (Tesch-Römer & Zeman, 2003). Dabei beträgt die durchschnittliche Verweildauer in Pflegeheimen von der Aufnahme bis zum Tod lediglich zwei Jahre (Ewers & Schaeffer, 2007). Ein Sterben im gewohnten, häuslichen Umfeld wird oft erst durch Hilfe ambulanter Pflege- und Hospizdienste sowie interventionsbezogener und präventiver Konzepte ermöglicht (Born & Stuck, 2012; H. W. Wahl & Kruse, 2012). Dass jedoch dennoch insgesamt ca. 60% in Heimen oder Krankenhäusern ihr Leben beenden, steht dem Wunsch von ca. 80–90% der Bevölkerung entgegen, zuhause sterben zu wollen (Ewers & Schaeffer, 2007; Schmitz-Scherzer, 1999). Der Tod findet somit meist in einem unpersönlichen Umfeld hinter verschlossenen Türen statt, weitestgehend unsichtbar für die Gesellschaft.

Die Tatsache, dass es heute die sehr alten Menschen sind, die am unmittelbarsten mit dem Lebensende konfrontiert sind (Streckeisen, 2001), stellt eine weitere Umkehr zu bevölkerungsstatistischen Begebenheiten früherer Jahrhunderte dar. Im Zeitraum von 1901 bis 1910 erreichten in Deutschland beispielsweise lediglich 683 Männer und 1.131 Frauen von 100.000 Lebendgeborenen das 90. Lebensjahr. Dagegen zeigte sich eine deutliche Säuglings- und Müttersterblichkeit, so dass von 100.000 Lebendgeborenen nur 79.766 männliche und 82.952 weibliche Säuglinge das erste Lebensjahr erlebten. Im Zeitraum von 2007 bis 2009 erreichten dagegen 15.592 Männer und 28.352 Frauen das neunte Lebensjahrzehnt, während 99.594 männliche bzw. 99.680 weibliche Säuglinge das erste Lebensjahr erreichten (Statistisches Bundesamt, 2011a). Den 1950 insgesamt 24.857 Totgeburten stehen im Jahr 2010 2.466 Totgeburten gegenüber – auch unter Berücksichtigung der sinkenden Geburtenrate eine deutliche Abnahme als Zeichen der besseren medizinischen Versorgung (Statistisches Bundesamt, 2011b). Woran stirbt man – statistisch gesehen – im Alter? Die häufigsten Sterbeursachen bei Männern und Frauen der Altersgruppe 65 bis 75 sowie 75 und älter sind (s. auch Abb. 2):

- Krankheiten des Kreislaufsystems, darunter v.a. ischämische Herzkrankheiten wie der akute Myokardinfarkt und sonstige Formen der Herzkrankheit
- bösartige Neubildungen, hierbei insbesondere der Verdauungsorgane, der Prostata sowie der Atmungsorgane mitsamt sonstiger intrathorakaler Organe und Mammakarzinome bei Frauen
- zerebrovaskuläre Krankheiten wie Schlaganfall (bei Frauen gehäuftes Auftreten)
- Krankheiten des Atmungssystems wie Pneumonie, bei Männern gehäuftes Auftreten (für eine detaillierte Übersicht s. ebd., 2011b, S. 251f.; 2011c)

Zur Erläuterung von Geschlechtsunterschieden, meist bedingt durch spezifisches Risiko- und Gesundheitsverhalten sowie genetische Determinanten, sei auf Kruse (2007, S. 30ff.) verwiesen. Wenn die Menschen in Deutschland immer älter werden, verbringen sie ihre statistisch 'dazugewonnenen' Jahre dafür immer kränker? Das von Fries (1980, 2002) eingeführte Konzept der Morbiditätskompression geht von einer Zunahme insbesondere chronischer Krankheiten im Alter aus; anzustreben sei daher, deren Beginn auf eine komprimierte Zeit der Krankheit kurz vor dem Tod – der sogenannten Phase des *terminal decline*[2] (Palmore &

---

2 Der *terminal decline* bezieht sich vor allem auf den Verlust kognitiver Fähigkeiten, der relativ kurz vor dem Tod, deutlich aber im letzten Lebensjahr beschleunigt und oft in

Cleveland, 1976) – hinauszuzögern. Ein Ideal, dass laut Kruse (2007) für die vergangenen zwei Dekaden eindeutig und mit recht hohem Tempo nachweisbar ist. Die Abnahme z. B. von Fähigkeitseinbußen wird dabei multifaktoriell, etwa über medizinische Fortschritte bei gleichzeitigem Rückgang des Zigarettenkonsums, also einem verbesserten Gesundheitsbewusstsein, erklärt.

Dennoch bleibt insbesondere die Multimorbidität, also das Vorliegen von Mehrfacherkrankungen, überwiegend ein Phänomen des (hohen) Alters (BMFSFJ, 2002). So ist ca. jede vierte Person ab 65 Jahren als gesetzlich schwerbehindert anerkannt, ungefähr jede zehnte erhält Leistungen der gesetzlichen Pflegeversicherung gemäß *SGB XII* und jede 25. Person lebt aufgrund von Pflegebedürftigkeit in einem Pflegeheim. Ein großer Teil der Pflegebedürftigen – 68% im Jahr 2007 – lebt allerdings nach wie vor zuhause und wird durch Angehörige und/oder ambulante Pflegedienste betreut (Statistische Ämter des Bundes und der Länder, 2010; Statistisches Bundesamt, 2009). Die Altersstruktur der Krankenhauspatienten zeigt einen deutlichen Anstieg Behandlungsbedürftiger bereits ab dem 50. Lebensjahr und erreicht bei 70 Jahren einen Anteil von über 50% (Statistisches Bundesamt, 2011a); zudem ist die Verweildauer älterer Patienten im Durchschnitt länger. Ab 65 Jahren werden im Vergleich zur Altersgruppe der 45- bis unter 65-jährigen mehr als doppelt so viele Patienten behandelt, auch ist die Behandlungsquote der über 65-jährigen seit 1999 um 5% angestiegen (Statistisches Bundesamt, 2012). Bei den Männern waren Herzerkrankungen die häufigsten Behandlungsgründe, bei den Frauen zusätzlich Schenkelhalsbrüche sowie Schlaganfälle.

Form eines Leistungsknicks mit anschließend kontinuierlichem Verlauf stattfindet und somit als Indikator für das baldige Lebensende gedeutet werden kann (Schmitz-Scherzer, 1987). Das Einsetzen des Abbaus variiert interindividuell, beginnt jedoch gemäß Wilson et al. (2003) ca. dreieinhalb Jahre vor dem Tod, wobei auch nach unterschiedlichen kognitiven Funktionen unterschieden werden kann (s. auch Rabbitt, Lunn, Wong, & Cobain, 2008).

Abbildung 2: Darstellung der häufigsten Todesursachen im Alter des Jahres 2009 (Statistisches Bundesamt, 2012; URL: https://www.destatis.de/DE/Publikationen/Thematisch/Gesundheit/Gesundheitszustand/GesundheitimAlter.html).

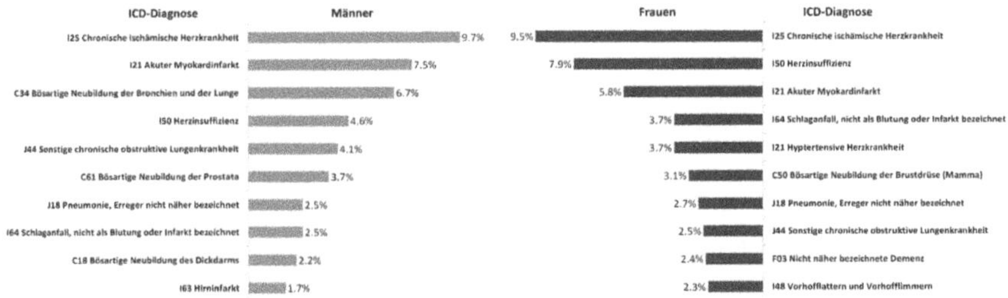

Auch für die Krankheitskosten zeigt sich ein Alterseffekt. Diese steigen im Alter überproportional an: „Von 65 bis 84 Jahren waren sie mehr als doppelt so hoch wie der Durchschnitt (6.520 Euro), ab dem 85. Lebensjahr überschritten die Pro-Kopf-Kosten den Durchschnitt sogar fast um das Fünffache (14.840 Euro)" (ebd., S. 4). Allerdings entsteht ein Großteil der Kosten erst in den letzten beiden Lebensjahren und insbesondere dem letzten Lebensjahr, was auch für jüngere Altersgruppen gilt (Kruse, 2007; Statistisches Bundesamt, 2009). Der Kostenanstieg kann also u. a. über die deutlich erhöhte Sterbewahrscheinlichkeit im Alter erklärt werden. Steigen die Kosten für das Gesundheitssystem mit zunehmender Vergreisung der Bevölkerung somit immer stärker an? Kruse (2007) diskutiert dies ausführlich und kommt zu dem Schluss, dass es aufgrund des medizinischen Fortschritts und einer Zunahme gesundheitsbewusster Verhaltensweisen einerseits zur Fortführung der *compression of morbidity*, also einem Zugewinn 'aktiver Jahre', kommen kann. Andererseits würde oftmals eine zu pessimistische Sicht der Kostenentwicklung durch die erhöhte Lebenserwartung angenommen, da bei vielen jüngeren Kohorten günstigere materielle soziale Umwelt- und Lebensbedingungen vorliegen, als etwa bei den heutigen Hochaltrigen, die zwei Weltkriege sowie die durch Armut geprägte Nachkriegszeit miterleben mussten (vgl. S. 49ff.).

Prinzipiell ist diese Entwicklung in der Wissenschaft jedoch umstritten, da zwei Szenarien denkbar sind, die zur Extrapolation der Daten berechnet werden: Beim Status-Quo-Szenario wird von gleichbleibenden Pflege- und Behandlungsquoten ausgegangen, d. h. es wird insgesamt ein Anstieg der Kosten alleine aufgrund der zunehmenden Alterung der Bevölkerung sowie des Geschlechts erwartet, was der sogenannten Expansionsthese entspricht: Menschen leben länger und sind dadurch auch insgesamt länger krank, insbesondere in der Phase vor dem

Tod (Statistische Ämter des Bundes und der Länder, 2010). Dies kann sich z.B. in einer deutlichen Zunahme Demenzkranker zeigen. Das zweite Szenario geht dagegen von einer sinkenden Behandlungsquote aus, da hier die Fries'sche Kompressionsthese zugrunde liegt: Die Menschen leben zwar länger, jedoch verschiebt sich der Zeitraum der schweren Erkrankungen lediglich nach hinten. Dies wird durch „steigenden Wohlstand, bessere Ernährung und weniger körperlich belastende Arbeit", also letztlich einem Kohorteneffekt, möglich (ebd., S. 5 und für ausführliche Diskussion Kroll & Ziese, 2009). Die Richtigkeit über die endgültige Entwicklung wird letztlich die nahe Zukunft zeigen, wenn auch ein Trend zur Favorisierung der Kompressionsthese zu verzeichnen ist und sich auch empirisch andeutet (Kroll & Ziese, 2009). Allerdings besteht großer Bedarf, Möglichkeiten der Erhaltung der Lebensqualität auch für diese verbleibenden, durch körperliche Einschränkungen gekennzeichneten letzten Jahre zu etablieren, was Aufgabenstellung und Ziel der *end-of-life* oder Palliativ-Pflege sowie der Hospizbewegung ist (Ewers, 2005; Wittkowski, 2008).

Abschließend sei darauf verwiesen, dass zukünftige demografische Entwicklungen zudem durch Kohorten- und Periodeneffekte dynamisch mit beeinflusst werden. So gelten etwa völlig unterschiedliche Voraussetzungen für die zu Weltkriegszeiten geborenen, heute hochaltrigen Menschen, die Mangelernährung, Armut und Flucht erlebten, im Vergleich zu den *Baby Boomern*, die in Zeiten des Wirtschaftswunders aufwuchsen (Settersten Jr. & Trauten, 2009). Die heute jungen und mittelalten Generationen verfügen bereits über deutlich weniger soziale Sicherheit, wie noch die *Baby Boomer*, etwa durch erhöhtes Renteneintrittsalter bei gleichzeitig unklarer finanzieller Absicherung durch die staatliche Rente.

Wie oben geschildert, stellt die Bevölkerungsgruppe der Hochaltrigen insbesondere in den reichen Industrienationen das zurzeit am stärksten wachsende Segment dar. Anders als in früheren Jahrhunderten, als die Sterblichkeit im Kindes- und mittleren Lebensalter am höchsten war, sind es die sehr alten Menschen, die am unmittelbarsten mit dem Lebensende konfrontiert werden. Doch wie definiert sich diese Gruppe und was sind ihre Besonderheiten? Hierauf soll im nächsten Abschnitt näher eingegangen werden.

1.3 Das Vierte Lebensalter – Besonderheiten der Hochaltrigkeit

Wie in Punkt 1.2 beschrieben, kommt es durch den demografischen Wandel zu einer zunehmenden Überalterung der Bevölkerung, so dass die Gesellschaft mit einer ansteigenden Zahl insbesondere hochaltriger Menschen konfrontiert ist (z.B. Fulton, 2003). Hochaltrigkeit wird zum ersten Mal in der Geschichte der

Menschheit zum Massenphänomen, ein sprichwörtlich biblisches Alter zu erreichen, wird zunehmend zur Normalität: Viele der heute und in den kommenden Dekaden Geborenen werden das neunte und sogar zehnte Lebensjahrzehnt erreichen (vgl. z.B. BMFSFJ, 2002).

Die 2011 von einem Versicherungsunternehmen geschaltete Werbekampagne 'Lieber länger leben' zeigte junge Menschen, die mitten im Leben stehen und sich beispielsweise fragen: „Wenn ich 100 bin, zaubern Max und ich dann immer noch sonntags unser Lieblingsgericht?" Derartige Überlegungen wären früher auf Befremden gestoßen, spiegeln heutzutage jedoch den demografischen Trend wider und greifen die weitverbreitete Hoffnung auf ein gesundes, langes Leben, ganz im Sinne der Kompressionshypothese von Fries (s. Punkt 1.2), auf: „Das Alter ist ein erwartbarer Lebensabschnitt geworden [...]" (Tesch-Römer & Zeman, 2003, S. 829). Es wird das Altersbild eines zukünftigen, hochbetagten Ichs entworfen, das seine Interessen beibehalten hat und noch immer aktiv und uneingeschränkt ausüben kann. Im Kampagnentext wird das so beschrieben:

> So weiterleben wie bisher – genau das ist die am häufigsten genannte Wunschvorstellung für das Leben im Alter. Den Lebensstandard halten, die schönen Dinge des Lebens weiterhin genießen, Freude an den kleinen täglichen Annehmlichkeiten haben, die Freiheit für spontane Ideen ausleben, endlich Zeit und Muße für Hobbys und Enkelkinder haben – einfach lieber länger leben (URL: http://archive-de.com/page/159131/2012-07-19/http://www.heidelberger-leben.de/heidelberger-leben/werbekampagne-2011/ [Stand: 06.10.2013], Heidelberger Lebensversicherung AG).

Doch wie sieht die Realität aus? Besteht Grund zum Optimismus und wodurch wird die Phase der Hochaltrigkeit tatsächlich charakterisiert? Darauf soll im Folgenden näher eingegangen werden. Zunächst bedarf es einer Definition des Alters, wobei sich die Autorin auf die psychogerontologische Tradition beruft. Die Psychologie des Alterns ist als Teil der Entwicklungspsychologie und darin verortet insbesondere als Teil der Lebensspannen-Psychologie zu sehen, da sie sich mit dem Altern als Prozessgeschehen aus psychologischer Sicht befasst (P. B. Baltes & Smith, 2004; Brandtstädter, 2007a). Dabei vereint die Psychogerontologie als psychologische Disziplin weitere interne Forschungsrichtungen, wie etwa die Persönlichkeits- und Klinische Psychologie und zeigt deutliche interdisziplinäre Anleihen, etwa zur Medizin, Soziologie und Biologie auf. Selbstverständlich unterliegt die gesamte Lebensspanne eines Menschen Veränderungen, hier wird jedoch auf die Dynamik jenseits des 60. Lebensjahres fokussiert unter der zugrundeliegenden Annahme, dass Alter (als Manifestation) und Altern (als Prozess dorthin) besondere Herausforderungen implizieren (M. Martin & Kliegel, 2010).

Für die Sicht des Alter(n)s gibt es dabei zwei konträre Positionen, die ressourcen- sowie die defizitorientierte. Letztere entspricht einem weitgehend medizinischen, heute nicht mehr vorherrschendem Verständnis des Alterns als überwiegend negativen Prozess, der vor allem mit dem Abbau der geistigen und körperlichen Funktionen einhergeht. Zunehmend wurde jedoch auch das adaptive Potenzial des Alterns deutlich sowie die Möglichkeit, in manchen Bereichen – z.B. der Weisheit – sogar dazuzugewinnen. Diese ressourcenbasierte Sicht betrachtet also den durch das Altern bedingten Wandel der einer Person zur Verfügung stehenden Ressourcen, deren jeweilige Ziele sowie deren Methoden zur Zielerreichung. Dabei können Ressourcen als die „Gesamtheit der Mittel und Fähigkeiten (Kompetenzen) [...], die prinzipiell für die Bewältigung von Lebensaufgaben, die Erreichung von Zielen oder den Umgang mit Verlusten eingesetzt werden können" (M. Martin, 2001, S. 19), definiert werden. Letztlich sind beide Positionen berechtigt, wenn auch die Ressourcensicht die modernere und fruchtbarere ist. Sie dienen dem Erforschen von Interventionsmöglichkeiten, wenn es bereits zu Leistungsabbau gekommen ist und der Identifikation von protektiven Faktoren oder Ressourcen, um einen Leistungsabbau präventiv zu verhindern. Eine Kombination beider Sichtweisen ist zudem dahingehend sinnvoll sowie notwendig, da das individuelle Altern nicht als uni-, sondern multidirektional und -dimensional verstanden werden muss, so dass abbauende, erhaltende/stabilisierende oder sogar dazugewinnende Prozesse simultan in verschiedenen Leistungs- und Ressourcenbereichen ablaufen können. Gemäß Martin & Kliegel (2010) muss jedoch in einem „Prozessmodell der Entwicklungsregulation" der „Fokus auf die Optimierung bzw. Regulation von Prozessen anstelle der Vermeidung oder Reparatur vermeintlicher Defizite" gelegt werden (S. 28).

Altern lässt sich nicht normieren, zu groß sind die inter- und intraindividuellen Unterschiede. Allerdings kann grob zwischen normalem, pathologischem, erfolgreichem und differenziellem Altern unterschieden werden (z.B. Lindenberger & Schaefer, 2008). Das normale Altern verläuft ohne, das pathologische Altern mit chronischen Erkrankungen. Erfolgreich Gealterte empfinden trotz veränderter Lebensumstände Zufriedenheit mit sich als Ausdruck einer Anpassungsleistung an das Alter, wobei es äußerst subjektiv und von der jeweils individuellen Zielsetzung abhängig bleibt, wann die Anpassung als erfolgreich gelten kann (Havighurst, 1965). Das differenzielle Altern schließlich drückt aus, dass jeder Mensch anders altert, bezeichnet also die interindividuelle Variabilität. Auch wenn der Prozess des Alterns sehr heterogen verläuft und somit das chronologische Alter allein nicht ausschlaggebendes Kriterium sein kann, zeichnen sich doch deutliche Unterschiede zwischen den *jungen* und *alten Alten* (Neugarten, 1974) bzw. den Menschen im hohen und sehr hohen Lebensalter ab, so dass eine Differenzierung innerhalb dieser Altersgruppen hilfreich erscheint (P. B. Baltes, 1996; P. B. Baltes & Smith, 1999).

Der Soziologe Laslett (1995) prägte für die Lebensphase des jungen Alters zwischen 65 und 80 Jahren den Begriff des *Dritten Lebensalters* und für das alte Alter ab ca. 80 Jahren den Terminus des *Vierten Lebensalters*, wobei ersteres als Zeit der „persönlichen Erfüllung“ und „höchsten Punkt in der Bahn des individuellen Lebens“, das Vierte Alter dagegen als Zeit der „unabänderlichen Abhängigkeit, der Altersschwäche und des Todes“ charakterisiert wird (S. 35). Dabei ist der Beginn der jeweiligen Altersphase nicht einheitlich definiert, da kontinuierlich; so beginnt das Dritte Lebensalter manchmal erst ab 70 sowie das Vierte Lebensalter erst ab 85 Jahren (vgl. z.B. Kruse, 2007, S. 50; Lindenberger & Schaefer, 2008; Settersten Jr. & Trauten, 2009).

Das Konzept des Vierten Lebensalters wurde von Paul und Margret Baltes theoretisch weiter ausdifferenziert, in der Berliner Altersstudie empirisch überprüft und um die Phase des extremen Alters ab 100 Jahren erweitert (P. B. Baltes & Smith, 1999; Mayer & Baltes, 1996). Die sogenannten *best agers* ab 65 können nach der aktiven Familien- und Berufsphase ihre Zeit recht frei gestalten: Meist ist die Rente ausreichend, geistige und körperliche Gesundheit und soziales Netzwerk mit Verwandten und Freunden sind noch intakt, so dass eine aktive und ausgefüllte Lebensgestaltung möglich ist und zum Teil aufgrund der neugewonnen Freizeit sogar erst in ihrer vollen Ausprägung möglich wird, etwa in Form von ausgedehnten Reisen oder ehrenamtlichem Engagement. Eine Bewältigung „der altersspezifischen und alterstypischen Anforderungen dieser Lebensphase“ (Rott, 2011, S. 59) gelingt in den meisten Fällen, so dass die anfangs vorgestellte Werbekampagne durchaus realistisch ist und durch zahlreiche empirische Befunde bestätigt werden kann (z.B. P. B. Baltes & Smith, 2003; P. B. Baltes & Staudinger, 2000; Perlmutter, 1990).

Die Phase der Hochaltrigkeit ist jedoch durch eine hohe Vulnerabilität mit starken Veränderungen und altersassoziierten Verlusten geprägt (für eine zusammenfassende Darstellung vgl. Lindenberger & Schaefer, 2008; H.-W. Wahl & Heyl, 2004; H.-W. Wahl & Rott, 2002). Baltes sieht im Erreichen eines so hohen Alters eine sich zunehmend äußernde unvollständige humanontogenetische Architektur zutage treten, da der evolutionäre Selektionsdruck der jüngeren Jahre, gekoppelt an Fruchtbarkeit, Fortpflanzung, Überleben und Aufzucht der Nachkommen, mit zunehmendem Alter immer stärkere Schwachstellen aufzeige (P. B. Baltes, 1997, 1999; P. B. Baltes & Smith, 1999). Es scheint, als ob der Mensch auf die Hochaltrigkeit genetisch nicht vorbereitet ist und die Grenzen eines erfolgreichen Alterns erreicht – eine Erkenntnis des 21. Jahrhunderts, da aufgrund der weitaus geringeren Lebenserwartung in früheren Zeiten nur selten jemand über das Dritte Lebensalter hinausgekommen ist. Das sinkende biologische Potenzial bedingt auch, dass verstärkt gesellschaftliche und kulturelle Interventionen zur Kompensation notwendig werden – etwa durch institutionalisierte Unterbringungsmöglichkeiten – deren Wirkungsgrad im Alter jedoch schwächer werden: Das Zusammenspiel von biologischen und kulturellen Faktoren lässt nach. Der stetige Verlust von Ressourcen im hohen Alter kumuliert sich nach und nach und die sich offenbarende, vor allem körperlich-gesundheitliche „systemische Schwäche des Individuums“ (Rott, 2011, S. 59) führt zu Funktionsverlusten und schließlich zum Exitus der Person (J. Smith & Baltes, 1997). Ein typisches Beispiel für das 'Einstürzen' der menschlichen Architektur ist die neurodegenerative Alzheimer-Demenz, deren Prävalenz mit dem Alter exponentiell zunimmt und ca. die Hälfte der über 90jährigen betrifft (Rott, 2011).

Menschen, die das Vierte Lebensalter erreichen, „stellen sowohl eine extreme Selektion ihrer Geburtskohorte dar, sind aber vermutlich gleichzeitig auch durch lang andauernde Alternsprozesse gekennzeichnet“ (ebd., S. 60). So erreichen die Gebrechlichsten erst gar nicht ein derart hohes Lebensalter, die Überlebenden jedoch sind vor den Risiken des Alters ebenfalls nicht geschützt. Im Vergleich zu den jungen Alten zeigt sich durchschnittlich folgender Wandel der Ressourcen für die alten Alten: Verstärktes Nachlassen der basalen und instrumentellen Aktivitäten des täglichen Lebens (Hieber, Oswald, Rott, & Wahl, 2006); Zunahme der Pflegebedürftigkeit bzw. Verlust der Selbstständigkeit; Zunahme der Multimorbidität; deutlich verschlechterte Mobilität (ebd.); Abnahme sensorischer und sensumotorischer Fähigkeiten (H.-W. Wahl & Heyl, 2007) sowie kognitive Einbußen insbesondere der fluiden, mechanischen Intelligenz, wie z. B. Informationsverarbeitungsgeschwindigkeit, Merkfähigkeit und *Dual-Task*-Aufgaben, welche ein hohes Ausmaß an kognitiver Kontrolle erfordern (Schaefer & Bäckman, 2007). Letztere verschlechtern sich unter anderem durch alterskorrelierte anatomische Veränderungen des Frontalhirns mit den entsprechenden Auswirkungen auf die Exekutivfunktionen (P. B. Baltes & Lindenberger, 1997). Der Erhalt, aber auch der Neuerwerb (Plastizität) von pragmatischer oder kristalliner Intelligenz, also erfahrungsbasiertem Wissen, kann bis zu einem gewissen Ausmaß die Leistungsrückgänge in der fluiden Intelligenz puffern, allerdings mit abnehmender Effizienz.

Zusätzlich zu den physischen sind jedoch auch die psychischen und sozialen Ressourcen bedroht, letztere etwa durch das Versterben von Freunden, einen eingeschränkten Aktionsradius oder einen Umzug in ein Pflegeheim in einer fremden Stadt. Zu den psychischen Ressourcen vermuteten Baltes und Smith, dass diese im Angesicht der zunehmenden Verluste in anderen Bereichen ebenfalls in Mitleidenschaft gezogen und letztlich zusammenbrechen würden (z. B.

P. B. Baltes & Smith, 2003). So wäre denkbar, dass der Erhalt des subjektiven Wohlbefindens als Ausdruck des adaptiven Potenzials bzw. der Bewältigung der durch das Alter bedingten Veränderungen bei deutlichen Einschränkungen in vielen Lebensbereichen nicht mehr zu bewerkstelligen ist. Dies konnte jedoch empirisch nicht bestätigt werden: Weder fühlen sich ältere Menschen – obwohl objektiv beeinträchtigt – automatisch schlechter als jüngere, noch zeigen sie deutliche Unterschiede im Erleben von positivem und negativem Affekt (Pinquart, 2001) – ein in der Forschung als „Paradox des subjektiven Wohlbefindens" bekanntes Ergebnis (Diener & Suh, 1998; Diener, Suh, Lucas, & Smith, 1999; Herschbach, 2002; Staudinger, 2000; Staudinger & Schindler, 2002, S. 972). Neben der insgesamt relativen Stabilität des subjektiven Wohlbefindens als selbst-regulativer Prozess fanden sich differenzierende Ergebnisse dahingehend, dass dieses im jungen Alter hoch ist, sich im Vierten Lebensalter etwas verschlechtert und im extrem hohen Alter wieder zunimmt, obwohl für letzteres die größten Einschränkungen aller sonstigen Ressourcen, insbesondere der körperlichen, zu verzeichnen waren (Jopp & Rott, 2006; Jopp, Rott, & Oswald, 2008). Diese über verschiedene Modelle der Emotionsregulation erklärbaren Befunde zeigen das enorme psychische Potenzial zur Anpassung, über das Menschen auch im hohen Alter und angesichts objektiver, zunehmender Verluste verfügen können. So ist ein zufriedenes Leben im hohen und sogar extremen Alter möglich, wenn dies auch selten bei guter Gesundheit gelingt – insbesondere in der körperlichen Versehrtheit zeigt sich die größte Schwäche der menschlichen Architektur im Alter. Ausschlaggebender sind jedoch letztlich soziale und psychische Faktoren, wie etwa Autonomie und sozialer Kontakt, so dass hierin auch großes Interventionspotenzial liegt.

Die Stabilität des subjektiven Wohlbefindens ist Teil weiterer Befunde, die eine Kontinuität von Selbst und Persönlichkeit auch im hohen Alter untermauern. So können zum einen durch selbst-regulative Prozesse wie Kontrollüberzeugungen (im Folgenden mit KÜZ abgekürzt), Selbstwirksamkeit oder Coping-Strategien der erwünschte Selbst-Zustand auch im hohen Alter erhalten werden; zum anderen zeigt sich, dass sich auch die Persönlichkeit an sich – zumeist gemessen über die *Big Five* (Costa & McCrae, 1985; Costa & McCrae, 1995) – insgesamt als weitgehend robust erweist, wobei sich jedoch auch hier größere Unterschiede in der Varianz im Vergleich zum mittleren Erwachsenenalter ergeben (vgl. hierzu Punkt 2.1.2 und 2.2.3). Persönlichkeit, Identität, Konzeptionen des Selbst und selbst-regulative Prozesse können aufgrund ihrer angenommenen Stabilität trotz und gerade bei objektiven Einbußen in anderen Bereichen eine wichtige Ressource darstellen.

Den immer eingeschränkteren Lebensbereich und die zahlreichen Stressoren des Alters mit den noch vorhandenen Möglichkeiten zu gestalten und im Sinne einer Adaptation zu bewältigen, ist die große Herausforderung und Entwicklungsaufgabe des hohen Alters (M. M. Baltes & Carstensen, 1996; Brandtstädter & Wentura, 1995) und Thema vielzitierter psychogerontologischer Theorien, von denen einige unter Punkt 2.2.2 vorgestellt werden. So kann durch Selektion eine Auswahl von Zielen getroffen werden, diese durch aktive Regulationsmechanismen optimiert und gegebenenfalls mittels geeigneter Strategien kompensiert werden, um so auf einen antizipierten oder bereits eingetretenen Verlust an Fähigkeiten ausgleichend zu reagieren, wie es im Modell der selektiven Optimierung mit Kompensation beschrieben wird (M. M. Baltes, Carstensen, Staudinger, & Lindenberger, 2003; P. B. Baltes, 1990; P. B. Baltes & Baltes, 1980). Es gilt, die vorhandenen Ressourcen so einzusetzen, um die 'Waage' zwischen Funktionserhalt und Verlustregulation möglichst lange im Gleichgewicht zu halten (Ebner, Freund, & Baltes, 2006). Baltes umschreibt die teilweise optimistisch, doch oft auch negativ stimmenden Befunde der gerontologischen Forschung zum hohen Alter in Anlehnung an den Philosophen Bloch treffend als „Hoffnung mit Trauerflor" (P. B. Baltes, 1996, S. 29; Bloch, 1967) bzw. stellt im Titel eines Artikels die Frage, ob das hohe Alter „mehr Bürde als Würde" sei (P. B. Baltes, 2003). Der in der Werbekampagne propagierte Optimismus entspricht in seiner Verallgemeinerung somit leider nicht der Realität. Nichtsdestotrotz ist es durchaus möglich, auch als hochaltriger Mensch mit den fast unausweichlichen Einschränkungen eine gute Lebensqualität und ein hohes Wohlbefinden zu erzielen, was jedoch stark von den individuell verfügbaren Ressourcen und Persönlichkeitseigenschaften abhängt. Zusammenfassend lässt sich sagen, dass das Vierte Lebensalter ein einzigartiger, schwer zu definierender und noch weniger normierender Lebensabschnitt ist:

> Perhaps nowhere is the degree of variability among people in an age-group greater than it is among old people [gemeint sind die Hochaltrigen], as individuals' life experiences over at least six decades of adulthood culminate in what seem like personalized constellations of experiences that are as unique as one's fingerprints. […] Yet some things about late life, such as normative declines in physical and cognitive health, may be postponed but not escaped. […] there is no shared framework within which to assess themselves and others. (Settersten Jr. & Trauten, 2009, S. 457 u. 458).

Die Etablierung der Hochaltrigkeit als eigenständiger Lebensabschnitt mit spezifischen Herausforderungen an die alternde Person ist ein recht junges Forschungsfeld, dem allerdings stetig wachsende Aufmerksamkeit zuteil wird. Das gesellschaftspolitische Interesse zeigt sich etwa in der umfassenden Bestandsaufnahme durch den vierten Altenbericht zur Lage der älteren Generation in der BRD, der sich ausschließlich mit der Situation Hochaltriger befasst und das Vierte Lebensalter als Forschungsfeld, ökonomisches Interessengebiet und

Herausforderung an die Gesundheits- und Pflegeversorgung intensiv diskutiert (BMFSFJ, 2002; Deutsches Zentrum für Altersfragen, 2002a, 2002b, 2002c). Auch in der empirischen Forschung gibt es eine noch geringe, aber kontinuierlich zunehmende Anzahl aufwändiger Projekte. Eine der bekanntesten Studien ist die Berlin Altersstudie *BASE*, die als interdisziplinäre Querschnitts- und Längsschnittstudie auf dem Gebiet der Erforschung des Vierten Lebensalter (Altersrange der Teilnehmer: 70–105 Jahre) Pionierarbeit geleistet und bis heute großen Einfluss hat (Lindenberger, 2010; Mayer, 1999; Mayer & Baltes, 1996).

All diesen Projekten wie auch dem vierten Altenbericht ist jedoch gemein, dass sie die Einstellungen zu Sterben und Tod nur wenig, zumeist nur indirekt thematisieren, worauf unter Punkt 2.3.2.2 noch näher eingegangen wird. Dies vermag zu verwundern, da eben die Auseinandersetzung mit dem baldigen Lebensende für eine hochaltrige Person ein akutes Thema darstellt, wie bereits aus den vorausgegangenen Kapiteln ersichtlich geworden ist. Die Bewältigung dieser Thematik kann prinzipiell funktional oder dysfunktional erfolgen: Wird die Konfrontation mit der Endlichkeit als Bedrohung und Stressor begriffen, löst sie möglicherweise negativen Affekt wie weiteres Verlusterleben, Vermeidung, Angst, Wut oder Reue aus und kann somit dem subjektiven Wohlbefinden schaden. Gelingt es der hochaltrigen Person jedoch, die Thematik im Sinne einer Herausforderung in das eigene Leben zu integrieren, sind neutrale bis positive Reaktionen wie Gelassenheit, Akzeptanz, Ruhe, Frieden oder gar Erleichterung bis hin zu Erlösung und Vorfreude denkbar. Somit sollten die Einstellungen zu Sterben und Tod als potentielle Ressource *oder* Stressor in die Betrachtung der Phase der Hochaltrigkeit mit aufgenommen werden. Eine kurze kulturgeschichtliche Herleitung des Umgangs und damit auch der Prägung und Entwicklung unserer heutigen Einstellungen zu Sterben und Tod soll im nachfolgenden Kapitel mögliche Gründe zu der immer wiederkehrenden Aussparung eines so wichtigen Themas aufzeigen.

1.4 Einstellungen zu Sterben und Tod aus interdisziplinärer Sicht

In einer Epoche, in der durch die digitale Revolution und die Macht der sich immer wieder neu erfindenden Informationstechnologien praktisch jedes Wissen unmittelbar per Mausklick zur Verfügung steht und in vielen Kulturen Meinungs- und Redefreiheit besteht, ist es erstaunlich, welches Randdasein bis hin zur Tabuisierung das Thema der eigenen Endlichkeit oft einnimmt. War dies schon immer so und falls nicht, wie ist es dazu im Lauf der Zeit gekommen? Diese Frage soll im Folgenden überblicksartig aus interdisziplinärer Sicht – hier mit Fokus auf die kulturgeschichtliche Entwicklung, sozusagen als Blick über den eigenen disziplinären Tellerrand, dargestellt werden.

Die Sterblichkeit ist eines der großen Menschheitsthemen, der Tod ist Teil der *conditio humana*, ein universelles Ereignis und unumstößliches Naturgesetz. Es verwundert daher kaum, dass nahezu jede wissenschaftliche Disziplin inklusive der 'schönen Künste' sich mit der Endlichkeit auseinandergesetzt hat. Die Thematik liefert eine schier unendliche Fülle unterschiedlicher Betrachtungsweisen, etwa aus Philosophie (Connelly, 2003; Laager, 1996; Nassehi & Weber, 1989; Tomer, 1994; Wils, 2007), Theologie und Religionswissenschaft (Hölscher, 2007; Schwikart, 1999; Tomer, Eliason, & Wong, 2008; Wilkening, 2007), Literatur-, Musik- und Theaterwissenschaft (Bruggisser-Lanker, 2010; Dickenson, 1995; Duhr, 2010; Gasch, 2007; Gilbert, 2011; Hammerstein, 1980; Jansen, 1989; Laager, 1996; Macho, 2007; Perdigao, 2010; Stefenelli, 1998), Soziologie (Gronemeyer, 2007; Robertson-von Trotha, 2008; Seale, 1998), Kunst- (Ariès, 1984; Lüders, 2009; Richard, 1995; Warda, 2011) und Kulturgeschichte (Ariès, 2009; Friedman, 1997; Mischke, 1996; Neumann, 2007), Ethnologie und kulturvergleichender Anthropologie (Elsas, 2010; Honekamp-Yamamoto, 2008; Irish, Lundquist, & Nelsen, 1993; Pennington, 2001), Medizin, Medizinethik (Groß, Esser, Knoblauch, & Tag, 2007; Jox, 2011; Stefenelli, 1998) und Pflegewissenschaften (Morgan, 1996; Wilkening & Kunz, 2003) – hier insbesondere auch zu den viel beforschten Themen Sterbehilfe, *end-of-life, palliative care* und Hospizbewegung (Anderheiden, Bardenheuer, & Eckart, 2008; Corless, 2006; Emanuel & Emanuel, 1998; Saunders & Baines, 1991; Schmitz-Scherzer, 1992; Singer, Martin, & Kelner, 1999; Wittkowski, 2008), Gerontologie (Cicirelli, 2002b; Kastenbaum & Tomer, 2000; Kruse, 2007; Moss, 2003; Tomer, 2000b) sowie Psychologie mit Psychotherapieforschung (Akhtar, 2010a; Feifel, 1990; Howze, 2002; Niemiec & Schulenberg, 2011; Richman, 2006; Tausch-Flammer, 1987; Vogel, 2007; Wong, 2010a). Da in der vorliegenden Arbeit die heutigen Einstellungen zu Sterben und Tod (für eine genaue Definition s. Punkt 2.1) bei Hochaltrigen untersucht werden, möchte die Autorin die kulturhistorische Entwicklung dieser Einstellungen darstellen – wenn auch aus Platzgründen nur oberflächlich und ohne Anspruch auf Vollständigkeit – um eine Einbettung des Umgangs mit Sterben und Tod in einen illustrativen Rahmen zu ermöglichen.

Die Definition sowie empirisch-wissenschaftliche Untersuchung der Einstellungen zu Sterben und Tod erfolgte erst in den letzten Jahrzehnten (vgl. Punkt 1.5, 2 und 2.2). Natürlich existierten diese jedoch bereits, seit der Mensch evolutionär die Stufe erreicht hat, bei der er sich seiner eigenen Sterblichkeit bewusst wurde. Sie unterliegen dem Wandel der Zeit und werden unter anderem durch Gesellschaft, Epoche, Kultur und Religion als auch durch die individuelle Entwicklung beeinflusst und können einen wichtigen Beitrag zur Klärung der mittlerweile vorherrschenden Tabuisierung des Todes leisten. Kastenbaum spricht diesbezüglich von einer konstruktivistischen Annäherung an das Thema, wobei der Tod nicht nur über verschiedene Zeiten hinweg konstruiert und rekonstruiert wird, etwa auf gesellschaftlicher Ebene, sondern dieser Prozess immer auch auf individueller, ontogenetischer Ebene stattfindet (2006, S. 5ff). Allerdings lässt sich aus historischer Sicht nur retrospektiv-spekulierend und verallgemeinernd etwas über die Entstehung und Ausprägung der Einstellungen zu Sterben und Tod sagen.

1.4.1 Überblick zu den Einstellungen zu Sterben und Tod aus kulturhistorischer Perspektive

Wenn Ariès in seinem monumentalen Standardwerk „Die Geschichte des Todes" (2009) vom „gezähmten Tod" der Vormoderne spricht und diesen dem „verbotenen Tod" des 20. Jahrhunderts gegenüberstellt, meint er damit den Verlust der Vertrautheit und des alltäglich-öffentlichen Umgangs mit dem Sterben (Bölsker-Schlicht, 1992, S. 11). Ein Trauerfall in früheren Zeiten fand nicht nur im engsten Angehörigenkreis Beachtung, sondern wurde durch diverse Rituale der Öffentlichkeit zugänglich gemacht. Die dadurch entstehende Natürlichkeit erleichterte den Hinterbliebenen die schwere Zeit der Trauer. In der postindustriellen Zeit dagegen stellten Sterben und Tod zumeist private, anonyme, vor den Augen der Öffentlichkeit verborgene Vorgänge dar. Einen Grund für diesen Wandel sieht Bölsker-Schlicht (ebd.) in der Veränderung vom prämodern vorherrschenden, durch die Religion verbreiteten Konsens darüber, was mit dem Menschen nach dem Tod passiert. Dieser Konsens unterschied sich durch Kulturkreis und -epoche, stellte jedoch zumeist eine breit akzeptierte öffentliche Einstellung zu Sterben und Tod dar. Dem entgegen stellt der Autor die „Privatisierung, ja Intimisierung des religiösen Lebens" (ebd., S. 12) unserer heutigen Gesellschaft, die es jedem Menschen ermöglicht, eine individuelle Sicht auf das Jenseits zu entwickeln – Fluch oder Segen? Beide Interpretationen sind denkbar.

Die schleichende Ausklammerung des Todes aus unserer heutigen westlichen Gesellschaft lässt sich über den Wandel der Sepulkralkultur[3] nachvollziehen, der im Folgenden am Beispiel der von Ariès herausgearbeiteten 'Todes-Typologie' oder „Modellen des Systems 'Tod'" (Morgan, 2003, S. 21) vorgestellt wird. Diese durch kulturelle Entwicklungen stark beeinflussten Kategorien können dabei nach Ansicht des Historikers als Synonym für die in einer Epoche jeweilig

---

3 Von dem lateinischen Wort *sepulcrum* für Grab; auch Trauer- und Friedhofskultur oder ganz allgemein Kultur des Todes.

vorherrschenden Einstellungen zu Sterben und Tod gelten, die der Autor als eine Art kollektive Mentalität versteht (Ariès, 1976, S. 17ff.) und die als „Indikatoren für das Bewusstsein des Menschen von sich selbst und seines Grades an Individualität" gelten können (Morgan, 2003, S. 21). Hierzu muss angemerkt werden, dass die von Ariès verallgemeinernd beschriebenen Einstellungen spekulativer Natur sind, da sie sich nicht auf tatsächliche wissenschaftliche Studien stützen und die vielen inter- und intraindividuellen Aspekte, die zur Einstellungsbildung beitragen, nicht berücksichtigen. Auch werden diese Einstellungen zwar explizit als solche benannt, jedoch nicht eigenständig definiert. Dennoch ist der sehr engagierte Versuch, aufgrund der Sepulkralpraktiken einer Epoche und historischen Ereignisse Rückschlüsse auf zugrundeliegende Ansichten der Endlichkeit i.S. einer 'Epochen-Mentalität' zu ziehen, logisch-schlüssig sowie augenscheinvalide dargestellt und erscheint somit aufgrund der auch heute noch geringen Befundlage zu den Einstellungen zu Sterben und Tod als nützliche Ergänzung.

1.4.2 Einstellungen zu Sterben und Tod in Spätantike und Frühmittelalter: Der gezähmte Tod

Der Erfolg des Christentums beruht nicht zuletzt auf den Aussagen über ein Leben nach dem Tod, dass durch die Kreuzigung und Auferstehung Jesu Christi ermöglicht wurde, also die Existenz eines Jenseits (H.-J. Braun, 1996; Hemleben, 1975; Schreiber, 2003). Nach dem Tod wandert die unsterbliche Seele nach dem vorbereitenden Aufenthalt im *Limbus* (Vorhölle)[4] und dem reinigenden *Purgatorium* (Fegefeuer, s. Abb. 3), in die Verdammnis der Hölle oder die Ewigkeit des Himmels. Entscheidend hierfür ist das irdische Leben: Wer auf einen frommen Lebenswandel blicken kann, dem öffnen sich die himmlischen Pforten – ein Glaube, der in der Antike vor allem Sklaven und der Unterschicht eine bessere Perspektive verschaffte, als die heidnischen Vorstellungen der Römer und Griechen von der Unterwelt[5]. Der christliche Glaube konnte sich zunehmend durchsetzen, jedoch blieben bis in die heutige Zeit viele der ursprünglich heidnischen Bräuche erhalten. Als Beispiel der übernommenen spätrömischen Trauerkultur seien etwa das Schließen der Augen des Toten, das Anlegen schwarzer Kleidung der Trauernden und das Totenmahl bzw. der Leichenschmaus genannt. Versuche christlicher Theologen, diese

4 Die Vorhölle wurde mittlerweile durch den ehmaligen Papst Benedikt XVI. widerrufen, indem er den Bericht der Internationalen Theologenkommission akzeptierte (2007).

5 Auch die alten Ägypter sind für ihren imposanten Totenkult, der viel mit der Negation des Todes zu tun hat, berühmt. Sie glaubten, ähnlich wie später die Christen, an die Möglichkeit einer Auferstehung unter bestimmten Bedingungen (Assmann, 2003).

durch die Kirche abgelehnten Bräuche zu ändern, scheiterten, was auch daran lag, dass der christliche Klerus zu diesem Zeitpunkt noch keine offiziellen Funktionen innehatte (Gessel, 1987). Eine Beerdigung wurde von der Familie des Verstorbenen ausgerichtet und fiel je nach Wohlstand und sozialer Stellung aus. So war etwa der Leichenzug, die sogenannte *Pompa*, privilegierten Familien vorenthalten, die sich etwa Schauspieler als zusätzliche Trauernde leisten konnten.

Bis in die Spätantike galt der strikte Grundsatz *extra muros*, das heißt, Bestattungen durften nur außerhalb der Stadtmauern und somit getrennt von den Lebenden stattfinden. Bölsker-Schlicht erklärt den Brauch mit „praktisch-hygienischen Notwendigkeiten" (S. 15), andererseits diente dies auch der Totenabwehr. Die Grabstätten galten als furchteinflößender Ort, da sie als Wohnungen der Toten angesehen wurden, bis die Seelen der Verstorbenen auferstehen durften. Dieser Glaube wurzelte in der heidnischen Vorstellung, dass der mythologische *Hades* als Interimsstätte für die Seelen galt; hieraus entstand die mittelalterliche Überzeugung der Existenz einer Vorhölle. Um den Toten zu besänftigen, wurden am Grab etwa zu bestimmten Tagen Totenmahle mit symbolischer Beteiligung des Verstorbenen abgehalten, die durch den begleitenden Alkoholkonsum durchaus den Charakter eines Familien- und Festgelages annehmen konnten.

Abbildung 3: Fegefeuer-Darstellung von 1519, Predella am Hochaltar der Stadtkirche Bad Wimpfen (URL: http://commons.wikimedia.org/wiki/File:Wimpfen-stadtkirche-predell.jpg, Fotografie von Peter Schmelzle, 2008).

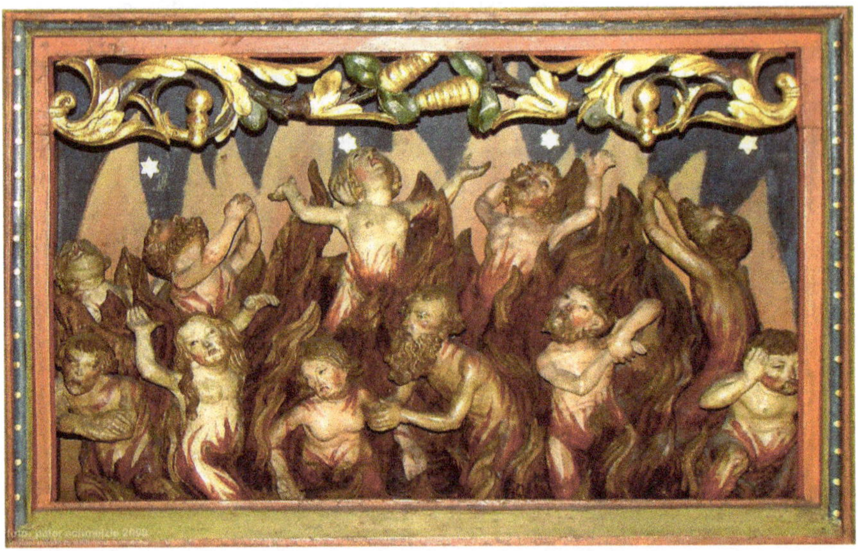

Die Gräber vor den Städten galten als unverletzbar; eine Abräumung der Gräber, um Platz für neue zu schaffen, war in der Antike undenkbar, so dass die antiken Friedhöfe eine beträchtliche Größe erreichen konnten. In der ausgehenden Antike begann die Tradition christlicher Grabkirchen, die über Heiligengräbern errichtet wurden. So wurde nach und nach die Bestattung *ad sanctos*, also bei den Heiligen, immer beliebter und schließlich üblich. Da jedoch auch die herkömmlichen, innerstädtischen Kirchen mehr und mehr mit Reliquien oder Heiligengräbern bestückt wurden, kam es zu einer Verschiebung der Begräbnisstätten, die zum Mittelalter hin zunehmend in und bei den Kirchen lagen. Schließlich war ein Begräbnis in geweihter Erde unumgänglich geworden. Wie Bölsker-Schlicht (ebd.) anmerkt, ging diese Verkirchlichung der Sepulkralkultur im sechsten bis achten Jahrhundert mit einer starken Sakralisierung der Trauerkultur im Allgemeinen einher, so dass kirchliche Amtsträger fortan eine zentrale Rolle bei der Trauerzeremonie übernahmen – eine Entwicklung, die erst ab dem 18. Jahrhundert der Neuzeit ein Ende fand.

Die Zeitspanne der Vormoderne war durch die Allgegenwärtigkeit von Sterben und Tod in der Gesellschaft und dem öffentlichen, natürlichen Umgang damit gekennzeichnet. Der Tod eines Einzelnen war immer auch ein Phänomen, an dem das soziale Umfeld Anteil nahm und sich durch diverse Trauerrituale aktiv einbrachte. Sterben war also zunächst weniger ein individueller als ein sozialer Vorgang. Dies ist es letztlich auch, was Ariès mit dem gezähmten Tod (2009, S. 11ff.) meint: Der Tod war aufgrund des geringen technischen und medizinischen Fortschritts in keiner Weise zu kontrollieren, so dass man versuchte, ihn durch kulturell-gesellschaftliche Traditionen zu zähmen bzw. zu domestizieren, um die Ordnung wiederherzustellen und ihm nicht völlig hilflos-willkürlich ausgeliefert zu sein (Ariès, 2004). Die Angst „wird durch Gebräuche und Rituale [...] aufgefangen und neutralisiert“ (Janz, 1981, S. 239). Genaugenommen stellte dies eine Art Coping- oder Bewältigungsstrategie der harten Realität dar, der man schlichtweg nichts anderes entgegensetzen konnte.

Gemäß Ariès waren die Einstellungen zu Sterben und Tod bei aller Individualität und Heterogenität durch eine pragmatisch-resignative, neutral-akzeptierende Grundhaltung geprägt. Man fügte sich in das Unvermeidliche und fürchtete weniger um sein eigenes Ableben, sondern war als Angehöriger nach einem Trauerfall vielmehr auf die soziale Anteilnahme in einer Gesellschaft ohne jegliche soziale Absicherung angewiesen und musste sich um das Überleben der eigenen Familie kümmern. Ariès konstatiert das „jahrtausendelange Überdauern einer nahezu unveränderlichen Einstellung zum Tode [...], die eine naive und spontane Fügung ins Schicksal und in den Willen der Natur zum Ausdruck brachte“ (2009, S. 43). Der Umgang mit dem Tod sei ferner durch eine „indifferente Vertrautheit“ (ebd.)

geprägt gewesen, wodurch er „im schroffen Gegensatz“ (ebd., S. 42) zu unserem heutigen Gewahren wenig angsteinflößend gewesen sei. Fällt es dem modernen Menschen oft schwer, sich (sein) Sterben und (seinen) Tod überhaupt vorzustellen, war dies in alten Zeit ein völlig natürliches Faktum, mit dem man tagtäglich konfrontiert wurde.

1.4.3 Einstellungen zu Sterben und Tod im Mittelalter und der frühen Neuzeit: Der eigene Tod

Die sich in der Übergangszeit von der Antike zum Mittelalter nach und nach vollziehende Verkirchlichung der Trauerkultur erfuhr im Mittelalter (hier ca. ab dem 12. bis zum 15. Jahrhundert) ihren Höhepunkt; bei der nun „institutionalisierten und ritualisierten Jenseitsvorsorge“ (Bölsker-Schlicht, 1992, S. 19) hatte die Kirche die Monopolstellung inne und prägte die Einstellungen zu Sterben und Tod nachhaltig, so etwa durch oft drastisch und gewollt beängstigend ausgeschmückte bildlich-plastische Darstellungen des Jüngsten Gerichts und der drohenden postmortalen Vergeltung in Wort, Schrift und Bild. Die vielleicht fantastischsten Interpretationen aus dieser Zeit sind auf Hieronymus Boschs Triptycha ‘Das Jüngste Gericht’ und ‘Der Garten der Lüste’ aus dem 15. Jahrhundert dargestellt. Doch auch nicht-sakrale Kunst befasste sich eingehend mit der Sterblichkeit, deren Betrachtung das Realisieren der eigenen Vergänglichkeit durch Darstellung des physischen Augenblicks oder der Symbolik des Todes zum Ziel hatte; als Beispiel sei hier das über viele Jahrhunderte wiederkehrende Motiv des Totentanzes oder *danse macabre* genannt. Vertiefende Abhandlungen sowie Beispiele zu den Kunstformen *Ars moriendi*, *Vanitas* und mittelalterliche Totentänze finden sich z. B. bei Hammerstein (1980), Laager (1996), Pennington (2001), Warda (2011) und Ariès (2009). Die Sterblichkeit wurde also durchaus offen als mahnendes *memento mori* – abgeleitet vom Lateinischen *memento moriendum esse* als Ermahnung, unserer Sterblichkeit zu gedenken – und Hinweis auf ein tugendhaftes, christliches Leben im Diesseits thematisiert, so dass diese in vielen Bereichen wie Alltag, Glaube und Kunst präsent war. Das Barock-Sonett ‘Abend’ von Andreas Gryphius aus dem Jahr 1650 sei hier beispielhaft für den damaligen künstlerischen Ausdruck des Sterblichkeitsbewusstseins, der Vergänglichkeit oder *Vanitas* des menschlichen Daseins dargestellt (Mauser, 1976):

Abend

Der schnelle Tag ist hin / die Nacht schwingt ihre Fahn
Und führt die Sternen auff / Der Menschen müde Scharen
Verlassen feld und werck / Wo Thier und Vögel waren
Trauert itzt die Einsamkeit. Wie ist die zeit verthan!

Der port naht mehr und mehr sich / zu der glieder Kahn.
Gleich wie diß licht verfiel / so wird in wenig Jahren
Ich / du / und was man hat / und was man siht / hinfahren.
Diß Leben kömmt mir vor alß eine renne bahn.

Laß höchster Gott mich doch nicht auff dem Laufplatz gleiten
Laß mich nicht ach / nicht pracht / nicht luft / nicht angst verleiten.
Dein ewig heller glantz sei von und neben mir /

Laß wenn der müde Leib entschläfft / die Seelen wachen/
Und wenn der letzte Tag wird mit mir abend machen /
So reiß mich auß dem thal der Finsternuß zu dir.

Das Leben in Form des Tages ist schnell vergangen, die Metaphorik des Abends bezieht sich auf den Lebensabend, aus dem heraus das lyrische Ich seine Betrachtungen über die Nähe zum Tod, hier durch die Nacht symbolisiert, anstellt. Der *port* deutet auf das christliche Jenseits als Hafen hin, zu dem alle Menschen schließlich heimkehren. Eine ähnliche Todesdeutung wird auch dem berühmten *Abendgedicht* und heutigen Kinderlied von Matthias Claudius zugeschrieben, dessen Ursprungstext in die Zeit Gryphius' zurückreicht.

Die Vorsorgeaktivitäten der Neuzeit für einen gesicherten Lebensabend, die sich in den zahlreichen abgeschlossenen Lebens-, Renten-, und Pflege-Versicherungen niederschlagen (vgl. auch Punkt 1.3), haben ihr mittelalterliches Pendant sozusagen in der Vorsorge für die Ewigkeit, da nun der „eigene Tod" (Ariès, 2009, S. 121ff.), also das individuelle Sterben und der individuelle Tod als Teil der eigenen Biographie in den Vordergrund rückten. Das Jenseits wurde zwar bereits im alltäglichen Leben als potentielle Bedrohung wahrgenommen, stellte jedoch auch eine durchaus berechenbare Größe dar, z. B. in Form des heute noch sprichwörtlichen Ablasshandels. Auch durch Almosen, Stiftungen, Buße und Wallfahrten konnte man das irdische Sündenkonto, das bereits zur Geburt mit der Erbsünde belastet war, wieder ausgleichen und sich einen Platz im Himmelreich sichern. So eröffnete John Kettlewell sein in der Zeit der Aufklärung erschienenes, aber noch an der mittelalterlichen Denkweise orientiertes Buch *Death made comfortable, or, The way to dye well consisting of directions for an holy and an happy death* im Vorwort mit einem entsprechend mahnenden Verweis: „Every person, who comes into this wold under the guilt of sin, is a debter to death" (1695, S. i).

Durch Erteilung der Absolution durch einen Geistlichen kurz vor und unmittelbar nach dem Tod wurde die Vorsorge für das Jenseits schließlich vervollständigt. Diese in heutiger Zeit bigott-amoralisch und naiv anmutende Praxis hatte im Mittelalter nichts Anrüchiges, sondern galt vielmehr als „Maxime pragmatisch-vernünftiger Lebensplanung" (Bölsker-Schlicht, 1992, S. 18), da das irdische Leben lediglich als Vorstadium zum eigentlichen, ewigen Leben galt. So hatten – auch in Auftrag gegebene – Fürbitten und Seelenmessen für die Verstorbenen als posthumes Gedenken Hochkonjunktur, da man sich eine begünstigende, das Schicksal zum Positiven beeinflussende Wirkung für die Toten im Reinigungsort des Fegefeuers erhoffte. Erst am Tag des Jüngsten Gerichts, so der christliche Glaube, wird der Interimszustand der Verstorbenen aufgehoben und diese ihrer endgültigen Bestimmung durch das Weltgericht – Himmel oder Hölle – zugeführt.

Im Spätmittelalter war die Sterbestunde selbst von hoher Bedeutung für das postmortale Schicksal. Zum Sterberitual gehörte die bis heute erhaltene Praxis des Empfangs der kirchlichen Sakramente oder Erteilung der Absolution durch einen Priester, welcher in Abnahme der Beichte, Reichung der Kommunion und Krankensalbung besteht. Die ebenfalls übliche Verfügung des letzten Willens hatte, im Unterschied zu heute, fast sakralen Charakter, da durch eine Vermögensvergabe an gute Zwecke das Seelenheil noch auf dem Sterbebett begünstigt werden konnte. Die großen Reich- und Besitztümer der mittelalterlichen Kirche sowie das Engagement für Arme gründen sich somit nicht zuletzt auf die Sorge um das eigene (postmortale) Schicksal.

Das Sterben im Mittelalter war, wie auch in der Antike, ein mit der Öffentlichkeit geteilter und sozialer Prozess. Üblich waren die öffentliche Aufbahrung des Leichnams[6], die Totenwache, der Leichenzug zur Kirche, das Totenoffizium oder *Requiem* sowie die anschließende Bestattung der in Leichentücher gewickelten Leichname in geweihter Erde, also *ad sanctos*. Als Rudiment bis in die heutige Zeit hat sich das Totenmahl erhalten, wenn auch eher als gesittetes Beisammensein nach der Beisetzung bei Kaffee und Kuchen. Früher dagegen war das Totenmahl Ausdruck öffentlicher Bewältigung des Todes und der Trauer und zog sich über mehrere Tage in oft ausgelassener Stimmung hin. Auch hatte die Tradition eine offizielle Funktion, da der Tote aus seiner sozialen Stellung und seinen Ämtern verabschiedet wurde und diese zugleich auf den Nachfolger übertragen wurden.

Aufgrund der zumeist zentral im Stadtinneren gelegenen Kirchen und deren Kirchhöfen kam es zunehmend zu einer Knappheit der Begräbnisstätten, die zum Teil durch Katakomben abgefangen werden konnte. Jedoch wurden erst im ausgehenden Mittelalter neue, außerhalb der Stadtmauern gelegene Friedhöfe angelegt. Bereits zu Pestzeiten war dies zum Teil notwendig geworden, um der

---

6 Allerdings änderte sich im 12. oder 13. Jahrhundert der Brauch der Aufbahrung dahingehend, dass der Leichnam verhüllt wurde, was Ariès bereits als Hinweis auf die zunehmende Verdrängung des Todes aus unserem Leben deutet (vgl. z. B. S. 165). Auch die Gesichter der in den *artes moriendi* dargestellten Toten sind nie entstellt, verwesend oder abstoßend.

großen Anzahl Toter gerecht zu werden. Einen weiteren Impuls zur Verlegung der Friedhöfe lieferte die Reformation im 16. Jahrhundert, die die Heilsnotwendigkeit eines Begräbnisses in geweihter Erde anzweifelte und die allzu ökonomische Jenseitsvorsorge der katholischen Kirche kritisierte. Vor der durch Raumnot und Hygieneproblemen erfolgenden Rückbesinnung auf den antiken Grundsatz *extra muros* kam es jedoch zu heute pietätlos anmutenden Praktiken, um der Situation Herr zu werden. So wurden Gräber bereits wieder ausgeräumt, noch bevor der Leichnam verwest war. Falls möglich, wurden Schädel und Gebeine in speziell errichteten, platzsparenden Beinhäusern untergebracht. Auch Begräbnisse der ärmeren Schichten fanden zunehmend in Massengräbern statt, so dass die Friedhöfe zum Teil durch den Anstieg an Erde mit ihrer Oberfläche ihr Umfeld überragten. Dies verhinderte jedoch nicht, dass Friedhöfe – insbesondere wegen der Sonderrechte der Kirche, wie z.B. der Gewährung von Kirchenasyl – beliebte Treffpunkte darstellten, wo man Waren kaufen und sich versammeln konnte (ebd. sowie Ariès, 2009; Bölsker-Schlicht, 1992).

Zusammenfassend lässt sich konstatieren, dass die Einstellungen zu Sterben und Tod im Mittelalter und der frühen Neuzeit stark durch die christliche Kirche und eine individualistische Fokussierung auf das eigene Seelenheil geprägt waren. Nun ging es um den „Tod des alleinigen Selbst, allein vor Gott, vor den es mit seiner je einzelnen Biographie, mit seinem ganz persönlichen Kapital von Werken und Gebeten hintritt [...]" (Ariès, 2009, S. 258). Zwar war „die alte Vertrautheit mit ihm [dem Tod] in den gemeinschaftlichen Formen des Alltagslebens nicht geschwunden" (ebd., S. 161) und durch verheerende Ereignisse, z.B. der Hundertjährige Krieg und Seuchen wie die Pest, vielleicht sogar besonders präsent. Jedoch galt es nun, bereits während des irdischen Lebens alles Erdenkliche zu tun, um der unsterblichen Seele eine möglichst wenig qualvolle Zeit im Fegefeuer und schließlich den Einlass in den Himmel zu gewähren. Dieses Ziel nicht zu erreichen, war mit großer Angst besetzt, welche durch die Kirche als Instrument der Macht und Manipulation regelrecht geschürt wurde. So kam es, dass die indifferente, vertrauensvoll-hinnehmende und neutral-akzeptierende Sicht der vormodernen Menschen durch ein Szenario der Ambivalenz – das Weiterbestehen der Seele in Erlösung und oder Verdammnis – bedrohlich und beunruhigend, der Tod jedoch zugleich berechen- und beeinflussbar wurde.

1.4.4 Einstellungen zu Sterben und Tod im 16. bis 19. Jahrhundert: Der wilde Tod und der Tod des Anderen

Bereits zwischen dem 16. und 18. Jahrhundert kündigte sich eine Veränderung der Einstellungen zu Sterben und Tod an, soweit man diese verallgemeinern kann. Die

Darstellungen in der Kunst wurden einerseits sachlicher, man zeigte im durch die beginnende Aufklärung erwachenden naturwissenschaftlichen Geist Interesse für die Anatomie und die Details des Todes. Andererseits wurden Darstellungen des Todes häufig zusammen mit erotischen oder sexuellen Themen arrangiert. Beides führte zu einer Faszination, die wiederum eine ganz neue Einstellung zu Sterben und Tod hervorbrachte: Die alte Vertrautheit wich dem Empfinden eines Bruches, der nicht mehr als angemessen, sondern grausam, tragisch und bestürzend und nur widerstrebend wahrgenommen wurde (Ariès, 1976, S. 43ff.). Bei allem Fortschritt musste der Mensch erkennen, dass er den Tod nie bezwingen würde; aus dem ehemals gezähmten wurde der „verwilderte" oder „wilde Tod" (Ariès, 2009, S. 376ff.), dem man mit „Angst und Panik" begegnete (Janz, 1981, S. 242).

Im Zeitalter der Aufklärung kam es dann endgültig zu einem großen Wandel der Sepulkralkultur (vgl. Bölsker-Schlicht, 1992). Die Prinzipien der Vernunft und Rationalität sowie die umfassende Revolutionierung der Lebensverhältnisse durch die beginnende Industrialisierung im 18. Jahrhundert und die dadurch veränderte demografische Entwicklung läuteten die Ära des „verbotenen Tods" ein (Ariès, 2009) – in den Städten schneller, auf dem Land mit erheblicher Verzögerung. Anstelle des übermächtigen mittelalterlichen Gedankens an das postmortale Schicksal trat in aufgeklärten, meist städtisch-bürgerlichen Häusern die Familie im Hier und Jetzt in den Vordergrund, und zwar nicht so sehr als die vordem übliche Zweckgemeinschaft, sondern vielmehr als intime und vertraute Einheit. Dies bewirkte eine veränderte Gewichtung der Einstellungen zum Tod: Nicht mehr die Angst vor dem eigenen Tod, sondern die Angst vor dem Verlust einer nahestehenden Person gewann an Bedeutung, der Tod wurde dramatisiert und romantisiert, die Vorstellung einer Wiedervereinigung mit dem verlorenen Menschen im Himmel modern: „[…] man ist nicht mehr nur am Bett des Sterbenden oder bei der Erinnerung an einen Dahingegangenen verstört und beunruhigt. Bereits die bloße Vorstellung des Todes löst Ergriffenheit aus" (Ariès, 1976, S. 45). Ein Indiz des Wandels kann auch in den Testamenten gesehen werden, die vormals im Hinblick auf einen möglichst großen Nutzen für das eigenen Seelenheil verfasst wurden und nun als bis heute geläufiges Mittel der Vermögensübertragung und -aufteilung im zumeist weltlichen Sinne fungierten.

Auch das Hygienebewusstsein gewann an Einfluss und gesundheitspolitische Verbote sowie gesetzliche Maßnahmen führten bereits im 18. Jahrhundert zum weitgehenden Ende innerstädtischer Bestattungen. Erst aus der gewandelten Einstellung zum Tod ergab sich auch das Bedürfnis nach größerer Pietät für den verlorenen Menschen. So entstand eine gänzlich neue Sepulkralkultur, die sich vor allem im 19. Jahrhundert und bis heute durch einen privaten und zugleich öffentlichen Kult in Form von Grabpflege und -schmuck zum feierlichen Andenken der Verstorbenen äußerte (ebd., S. 52). Während die Garten-, Bau- und Bildhauerkunst die Gestaltung der frisch angelegten außerstädtischen Friedhöfe übernahm, kam als neues Trauerritual der andächtige Besuch des blumengeschmückten Grabes in Mode. Der Tod wurde ästhetisiert, die Verstorbenen über diesen hinaus durch „fürsorgendes Angedenken" am Leben erhalten (Janz, 1981, S. 242). Die Kirche verlor dagegen zunehmend an Bedeutung, vielmehr nahmen nun die bürgerlichen Familien als viel kleinere Einheit einer Trauergemeinschaft die wichtigste Stelle ein. So trat der soziale Rahmen der traditionellen Trauergemeinde in den Hintergrund, das Leben in den Städten wurde zunehmend anonymer und auch die räumliche Distanz zu den neuen Friedhöfen sorgte für ein langsames Verschwinden des Tods aus der öffentlichen Gemeinschaft. Bei der Bestattungszeremonie spielten Geistliche weiterhin eine wichtige Rolle, wenn auch unter geänderter Bedeutung: Religiöse Inhalte traten in den Hintergrund, vielmehr oblagen dem Geistlichen die symbolische Vertretung der Öffentlichkeit sowie der Trost der trauernden Familie durch eine Würdigung des Lebensweges und der Leistungen des Verstorbenen. Bölsker-Schlicht (1992) konstatiert hierzu:

> Die Familiarisierung des Sterbens, die im Grunde eine Privatisierung einer vordem 'öffentlichen' Angelegenheit war, nahm dem Tod seine Alltäglichkeit. Sie bildete gewissermaßen die Vorstufe für die in unserem Jahrhundert zu beobachtende Anonymisierung und Tabuisierung des Todes (S. 30).

So zeichnet sich in der Angst vor dem Tod nahestehender Personen – dem Verlust sozialer Beziehungen – und der damit verbundenen Dramatisierung und Ablehnung des Todes bei gleichzeitiger Loslösung aus dem streng christlichen Kontext eine beginnende Entfremdung und Intoleranz vor der Endlichkeit des Menschen ab. Der Tod wird in den von Ariès postulierten kollektiven Einstellungen zu Sterben und Tod erstmalig verleugnet.

1.4.5 Einstellungen zu Sterben und Tod im 20. und 21. Jahrhundert: Der ins Gegenteil verkehrte oder verbotene Tod

Die Entwicklung der frühen Neuzeit hin zu einem für die Öffentlichkeit zunehmend unsichtbarer werdenden Tod setzt sich seit dem 20. Jahrhundert drastisch fort. Einerseits steigt, wie unter Punkt 1.2 erläutert, die durchschnittliche Lebenserwartung seit Ende des 19. Jahrhunderts kontinuierlich an. Der Tod in der vorindustriellen Zeit war generationenübergreifend, traf sogar überwiegend Menschen im jungen bis mittleren Lebensalter; genannt sei hier etwa die große Sterblichkeitsrate von Wöchnerinnen und Neugeborenen sowie Kleinkindern. Dagegen entfallen heute dank der verbesserten Lebensbedingungen sowie der medizinischen Versorgung mehr als vier Fünftel aller Sterbefälle auf Personen jenseits des 60. Lebensjahres, wobei ein Großteil hiervon Menschen im achten oder neunten Lebensjahrzehnt, also Hochaltrige betrifft. Diese Menschen können für die Öffentlichkeit geradezu unsichtbar aus dem Leben scheiden: Aufgrund der Auflösung traditioneller familiärer Strukturen sind sie oft in keinen Familienverband mehr eingebunden, haben einen Großteil ihrer sozialen Kontakte überlebt und tragen zumeist nicht mehr aktiv, z.B. im Sinne von einer Erwerbstätigkeit, zur Gesellschaft bei, sondern haben ihre wesentlichen sozialen Rollen und Funktionen bereits erfüllt. Hinzu kommt die stark zunehmende Institutionalisierung des Sterbens in Pflegeheimen, Krankenhäusern und Hospizen. Der Tod ist ein „technisches Phänomen" (Ariès, 1976, S. 59), „ein medizinischer Mißerfolg, dem man die Anerkennung verweigern muss: ein 'wildes' Stück Natur, das immer noch nicht bezähmbar ist und dessen man sich schämt" (Janz, 1981, S. 237). Wilkening und Martin (2003) schreiben, dass

> „ein Großteil der Sterbeprozesse im Alter gar nicht als solche erkannt werden – das Sterben ist hier nicht Teil einer diagnostizierten terminalen Erkrankung, sondern Teil eines Abbauprozesses, an dessen Ende dann alle Beteiligten mehr oder weniger vom Tod 'überrascht' werden. Eine Sonderbehandlung nur für die Gruppe klar definierter 'Sterbender' würde nur sehr wenige Menschen erreichen" (S. 337).

So kann das Sterben eines für sein Alter noch rüstigen und aktiven Menschen etwa durch einen schweren Sturz (Roe et al., 2008) oder eine für jüngere Personen vergleichsweise harmlose Erkältung eingeleitet werden, so dass die Möglichkeit des plötzlichen Dahinscheidens zu jeder Zeit gegeben ist.

Doch auch die Trauerrituale der Neuzeit haben sich verändert. Bestattungsunternehmen übernehmen alle notwendigen Schritte. Für die soziale Bewältigung von Todesfällen, die traditionell etwa durch Abschiedsrituale wie die Totenwaschung und -aufbahrung oder die Totenwache ermöglicht wurde, bleibt meist nur wenig Zeit im kommerzialisierten und professionalisierten Bestattungsgewerbe. Der Kontakt mit dem Toten und den mit der Beerdigung verbundenen Aufgaben wird auf ein zumutbares Minimum reduziert, so dass die Trauerenden selbst, aber auch die Gesellschaft, möglichst wenig vom Tod wahrnehmen müssen. Selbst der früher obligatorische Kondolenzbesuch lässt sich heutzutage über eine Karte mit vorgefertigtem Trauerspruch ersetzen.

Aus der Sentimentalität, dem Pathos und der damit verbundenen großen Inszenierung des Sterbens des 18. und 19. Jahrhunderts wurde eine stille, in sich zurückgezogene Trauer, aus dem öffentlichen ein einsames, 'leises', nahezu verheimlichtes Sterben. Sterbende scheinen fast beschämt und gehemmt und möchten ihr Dahinscheiden Angehörigen und der Öffentlichkeit nicht zumuten; der

Tod, etwa im Krankenhaus, wird möglichst „annehmbar" arrangiert (Ariès, 1976, S. 59). Die Partizipation der Gesellschaft am Sterben ihrer Mitglieder ist auf ein Minimum reduziert. Dabei war und ist auch der Mensch der Neuzeit drastischen Gewalt- und Todesszenarien ausgesetzt – zwei verheerende Weltkriege und der Holocaust, der Terroranschlag auf das *World Trade Center*, zunehmende Naturkatastrophen mit Tsunamis und Erdbeben, um nur einige zu nennen. Gerade für Deutschland zeigt sich das kollektive Verdrängen des Todeserlebens in der nie erfolgten Aufarbeitung der Millionen durch das Zeitgeschehen geprägten heimkehrenden Kriegsgefangenen und -versehrten, Kinder, Vertriebenen, Trümmerfrauen, etc. (Bode, 2004; Goltermann, 2009; Hofer, 2011; Radebold, 2009). Während das Wirtschaftswunder seinen Lauf nahm, wurden das Erlebte und die damit verbundenen seelischen Wunden totgeschwiegen; ein Tabu, das sich teilweise auch auf spätere Generationen sekundär traumatisierend bzw. transgenerational auswirkte (Gavlovski & Lyons, 2004; Glaesmer et al., 2011; Radebold, 2008). Eine Anerkennung der Schwere der erlittenen Traumata erfolgt auch in jüngeren Kriegen erst nach und nach durch die zunehmende Behandlung und erhöhte Akzeptanz der Diagnose der Posttraumatischen Belastungsstörungen (Jones & Wessely, 2007; J. P. Wilson, 2007).

Ariès deutet diese Flucht vor dem Tod jedoch nicht als Gleichgültigkeit, sondern vielmehr als Verdrängung, Tabuisierung und Verbot, welche der jahrhundertelangen Stabilität der Einstellung der Öffentlichkeit gegenüber dem Tod mit Akzeptanz, resignativem Vertrauen und Schicksalsglauben ein jähes Ende setzen (1976, S. 61 und S. 68). Der Tod als integraler Bestandteil des Lebens darf nicht mehr sein; die Verdrängung habe dazu geführt, dass die Angst vor dem Tod zugenommen habe (2009, S. 789) und z. B. in Bildern von vor sich hin vegetierenden, an lebenserhaltende Maschinen angeschlossene Menschen Ausdruck findet, über deren Leben nicht mehr das Schicksal, das Böse oder Gott, sondern allein der diensthabende Arzt entscheidet. Sowohl die Romantisierung des 18. und 19. Jahrhunderts als auch die Verleumdung des 20. Jahrhunderts seien „nur Varianten desselben Unvermögens, den Tod zu akzeptieren" (Janz, 1981, S. 243).

Allerdings lassen sich durchaus gewisse Gegentrends zur Deformation der postindustriellen Trauerkultur feststellen. So erfährt die Wichtigkeit der Trauer im Terminus der Trauerarbeit zunehmende Bedeutung in therapeutischen und beratenden Settings: Es wird zwischen normaler und komplizierter oder pathologischer Trauer je nach Dauer, Symptomen und deren Intensität unterschieden (Forstmeier & Maercker, 2007; Horowitz et al., 2003; Jacobs, 2000; Prigerson et al., 1999; Simon et al., 2007; Znoj, 2004). Zurzeit gibt es noch keine eigenständige Diagnose in den etablierten Diagnoseklassifikationen der *ICD-10* bzw. dem *DSM-IV-TR*, so dass komplizierte Trauer meist als affektive Störung oder Anpassungs- und Belastungsstörung bis hin zur Posttraumatischen Belastungsstörung eingeordnet wird (Dilling, 2011; H. Saß, 2003). Die Einführung einer *Prolonged Grief Disorder* wird noch diskutiert (Prigerson et al., 2009). Damit würde Trauer bei zu großem subjektiven Leidensdruck erstmalig als eigenständige krankheitswertige Störung anerkannt, deren Behandlung durch die gesetzlichen Krankenkassen ermöglicht wird. Auch das große Trost- und Bewältigungspotenzial von – heute eher individuell-kreativen als heidnisch oder religiös geprägten – Abschieds- und Trauerritualen erfährt etwa im Rahmen der Hospizbewegung eine kleine Renaissance. Kirchliche und soziale Träger bieten Trauerseminare an und es gibt, vor allem in den USA, die Bewegung der *death awareness* und *death education*, die für beruflich, aber auch privat betroffene und interessierte Personen eine geführte Auseinandersetzung mit der Thematik anbietet, um wieder zu einem weniger angstvollen, dafür aber akzeptierend-natürlichem Umgang mit Sterben und Tod zu gelangen (Aday & Shahan, 1995; Corr, Corless, Germino, & Pittman, 2003; Durlak, 1994; Kaye, Gracely, & Loscalzo, 1994; Knight & Elfenbein, 1993; Warren, 1989; Wass, 2004). Der Ruf nach einem humaneren, bewussteren Sterben wird auch in der deutschen Öffentlichkeit immer lauter.

Aber auch leicht skurril anmutende neue Formen der Sepulkralkultur lassen sich beobachten, so etwa bei Tierfriedhöfen mit speziell hierfür hergestellten Pietätswaren oder der Möglichkeit, die Asche eines Verstorbenen in Form eines Diamanten bei sich zu tragen. Subkulturen wie die *Gothic*- und *Industrial*-Szene kokettieren bewusst mit der Symbolik des Todes, Totenschädel oder Kreuze werden hier kurzerhand zu Mode (Richard, 1995). Die heutige Friedhofskultur ist zudem internationaler geworden, so dass in Deutschland neben bereits traditionell bestehenden jüdischen Friedhöfen auch das Anlegen muslimischer Grabfelder mit einer Ausrichtung nach Mekka diskutiert wird. Problematisch sind dabei etwa die Bestattung im Leichentuch bei in Deutschland bestehendem Sargzwang sowie die im Islam geforderte Beisetzung binnen 24 Stunden nach Eintritt des Todes. Doch bei allen Formen der Rückbesinnung bleibt ein Problem des 21. Jahrhunderts das Gefühl, ein 'bisschen unsterblich' zu sein: Das hohe Alter ist zum ersten Mal in der Menschheitsgeschichte erwartbar, Medizin und Technik sowie deren kontinuierliche Weiterentwicklung lassen stets neue, lebensverlängernde Möglichkeiten erhoffen, der Tod an sich ist kaum noch im Alltag sicht- und erfahrbar, sondern flackert über den Bildschirm oder steht in der Zeitung, so dass man einer Konfrontation mit dem eigenen Ende bis ins hohe Alter gut aus dem Weg gehen kann.

Das vorliegende Kapitel hatte zum Ziel, am Beispiel der 'kollektiven' Einstellungen zu Sterben und Tod der letzten Jahrhunderte aufzuzeigen, dass diese dem

Wandel der Zeit und der jeweiligen soziokulturellen Einflüsse unterliegen. Der Umgang mit Sterben und Tod ab dem 20. Jahrhundert ist durch eine Verlagerung des Sterbens auf überwiegend alte und hochbetagte Menschen im institutionalisierten Rahmen geprägt. Doch unabhängig von der Weiterentwicklung unseres Wissens wird es nicht möglich sein, den Tod zu 'besiegen', so dass das Thema immer hochaktuell bleibt. Wie sieht es nun mit der Erforschung unseres Endlichkeitsbewusstseins in den letzten Jahrzehnten vor dem Hintergrund einer hochtechnisierten Welt aus? Hierzu wird im Folgenden auf die noch junge Disziplin der Thanatospsychologie eingegangen.

1.5 Geschichte und Gegenstandsbereich der Thanatospsychologie

Der Begriff der Thanatospsychologie oder Psychothanatologie wurde im Jahr 1901 von Mechnikoff eingeführt (Häcker, Dorsch, & Becker-Carus, 2009) und leitet sich vom altgriechischen Wort *thanatos* für Tod ab (s. Abb. 4). Sie erforscht todbezogene affektive und kognitive Erlebens- und Verhaltensweisen, die durch das Wissen um die eigene Endlichkeit und die Begegnung mit Tod und Sterben ausgelöst werden, aus empirisch-psychologischer Sicht (Wittkowski, 1978, S. 21). Dazu können auch objektive somatische Veränderungen in der Endphase des Lebens sowie deren subjektives Erleben gehören (Wittkowski, 1990). Zudem wird davon ausgegangen, dass Tod und Sterben als imaginatives oder reales Ereignis auf das menschliche Verhalten und Erleben einwirken können (Ochsmann, 1993a, S. 13). Die Psychologie des Sterbens und des Todes untersucht die inter- und intraindividuellen Unterschiede verschiedenster Personen- und Altersgruppen in unterschiedlichen Lebenssituationen:

- Unmittelbar mit ihrer Endlichkeit konfrontierte Personen, wie z. B. Hochbetagte und terminal erkrankte, also tatsächlich sterbende Menschen
- Kinder und Jugendliche, die erst ein Verständnis für die Sterblichkeit entwickeln müssen
- indirekt vom Sterben und Tod betroffene Menschen, wie z. B. Angehörige, medizinisches Personal
- Personen, die weitgehend weder direkt noch indirekt von Sterben und Tod betroffen sind, z. B. Menschen im mittleren Erwachsenenalter

Zum Gegenstandsbereich der Thanatospsychologie gehört eine Bandbreite vielfältiger Forschungsthemen, wie beispielsweise Trauer und Trauerbegleitung, Sterbehilfe, Gestaltung von Interaktion und Kommunikation mit sterbenden Kindern sowie Erwachsenen – dies insbesondere in Bezug auf beruflich Betroffene wie

Ärzte, Psychologen, Kranken- und Altenpfleger, Seelsorger und Ehrenamtliche (z.B. in der Hospizarbeit), aber zunehmend auch Angehörige. Weitere Bereiche umfassen Suizid und Suizidprävention, Nahtoderfahrungen und natürlich die Einstellungen zu Sterben und Tod (Cox, Reid-Arndt, Arndt, & Moser, 2012; Daut & Schöllhorn, 2012; Dees, Vernooij-Dassen, Dekkers, Vissers, & van Weel, 2011; Morgan, 1997; Sperling, Thüler, Burkhardt, & Gladisch, 2009).

Abbildung 4: Szene aus der griechischen Mythologie: Die göttlichen Zwillingsbrüder Hypnos und Thanatos – Schlaf und Tod – bereiten Sarpedon, einen Sohn des Zeus, für ein Heldenbegräbnis vor (URL: http://de.wikipedia.org/w/index.php?title=Datei:Euphronios_krater_side_A_MET_L.2006.10.jpg&filetimestamp=20081007174510, Fotografie von Jaime Ardiles-Arce).

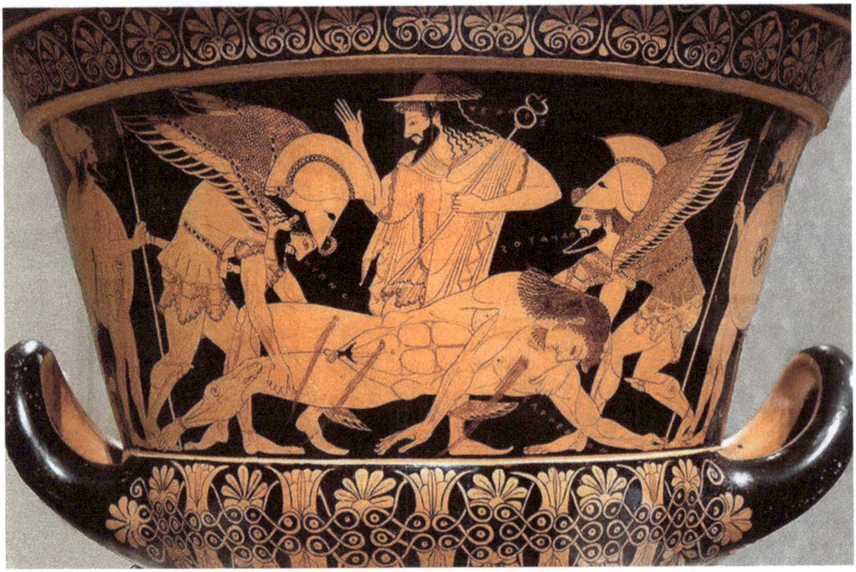

Durch diese Fülle ergibt sich, dass diverse Gebiete der Psychologie, wie die Entwicklungs-, Klinische, Sozial- und Persönlichkeitspsychologie mit ihren Theorien, Konzepten und Methoden zur Psychologie des Todes beitragen (Ochsmann, 1993a). Ferner ist ersichtlich, dass die Thanatospsychologie interdisziplinär aufgestellt sein muss, da psychologische Aspekte der menschlichen Endlichkeit nicht isoliert von medizinischen, ethischen, sozialen, etc. Aspekten betrachtet werden können (ebd.). Die Psychologie des Todes kann Beiträge zur Grundlagen- als auch zur Anwendungsforschung liefern; ersteres etwa bei der theoretischen Entwicklung und konzeptuellen Klärung von Einstellungen zu Sterben und Tod, letzteres z.B., um problematische Einstellungen wie phobische Angst evidenzbasiert zu behandeln. Allerdings muss einschränkend erwähnt werden, dass aufgrund eines immer noch bestehenden Mangels an integrativen Theorien mit hohem Erklärungswert auch problematischer Sachverhalte die Transformation in anwendungsorientierte Maßnahmen für praktische Probleme erschwert wird (ebd.). Die Entwicklung 'guter' empirischer Theorien ist jedoch ein wichtiges Ziel, auch im Hinblick zur Abgrenzung von zahlreichen pseudo-wissenschaftlichen Tätigkeiten auf dem Gebiet Sterben und Tod, etwa im esoterischen Bereich.

Eine besondere Herausforderung ist darüber hinaus, dass, wie Kastenbaum treffend formuliert, „most of the time most of us are not dying“ (2006, S. viii). Da es die Ethik selbstverständlich verbietet, Menschen experimentell in Todesangst zu versetzen, ist somit immer nur eine Annäherung an die Thematik im Sinne eines antizipierten Sterbens und Todes möglich, bei der immer besondere Vorsicht auf die ethische Vertretbarkeit der Forschungsfragen zu legen ist. Heute undenkbare Experimente führten beispielsweise Berkun und Kollegen durch, indem sie Soldaten suggerierten, in Lebensgefahr zu schweben – wie etwa bei einem simulierten Kampfjet-Absturz-, um so die Auswirkung auf physiologische Stressparameter zu überprüfen (Berkun, Bialek, Kern, & Yagi, 1962).

Die noch junge psychologische Teildisziplin ist insbesondere im deutschsprachigen Raum „nur schwerfällig in Gang gekommen“ (Wittkowski, 1978, S. 15). In den USA dagegen konnte sich die Thanatospsychologie vor allem durch die bahnbrechenden Pionierarbeiten von Herman Feifel Ende der 50er Jahre des vorigen Jahrhunderts (Feifel, 1956, 1959a, 1977; Strack, 1997) im Rahmen der kognitiven Wende mehr und mehr etablieren. Aufgrund des Widerstandes von außen, z.B. durch nicht erteilten Zugang zu Patienten und Studenten, „keine leichte Geburt“, wie Feifel 1982 selbst konstatierte (zitiert nach Fulton, 2003, S. 12). Die kognitive Wende – also die Abkehr vom reinen Behaviorismus und Hinwendung zur Untersuchung der vormals verpönten intrapsychischen Prozesse der Black Box – öffnete der Psychologie des Todes auf paradigmatischer Seite die Tore, auf praktischer Seite waren es dagegen die Nachwirkungen des Zweiten Weltkriegs in Form einer gehäuften Thematisierung von Sterben und Tod unter den Veteranen (Wittkowski, 1990). Feifel, der die Tabuisierung des Todes in der Öffentlichkeit anprangerte, untersuchte zusammen mit Faunce und Fulton (1958) sowie Kalish (1963a, 1963b) zudem erstmalig Einstellungen zu Sterben und Tod mit systematisch-empirischen Mitteln (Feifel, 1959b; 1969). Die Entwicklung erster psychometrischer Instrumente zur Erfassung insbesondere der Angst vor dem Tod erhöhte zudem das wissenschaftliche Interesse (vgl. hierzu Punkt 2.2.1.2).

Das 1969 erschienene aufsehenerregende Buch *Interviews mit Sterbenden* von Kübler-Ross (2001) sowie das darin vorgestellte Modell der Sterbephasen sorgte durch die offene Ansprache der tabuisierten Thematik für großes Interesse in der Öffentlichkeit und löste eine ganze Bewegung gegen die „Ausgrenzung der Sterbenden" (*death awareness movement*) aus (Ochsmann, 1993a, S. 8). Bereits 1961 erschien der erste Artikel zur psychotherapeutischen Arbeit mit sterbenden Krebskranken (LeShan & LeShan, 1961). Zudem erschien mit *The Psychology of Death* ein vielbeachteter Klassiker und Standardwerk der Thanatospsychologie (Kastenbaum & Aisenberg, 1972). Auch in der aktuellsten Auflage dieses Buches bemängelt der Autor – bis heute einer der wichtigsten amerikanischen Thanatosforscher – die Psychologie allerdings noch als „death-free zone" (Kastenbaum, 2006, S. 13) und weiter: „A psychology minus death will never have complete credibility nor achieve complete maturity" (Kastenbaum, 1984; zitiert nach Ochsmann, 1993b, S. 3). Im Vergleich zu Deutschland zeigt sich die Forschung zu Sterben und Tod in den USA seit Ende der 60er Jahre jedoch ziemlich rege (vgl. auch Überblicksartikel von Feifel, 1990); auch werden hier die beiden wichtigsten einschlägigen und *peer-reviewed* Fachjournals *Death Studies* (seit 1985, früher *Death Education*, Routledge) und *Omega – The Journal of Death and Dying* (seit 1970, Baywood Publishing) verlegt.

In Deutschland kann insbesondere Wittkowski als Pionier und führender Thanatosforscher benannt werden (Wittkowski, 1978, 1981). Er kritisiert unter anderem, dass die deutschsprachige Thanatospsychologie bis heute weder ein eigenes Fachorgan hat noch in einer eigenständigen Institution verortet ist, sondern zumeist als untergeordnetes Teilgebiet, z.B. im Fach Gerontologie, gelehrt wird (Wittkowski, 1990). Das verzögerte Interesse an thanatospsychologischer Forschung in den siebziger Jahren erklärt Ochsmann über das „Erbe der Vergangenheit"; die „fabrikmäßige Ermordung […] von Millionen von Menschen" unter der Nazi-Herrschaft habe das Interesse an wissenschaftlicher Forschung zu Sterben und Tod für lange Zeit regelrecht diskreditiert (1993a, S. 10). Ein Phänomen, dass teilweise aber auch für den Kriegsgewinner USA zutraf, wie Fulton (2003, S. 8f.) für die Untersuchung *The American Soldier* beschreibt: „Es ist wohl angemessen zu sagen, dass der Tod vom Ende des Ersten Weltkriegs bis in die späten 1950er Jahre sozusagen Urlaub machte". Erst im Rahmen der Etablierung der psychologischen Alternsforschung, die wiederum durch die demografische Entwicklung begünstigt wurde, kam es zur Thematisierung der Endlichkeit des Lebens, wenn auch bis heute schwerpunktmäßig zu Themen wie Sterbebegleitung und einer angemessenen Pflege am Ende des Lebens (Erlemeier, 1972, 1978; Lehr, 2007).

Bereits bevor die oben genannten Autoren in Erscheinung traten, gab es vereinzelte Beiträge der Thanatospsychologie, etwa von Fechner (1836) und Hall (1915). Zudem befassten sich die Psychoanalytiker mit der Endlichkeits-Thematik. Da sich das Freud'sche Konzept des Todestriebs (Freud, 1923) jedoch als nicht operationalisierbar erwies und insgesamt zu abstrakt erschien, wurde diese Idee in der stark empirisch geprägten modernen Psychologie nicht weiter verfolgt und geriet mitsamt der Endlichkeits-Thematik zunächst in Vergessenheit (Kastenbaum, 2006).

Wer nun aber verkündet, der junge Mensch müsse ein schönes Leben haben, der alte aber brauche einen schönen Tod, der ist albern, und zwar nicht nur, weil das Leben stets erwünscht ist, sondern auch darum, weil die Übung eines schönen Lebens gleichbedeutend ist mit der Vorübung für ein schönes Sterben.

Epikur, Brief an Menoikeus

2. Theoretischer Hintergrund

Bevor im Folgenden auf theoretische Erklärungsmodelle für Einstellungen zu Sterben und Tod aus thanatos- und entwicklungs-psychologischer Sicht sowie der Perspektive weiterer psychologischer Theorien zur Erklärung von Angst und Bewältigungsprozessen eingegangen wird, erfolgt nachstehend eine Begriffsklärung sowie Definition dieser Einstellungen.

2.1 Begriffsklärung und Definition der Einstellungen zu Sterben und Tod

Zum grundlegenden Verständnis wird zunächst auf die Abgrenzung von Sterben und Tod eingegangen. Dabei bezieht sich Sterben grundsätzlich auf den Prozess, der zwar zum Tod führt, jedoch noch Teil des Lebens ist, wogegen der Tod das Sterben beendet und einen irreversiblen Zustand darstellt (Ochsmann, 1993a, S. 13). Wann genau der Prozess des Sterbens einsetzt, ist schwer zu bestimmen. Verwiesen sei hier auf Kastenbaums Definitionsansätze in der deutschen Übersetzung von Klug (Kastenbaum, 1989; A. Klug, 1997): Sterben beginnt…

- in dem Moment, in dem wir geboren sind (= lebenslanges Sterben)
- wenn ein zum Tode führender Zustand beginnt
- wenn ein zum Tode führender Zustand von einem Arzt anerkannt wird
- wenn dem Patienten gesagt wird, dass er sich in einem zum Tode führenden Zustand befindet (= bewusstes Sterben)
- wenn der Patient diese Fakten realisiert und akzeptiert (= bewusstes Sterben)
- wenn nichts mehr getan werden kann, um den Zustand umzukehren und das Leben zu erhalten (= klinisches Sterben)

Doch auch Definitionen über den genauen Eintritt des Todes können variieren. So ist der klinische Tod – Stillstand von Atmung, Herz und Kreislauf – nur ein relativer Tod, da er durch Wiederbelebungsmaßnahmen rückgängig gemacht werden kann. Dagegen ist der Hirntod mit dem absoluten Tod gleichzusetzen, wobei auch hier noch strittig sein kann, welche und wie viele Hirnareale betroffen sein müssen, wie etwa beim apallischen Syndrom. Die Unterscheidung von relativem und absolutem Tod ist insbesondere bei Organspenden von großer Bedeutung (vgl. A. Klug, 1997). Unterschieden wird gemäß Collett und Lester (1969) ferner zwischen dem antizipierten oder imaginierten versus dem realen eigenen Sterben oder Tod sowie zwischen dem antizipierten oder imaginierten versus dem realen Sterben oder Tod einer anderen Person.

Wie lassen sich nun die Einstellungen[7] zu Sterben und Tod charakterisieren? Grundsätzlich sollte unterschieden werden zwischen den Einstellungen gegenüber der eigenen Sterblichkeit und der nahestehender Personen versus der Sterblichkeit im Allgemeinen. Für letztere, so Tomer (2000a), sind sehr akzeptierende Sichtweisen die Regel. Dies ändert sich jedoch, wenn es um das eigene Leben und dasjenige uns bekannter Personen geht; die vorliegende Arbeit konzentriert sich auf eben diejenigen Einstellungen, die die eigene Sterblichkeit betreffen. Wittkowski merkt in einer frühen Arbeit kritisch an, dass hierunter „Angst, Intensität gedanklicher Beschäftigung mit Tod und Sterben, Abwehrmechanismen, Akzeptieren des Todes und Gleichgültigkeit gegenüber Tod und Sterben" mit unterschiedlichsten Messinstrumenten erfasst wurden. Die dadurch entstehende „inhaltliche Entleerung des Einstellungsbegriffs" verlange nach einer klaren Definition und Operationalisierung, um valide Ergebnisse erzielen zu können (Wittkowski, 1978, S. 21). Als gemeinsamer Nenner lassen sich allgemein zwei unabhängige Qualitäten der Einstellungen zu Sterben und Tod differenzieren: Die Angst als bewertende Emotion der Bedrohungsqualität und die Akzeptanz als Ergebnis bzw. Form eines Bewältigungs- oder Coping-Prozesses (Wittkowski, 2005). Dabei werden diese Einstellungsmodi ganzheitlich betrachtet, d.h. sie enthalten kognitive und emotionale Aspekte, die jedoch nicht getrennt betrachtet werden (vgl. Wittkowski, 1996, S. 6). Im Folgenden wird auf die Angst vor Sterben und Tod fokussiert.

Abgrenzung der Begriffe Furcht und Angst. Sind Furcht und Angst vor dem Tod synonym zu verstehen? Auf diese Frage soll vorweg eingegangen werden, da einige Verwirrung in der Literatur zu Einstellungen zu Sterben und Tod von dieser originär psychodynamischen Unterscheidung zwischen Todesangst (*death anxiety*) und Todesfurcht (*fear of death*) herrührt. Angst wird ursprünglich eher im Sinne einer neurotischen, diffusen und unspezifischen, Furcht dagegen im Sinne einer realistischen, spezifisch objekt- oder situationsbezogenen Reaktion gesehen (Kastenbaum & Costa, 1977; May, 1996). Angst wird somit auf einer tieferen Ebene

---

7 Das Konzept der Einstellungen wird in der Psychologie nicht immer einheitlich definiert; grob ausgedrückt handelt es sich um „die seelische Haltung gegenüber einer Person, einer Idee oder Sache, verbunden mit einer Wertung oder einer Erwartung" (Häcker et al., 2009, S. 247). Eine Einstellung ist zeitlich relativ überdauernd (American Psychological Association, 2009, S. 32f.). Es lassen sich weiterhin mindestens zwei Komponenten von Einstellungen unterscheiden, eine kognitive sowie eine emotional-affektive, anhand derer ein Stimulus-Objekt evaluiert werden kann.

erfahren und kann als existentielle Bedrohung des eigenen Lebens, aber auch der Persönlichkeit oder die eigene Existenz definierender Werte, wie z.B. Freiheit, Liebe oder Erfolg gesehen werden. Ähnlich beschreibt dies Hoffmann (2008) mit den moderneren Termini der reaktiven und existentiellen Angst. Reaktive Ängste sind auf eine konkrete, belastende Situation bezogen, so dass die Dauer des Angsterlebens nach der akuten Belastungsphase wieder abklingt (vgl. S. 28f.) bzw. außen lokalisiert wird und dem Individuum dadurch die Möglichkeit gibt, sich an die Furcht anzupassen. Eine existentielle Angst dagegen ist langwieriger und entspricht eher einer „emotionalen Grundverfassung" (ebd.). Die adäquate Anpassung an diese ist laut May oft nicht möglich, da die Angst innerhalb der Person zu verorten und sich weder konfrontieren noch bekämpfen lässt. Insofern wäre es also streng genommen möglich, mit einem furchterregenden Stimulus wie den durch eine tödliche Krankheit ausgelösten Schmerzen zurecht zu kommen, nicht jedoch mit der ebenfalls krankheitsbedingten angstauslösenden Bewusstwerdung der eigenen Endlichkeit. Auf diese recht pessimistische Interpretation psychoanalytischer Tradition wird unter Punkt 2.2.1 bewertend eingegangen. Dennoch unterscheidet May zwischen pathologischer und normaler Furcht und Angst, wobei erstere Formen unbewusste intrapsychische Konflikte, z.B. Abwehrmechanismen, enthalten. Normale Angst und Furcht ermöglichen eine Form von konstruktiver Bewältigung mittels bewusster Auseinandersetzung mit den angstauslösenden Stimuli; sie können entsprechend eine „Quelle für Wachstum und Reifung" darstellen (Ochsmann, 1993a, S. 32). Normale Angst als ständiger Begleiter über das ganze Leben hinweg könne, so Ochsmann weiterhin, auch auf die Angst vor dem Tod zutreffen, „[...], ohne dabei die zweifellos vorhandenen neurotischen Anteile zu verkleinern. Die mit dem Tod verbundene normale Angst muss also nicht in die Depression münden. Sie kann die Herausforderung sein zu einem authentischeren Leben" (ebd.). Die Unterscheidung von Furcht und Angst wird in der thanatospsychologischen Literatur heute allerdings weitgehend nicht mehr aufrechterhalten, wie z.B. Neimeyer, Moser und Wittkowski darlegen (2003b). Überwiegend wird der Begriff *Angst* verwendet, welche zumeist als existentielle oder *Trait*-Angst (s. weiter unten) differenziert werden kann (Zustands-Dispositions-Theorie der Angst von Spielberger, 1966, 1975).

Angst vor Sterben und Tod. Da im alltäglichen Sprachgebrauch, zum Teil aber auch in der Fachliteratur die Begriffe 'Todesangst' und 'Angst vor (Sterben und) dem Tod' oft synonym verwendet werden, soll hier weiterhin eine Abgrenzung dieser Begrifflichkeiten erfolgen. Gemäß Wittkowski (1990, 1993, 2002, 2005) umschreibt Todesangst denjenigen Angstzustand, „der eine subjektiv als solche erlebte Bedrohung des eigenen Lebens begleitet" (Wittkowski, 1993, S. 11) und ist eine natürliche Reaktion auf akute Lebensgefahr. Bei dieser wie oben beschriebenen reaktiven Angst handelt es sich im differentialpsychologischen Sinne um einen *State*, also einen Zustand oder eine aktuelle Befindlichkeit, „die mit einem sehr hohen Erregungsgrad verbunden sein kann und subjektiv entsprechend unangenehm erlebt wird" (ebd.). Ein *State* unterliegt definitionsgemäß Schwankungen in der Intensitätsausprägung. Aus ethischen Gründen verbietet es sich, die Todesangst, etwa in einem experimentellen Setting, zum Untersuchungsgegenstand empirischer Forschung zu machen.

Die Angst vor Sterben und Tod als „the fear of fears" (Kastenbaum, 2006, S. 99) und universal existierend (Bakan, 1971; Marshall, 1980) definiert Wittkowski (1993, S. 11) dagegen als „die antizipierende Auseinandersetzung mit der Bedrohung des Lebens ohne akute Gefährdung". Es handelt sich also um die „Möglichkeit einer gedanklichen Beschäftigung mit Sterben und Tod" (ebd.), „die mit Besorgnis, Anspannung, dysphorischer Erregung u.ä. verbunden ist" und das Wissen über die eigene sowie die Sterblichkeit anderer voraussetzt (Wittkowski, 1996, S. 3). Diese existentielle Angst kann als zeitlich und situativ stabile, überdauernde Verhaltensdisposition mit geringer Schwankungsbreite und somit als *Trait* oder Persönlichkeitseigenschaft betrachtet werden, welches durch aktuelle Stimulation, z.B. in einem experimentellen Setting, kaum beeinflussbar ist (Gilliland & Templer, 1985; Pettigrew & Dawson, 1979). Wie in der Persönlichkeitspsychologie üblich, geht auch Wittkowski davon aus, dass die Persönlichkeitseigenschaft Angst vor Sterben und Tod ein hypothetisches Konstrukt ist, das sich der unmittelbaren Beobachtung entzieht, jedoch über Manifestationen erschließbar ist (Amelang, 2006). Das Vorhandensein des *Traits* impliziert jedoch nicht, dass dieses im täglichen Erleben und Verhalten permanent zum Ausdruck kommt; gemäß Wittkowski ist die Angst vor Sterben und Tod „für das alltägliche aktuelle Befinden des psychisch gesunden Menschen praktisch ohne Bedeutung" (1993, S. 12), was allerdings nicht bedeutet, dass diese verdrängt ist (s. auch Punkt 2.2.1.1.). Vielmehr wird sie durch eine aktuelle Konfrontation mit der Todesthematik getriggert bzw. salient gemacht, z.B. durch den Tod eines Angehörigen oder die Diagnose einer schweren Erkrankung und bestimmt dann das Ausmaß an erlebter Angst mit. Die Annahme, dass Angst vor Sterben und Tod eine Persönlichkeitseigenschaft darstellt, schließt – anders, als in der psychoanalytischen Tradition – weiterhin nicht aus, dass sich diese über längere Zeitepisoden bzw. im Verlauf der Lebensspanne wandeln kann, etwa im Sinne eines adaptativen Prozesses. Kastenbaum (2006) beschreibt hierzu, dass die Angst vor Sterben und Tod als Ausdruck der Einstellungen zu Sterben und Tod zwar immer (existentiell) existiert, sich jedoch der Kontext im Verlauf des Lebens (reaktiv) stark ändern kann. So ist es von großem Unterschied, gesund, krank, jung oder alt zu sein. Zudem kann sie funktionale als auch dysfunktionale Charakteristika aufzeigen. Im Gegensatz zur Todesangst ist Angst vor Sterben und Tod als Gegenstand empirischer Forschung geeignet, sofern ein sensibler und einfühlsamer Umgang mit den Befragten gewährleistet ist.

Eine weitere, wichtige Abgrenzung der Konzepte Todesangst und Angst vor Sterben und Tod liegt in der Dimensionalität begründet. Die Todesangst kann als eindimensional bewertet werden, da sie sich „stets nur auf die eigene Person bezieht" (Wittkowski, 1993, S. 12). Dies gilt nicht für die Angst vor Sterben und Tod. So geht z.B. Ochsmann (1993a) davon aus, dass die Komplexität von Sterben und Tod eine mehrdimensionale Herangehensweise erfordert und erläutert diverse Modelle (S. 36 ff.); auch Wittkowski stellt eindrucksvoll die Fülle an bisherigen, meist faktorenanalytisch ermittelten Klassifikationen dar (1990, S. 77 ff.). Auffällig ist dabei die Willkürlichkeit von Anzahl, Art und Abstraktionsgrad der aufgestellten Dimensionen. Als einzige konzeptuell hergeleitete Vorgehensweise erwies sich die orientierende und grundlegende Systematisierung von Collett und Lester (1969) dagegen als äußerst fruchtbar. Die Autoren unterscheiden zwischen dem Sterben als Prozess bis zum Eintritt des Todes und dem Tod bzw. dem Totsein an sich sowie dem Sterben und dem Tod der eigenen bzw. dem anderer Personen. Die sich hieraus ergebende Vier-Felder-Matrix, ergänzt um faktorenanalytisch gefundene Subdimensionen, ist unter Tabelle 1 dargestellt.

Tabelle 1: Allgemeine Aspekte der Angst vor Sterben und Tod in Anlehnung an Collett und Lester (1969); Tabelle übernommen aus Wittkowski (1990, 1996)

Ereignis (antizipiert oder real)	**Bezogen auf**	
	eigene Person	**andere Person(en)**
Sterben	*Angst vor dem eigenen Sterben* a) Angst vor körperlichem Leiden b) Angst vor Demütigung c) Angst vor Verlust persönlicher Würde d) Angst vor Einsamkeit	*Angst vor dem Sterben anderer Personen* j) Angst vor der eigenen Hilflosigkeit angesichts fremden Leidens
Tod	*Angst vor dem eigenen Tod* e) Angst vor Aufgabe wichtiger Ziele f) Angst vor den Folgen des eigenen Todes für die Angehörigen g) Angst vor Bestrafung im Jenseits h) Angst vor dem Unbekannten i) Angst vor Vernichtung des eigenen Körpers	*Angst vor dem Tod anderer Personen* k) Angst vor dem Verlust wichtiger Bezugspersonen l) Angst vor Toten / Leichen

Das hier vorgestellte Schema diente als Orientierung für die Konstruktion vieler empirischer Fragebögen, die überblicksartig unter Punkt 2.3.1 vorgestellt werden.

Akzeptanz von Sterben und Tod. Wie lässt sich die zweite grundlegende Dimension der Einstellungen zu Sterben und Tod einordnen? Die Akzeptanz von Sterben und Tod definiert Wittkowski als „die Tendenz, einerseits den Sterbeprozess und andererseits die Aussicht des (eigenen) Todes (d.h. des Verlustes der Welt, der Bindung an die Welt und der personalen Identität) als natürliche Bestandteile des (eigenen) Lebens zu betrachten und beides aufgrund einer Einbindung in übergeordnete Sinnzusammenhänge (z.B. Glaube, Gerechtigkeit) als Notwendigkeit zu bejahen“ (2005, S. 69) sowie „in Ruhe und Gelassenheit daran zu denken oder darüber zu sprechen“ (1996, S. 4). Weiterhin betont er, dass es sich um eine neutrale Form des Akzeptierens handelt, die nicht gleichzusetzen ist mit einer Art Todessehnsucht oder gar Suizidalität. Auch der Akzeptanz-Modus wird als *Trait* definiert, also als zeitlich überdauernde Charaktereigenschaft oder Disposition (Wittkowski, 1996). Wong (2010a) sowie Wong, Reker und Gesser (1994) berufen sich bei der Herleitung ihres Drei-Komponenten-Modells der Akzeptanz des Todes (s. Punkt 2.2.2.2) auf die Definition von Klug und Sinha (1987), die den Akzeptanz-Modus als „being relatively at ease with one's awareness of personal mortality“ (S. 229) sowie als „the deliberate, intellectual acknowledgment of the prospect of one's own death and the positive emotional assimilation of the consequences“ (S. 230) beschreiben, also eine kognitive sowie eine affektive Komponente zugrunde legen. Wong et al. (1994, S. 124) definieren diese Komponenten der Akzeptanz des Todes als "cognitive awareness of one's own finitude and a positive (or at least neutral) emotional reaction to this cognizance". Die emotionale Reaktion differenzieren die Autoren in die folgenden drei Formen der Akzeptanz aus, wobei die deutsche Benennung von Wittkowski (2003) übernommen ist: Die neutrale Akzeptanz (*neutral acceptance*) anerkennt den Tod als integralen Bestandteil des Lebens. Wer leben will, muss auch sterben. Diese Tatsache wird neutral, also weder ängstlich noch positiv, hingenommen. Der Tod kann dabei als rein biologisches Faktum gesehen werden, aber auch als Abschluss eines erfüllten Lebens (Clements & Rooda, 1999–2000). Die annäherungsorientierte Akzeptanz (*approach acceptance*) impliziert den Glauben an ein glückliches Leben nach dem Tod bzw. einen Neubeginn nach dem irdischen Tod (Dixon & Kinlaw, 1983) – bildlich gesprochen, dass man nach seinem Tod in den Himmel kommt – was wiederum eine Anbindung an Religiosität beinhaltet (z.B. Harding, Flannelly, Weaver, & Costa, 2005). Die vermeidungsorientierte Akzeptanz (*escape acceptance*) schließlich geht davon aus, dass der Tod in einem Leben voller Schmerz und Elend eine resignative Möglichkeit des Entrinnens und der Befreiung darstellt und somit eher begrüßt als gefürchtet wird, da er sozusagen das „kleinere Übel" darstellt (Wittkowski, 2005, S. 70). Das heißt „the positive attitude toward death is based not on the inherent 'goodness' of death, but on the 'badness' of living" (Wong et al., 1994, S. 127).

Wittkowski (1996) wendet die bereits in Tabelle 1 beschriebene Vier-Felder-Matrix konzeptuell auf die Akzeptanzdimension an, so dass sich für beide grundlegenden Ausprägungen der Einstellungen zu Sterben und Tod – Akzeptanz und Angst – die unter Tabelle 2 grob dargestellten vier Erlebensaspekte unterscheiden lassen.

Tabelle 2: Allgemeine Aspekte des ängstlichen und akzeptierenden Erlebens und Verhaltens zu Sterben und Tod in Anlehnung an Collett und Lester (1969) und Wittkowski (1990, 1996)

Ereignis (antizipiert oder real)	**Bezogen auf**	
	eigene Person	**andere Person(en)**
Sterben	*Angst / Akzeptanz des eigenen Sterben*	*Angst / Akzeptanz des Sterbens anderer*
Tod	*Angst / Akzeptanz des eigenen Todes*	*Angst / Akzeptanz des Todes anderer*

Zusammenfassend erweisen sich die Einstellungen zu Sterben und Tod als psychologisches Konstrukt, das „nicht unmittelbar beobachtbar" ist, „sondern aus einer Vielzahl von Einzelindikatoren erschlossen werden" muss (Wittkowski, 1990, S. 84). Insbesondere werden zwei zentrale Dimensionen der Einstellungen zu Sterben und Tod differenziert, Angst und Akzeptanz, die aufgrund ihrer Mehrdimensionalität in entsprechende Subdimensionen aufgeteilt werden. Da die hier vorliegende Arbeit auf die Erfassung dieser grundlegenden Einstellungen zu Sterben und Tod fokussiert, werden sie in den nachfolgend dargestellten Theorien und Befunden schwerpunktmäßig berücksichtigt werden.

2.2 Theorien zu Einstellungen zu Sterben und Tod

Menschen können auf die Konfrontation, aber auch die bewusste Auseinandersetzung mit der Endlichkeit auf sehr vielfältige Art und Weise reagieren. Theorien stellen konzeptuelle Erklärungsversuche für die Entstehung und Veränderung inter- und intraindividueller Varianz solcher Reaktionen und Verhaltensweisen dar, die es anhand empirischer Studien zu überprüfen gilt. So faszinierend das Thema Sterben und Tod einerseits für uns 'Sterbliche' ist, so erstaunlich ist es andererseits, wie dürftig und unsystematisch sich die Theorienlage auf Seiten der

Thanatospsychologie gestaltet. Ein Umstand, der von vielen Autoren entsprechend als „Theorielosigkeit" der Thanatospsychologie bezeichnet wurde (z. B. Ochsmann, 1993a; Wittkowski, 1978, 1981). In der nachfolgenden Zusammenschau soll die gegenwärtige Theorielage zunächst dargestellt und anschließend um die Sicht zweier weiterer psychologischer Disziplinen – der Entwicklungs- und der klinischen Psychologie – ergänzt werden.

2.2.1 Thanatospsychologische Theorien

Bereits Neimeyer konstatierte zum thanatospsychologischen Vorgehen: „Much of the research on death attitudes is atheoretical, with many researchers at most making a causal reference to a larger conceptual framework in which their findings can be placed" (Neimeyer, 1994b). Aufgrund dieser „Strategie des Schrotschusses" wurden oft isolierte Hypothesen oder schlichtweg signifikante Korrelationen berichtet, ohne dass diese theoretisch begründet und in einen übergeordneten Rahmen eingeordnet wurden (Neimeyer et al., 2003b, S. 119). In der vorliegenden Arbeit wird ein integratives Modell für die Einstellungen zu Sterben und Tod bei Hochaltrigen entwickelt (s. Punkt 3); hinführend soll jedoch zunächst eine Übersicht über die bereits bestehenden Ansätze geschaffen werden. Dabei können gemäß Tomer und Eliason (2003) sowie Wong et al. (1994) drei übergeordnete Einstellungen zu Sterben und Tod unterschieden werden: (1) Abwehr sowie Angst, (2) Akzeptanz und (3) Transzendenz. Da letztere jedoch eine spezifische Form der Akzeptanz darstellt, wird diese unter Punkt 2.2.1.2 berichtet, so dass sich wiederum die beiden Kerndimensionen Angst und Akzeptanz ergeben. Im Folgenden werden zunächst die Theorien der ersten Gruppe beschrieben.

2.2.1.1 Theoretische Erklärungsansätze der Angstdimensionen

Im Vordergrund der hier erläuterten Theorien steht nicht die Angst vor Sterben und Tod durch unmittelbare Lebensgefahr – etwa durch eine bevorstehende Notoperation mit ungewissem Ausgang – sondern die „Angst vor dem Tod als einem Phänomen, welche das 'normale' Leben begleitet" (Wittkowski, 2003, S. 36). Es handelt sich also um eine existentielle, nicht um eine reaktive Angst, auch wenn die Übergänge zum Teil fließend sein können, sobald echte Lebensgefahr einritt (vgl. Punkt 2.1). Die Angst vor Sterben und Tod zeigt somit eine deutliche konzeptuelle Nähe zum persönlichkeitspsychologischen Trait-Konzept auf, wie es unter Punkt 2.1 bereits erläutert wurde.

Psychodynamische Tradition. Der Urheber der ersten und laut Wittkowski (1990) einzigen genuinen Theorie der Thanatospsychologie ist Freud, der die psychoanalytische Lehre vom Todestrieb formulierte. In dieser dualistischen Theorie nimmt der Todestrieb oder Primärinstinkt *Thanatos* die antagonistische Position zum Sexualtrieb oder Primärinstinkt *Eros*, zur *Libido*, ein (Freud, 1923). Der Todestrieb sei dabei der ontologisch ältere Trieb, der „darauf abzielt, alles Lebende wieder in den ursprünglichen Zustand zurückzuführen" (Wittkowski, 1990, S. 20). Der Todestrieb manifestiert sich indirekt in aggressiven, (selbst-)zerstörerischen Handlungen sowie dem wiederholten Aufsuchen unlustbetonter Situationen. So erklärt Freud z. B. die Zellentstehung bei simultan ablaufender Apoptose, Kriege sowie die Existenz von Masochismus und Sadismus als jeweils nach innen bzw. nach außen gekehrten Ausdruck des Todesinstinkts. Das Ich mediiert ständig zwischen Eros und Thanatos; wenn dieser dialektische Prozess ins Ungleichgewicht kommt, kann der dann erstarkende Todesinstinkt zu Erkrankung bis hin zum Suizid führen, so die Annahme Freuds. Die theoretische Herleitung beruht jedoch auf retrospektiven Beobachtungen und kann in aller Regel durch naheliegendere Auslöser erklärt werden. So wurde die Theorie heftig kritisiert, unter anderem von Brown, der sie aufgrund ihres „complete therapeutic pessimism" als „worse than useless for therapists" bezeichnete (1985, S. 82). Die Tatsache der Sterblichkeit über einen Todestrieb zu erklären, bleibt insgesamt sehr spekulativ und kann den Kriterien empirischer Forschung, insbesondere der Überprüfung der Validität der psychoanalytischen Interpretation, nicht standhalten. Aufgrund des somit fehlenden Erklärungswerts wurde die Theorie weitgehend vergessen.

Ein weiteres durch Freud begründetes Konzept ist die *Thanatophobie* oder Todesangst; hier steht Tod nicht mit Aggression nach innen und außen, sondern mit Abwehr in Verbindung. Dabei hat das Abwehrkonzept gemäß Freud die Funktion, „Wünsche oder Gedanken aus dem Bewusstsein fernzuhalten, die dem Ich inakzeptabel erscheinen." (Steffens & Kächele, 1988, zitiert nach Hoffmann, 2008). Als bekannteste Abwehrmechanismen definiert Freud Verdrängung, Verleugnung und Vermeidung (vgl. z. B. Hoffmann, 2008). Die Angst vor dem Tod betreffe nach Freud allerdings nicht den Tod selbst, sondern ist symbolischer Ausdruck oder Projektion eines unbewussten, ungelösten Konflikts (Kastenbaum, 2006, S. 102). Der Tod gilt als unvorstellbar und aufgrund seiner Nicht-Erfahr- und Erlebbarkeit sei es nicht möglich, ihn zu fürchten – stattdessen drücken sich in der Angst vor dem Tod Projektionen anderer angstbesetzter Dinge, wie etwa die ungelöste frühkindliche Kastrations- und Trennungsangst aus (Freud, 1926/1948). Somit pathologisiert Freud die Angst vor dem Tod als Indikator für tiefergehende, behandlungsbedürftige Probleme. Auch hier wird ersichtlich, dass die klassisch-psychoanalytische Sicht für eine empirische Überprüfung wenig geeignet ist. Zusammenfassend lässt sich konstatieren, dass der Tod aus Freudscher

Sicht durchweg negativ besetzte und zudem unbewusste Reaktionen wie Angst, Aggression und Abwehr auslöst. Eine bewusste Auseinandersetzung mit der Thematik, die etwa erst einen adaptiven Prozess ermöglichen würde, ist aus dieser Sicht nicht vorgesehen.

Zudem stehen beide Konzeptionen durchaus im Widerspruch miteinander: Der Todestrieb gilt als Primärphänomen, der das Leben von 'Innen' über die ganze Lebensspanne hinweg beeinflusst und bedroht. Dagegen ist die Todesangst lediglich sekundär zu verstehen, eine Angst, die z. B. als Folgeerscheinung einer nicht verarbeiteten, frühkindlichen Traumatisierung zu erklären ist (vgl. Akhtar, 2010b). Obwohl Freud einerseits die Bedeutung des Todes für das Seelenleben des Menschen sehr wohl erkannte[8], schloss er diesen aus seinen Theorien weitgehend aus (Ochsmann, 1993a) bzw. zeigte eine Art „hartnäckigen blinden Fleck, der einige sehr offensichtliche Aspekte der inneren Welt des Menschen für ihn verdeckte" (Yalom, 2000, S. 78). Selbstverständlich hat sich die klassische Psychoanalyse seit Freud erheblich weiterentwickelt, in letzter Zeit ebenfalls auf dem Gebiet der Einstellungen zu Sterben und Tod. So werden bei Akhtar (2010a, 2010b) neben der Angst und der Abwehr explizit auch Aspekte der Akzeptanz des Todes aus neopsychodynamischer Sicht erörtert (vgl. auch die Arbeiten von Firestone in diesem Kapitel).

Ähnlich zu Freuds Annahmen stellten sich zunächst auch die weiteren theoretischen Entwicklungen dar, denn „die natürlichste Einstellung gegenüber dem Tod ist vielleicht die Negation als Form der Abwehr" (Wittkowski, 2003, S. 35). Insbesondere Becker prägte mit seinem durch die Psychoanalyse beeinflussten Buch *Denial of Death* (1973) die vermeidende, ängstliche Sicht auf den Tod als Forschungsgegenstand. Anders als in der klassischen Psychoanalyse sieht Becker die Angst vor dem Tod jedoch nicht als oberflächlichen Ausdruck eines tiefergehenden Konflikts; ganz im Gegenteil liege hier die Wurzel aller Angst im menschlichen Mortalitätsbewusstsein begründet, welches den 'Schrecken des Todes' erst auslöst (vgl. Kastenbaum, 2006, S. 104f.). Hierin liege allerdings auch die entscheidende Kraft, „die das menschliche Leben antreibt, also sowohl für das Individuum als auch für die Gesellschaft von herausragender Bedeutung ist" (Ochsmann, 1993a, S. 33). Um dem existentiellen Dilemma und dem damit

8 So schreibt er in *Zeitgemäßes über Krieg und Tod* (1915/1946) unter Eindruck des ersten Weltkriegs: „Wäre es nicht besser, dem Tode den Platz in der Wirklichkeit und in unseren Gedanken einzuräumen, der ihm gebührt und unsere unbewusste Einstellung zum Tode, die wir bisher so sorgfältig unterdrückt haben, ein wenig mehr hervorzukehren? [...] Si vis vitam, para mortem. Wenn du das Leben aushalten willst, richte dich auf den Tod ein" (S. 354f., zitiert nach Ochsmann, 1993, S. 32).

verbundenen permanenten *terror of death* nicht dauerhaft ausgeliefert zu sein, so Beckers Annahme, muss der Mensch bewusste oder unbewusste Abwehrmaßnahmen ergreifen, um so seinen Selbstwert erhalten zu können. Der eigene Charakter, aber auch die Gesellschaft als stützendes System, Werte und Regeln können hierzu geeignete Instrumente darstellen und in einer Art Lebenslüge – also der Negation und Verleugnung des Todes – Sinn und Unsterblichkeit suggerieren, ohne die man schwere psychische Störungen erleidet. Dass Terrorerleben spielt sich bewusst ab und hat eine stark angstauslösende, lähmende Wirkung – folglich ist die Fähigkeit, den Tod ohne große Kraftanstrengung zu verleugnen, gemäß Becker „the essence of normality" (1973, S. 178); der unkontrollierte Ausdruck der Angst vor dem Tod dagegen ist gefährlich für Individuum und Gesellschaft. Andererseits ist das Bemühen, diese Angst zu beherrschen, ein Motor für soziales wie auch persönliches Wachstum, sofern es nicht alle zur Verfügung stehende Energie beansprucht.

Terror Management Theory. Die von Becker begründete These, die Negation des Todes durch den Menschen als Abwehrfunktion des eigenen Todesbewusstseins sei in dessen kulturelle (Werte-)Systeme eingebettet, erfuhr in der durch Greenberg, Pyszczynski und Solomon (1986) begründeten *Terror Management Theory* (im Folgenden abgekürzt mit *TMT*) eine rege und viel beachtete empirisch-experimentelle Umsetzung (z.B. Bozo, Tunca, & Şimşek, 2009; Grant & Wade-Benzoni, 2009; McCoy, Pyszczynski, Solomon, Greenberg, & Tomer, 2000; Paratore, 2008; Solomon, Greenberg, Pyszczynski, & Koole, 2004). Die Abwehrfunktion, die auch als sozialer Motivator fungiert, besteht aus einem zweiteiligen Angstpuffer: Auf der Makroebene wirkt die Komponente der kulturellen Weltsicht des Individuums, auf der Mikroebene das Selbstwertgefühl (*self-esteem*), welches durch die eigene Integration in das und Identifikation mit dem kulturellen Wertesystem entsteht (vgl. J. Greenberg, Solomon, Pyszczynski, & Zanna, 1997; Wittkowski, 2003). Beides stiftet Sicherheit und Sinn, denn durch den Glauben an ein kulturelles System erreicht ein Individuum buchstäbliche und symbolische Immortalität (Harmon-Jones et al., 1997). Die buchstäbliche Unsterblichkeit kann etwa durch den Glauben an ein Leben nach dem Tod, die symbolische Unsterblichkeit z.B. durch das Konzept der Generativität erreicht werden – sozusagen einem Weiterleben in der Gesellschaft, mit der man sich identifiziert. Die Annahme, dass Menschen bestrebt sind, sowohl Selbstwert als auch ihr kulturelles Überzeugungssystem aufrechtzuerhalten und zu verteidigen, um die Angst vor dem Tod kontrollieren zu können, wird zur experimentellen Überprüfung z.B. in sozialpsychologischen Laborsettings untersucht (vgl. Tomer & Eliason, 2003). So kann etwa die Mortalitätssalienz, also „die erhöhte kognitive Zugänglichkeit von sterblichkeitsbezogenen Gedanken" (Hoffmann, 2008,

S. 70), über *Priming*-Prozeduren oder schriftliche Instruktionen getriggert, oder das Selbstwertgefühl und der Zusammenhang zu den abhängigen Variablen (im Folgenden im Plural als AVs bzw. im Singular als AV abgekürzt) untersucht werden. Tatsächlich kann so die Angst vor dem Tod ansteigen oder absinken (z. B. Solomon, Greenberg, & Pyszczynski, 1991).

Da jedoch grundlegende kognitive Prozesse durch die ursprüngliche *TMT* nur unzureichend erklärt werden und einige empirische Befunde nicht interpretiert werden konnten, wurde eine theoretische Erweiterung der *TMT* in Form eines dualen Prozessmodells nötig. Hierbei wird zwischen proximalen und distalen Abwehrstrategien unterschieden, welche auf unterschiedlichen Abstraktionsniveaus arbeiten. Bei bewusster Konfrontation mit todbezogenen Gedanken greifen zunächst die proximalen Strategien, um die Sterblichkeit außerhalb des bewussten Aufmerksamkeitsfokus' zu befördern. Beispielsweise können Bilder von Raucherlungen zwar die Mortalitätssalienz steigern, jedoch durch Rationalisierung wie der Unterschätzung des eigenen Erkrankungsrisikos die 'Gefahr' wieder bannen (Pyszczynski, Greenberg, & Solomon, 1999). Aufgrund der nun aber erhöhten Zugänglichkeit todbezogener Gedanken außerhalb des Bewusstsein sorgen die distalen Strategien dafür, dass eine potentiell drohende Reaktivierung der Gedanken indirekt verhindert wird, etwa über Vertrauen in die kulturelle Weltsicht (vgl. ausführliche Darstellung bei Hoffmann, 2008). Da trotz aller bewussten Versuche „die ultimative Wahrheit des unvermeidlichen Todes sich rational nicht leugnen lässt", muss also über die distale Abwehr symbolische Immortalität erreicht werden (ebd., S. 74). Es gelingt der *TMT* jedoch nicht zu erklären, wie „Personen mit defizitärem Selbstwert und unsicherem Weltbild den Todesterror managen", so Hoffmann (ebd., S. 77).

Ein Kritikpunkt der Becker'schen Thesen und damit auch der *TMT* liegt in der konzeptuellen Grundannahme, dass Menschen auf ihre Sterblichkeit negativ reagieren, indem sie das Thema verdrängen und abwehren, sich vor ihm schützen müssen, da sie dem Faktum der Sterblichkeit nicht gewachsen sind und mit Panik reagieren. Diese einseitige, defizitorientierte und reduktionistische Interpretation spricht dem Menschen gewissermaßen die Fähigkeit ab, aversive Gedanken und Ereignisse im Sinne eines erfolgreichen Coping-Prozesses in sein Weltbild zu integrieren und schließt ein mögliches Akzeptanzerleben der (eigenen) Sterblichkeit aus, was etwa der entwicklungspsychologischen Lebensspannenpsychologie mit der Untersuchung adaptativer Prozesse bis ins hohe und höchste Alter, in deren Tradition die vorliegende Arbeit entstanden ist, widerspricht. Die Abwehr der Angst vor dem Tod im Sinne einer Lebenslüge kann lediglich als maladaptiv und dysfunktional bezeichnet werden. Trotz zahlreicher stützender Belege aus der

Experimentalforschung zur *TMT*[9] greift diese aufgrund ihrer vermeidungsbetonten Sicht zu kurz, um alternative Verhaltensweisen, insbesondere die bewusste Auseinandersetzung mit und Akzeptanz der eigenen Sterblichkeit, erklären zu können, was die Anwendbarkeit der Theorie deutlich einschränkt. Mit Hoffmanns Worten ausgedrückt, „[…] scheinen die Terror Management Annahmen als solche der Komplexität und Plastizität menschlicher Anpassungsreaktionen an existentielle Bedrohungen nicht gerecht zu werden" (ebd., S. 77). In neueren Weiterentwicklungen der *TMT* zeigen sich bereits erste Versuche, diese Kritikpunkte aufzunehmen. So wird versucht, die *TMT* um eine akzeptierende Wachstums- oder Selbsttranszendenz-Komponente zu erweitern, indem etwa moderierende Effekte des Alterns ähnlich einer Habituation an die ständigen Mortalitäts-*Cues* angenommen werden, die im Sinne einer kognitiven Umstrukturierung adaptiv wirken (z.B. Grant & Wade-Benzoni, 2009; J. Greenberg, Pyszczynski, & Solomon, 1995; McCoy et al., 2000). Hierzu werden z.B. Anleihen bei etablierten gerontopsychologischen Theorien vorgenommen, wie etwa dem Modell der selektiven Optimierung mit Kompensation (P. B. Baltes & Baltes, 1980; P. B. Baltes & Baltes, 1990) oder der *Disengagement*-Theorie (Cumming & Henry, 1961).

Kurz erwähnt sei schließlich auch das Mikrosuizid-Konzept nach Firestone (Firestone, 1994, 2000), dem, auch aus psycho- und existenzanalytischer Tradition kommend, ebenfalls Abwehrmaßnahmen gegenüber der Angst vor dem Tod zugrundeliegen. Diese muten paradox an: Indem sich das Individuum zurückzieht, wenig Nähe zulässt und weitere mikrosuizidale Verhaltensweisen und Einstellungen praktiziert, die „[…] threatening, limiting, or antithetical to an individual's physical health, emotional well-being, or personal goals" sind" (Firestone, 2000, S. 65), schütze sich der Mensch vor der Gewahrwerdung der eigenen Sterblichkeit und somit vor der Angst vor dem Tod. Allerdings zeigt Firestone auch therapeutische Interventionsmöglichkeiten auf, um zu lernen, die eigene Mortalität bewusst wahrzunehmen und zu akzeptieren und mittels Erwerb dieser „life-affirming death awareness" das durch die Abwehr sehr eingeschränkte Leben zu verbessern (Firestone & Catlett, 2009).

Neuere theoretische Ansätze. Einen Gegenentwurf zu den insgesamt sehr statischen bislang vorgestellten Theorien liefert Kastenbaums *Edge Theory of Death Anxiety* (2006, S. 153 ff.). Er begrüßt, dass in die *TMT* bereits einige dynamische Aspekte eingeflossen sind – so steigt der Schrecken des Todes insbesondere durch

9 Diese können allerdings methodologisch, vor allem in Form der experimentellen Manipulation der Mortalitätssalienz-Induktion, bezüglich der Generalisierbarkeit der Befunde kritisiert werden (Hoffmann, 2008).

Mortalitätssalienz, bei deren Erleben die schützenden Strategien über Selbstwert und Weltsicht aktiviert werden. Dennoch ist es sein Anliegen, das permanente Schreckensszenario auf eine realistische Angst zu reduzieren, die nur bei tatsächlicher Gefahr zutage tritt. Die simple Grundannahme ist dabei: „No danger, no anxiety" (ebd., S. 154). Die Angst vor dem Tod sei auch im sicheren Alltag nicht verdrängt, so der Autor, sondern wird überhaupt erst durch Gefahr aktiviert, was auf evolutionsbiologische Strategien zurückzuführen ist. Die Angst „upon the edge of existence" ist die psychologische Reaktion, die die physiologische *fight or flight*-Reaktion begleitet und somit eine vorbereitende Strategie zum Überleben darstellt (ebd., S. 155). Bei aller evolutionsbiologischen Normalität ist es aber durchaus möglich, dass aus der normalen, nur bei Gefahr aktivierten Angst eine pathologische und chronisch manifeste Angst wird, die sich in diesem Fall wieder den Annahmen Beckers sowie der *TMT* annähert.

Neben den dominierenden, durch die Psychoanalyse geprägten Erklärungsansätzen bestehen einige weitere Theorien anderer Schulen, die nachfolgend beschrieben werden. Ochsmann (1993a) erläutert die behaviouristische Annahme, dass die Angst vor dem Tod ein erlerntes Verhalten darstellt und auf Interaktionen des reifenden Individuums mit seiner Umwelt zurückgeht – eine Beobachtung, die auch schon Kastenbaum als Teil des menschlichen Entwicklungsprozesses vertreten hat (Kastenbaum, 2006; Kastenbaum, Michelson, & Ascher, 1987). Dies impliziert auch Modelllernen, etwa über die Eltern und deren Werte und Umgang mit Sterben und Tod. Aufgrund der Erfahrungsabhängigkeit wird hier ersichtlich, dass die Reaktionen auf todbezogene Inhalte je nach Entwicklungsstand, Sozialisation und Umfeldbedingungen variieren können. Als Grundsatz der Lerntheorie gilt somit auch für die Angst vor dem Tod, dass einmal erlerntes Verhalten wieder verlernt oder gelöscht werden kann (Kanfer & Phillips, 1975). Die lerntheoretische Erklärung der Entstehung dieser Angst widerspricht dem biologischen oder angeborenen Ursprung, der etwa bei Freuds Todestrieb und Beckers *terror of death* zugrundegelegt wird. Vielmehr entsteht diese ontogenetisch und ist „sozial, kulturell und historisch" bedingt (Ochsmann, 1993a, S. 34). Interessanterweise findet sich hier eine Parallele zu dem von Ariès unter Punkt 1.4.5 beschriebenen 'verbotenen Tod' bzw. der zunehmenden Tabuisierung des Sterbens in den westlichen Gesellschaften des 20. und 21. Jahrhunderts: Die zunehmende Industrialisierung und damit die Individualisierung führte zu einer ansteigenden Angst vor dem Tod durch die Fokussierung des Bewusstseins auf das eigene Selbst (Slater, 1974). Die Gefahr, als Mensch zu vereinsamen und einen sozialen noch vor dem biologischen Tod zu sterben, steigt (Ochsmann, 1993a). Die Behauptung, die Angst vor dem Tod sei angeboren und somit biologisch determiniert, ist heute als zu einseitig zu verwerfen. Naheliegender ist, wie May (1996) es postuliert, die angeborene Fähigkeit, auf Bedrohungen aller Art zu reagieren. Wie sich diese Fähigkeit letztlich exprimiert, ob funktional oder dysfunktional, ist von vielen ontogenetischen Faktoren abhängig, was für die lerntheoretische Sicht der Entstehung der Angst vor dem Tod spricht. So kann beispielsweise ein Wasserbottich als Stimulus bei einem nicht traumatisierten Menschen harmlose Assoziationen, bei einem Folteropfer jedoch Todesangst im Sinne einer konditionierten Reaktion auslösen.

Die Theorie der persönlichen Konstrukte von Kelly (1955), ursprünglich aus dem Bereich der kognitiven Persönlichkeitspsychologie entstammend, wurde aus Mangel an originär thanatospsychologischen Theorien schon früh auf die Untersuchung der Sterblichkeit angewendet (Neimeyer, Epting, & Krieger, 1983; Tomer, 1994; Wittkowski, 1990, 2003). Menschen, so Kelly, verfügen über individuelle Konstrukte, mittels derer sie ihre Umwelt, die darin stattfindenden Ereignisse und das eigene Erleben kategorisieren, vorhersagen und einen Sinn geben können. So wird aus der objektiven eine subjektiv interpretierte Realität. Allgemeine, grundlegende Konstrukte sind mit peripheren, weniger bedeutsamen Konstrukten hierarchisch als Gesamtsystem angeordnet. Jedes untergeordnete Konstrukt ist Bestandteil eines übergeordneten Konstrukts und insgesamt ergibt sich aus einer Unzahl von Konstrukten die menschliche Persönlichkeit. Der Mensch als „auf die Zukunft ausgerichtetes Wesen" (1990, S. 23) versucht, über die Konstrukte auch Vorhersagen und eine Art Kontrollmöglichkeit über die Zukunft zu erlangen. Sobald jedoch Kernkonstrukte revidiert werden müssen, da diese das Verständnis der Welt nicht hinreichend gewährleisten, wird Bedrohung erlebt; eine Änderung der hierarchisch höher stehenden Kernkonstrukte impliziert auch die Änderung vieler anderer, in das Kernkonstrukt unterordnend 'verschachtelter' peripherer Konstrukte. Als paradigmatisches Beispiel für Bedrohung verwendete Kelly den Tod. Die aus der Bedrohung resultierende Angst beruht somit auf dem Scheitern, den Tod sinnvoll in das eigene Konstruktsystem zu integrieren. Gelingt die Integration, etwa über Religiosität, wird dieser als weniger bedrohlich wahrgenommen, so dass es nur zu geringer oder gar keiner Angst kommt. Auch wenn die Theorie „ein hohes Maß an problemspezifischer Nützlichkeit für die Psychologie des Todes" besitzt, lässt sie jedoch auch „zahlreiche konzeptionelle und methodische Fragen", vor allem in Bezug auf die empirische Überprüfbarkeit, Operationalisierbarkeit und Parsimonität der Konzepte, „offen" (Wittkowski, 1990, S. 27). Kellys Theorie diente unter anderem als theoretische Grundlage des *Threat-Index* (Krieger, Epting, & Leitner, 1974), ein Verfahren zur Messung der Einstellungen zu Sterben und Tod (s. auch Punkt 2.3.1). Hier zeigt sich bereits, dass die Anwendung von nicht-originär thanatospsychologischen Theorien auf die Einstellungen zu Sterben und Tod durchaus bereichernd ist, wie unter Punkt 2.2.2 und 2.2.3 noch weiter dargestellt wird.

Fazit. Auffallend ist, dass die wenigen klassischen Theorien zur Erklärung der Einstellungen zu Sterben und Tod fast ausschließlich das eine Extrem des Kontinuums beleuchten. Die Endlichkeit der eigenen Existenz wird als angstauslösend oder bedrohlich wahrgenommen, so dass dem Tod mit abwehrenden Einstellungen begegnet wird – in weiterentwickelten Ansätzen wie der *Edge Theory* ist die Abwehr von einer chronischen auf eine akute und normale Angst abgemildert. Entsprechend dieser angstbetonten Tradition wurden auch die ersten Instrumente zu Einstellungen zu Sterben und Tod entwickelt, die die Grundlage aller heutigen, weiterentwickelten Verfahren darstellen und unter Punkt 2.3.1 kurz vorgestellt werden. Sowohl in den klassischen Theorien wie auch den frühen Messverfahren wird eine weitere Schwäche deutlich: Der Angst-Modus wird als unidimensional wahrgenommen, so dass als Ausprägung nur geringe oder starke Angst möglich ist. Bereits eine Differenzierung zwischen der Angst vor dem Tod bzw. der Angst vor dem Sterben, also zwischen Ereignis und Prozess, wird zumeist nicht mehr vorgenommen, obwohl diese deutliche Unterschiede erwarten lassen. Wie bereits unter Punkt 2.1 beschrieben, gestalten sich die Einstellungen zu Sterben und Tod jedoch unstrittig als mehrdimensionales Konstrukt. Auch die bisweilen widersprüchliche Befundlage ist hierüber zu erklären: Die Ergebnisse sind durch zu grobe Operationalisierung konfundiert (s. Punkt 2.3 und 2.4). Wie Kastenbaum (2006, vgl. S. 109) anmerkt, wird, wer nur nach der Angst vor dem Tod fragt, auch nur hierzu Antworten erhalten – mögliche andere, z. B. positive, akzeptierende Einstellungen, werden von vorneherein ausgeschlossen. Dass es jedoch auch hierzu Entwicklungen gibt, wird das folgende Kapitel aufzeigen.

2.2.1.2 Theoretische Erklärungsansätze der Akzeptanzdimensionen

Zu Beginn sei noch einmal auf die von Tomer und Eliason (2003) und Wong et al. (1994) vorgenommene Einteilung der Einstellungen zu Sterben und Tod in die drei Bereiche (1) Abwehr sowie Angst, (2) Akzeptanz und (3) Transzendenz hingewiesen. Nachdem (1) unter Punkt 2.2.1.1 behandelt wurde, wird im Folgenden auf diese näher eingegangen.

Es wäre erschreckend und erscheint der menschlichen Komplexität kaum angemessen anzunehmen, dass der Mensch ausschließlich mit Angst und Abwehr auf die eigene Sterblichkeit reagieren kann. Dass man auf das Bewusstsein der eigenen Sterblichkeit auch in positiver und bewältigungsorientierter Form, z. B. mit persönlichen Reife- und Wachstumsprozessen und aktiver Selbstregulation mit entsprechend unterschiedlichen, interindividuellen Verlaufsformen reagieren und der Mensch an seinem Lebensende zu einer Art „Hermeneutik der eigenen Existenz“ befähigt sein kann (Schmid, 2004), soll in diesem sowie den nachfolgenden Kapiteln dargestellt werden (Akhtar, 2010a; Chaturvedi, 2009; Connelly, 2003; Hoffmann, 2008; Pinquart, Fröhlich, Silbereisen, & Wedding, 2005).

Die Akzeptanzdimension der Einstellungen zu Sterben und Tod erfuhr erst relativ spät Beachtung in der Thanatospsychologie. So merkt Kastenbaum an, dass “[...] research has focused on anxiety to the near exclusion of other feelings and attitudes. Fortunately, the range of inquiry is broadening” (2006, S. 141). In den Akzeptanz-bezogenen Theorien wird eine eventuell bestehende Angst vor Sterben und Tod nicht etwa ausgeklammert, sondern sie wird vielmehr um die positive Akzeptanz-Perspektive erweitert. Somit können verschiedene Ausprägungen von Angst und Akzeptanz gleichzeitig bestehen und konzeptuell dargestellt werden. Damit sind diese jüngeren theoretischen Ansätze als integrativ zu bewerten, was der Annahme der Mehrdimensionalität der Einstellungen zu Sterben und Tod deutlich näher kommt, als eine rein angstbezogene Konzeptualisierung.

Comprehensive Model of Death Anxiety. Ein noch der ‘alten Schule’ der Angsttheorien zugehöriges Modell, dass jedoch erste Erweiterungen in Richtung positiver Einstellungen zu Sterben und Tod vornimmt, sei an dieser Stelle erwähnt: Das *Comprehensive Model of Death Anxiety* (Tomer & Eliason, 1996, s. Abb. 5), welches sich teilweise auf das *Additive Model* von Wood und Robinson (1982) bezieht, indem bereits die Beziehungen des Selbst und der Selbstaktualisierung zur Angst vor dem Tod beschrieben wurde. Angst vor dem Tod wird hier als *annihilation of the self* definiert (Tomer & Eliason, 2000b, S. 137). Die Autoren postulieren zwar einen Zusammenhang zwischen der Todessalienz und der Angst vor dem Tod, jedoch wird dieser indirekt über die anderen Modellkomponenten vermittelt. Hiermit wird bereits den unter Punkt 2.3 beschriebenen Befunden Rechnung getragen, dass gesteigerte Salienz nicht automatisch zu einem linearen Anstieg der Angst vor dem Tod führt, wie man evtl. vermuten könnte. Die Angst vor dem Tod wird in dem Modell durch drei direkte Determinanten vorhergesagt: vergangenheits- und zukunftsorientiertes Bedauern bzw. Reue sowie die Bedeutung oder der Stellenwert des Todes. Eine hohe Ausprägung der Bedauerns-Komponenten (z. B. nicht erreichte Ziele) steigert die Angst, wogegen die eigene Konzeptualisierung des Todes als sinnvoll oder -los – hierunter verstehen die Autoren die Einstellungen gegenüber dem Tod – diese steigern oder zu senken vermag. Diese drei direkten Komponenten werden durch die Todessalienz direkt und indirekt beeinflusst; indirekt durch die *beliefs* oder Überzeugungssysteme über das Selbst und die Welt, ganz ähnlich der *TMT*. Die Todessalienz kann aber auch Bewältigungsprozesse aktivieren, wie etwa Selbst-Transzendenz (vgl. Punkt

2.2.2), die wiederum einen moderierenden Einfluss auf die Überzeugungssysteme ausüben. Die Todessalienz selbst hängt davon ab, wie oft und intensiv eine Person über den Tod nachdenkt, was wiederum durch Ereignisse wie Todesfälle getriggert werden kann. Je nachdem können z.B. das Selbstwertgefühl ansteigen oder sinken, der Tod als sinnvoll oder -los empfunden werden, als gerecht oder ungerecht im Sinne einer Weltansicht und so entsprechend steigende oder sinkende Angst vor dem Tod zur Folge haben.

Abbildung 5: Comprehensive Model of Death Anxiety *aus Wittkowski, 2005, S. 70, in Anlehnung an Tomer & Eliason (1996). Mit freundlicher Genehmigung des Verlags Hans Huber, Bern.*

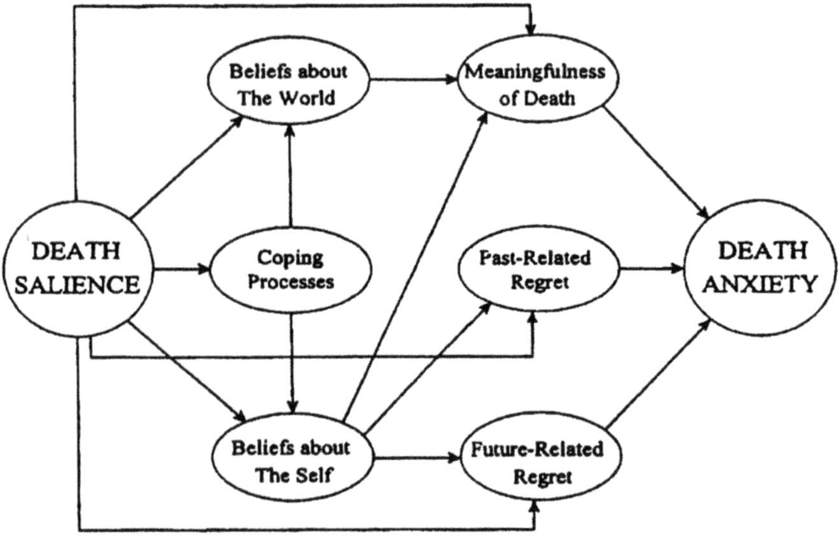

Positive und somit potentiell angstsenkende Aspekte wie der Glaube an ein Leben nach dem Tod, die etwa zur sinnvollen Bedeutung des Todes beitragen können, werden über diverse theoretische Anleihen hergeleitet, vor allem über die Arbeiten zur Akzeptanz des Todes von Wong, Reker und Gesser (1994), Möglichkeiten des Transzendenz-Erlebens (z.B. über Gerotranszendenz und Generativität), bei denen das Individuum Teil eines kosmischen Ganzen ist, Antonovskys Kohärenz-Modell (Antonovsky, 1982, 1997; Tomer, 1992) sowie die intrinsische Religiosität (Allport, 1959a). Dem hier nur überblicksartig dargestellten *Death Anxiety*-Modell liegt insgesamt eine Fülle einzelner, zumeist nicht originär thanatospsychologischer Theorien zugrunde, die die einzelnen Komponenten des Modells erklären sollen (für eine detaillierte Darstellung, s. Tomer & Eliason, 2000a, 2003). Tomer und Eliason gehen davon aus, dass mit zunehmendem Alter auch die Todessalienz steigt, so dass die Coping-Prozesse an Bedeutung gewinnen und mit besonderem Augenmerk untersucht werden sollten – hier werden auch praktische Implikationen des Modells für Psychotherapeuten und sonstiges medizinisches Personal gesehen. Durch die methodische Umsetzung mittels Strukturgleichungsmodellen mit Angst vor dem Tod als exogener Variable versuchen die Autoren weiterhin, der Komplexität des Untersuchungsgegenstands gerecht zu werden. Aufgrund dieser sind Modifikationen des Modells jedoch ebenso denkbar. Kritisch anzumerken ist, dass neben der indirekt in die *meaningfulness*-Komponente integrierte, untergeordnete Rolle der Akzeptanzdimension lediglich die Angst vor dem Tod, nicht aber die Angst vor dem Sterben in das Modell mit einbezogen wird. Sehr positiv ist dagegen zu bewerten, dass sich das Modell durch den Einbezug der fast schon bilanzierenden *past regret*-Variablen auch für die Anwendung auf das (hohe) Alter anwenden lässt.

In Abb. 6 ist eine vereinfachte Variante des *Comprehensive Model of Death Anxiety* dargestellt, welches Tomer und Eliason zur empirischen Teil-Überprüfung des ursprünglichen Modells verwendet haben (Tomer & Eliason, 2000b; zu den Befunden s. Punkt 2.3.2.2.3) und welches fünf Prädiktoren der Angst vor dem Tod aufstellt. Die Bedauerns-Komponenten wurden hierbei weggelassen, die Überzeugungen über die Welt und das Selbst zusammengefasst und der Todessalienz Religiosität sowie die Hintergrundvariablen Geschlecht und Alter zur Seite gestellt. Die *belief*-Komponente besteht aus Verfahren zum Kohärenz-Erleben, dem Selbstwertgefühl, KÜZ sowie einer Skala zur Erfassung des Glaubens an eine gerechte Welt. Auch in diesem Modell sollen positive Einstellungen zum Tod, der Welt und dem Selbst eine angstreduzierende Wirkung haben. Allerdings wird die Akzeptanzdimension im Vergleich zum Tod wesentlich deutlicher konzeptualisiert, indem die Einstellungen zum Tod über das *Death Attitude Profile-Revised* (DAP-R; Wong et al., 1994) und die *Death Transcendence Scale* (DTS; Hood & Morris, 1983; Van de Creek & Nye, 1993) operationalisiert werden. Insbesondere auf den theoretischen Hintergrund des *DAP-R* soll im Folgenden näher eingegangen werden.

Abbildung 6: Vereinfachte Darstellung des Comprehensive Model of Death Anxiety *aus Wittkowski, 2005, S. 71, in Anlehnung an Tomer & Eliason (2000b). Mit freundlicher Genehmigung des Verlags Hans Huber, Bern.*

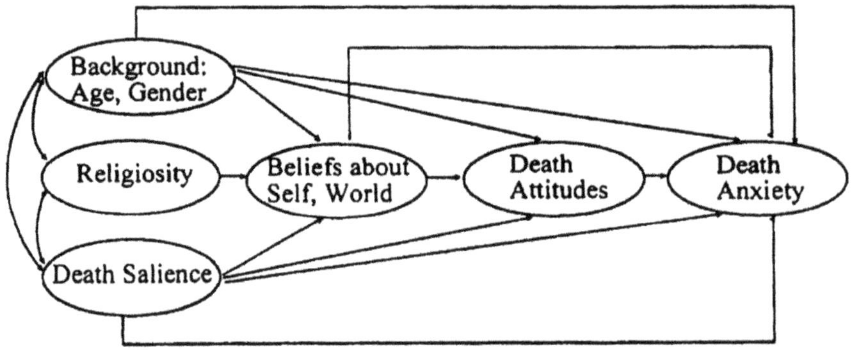

Drei-Komponenten-Modell der Todesakzeptanz. Auch wenn in den bislang vorgestellten Modellen Variablen enthalten sind, die eine herabsenkende Wirkung auf die Angst vor dem Tod haben können, so dienen diese lediglich der Reduktion der negativen emotionalen Reaktion, die auf die Todessalienz erwartet wird. Die Formulierung einer positiven emotionalen Reaktion durch die Aufnahme der Akzeptanz des Todes als eigenständige AV fehlt noch gänzlich. Das Drei-Komponenten-Modell der Todesakzeptanz von Wong, Reker und Gesser (1994) bildet hier eine Ausnahme. Die Autoren beziehen sich dabei aus empirischer Sicht auf Befunde des gerontologischen Forschungsgebiets des *successful ageing*[10] (M. M. Baltes & Carstensen, 1996; P. B. Baltes, 1990; Rowe & Kahn, 1998), aus theoretischer Sicht auf die humanistisch-existentiell psychologische Ansicht, dass Individuen in ihrem Leben nach persönlicher Bedeutung und Sinnhaftigkeit suchen (Frankl, 1963, 1984, 2005; Raskob, 2005; Reker, Peacock, & Wong, 1987; Yalom, 2000). Wird das eigene Leben, insbesondere auch rückblickend im (hohen) Alter, als bedeutsam, sinnvoll und kohärent erachtet, kann auch der Tod akzeptiert werden. Gelingt dies allerdings nicht, kann Angst vor dem Tod oder, wie in Eriksons und Butlers Konzeptualisierung, Verzweiflung entstehen (Butler, 1963; Erikson, 1959, s. auch Punkt 2.2.2). Aus diesem Grund, so Wong et al. (1994), könne die Angst vor dem Tod auch nur mit entsprechendem Verständnis der Akzeptanz des Todes verstanden

10 Wobei Wong (2000) hierzu kritisch anmerkt, dass existentielle und spirituelle Bedürfnisse eine bislang weitgehend fehlende Dimension des erfolgreichen Alterns seien, welche jedoch für die Suche nach Bedeutung und Sinnhaftigkeit von großer Wichtigkeit sein kann (vgl. auch Crowther, Parker, Achenbaum, Larimore, & Koenig, 2002).

werden, da beide eng miteinander verbunden sind. Diese Erkenntnis wurde zwar bereits von anderen Thanatospsychologen ausgesprochen und auch teilweise in theoretisch-empirischer Weise umgesetzt (Feifel, 1990; L. Klug & Sinha, 1987; Ray & Najman, 1974), jedoch in der Forschung weitgehend vernachlässigt. Die 'vergessene' Kategorie der Akzeptanzdimension wird hier als gleichwertige und „logisch unabhängige" (Wittkowski, 2005, S. 70) Einstellung zu Sterben und Tod der Angst vor dem Tod zur Seite gestellt, wobei sie „not the categorical opposite of death fear" ist, sondern „it is more likely that fear and acceptance coexist in an uneasy truce" (Wong et al., 1994, S. 124). Das heißt also, dass man zwar einerseits den Tod akzeptieren, sich aber andererseits auch durchaus unbehaglich oder ängstlich bei dem Gedanken daran fühlen kann. Eine gering ausgeprägte Angst vor dem Tod ist somit auch nicht mehr, wie in früheren Theorien oft angenommen, automatisch ein Zeichen von Abwehrprozessen.

Das Verdienst von Wong et al. (1994) besteht insbesondere darin, erstmalig die bereits bekannten Akzeptanzkonzepte zu definieren und messbar zu machen, indem sie das *DAP-R* entwickelten (s. oben). Die Definition der Akzeptanzformen *neutral*, *approach* und *escape acceptance*[11] erfolgte unter Punkt 2.1. Die Autoren sehen die Formen der Akzeptanz als qualitativ unterschiedlich, so dass etwa bei einer Stichprobe von terminal erkrankten Patienten im Endstadium eher die vermeidungsorientierte Akzeptanz (*escape acceptance*) eine wichtigere Rolle spielen sollte als die neutrale Akzeptanzdimension. Generell stellt die vermeidungsorientierte Akzeptanz einen Sonderfall dar, da sie als Flucht vor bzw. aus dem Leben, dem „terror of living" (Wong, 2010a, S. 77), auch in Form von (assistiertem) Suizid, interpretiert werden kann. Dagegen stellt die neutrale Akzeptanz die pragmatischste, realistischste und daher möglicherweise auch 'klügste' Form der positiven todbezogenen Einstellungen dar; dann nämlich, wenn sie dazu führt, dass man gemäß dem Konzept der Selbstaktualisierung die einem verbleibende Zeit möglichst sinnvoll nutzt, um etwa erwünschte Ziele zu erreichen. Problematisch kann diese Ansicht werden, wenn man 'zu früh' sterben muss – hier müsste der Mensch in der Lage sein, sich an die dann noch möglichen Ziele zu adaptieren. Die annäherungsbasierte Akzeptanz schließlich könnte der angenehmsten, optimalen Form entsprechen, da sie durch den Glauben an Auferstehung und dem ewigen

11 Beispiel-Items aus dem *DAP-R* zur Veranschaulichung (Wong et al., 1994): „Death is a natural aspect of life", „Death is neither good nor bad" (*neutral acceptance*); "Death is deliverance from pain and suffering", "I see death as a relief from the burden of life" (*escape acceptance*); "I look forward to a reunion with my loved ones after I die", "One thing that gives me comfort in facing death is my belief in the afterlife" (*approach acceptance*).

Leben eine sehr tröstliche Aussicht auf das Lebensende liefert und damit dem Tod nicht nur seinen Schrecken nimmt, sondern diesen sogar in positivem Licht erscheinen lässt (Wong, 2000). Die in der annäherungsorientierten Akzeptanz zum Ausdruck kommende Einstellung, durch den Tod „ein neues Leben, eine Vereinigung mit Gott oder mit geliebten Personen oder […] Zugang zu einem Ort ewiger Glückseligkeit" zu erreichen, entspricht der Transzendenz des Todes, welche „reines Akzeptieren in Richtung auf irgendeine Form der Unsterblichkeit" überschreitet (Tomer & Eliason, 2003, S. 35). Das Transzendenzerleben, insbesondere durch Glauben, „schließt […] eine innere Erfahrung des Dezentrierens oder des Aufbrechens bestehender psychischer Formen ein, auf die sogleich ein lebhaftes Gefühl der Reintegration und neuerlicher Zentrierung folgt" (Lifton, 1979; Tomer & Eliason, 2003, S. 36). Durch die Transzendenz erreicht das Selbst, so Lifton weiter, „einen so intensiven und allumfassenden Zustand, dass Zeit und Tod entschwinden" (S. 37), der Mensch erlebt „Gefühle von ungewöhnlicher psychischer Geschlossenheit, Wahrnehmungsintensität und von unauslöschlichem Erleuchtetsein und Verstehen" (S. 38). Auf die Transzendenz-Theorien wird nicht ausführlicher eingegangen, weil diese zum Teil philosophischen Konzepte einen insgesamt eher geringen Raum in der Theoriebildung einnehmen und eine sehr spezifische Form der Akzeptanz darstellen, bei der konzeptuell oft eine klare Definition fehlt. Zur weiteren Vertiefung empfehlen Tomer und Eliason (2003, S. 33) folgende Ansätze: Überwindung des Todes durch Ich-Du-Beziehungen (Buber, 1970), Suche nach Sinn (Frankl, 1963), Transzendenz durch Weisheit (P. B. Baltes & Smith, 1990), Weisheit durch Selbst-Ablösung (Csikszentmihalyi, 1995), Gerotranszendenz (Tornstam, 1992, 1994) sowie persönliche Sinnhaftigkeit (Wong, 2000).

Basierend auf Befunden eigener Studien mit dem *DAP-R* vermuten Wong et al. (1994) weiterhin, dass die Akzeptanzskalen insgesamt eine möglicherweise weitaus gewichtigere Rolle in den Einstellungen zu Sterben und Tod einnehmen, als der klassisch angenommene Angst-Modus und diesen möglicherweise sogar ersetzen können (Wong, 2000, vgl. S. 33), denn „sooner or later, all individuals must in their own way come to terms with their personal mortality" (Wong et al., 1994, S. 141).

Integrative Theorie der Einstellungen zum Tod im höheren und hohen Lebensalter. Wittkowski (2005) entwirft als Weiterentwicklung der von Tomer und Eliason entwickelten Modelle eine *integrative Theorie der Einstellungen zum Tod im höheren und hohen Lebensalter* (s. Abb. 7). Im Vergleich zu den Vorläufer-Modellen (s. Abb. 6 und Abb. 7), in denen die Angst vor dem Tod die abhängige Variable war, nimmt hier die Akzeptanz des Todes deren Stellung ein, die somit eine deutlich stärkere Gewichtung und Integration erfährt, als dies in bisherigen

Modellen der Fall war. Der Autor möchte jedoch nicht nur die Akzeptanz-, sondern auch die Angstdimension insbesondere im Hinblick auf die Lebenssituation älterer Menschen erklären und beruft sich dabei auf Erkenntnisse der kognitiven Theorie des Alterns (Thomae, 1971), der *TMT*, der Theorie der persönlichen Sinnhaftigkeit (Wong, 1989, 1998) sowie der Theorie der Gerotranszendenz (Tornstam, 1992; 1994, s. auch Punkt 2.2.2).

Abbildung 7: Darstellung der integrativen Theorie der Einstellungen zum Tod im höheren und hohen Lebensalter *(Wittkowski, 2005, S. 72). Mit freundlicher Genehmigung des Verlags Hans Huber, Bern.*

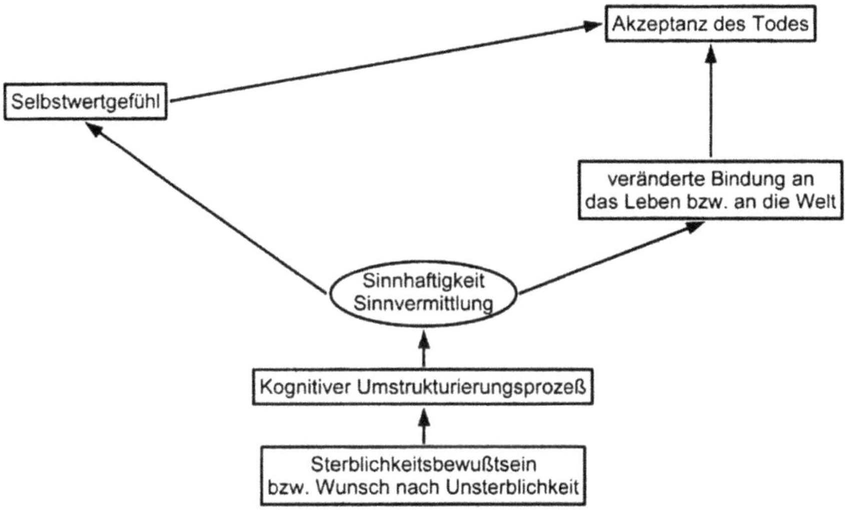

Anders als in jüngeren Jahren ist für den alten Menschen der Tod nicht mehr länger nur „abstrakter Sachverhalt in der fernen Zukunft, sondern eine zunehmend konkrete Möglichkeit [...], die ihn in der Gegenwart beschäftigt" (Wittkowski, 2005, S. 71). Dieses rationale Erkennen trifft auf affektive Ablehnung, da der Wunsch nach einem unbegrenzten Leben besteht – die resultierende Spannung kann als Bedrohung und letztlich Angst empfunden werden. Da außerdem, so Wittkowski, die in der *TMT* postulierten Abwehrstrategien der jüngeren Jahre zur Bewältigung der Angst vor dem Tod (Selbstwert und kulturelle Weltsicht) zunehmend an Bedeutung verlieren, wird die Angstbewältigung zu einer wichtigen Aufgabe, die es im Alter zu lösen gilt. Die durch die erhöhte Todessalienz bei geschwächten Abwehrstrategien zu erwartende steigende Angst vor dem Tod sei aber, anders als in der *TMT*, dennoch nicht zu erwarten, da adaptive Prozesse eine kognitive Umstrukturierung bewirken, die eine 'gesunde' Anpassung an das bevorstehende eigene Lebensende ermöglichen. Beispiele für diese Prozesse nach McCoy, Pyszczynski, Solomon, Greenberg und Tomer (2000) sind etwa die Ablösung von sozialer Validierung, die Integration der eigenen Lebensgeschichte im Sinne eines Lebensrückblicks, Selbstwirksamkeitserleben aus gelebtem Leben oder die Erweiterung der sozialen Identität durch Generativität (Höpflinger, 2002; McAdams & de St. Aubin, 1992).

Bei gelungener Umstrukturierung kommt es zu einem verändertem Sinnhaftigkeitserleben, welches nach Wong (2000) als „verborgene Dimension des erfolgreichen Alterns bezeichnet" werden kann (Wittkowski, 2005, S. 73). Wie bereits oben geschildert, ist es dem alten Menschen in diesem Fall möglich, das bereits gelebte Leben sowie den Tod in einem bedeutungsvollen Zusammenhang zu sehen, der Tod kann in einer Art sekundärer Kontrolle (Rothbaum, Weisz, & Snyder, 1982) idealerweise nun als affektiv positiv beurteilt werden, die Bindung an die Welt sowie die Angst vor dem Tod lassen nach. Das Modell von Wittkowski impliziert eine allmähliche Umbewertung weniger eines aktuellen Ereignisses, als eines Sachverhalts. Kritisch anzumerken ist, dass es sich bei der vorliegenden Theorie lediglich um einen Entwurf handelt, wie der Autor selbst anmerkt. Weder das *Comprehensive Model of Death Anxiety* noch die integrative Theorie der Einstellungen zum Tod im höheren und hohen Lebensalter wurden bislang ausreichenden empirischen Überprüfungen unterzogen. Zudem wurde die Mehrdimensionalität der Einstellungen zu Sterben und Tod nur ansatzweise umgesetzt, indem die Akzeptanz des Todes direkt, die Angst vor dem Tod jedoch lediglich indirekt als Ausdruck geringer Akzeptanz dargestellt wird. Auch eine Differenzierung zwischen Sterben und Tod erfolgt nicht.

Transition Model of Older Adults' Fear and Acceptance of Death. Zwar erfolgt auch hier keine Unterscheidung der Angst vor Sterben und Tod, jedoch werden in Cicirellis (2003) *Transition Model of Older Adults' Fear and Acceptance of Death* sowohl die Angst vor dem Tod als auch die Akzeptanz des Todes explizit aufgenommen (s. Abb. 8). Das Modell basiert zunächst auf der Wahrnehmung zunehmender, altersbedingter physischer und kognitiver Einbußen, aber auch der kulturell geprägten Normen der typischen Lebenserwartung, wie etwa durch Berichterstattungen über Sterbeursachen und -alter. Der alternden Person wird so zunehmend vor Augen geführt, dass auch ihre Lebenszeit sich dem Ende nähert, was zur Zunahme von Mortalitätssalienz führt. Dies trifft besonders für Hochaltrige zu, da diese die durchschnittliche Lebenserwartung ihrer Kohorte meist überschritten haben. Konfliktär zur Wahrnehmung der eingeschränkten Lebenszeit steht der von Cicirelli angenommene biologische Überlebenstrieb, der interindividuell unterschiedlich stark ausgeprägt ist. Die 'Verantwortung für Andere' in Abb. 8 entspricht einer Modifikation durch Pinquart (2012), die als ergänzende Komponente zum mittleren Erwachsenenalter gedacht ist und somit hier nicht zutrifft. Das Aufeinandertreffen der als begrenzt wahrgenommenen Lebenszeit und des Überlebenstriebs führt zu erhöhter Angst vor dem Tod, welche sich speziell auf die „annihilation or the extinction of self-identity" (Cicirelli, 2003, S. 69f.) bezieht. Durch die aktivierte Angst kommt es zur Initiierung einer Transitionsphase „involving cognitive and emotional reorganization, including reinterpretation of views on life and death" (ebd., S. 70), welche schließlich über Copingprozesse zur Reduktion der Angst vor dem Tod und einer Zunahme der Akzeptanz des Todes führt.

Abbildung 8: Modifizierte Darstellung der Einflüsse auf die Veränderung der Angst vor dem Tod von Pinquart (2012, S. 252) in Anlehnung an das Transition Model of Older Adults' Fear and Acceptance of Death *(Cicirelli, 2003). Mit freundlicher Genehmigung des Verlags Hogrefe, Göttingen.*

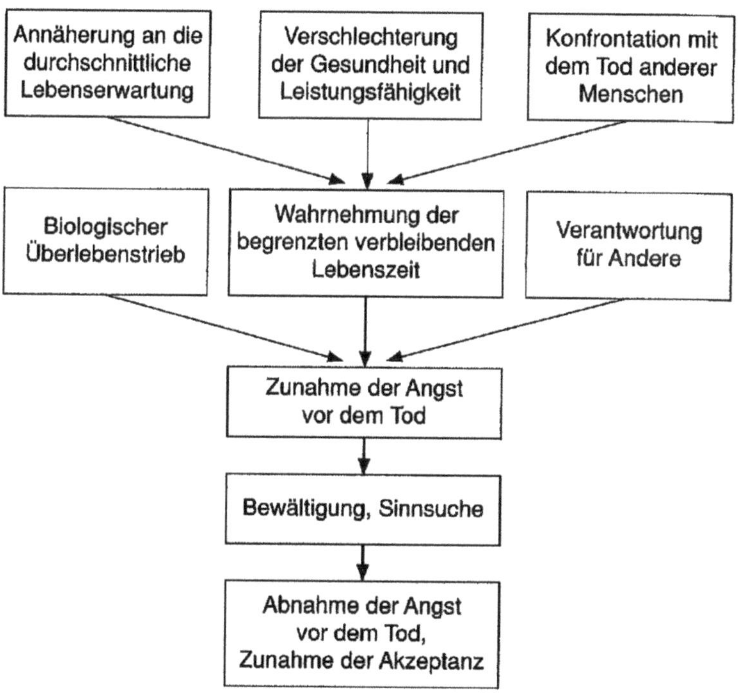

Dabei geht der Autor aufgrund erster quantitativ wie qualitativ erhobener Befunde (Cicirelli, 2002b) davon aus, dass der Anstieg der Angst vor dem Tod vor allem in der späten siebten bis achten Lebensdekade stattfindet, womit jedoch eine Konfundierung des Dritten und Vierten Lebensalters gegeben ist. Weitere validierende Befunde stehen noch aus. Sowohl das jüngere Transitionsmodell Cicirellis als auch Wittkowskis (2005) *integrative Theorie der Einstellungen zum Tod im höheren und hohen Lebensalter* zeigen konzeptuell starke Ähnlichkeiten auf. Sie beziehen explizit das höhere und hohe Lebensalter ein und stellen damit wichtige Entwicklungen für die theoretische Integration der Sterblichkeitsakzeptanz in dieser Lebensphase dar.

Neuere theoretische Ansätze. Wong (2010) entwickelte ein weiteres Konzept, um die Ko-Existenz der Angst vor und der Akzeptenz des Todes einzubinden, das *Dual-System Model of Achieving the Good Life*. Gemäß Wong existieren zwei komplementäre Systeme, das Annäherungs- und das Vermeidungssystem, die Lebensorientierungen bzw. Lebensstile darstellen. Das Vermeidungssystem beschützt vor Schmerz, Gefahr, Angst und Tod und drückt sich in bewussten und unbewussten Abwehrmechanismen aus, um psychische und physische Integrität zu bewahren. Entsprechend verhalten sich typisch vermeidungsorientierte Personen demgemäß vorsichtig, sind ängstlich bei Entscheidungen und risikovermeidend. Das Annäherungssystem verfolgt hedonistische Ziele, die das Leben lebenswert machen: Sich um eine Familie kümmern, Erfolg im Beruf, Suche nach schönen Momenten und Orten. Während die Vermeidungsorientierten insgesamt wenig Freude am Leben habe, so der Autor, setzen Annäherungsorientierte die Priorität, ein für sie sinnvolles Leben zu leben und sind damit auch in der Lage, Konfrontationen mit dem Tod zu überstehen und Risiken einzugehen, „because they have found something worth dying for" und „best defense is offense" (Wong, 2010a, S. 78). Das Modell bezieht sich auf die Theorie der persönlichen Sinnhaftigkeit (Wong, 2000) und die *Meaning Management Theory* (MMT, Wong, 2008, 2010b), wird jedoch nicht weiter spezifiziert und bleibt insgesamt eher deskriptiver Natur. Gewissermaßen setzt Wong einen Gegenentwurf zur *TMT*, denn „the same cognitive capacity that terrorizes us about the prospect of death can also rescue us from this terror" (Wong, 2010a, S. 78) – die menschliche Fähigkeit zum Sinnhaftigkeitserleben sieht er als diejenige Strategie, die es ermöglicht, ein gutes Leben ohne Angst vor dem Tod oder Verdrängung unserer Endlichkeit zu führen. Dem von der *TMT* postulierten Primat der Vermeidungshaltung des Todes, welches die sekundäre Suche nach Bedeutung durch den erlebten Terror erst triggere, stellt die *MMT* im Gegenteil das Primat der Suche nach Bedeutung entgegen. Ähnlich wie in Wittkowskis integrativer Theorie sieht Wong das *meaning management* einerseits als kognitives, rationalisierendes *reframing*; allerdings geht es, so der Autor, darüber deutlich hinaus, da es „actual transformation of values, beliefs and life goals" (ebd.) erfordere. Abwehrmechanismen, wie etwa im Vermeidungssystem postuliert, seien dagegen in aller Regel dysfunktional und inadäquat, um die Angst vor dem Tod zu bewältigen. Auch hier sind Möglichkeiten für psychotherapeutische Interventionen erkennbar und wurden auch bereits umgesetzt (Wong, 2010b). Auch ein aus der Psychotherapieforschung stammendes, inhaltlich ähnliches Modell, das *Integrity Model*, existiert (Lander & Nahon, 2010). Beiden zuletzt beschriebenen Modellen ist jedoch gemein, dass sie zwar als theoretischer Rahmen innerhalb eines Therapiegeschehens anwendbar sind, jedoch einen sehr eingeschränkten empirischen Aufklärungswert bieten.

Fazit. Als Fazit lässt sich konstatieren, dass die theoretischen Entwicklungen der Thanatospsychologie der letzten Jahre eindeutig zeigen, dass die Erforschung der Einstellungen zu Sterben und Tod ohne Berücksichtigung der Akzeptanzdimension nicht ausreicht; Wong spricht sogar von der Notwendigkeit einer „positive psychology of death acceptance" (2010a, S. 73). Der zunehmende Stellenwert der Akzeptanzdimension zeigt sich auch am Erscheinen entsprechender Publikationen, z. B. dem Buch ‚*Existential and Spiritual Issues in Death Attitudes*' (Tomer et al., 2008) oder einer Sonderausgabe des renommierten Journals *Death Studies* im Jahre 2011 (z. B. Chan & Chan, 2011; Cicirelli, 2011; Wong & Tomer, 2011). Woran liegt dies? Zum einen sprechen viele empirische Befunde dagegen, dass Menschen nur mit Angst auf den Tod reagieren, zum anderen steigt aber auch die Bereitschaft, Aspekte wie Spiritualität in die wissenschaftliche Forschung mehr und mehr aufzunehmen (s. z. B. Tomer & Eliason, 2003). Anders als bei den angstbezogenen Einstellungen zu Sterben und Tod wird die Akzeptanzdimension zum gegenwärtigen Forschungsstand nicht gesondert auf den Prozess des Sterbens einerseits und den Zustand, den Tod, andererseits angewendet. Sterben und Tod werden hier vielmehr als eine Einheit betrachtet, auf die man mit hoher, mäßiger oder geringer Akzeptanz reagieren kann. Ob eine Unterscheidung jedoch sinnvoll und notwendig ist, müssen weitere theoretische Entwicklungen und empirische Befunde zeigen.

2.2.2 Entwicklungspsychologische Theorien mit Lebensspannenbezug

Nach Darstellungen der Theorienlage aus thanatospsychologischer Sicht sollen in den folgenden zwei Kapiteln Theorien vorgestellt werden, die in ursprünglich anderen psychologischen Teildisziplinen entwickelt wurden, jedoch einen Beitrag zur Erklärung der Einstellungen zu Sterben und Tod leisten können. Im

Folgenden werden zunächst überblicksartig entwicklungspsychologische Theorien der Lebensspanne mit Schwerpunkt auf der Psychogerontologie genannt, die Querbezüge zu den Einstellungen zu Sterben und Tod erlauben. Warum ist dies sinnvoll oder sogar notwendig? Die Thanatospsychologie hat sich in ihrer vergleichsweise kurzen Bestehenszeit lange ausschließlich auf die Untersuchung der Angstdimension konzentriert, erst spät wurde die Notwendigkeit der Einbeziehung der Akzeptanzdimension erkannt. Auch wenn dieses relativ neue Gebiet in den letzten Jahren stetigen Zuwachs erfährt, ist die Theorienlage insgesamt recht 'dünn' und es fehlt an Konsens bezüglich einer integrativen, rahmengebenden Theorie zur Erklärung der Multidimensionalität der Einstellungen zu Sterben und Tod. Eine theoretisch-integrative Erweiterung ist aus thanatospsychologischer Sicht nicht nur gefordert worden, sondern zumindest teilweise auch bereits mit vielversprechenden Resultaten erfolgt (M. M. Baltes, 1984; Tesch-Römer, 2005; Tomer & Eliason, 2003; Wittkowski, 2001b). Aufgrund der Theoriearmut ist dabei ein legitimes verwendetes Mittel die Möglichkeit des „Theorie-Imports: Theoretische Paradigmata, die in anderen Kontexten entwickelt wurden und sich dort bewährt haben, werden auf Erleben und Verhalten mit Bezug zu Tod und Sterben angewendet und dabei selbst elaboriert und präzisiert“ (Wittkowski, 1990, S. 18), um so Synergieeffekte nutzen zu können.

Bereits in vorigen Abschnitten wurde darauf eingegangen, dass neben den insbesondere im Vierten Alter zunehmenden Verlusten auch die Auseinandersetzung oder Konfrontation mit der eigenen Endlichkeit als eine Entwicklungsaufgabe (*developmental task*) gesehen werden kann (vgl. Punkt 1.3). Dieser der Entwicklungspsychologie entstammende, auf Havighurst (1965) zurückgehende Begriff, demgemäß das Leben und speziell die eine gesonderte Rolle einnehmende Phase des Alterns die „Bearbeitung einer Sequenz von Entwicklungsaufgaben“ umfasst (Faltermaier, Mayring, Saup, & Strehmel, 2002, S. 175), impliziert das jeweilige Bewältigen oder aber Scheitern der sich je nach Lebensalter stellenden Aufgabe. Der alternde Mensch muss sich an die durch das Alter bedingten Veränderungen in mannigfaltigen Bereichen anpassen, wie z.B. nachlassende körperliche Gesundheit, die neue soziale Rolle als Pensionär, Rentner oder Großelternteil. Entwicklungsaufgaben können zudem als regressiv oder kompensatorisch eingeordnet werden, wobei dies am Beispiel der nachlassenden körperlichen Kräfte etwa einem Hinnehmen der Schwäche und damit evtl. verbundenen Verzicht auf körperliche Aktivitäten (regressiv) oder dem Suchen neuer, noch durchführbarer bzw. entsprechend angepasster Aktivitäten (kompensatorisch) entsprechen könnte (Barrett, 1972). In der klassischen Sichtweise der Entwicklungsaufgaben wird die Auseinandersetzung mit Sterben und Tod noch nicht explizit berücksichtigt, obwohl diese eine für alte und hochaltrige Menschen zu erwartende, naheliegende Thematik darstellt. Erikson (1959, 2008) prägte den Begriff der psychosozialen Aufgaben oder Krisen, mit denen sich das Individuum über die ganze Lebensspanne hinweg auseinandersetzen muss und die den Prozess einer lebenslangen Identitätsentwicklung abbilden. Sein der psychoanalytischen Tradition entstammendes achtstufiges Modell der psychosozialen Entwicklung interessiert im Hinblick auf Sterben und Tod vor allem in Bezug auf die letzten beiden Stufen (für detaillierte Darstellungen, vgl. Flammer, 2009; Miller, 1993). Die siebte Stufe, 'Generativität versus Selbstabsorption/Stagnation', erfolgt im mittleren Erwachsenenalter. Generativität, im eigentlichen Sinne „das Interesse an der Erzeugung und Erziehung der nächsten Generation" (Erikson, 2008, S. 117; s. auch Kotre, 1984), kann sich dabei neben dem rein biologischen auch auf technologische, kulturelle und kreative Aspekte beziehen – etwa in Form von gesellschaftlichem Engagement, technischen Erfindungen, Kunstwerken, etc., also Dingen, die man erschaffen, evtl. versorgt hat und der Nachwelt hinterlassen kann. Bereits diese Stufe wird durch die Bewusstwerdung der Nähe der eigenen Endlichkeit verursacht (Gould, 1978), wobei das Generativitätserleben eine Art des „Transzendierens des Todes interpersonaler Art" darstellt: „[…] sie schließt die Erweiterung des Selbst ein, um bedeutsame Bezugspersonen und möglicherweise das gesamte soziale und kulturelle System einzubeziehen" (Meacham, 1989; Tomer & Eliason, 2003, S. 44). Die positive Bewältigung der siebten Stufe ist Voraussetzung zur Erreichung der letzten psychosozialen Krise, mit der der Mensch im hohen Alter konfrontiert wird, '(Ich-)Integrität versus Verzweiflung': „Sein, was man geworden ist; wissen, dass man einmal nicht mehr sein wird" beschreibt die Modalität, die letztlich zu Weisheit oder Verachtung führt (Flammer, 2009, S. 97). Die dogmatisch-philosophische Bewältigung dieser Stufe kann als logische Vorbedingung des Erreichens einer hohen Akzeptanz der eigenen Sterblichkeit und sogar als Verwirklichung „symbolischer Unsterblichkeit" (Lifton, 1986; Tomer & Eliason, 2003, S. 44) gesehen werden, wie folgendes Zitat zeigt:

> Es ist die dem Ich zugewachsene Sicherheit, dass es nach Ordnung und Sinn strebt … und bereit ist, in der Gegenwart die Führerschaft zu übernehmen – und schließlich auf sie zu verzichten. Es ist die Bereitschaft, seinen einen und einmaligen Lebenszyklus zu akzeptieren … als etwas, das sein musste und das zwangsläufig keinen Ersatz zuließ (Erikson, 1980; zitiert nach Flammer, 2009, S. 102).

Zentral bei der Bewältigung dieser letzten Stufe ist es also, das gelebte Leben – und somit alle vorausgegangenen sieben Stufen – im Hinblick auf eine objektiv wie subjektiv empfundene immer kürzer werdende Zukunft zu integrieren sowie die Dinge loszulassen, die einem nicht geglückt sind und aufgrund der beengten

Zeitperspektive (Neugarten, 1978) auch nicht mehr gelingen werden. Verzweiflung entsteht konsequenterweise aus der Einsicht, zu viele 'verpasste' Chancen und Ziele nicht mehr nachholen und erledigen zu können; sie ist „die Trauer um das, was man in seinem Leben getan oder nicht getan hat, die Furcht vor dem nahenden Tod und der Ekel vor sich selbst" (Miller, 1993, S. 164). Auch wenn Erikson selbst die Stufe nicht operationalisiert hat, kann man davon ausgehen, dass Stagnation als auch Verzweiflung und die Angst vor dem Tod zusammenhängen, Generativitätserleben sowie Ich-Integrität dagegen eher mit der Akzeptanz des baldigen Lebensendes. Somit enthält Eriksons Theorie indirekt Elemente des Akzeptanz- bis hin zum Transzendenzerleben des Todes (vgl. Punkt 2.2.1.2.). Auch Wong et al. (1994) sehen ihre existentiell-psychologische Herangehensweise (vgl. Punkt 2.2.1.2.) zur Erklärung der Akzeptanzdimension des Todes in unmittelbarer konzeptueller Nähe zu Eriksons Formulierung der achten psychosozialen Krise und konstatieren:

> Individuals who are able to achieve integrity can face death without fear. Individuals who feel they have wasted their life and it is too late to start life anew are likely to experience despair and fear death. Therefore, whether one fears or accepts death depends to a large extent on whether one has learned to accept one's only life cycle (ebd., S. 123).

Die Autoren verweisen weiter auf die Ähnlichkeit zu dem von Butler (1963) entwickelten *life review*- oder Lebensrückblick-Ansatz dahingehend, dass die Angst vor einer bedeutungslosen Existenz größer sei als die vor dem Tod, wogegen die Wahrnehmung eines erfüllten Lebens zu geringerer Angst vor und höherem Akzeptanzerleben gegenüber dem Tod führe (ebd.). Durch die Möglichkeit, mittels Rekonstruktion und Revision zurückliegende, auch negative und ungelöste Ereignisse, aufzuarbeiten und in die eigene Biographie zu integrieren, kann durch das dann ermöglichte Sinnerleben die Angst vor dem Tod reduziert werden; eine Möglichkeit, die beispielsweise in der Reminiszenz- oder Lebensrückblick-Therapie angewandt wird (Baumeister, 1991; Butler, 1995; Fuchs, 1992; Leist, 2008). Sowohl die Arbeiten von Erikson als auch von Butler bilden unmittelbare Fundamente für die von Wong et al. (1994) entwickelte Theorie der Akzeptanz des Todes. In Anlehnung an Havighurst, Erikson und Butler ist die Auseinandersetzung mit der Sterblichkeit und dem Tod selbst also zunächst als weitere, vielleicht sogar die herausforderndste aller normativen Entwicklungsaufgaben interpretierbar. Eriksons Entwicklungstheorie bietet, insbesondere in Bezug auf die letzte Stufe und im Hinblick auf die Einstellungen zu Sterben und Tod, nur wenig empirische Substanz, liefert jedoch eine gute konzeptuelle Einbettung der Einstellungen zu Sterben und Tod aus lebensspannenpsychologischer Sicht.

Die bereits in der letzten der Erikson'schen Stufen behandelte veränderte Zeitperspektive im (hohen) Alter greifen auch zwei weitere prominente Theorien der Entwicklungspsychologie auf: Die *Disengagement*-Theorie (Cumming & Henry, 1961) und die sozio-emotionale Selektivitätstheorie (Carstensen, 1991, 1992; Carstensen, Isaacowitz, & Charles, 1999). Beide gehen davon aus, dass mit zunehmendem Alter und somit zunehmender zeitlicher Nähe zum Lebensende die noch verbliebene Zeit als begrenzt wahrgenommen wird. Verantwortlich für die subjektiv als begrenzt wahrgenommene Zeit- und Zukunftsperspektive, also die noch verbleibende aktiv gestaltbare Lebenszeit, ist dabei ein ab dem mittleren Lebensalter bedingtes verändertes Zeitempfinden (Brandtstädter & Wentura, 1994; Brandtstädter, Wentura, & Schmitz, 1997): Lebenszeit ist nicht mehr diejenige Phase, die seit der Geburt verstrichen ist, sondern die Phase, die noch bis zum Tod übrigbleibt (Neugarten, 1968). Bei Cumming & Henry (1961) äußert sich die veränderte Zeitperspektive in *disengagement*, d.h. der alte Mensch zieht sich, so die Hauptthese, unvermeidlich und unspezifisch aus seinem sozialen Umfeld zurück. Gemäß Tesch-Römer (2005, S. 845) kann der „im Alter erfolgende soziale und psychologische Rückzug auf sich selbst auch zu einer Bewusstheit der eigenen Endlichkeit und – im Falle einer positiven Lebensbilanz – zu einer positiven Einstellung zum Tod führen". Allerdings ist dieser häufig kritisierte, defizitorientierte Ansatz originär soziologisch und befasst sich entsprechend eher mit dem für alle Gesellschaften postulierten sozialen Rückzug im Alter als mit dem individuellen Alterungsprozess (Faltermaier et al., 2002). Bezogen auf die Einstellungen zu Sterben und Tod erscheint die Selektivitätstheorie geeigneter. Die durch die veränderte Zeitperspektive notwendige Regulation von Energieressourcen gilt auch gemäß Carstensen für das soziale Umfeld: Um ein stabiles Ausmaß an subjektivem Wohlbefinden und positivem Affekt erhalten zu können, kommt es zu einer Prioritätenverschiebung von vielen, oft oberflächlichen oder sogar als belastend erlebten sozialen Interaktionen auf wenige, jedoch sinnvoll selektierte Sozialkontakte, die dafür als positiv emotionsregulierend und unterstützend für das Selbstkonzept empfunden werden. Dieser „gezielte, oft bewusste und adaptiv-funktionale Selektions- und Konzentrationsprozess im Sinne einer *aktiven Gestaltung*" (M. Martin & Kliegel, 2010, S. 90) sieht die Vorbereitung auf das Sterben und das Lebensende auch als sozialen Prozess, in dem die Aufgabe des langsamen Loslassens über emotionsregulierende Mechanismen bewältigt wird. Der Fokus liegt weniger auf der Zukunft, sondern auf dem Leben im Hier und Jetzt, was, so Tomer und Eliason, die existentielle Suche nach Sinn begünstigt, die „nicht länger aufgeschoben werden" kann (2003, S. 44) – wiederum ein

Ansatzpunkt zur (Weiter-)Entwicklung positiver oder negativer Einstellungen zu Sterben und Tod.

Während sich bei Carstensen eine pragmatische Zielverschiebung hin zu einem 'guten Ende', eine Annäherung des gegenwärtigen an das ideale Selbst vollzieht (Ryff, 1991), geht die Formulierung der Theorie der Gerotranszendenz noch einen Schritt darüber hinaus (Tornstam, 1994, 1996, 1997, 1999). Gemäß Tornstam hat der alte, dem Tod nahe Mensch das Bedürfnis, über sein individuelles Sein und damit den Tod hinaus zu transzendieren und sein Selbst als Teil des Kosmos neu zu definieren. Hier wird also eindeutig die Transzendenz-Komponente der Akzeptanzdimension des Todes thematisiert. Anders als bei der Generativität, bei der das Transzendenzerleben über ein genetisches, ideelles oder kulturelles Weiterleben in zukünftigen Generationen erreicht wird, handelt es sich bei der Gerotranszendenz um eine spirituelle Dimension, bei der „die Zuwendung zu zeitlosen oder 'zeittranszendenten' Zielen [...] neue Sinn- und Lebensperspektiven eröffnen [...], deren Wert sich nicht aus zukünftigen Erträgen ableitet und die in diesem Sinne intrinsisch valent sind" (Brandtstädter, 2007c, S. 699). Die Gerotranszendenz bezeichnet somit einen positiven Entwicklungsaspekt des Alterns, der sogar ausschließlich in der und durch die letzte Phase des Lebens ermöglicht wird.

Abschließend kann die Auseinandersetzung mit der eigenen Endlichkeit auch aus dem Blickwinkel der emotionalen Kontrolltheorie (R. Schulz & Heckhausen, 1996, 1999) sowie der Entwicklungsregulationstheorie durch Assimilation und Akkommodation von Brandtstädter beleuchtet werden (Brandtstädter, 2007b; Brandtstädter & Renner, 1990), welche sich teilweise überschneiden (vgl. auch Boerner & Jopp, 2007; M. Martin & Kliegel, 2010). Schulz und Heckhausen sehen das Erleben von Kontrolle als zentrales menschliches Bedürfnis, welches über die primäre und die sekundäre Kontrolle erreicht werden kann. Erstere impliziert eine direkte Beeinflussung der Umwelt, um so etwa Hindernisse zu beseitigen – beispielsweise durch die Einnahme von entsprechenden Medikamenten bei der Diagnose einer heilbaren Krankheit. Ist die direkte Einflussnahme nicht möglich, wie bei der Konfrontation mit dauerhaften Verlusten im Alter wie einer eingeschränkten Mobilität, so greift die sekundäre Kontrolle: Über internale Selbstveränderungen können Neu- und Umbewertungen der Situation vorgenommen werden, so dass dennoch Erfolge und letztlich positiver Affekt erlebt werden kann. Die sekundäre Kontrollstrategie gewinnt im Alter stetig an Bedeutung und ist auch auf die Konfrontation mit der eigenen Endlichkeit anwendbar: Der Tod lässt sich nicht kontrollieren, wohl aber dessen Wahrnehmung als bedeutungsvoll. Ähnlich hierzu verhält sich das Konzept von Brandtstädter. Um das eigene Wohlbefinden vor den zunehmenden Verlusten des Alters zu schützen, kann ein Mensch mit assimilativen Aktivitäten reagieren, indem die Missverhältnisse an die eigenen Ziele angepasst werden – die eigenen Ziele und Werte müssen entsprechend nicht revidiert werden. Hier ist also ebenfalls ein Kontrollelement ersichtlich, welches in aller Regel aktiven Einsatz verlangt. Anders verhält es sich mit der Akkommodation: Nicht der Missstand wird an das Selbst, die eigenen Ziele und Werte angepasst, sondern das Selbst an den Missstand. Da der Missstand als nicht modifizierbar wahrgenommen wird, muss daher eine Neu- und Umbewertung auf Seiten der eigenen Ziele erfolgen. Die immer kürzer werdende noch verbleibende Lebenszeit mit dem unausweichlichen Lebensende ist nicht modifizierbar – erfolgt daher keine Anpassung der eigenen Ziele, etwa in Richtung einer akzeptierenden Haltung gegenüber dem Tod, ist das subjektive Wohlbefinden gefährdet (Brandtstädter, 2007b).

Alle hier vorgestellten theoretischen Konzepte „bezeichnen [...] nicht nur, welche Ziele eine Person verfolgen sollte, sondern auch, von welchen Zielen sich eine Person in einem bestimmten Alter ablösen sollte [...] und in welchen Lebensbereichen kompensatorische Bemühungen zum Entgegenwirken der Verluste besonderen Vorrang haben“ (M. Martin & Kliegel, 2010, S. 56). Das Alter erfordert also im Sinne einer Entwicklungsaufgabe eine aktive Prioritätenverschiebung und adaptiv-funktionale Neuordnung von Ressourcen und Zielen. Ein Abwägen, welches Brandtstädter als „entwicklungstheoretische Explikation des Weisheitskonzepts“ interpretiert (Brandtstädter, 2007b, S. 436) und welches in jedem Fall als Reifeprozess gesehen werden kann. Eine positive Lebensbilanz, in der auch negative Erfahrungen und nicht mehr zu erledigende Aufgaben integriert werden können – also letztlich die Akzeptanz des eigenen Lebens mit all seinen Höhen und Tiefen unter dem Bewusstsein einer begrenzten Zeitperspektive – scheint mit den Einstellungen zu Sterben und Tod unmittelbar zusammenzuhängen. Nicht so sehr der Tod wird bejaht, sondern wer sein gelebtes Leben bejaht, kann auch eher den Tod akzeptieren (Kruse, 1988). Gelingt die positive Bilanz, etwa über intrinsisch valente Ziele und Sinnorientierungen wie Generativität und Spiritualität, ist eine entsprechend akzeptierende oder sogar transzendierende Haltung gegenüber dem Tod möglich, wobei, wie Tornstam betont, die nach Eriksons Definition erreichte Ich-Integrität lediglich das vergangene Leben umfasst, die Gerotranszendenz dagegen darüber hinausgehend „more of a forward or outward direction, including a qualitative redefintion of reality“ und damit eine neue Metaperspektive oder Weltsicht impliziert (1997, S. 12). Scheitert die positive Um-/Neubewertung der Situation, kommt es also zur Erikson'schen Verzweiflung, kann eine gesteigerte Angst vor dem Tod die Konsequenz sein. Die Besonderheit der Auseinandersetzung mit der eigenen Sterblichkeit als Entwicklungsaufgabe liegt laut Baltes und

Skrotzki (1998) im Vergleich zu anderen kritischen Lebensereignissen darin, dass der eigene Tod vorhersagbar ist – wenn auch zeitlich unbestimmt, man sich also darauf vorbereiten kann und die Auseinandersetzung auch von allen anderen Gleichaltrigen bewältigt werden muss, so dass soziale Modelle die Verarbeitung erleichtern können. Zusammen mit den Personen-, Umwelt- und Situationsmerkmalen wie etwa Geschlecht oder Gesundheit ist zu erwarten, dass die jeweilige Bewältigung hohe interindividuelle Unterschiede aufweist (ebd.).

2.2.3 Weitere psychologische Theorien zur Erklärung von Angst und Bewältigungsprozessen

In diesem Kapitel sollen die Einstellungen zu Sterben und Tod aus Sicht ausgewählter Theorien verschiedener psychologischer Provenienz betrachtet werden, beginnend mit der klinischen Psychologie. Diese hat viele Konzepte zum Verständnis von Angst, Stress und deren jeweiliger Bewältigung oder Coping hervorgebracht. Da es durchaus naheliegend erscheint, den Tod bzw. die eigene Sterblichkeit als potentiell angstauslösenden Stressor zu sehen, scheint eine Einordnung in die 'theoretische Brille' dieser psychologischen Disziplin lohnenswert. Zunächst wird mit einem Rückgriff und Vergleich allgemeiner klinischer Angsttheorien begonnen, die auf ihren möglichen ergänzenden Erklärungswert für die Einstellungen zu Sterben und Tod überprüft werden. Die Angstkonzepte können dabei grob in psychoanalytische, lerntheoretische und kognitive Theorien eingeteilt werden und werden aufgrund des Umfangs dieser Arbeit nur oberflächlich skizziert; für eine vertiefende Darstellung sei auf die einschlägigen Werke vor allem von Krohne (1976, 2010), aber auch Becker (1980), Levitt (1987) sowie Salzman und Lebowitz (1991) hingewiesen. Der in den siebziger Jahren vollzogene Paradigmenwechsel der wissenschaftlichen Psychologie von der Psychoanalyse zu kognitiv-lerntheoretisch orientierten Ansätzen zeigte sich auch deutlich in der klinischen Psychologie: Nicht Abwehrmechanismen, sondern Bewältigungsstrategien treten in den Vordergrund, d.h. auch hier sind, ähnlich wie bei den zuvor beschriebenen entwicklungspsychologischen Theorien der Lebensspanne, Ressourcen und funktionale Coping-Prozesse von Interesse, womit letztlich nicht mehr nur die Angst, sondern auch die Akzeptanz vor dem Tod erklärbar wird.

Angst existiert auf normalpsychologischer wie auf psychopathologischer Ebene (vgl. auch Punkt 2.2.1.1) und umfasst verschiedenste Ausdrucksmöglichkeiten, Auslöser und Intensitäten – entsprechend vielfältig sind auch die Definitionen. Einfach ausgedrückt bezeichnet Angst emotionale Reaktionen, „die durch die Erwartung eines bedrohlichen Ereignisses hervorgerufen“ und „als ein im höchsten Maß unangenehmer Zustand erlebt“ werden, „wobei mehr noch als in anderen

Emotionen körperliche Symptome und Erregungszeichen die Aufmerksamkeit auf sich ziehen“ (R. Cohen, 1965; Klicpera, 2007, S. 41; Panse, 1952). Wie in der einschlägigen Forschung üblich und unter Punkt 2.2.1.1 expliziert, wird im Folgenden nicht zwischen Furcht und Angst unterschieden, sondern der Begriff Angst übergeordnet verwendet (zur definitorischen Differenzierung s. z. B. Klicpera, 2007).

Wie bereits bei den thanatospsychologischen Theorien ist auch bei den allgemeinen Angsttheorien die Psychoanalyse als Pionier zu nennen, wobei für eine umfangreiche Darstellung psychoanalytischer und tiefenpsychologischer Angsttheorien auf Minster (1980) verwiesen sei. In Freuds (1926/1948) zweiter, stärker psychologisch ausgerichteten Theorie zur Entstehung der als zentral angenommenen neurotischen Angst ist diese nicht mehr ein sekundäres, somatisches Phänomen, sondern „ein primär im Psychischen begründeter Prozess, der seinerseits Bewältigungsreaktionen mit unterschiedlichen Abwehrmechanismen und daraus resultierenden psychischen Fehlhaltungen induziert“ (Klicpera, 2007, S. 42). Die Angst ist Ausdruck zugrundeliegender unbewusster und ungelöster Konflikte, die verdrängt oder gehemmt werden. Gemäß dem Lust-Unlust-Prinzip soll die durch Angst ausgelöste Unlust vermieden werden, indem das *Ego* bzw. Ich mit Angstabwehrmechanismen wie Projektion, Verleugnung oder Rationalisierung reagiert. Diese Signaltheorie der Angst[12] nimmt zur Entstehung pathologischer Angst vor allem frühkindliche Traumatisierungen an, etwa durch das primäre Trauma der Geburt sowie Störungen der emotionalen Bindungen zur Mutter, wie den Ödipuskomplex. Konnte das Kind in relevanten Entwicklungsstadien nicht ein Sicherheits- und Geborgenheitsgefühl etablieren und damit natürliche Triebbedürfnisse befriedigen, wird es demnach späteren Angstmanifestationen wie Phobie, Hysterie und Zwangsneurosen ausgesetzt sein (Bolwby, 1969; H. S. Sullivan, 1953). Da nur die Geburt die primäre Angst auslösen kann und alle nachfolgenden Angstmanifestationen sekundärer Natur sind, wäre daher auch das Erleben von Angst vor dem Tod auf eine letztlich in der frühesten Kindheit determinierte Phase zurückzuführen und entzöge sich damit einer direkten Intervention, wie etwa durch den von Butler etablierten Lebensrückblick. Ganz im Gegenteil könnte es hier sogar zu reaktualisierten Traumata kommen – wie bereits unter Punkt 2.2.1.1 muss auch hier das Fazit lauten, dass die klassisch-psychoanalytische Angstkonzeption zur Anwendung auf die Einstellungen vor Sterben und Tod und insbesondere auf die

---

12 Die Angst wird als Gefahrensignal des Ichs auf gesellschaftlich tabuisierte, häufig sexuelle Triebimpulse definiert, wobei das *Ego* die „wahrnehmende und bewusst handelnde (kognitive) Instanz der Persönlichkeit“ ist, „durch das regulatorische Prozesse zur Gefahrenabwehr eingeleitet werden sollen“ (Krohne, 2010, S. 154).

Angst vor dem Tod, gerade auch im Hinblick auf eine empirische Überprüfung, einerseits zu komplex, andererseits zu unscharf und teilweise widersprüchlich bleibt (Krohne, 2010). Auch die Prozesse, die zu einer Akzeptanz des Todes führen können, sind hierüber nicht näher zu erklären.

Lerntheoretische Erklärungsmodelle konzeptualisieren das Entstehen von Angst über klassisches und operantes Konditionieren, also über erlernte Reiz-Reaktionsmuster. Allerdings erwies sich die streng behaviouristische Sicht des basalen klassischen Konditionierens (z.B. J. B. Watson, 1919) als insgesamt ungeeignet für die Erklärung von längerfristigen Verhaltensänderungen im Sinne einer manifesten und stabilen psychologischen (Trait-)Angst[13], da die bedingten Angstreaktionen zumeist leicht wieder zu löschen waren und sich umgekehrt für stabile Angstreaktionen keine vorausgegangenen Konditionierungen ausmachen ließen (Kimmel, 1975; Klicpera, 2007; Krohne, 2010). Natürlich ist denkbar, dass ein erlernter Stimulus Angst vor dem Tod bzw. regelrechte Todesangst auslösen kann, z.B. bei traumatisierten Menschen, Unfallopfern, etc. Allerdings handelt es sich in diesen Fällen nicht um die Form der antizipierten Trait-Angst, die in den Einstellungen zu Sterben und Tod expliziert und in der vorliegenden Arbeit untersucht wird. Eher geeignet erscheint hierfür das reizunabhängige operante Konditionieren, bei dem, vereinfacht ausgedrückt, die Auftretenswahrscheinlichkeit für ängstliches Verhalten als zu konditionierende Reaktion durch positive und negative Verstärkung erhöht wird (Bandura, 1970). Tatsächlich besteht Evidenz, dass so das Entstehen von Angst bzw. ängstlichem Verhalten erklärt werden kann, so dass sich für die Angst vor dem Tod ergäbe, dass man bei entsprechend hoher Ausprägung nach denjenigen Verstärkern suchen müsse, die dieses Verhalten aufrechterhalten. Ein Beispiel für positive Verstärkung könnte sein, dass man beim Ausdruck von Angst vor dem Tod durch Zuwendung, Trost und Aufmerksamkeit sozial verstärkt wird und sich die Angst dadurch letztlich etabliert. Dies ist durchaus denkbar in der Sozialisationsphase und möglicherweise hilfreich zur Erklärung von starker Angst vor dem Tod in jungen Jahren. Dennoch ließe sich nur ein Teilaspekt der Angst vor dem Tod durch operantes Konditionieren erklären, da sie gerade im hohen Alter eine überaus realitätsnahe Reaktion darstellt und eine soziale Verstärkung, etwa bei einsamen Menschen, häufig ausbleibt.

Auch das Beobachtungslernen oder Lernen am Modell kann bei der Entstehung von Angst (vor dem Tod) eine Rolle spielen: Hier lernt man nicht primär aus der eigenen Erfahrung heraus, sondern durch das Beobachten von Modellen

13 Von Kimmel (1975) in Abgrenzung zu kurzfristigen, phasischen Angstreaktionen als tonisch benannt.

(Bandura, 1979, 1976). So kann ein Kind etwa anhand der Reaktion seiner Eltern auf das Thema Sterben und Tod stellvertretend lernen, ob dieses vermieden, offen besprochen werden sollte oder zu Aggression oder Trauer führt. Je souveräner ein Modell reagiert, desto souveräner wird, vor allem beim Bestehen einer engen Beziehung zum Modell, auch der Lernende agieren. Dabei ist die Erwartungshaltung des Lernenden wichtig, dass das vom Modell gezeigte Verhalten positive Konsequenzen nach sich zieht, also naiv gesprochen das 'richtige' ist. In die ähnliche Richtung zielt das evaluative Konditionieren (I. Martin & Levey, 1978), bei dem nicht eine Reaktion in einer einzelnen Situation konditioniert wird, sondern bestimmte Verhaltensweisen für einen ganzen Reizkomplex gelernt werden. So könnten Sterben und Tod einen Reizkomplex darstellen, für den bestimmte Assoziationen in Form von evaluativen Urteilen existieren; beim Bestehen von Angst vor dem Tod wäre somit evaluativ konditioniert worden, dass die Sterblichkeit ein bedrohlicher, angstauslösender Reiz darstellt. Das jeweilige Verhalten, so merkt Klicpera (2007, S. 49) an, hänge dabei von den Umständen ab, „in denen man tatsächlich mit einer solchen Situation konfrontiert wird". Demgemäß wäre akzeptierendes Verhalten gegenüber Sterben und Tod nur dann zu erwarten, wenn eine entsprechend positive evaluative Konditionierung im Vorfeld stattgefunden hat. Die lerntheoretischen Erklärungsmodelle liefern Hinweise darauf, dass auch bei der Entstehung der Einstellungen zu Sterben und Tod die individuelle Lerngeschichte und die darin gemachten eigenen Erfahrungen, z. B. der Umgang mit dem Tod mit Verwandten durch die Eltern, Freunde oder einen selbst, prägenden Einfluss haben. Gemäß der Grundaussage der Lerntheorie und insbesondere in der heutigen integrativ-kognitiven Verhaltenstherapie wird (neues, erwünschtes) Verhalten aber nicht nur erlernt, sondern (altes, dysfunktionales Verhalten) kann grundsätzlich auch wieder verlernt werden, so dass es notwendig ist, die Entstehung der Einstellungen, die letztlich zu Verhalten führen, nachzuvollziehen, um dann gegebenenfalls korrigierend intervenieren zu können.

Als Verbindung zwischen den klassisch-lerntheoretischen und der zunehmend stärker werdenden kognitiven Psychologie sind kognitive Angsttheorien entstanden, auf die im Folgenden kurz eingegangen wird. Grundlegend stehen hierbei „bestimmte kognitive Strukturen und Aktivitäten" im Vordergrund, „die als Vermittler zwischen Umweltveränderungen und Verhalten fungieren" (Krohne, 2010, S. 245). In der sozial-kognitiven Lerntheorie werden erstmalig Selbstregulationsprozesse formuliert, die ein aktives kognitives Steuerungselement des Lernenden darstellen (Bandura, 1979). In der Selbstwirksamkeits-Theorie (*self-efficacy*) formuliert Bandura (1977, 1978), dass der Lernende einerseits das Wissen über das Ergebnis einer bestimmten Handlung hat, andererseits jedoch eine durch die eigene Erfahrung ermittelbare Erwartung bezüglich der eigenen Kompetenz, die Handlung auch ausführen zu können. Somit ist es nicht die Situation per se, die als angstauslösend gilt, sondern entscheidend ist vielmehr die Beurteilung, ob sie durch eigenes Handeln zu bewältigen ist. Fehlt die Fähigkeit oder der Glauben an die Fähigkeit, so wird die Situation als bedrohlich wahrgenommen; wird sie dagegen als kontrollierbar wahrgenommen, wird keine Angst ausgelöst. Dabei ist die subjektive Beurteilung ausschlaggebend, d.h. selbst eine lediglich fiktiv empfundene Kontrollerwartung durch eigenes Handeln senkt die Angst. Ähnlich argumentiert die auf Rotter und Weiner zurückgehende, ursprünglich lerntheoretisch-persönlichkeitspsychologische Attributions- oder *Locus of Control*-Theorie (Rotter, 1966; Weiner, 1980; Weiner & Graham, 1982), bei der Situationen nur dann negative Emotionen wie Angst auslösen, wenn diese 'ungünstig' attribuiert bzw. interpretiert werden, also man z.B. ein Versagen internal der eigenen Person und Kompetenz zuschreibt oder keine Kontrollmöglichkeit sieht, da die Situation subjektiv als external kontrolliert wahrgenommen wird. Dass wir alle sterben müssen, ist an und für sich nicht kontrollierbar, sondern ein Naturgesetz. Dennoch ist die subjektive Wahrnehmung der Endlichkeit im Sinne von interindividuell unterschiedlichen Kontrollüberzeugungen durchaus variabel: Es ist möglich, die Sterblichkeit vollständig external, z.B. auf „luck, chance, fate, and powerful others" (Clark-Plaskie & Lachman, 1999, S. 182) zu attribuieren und damit Angst und Hilflosigkeit bis hin zu Ausgeliefertsein zu empfinden. Eine externale Attribution, z.B. auf Gott oder eine höhere Macht, kann aber in einem fatalistischen Sinne auch zu einem transzendenten Erleben verhelfen und somit eher tröstlich sein. Andererseits könnte ein internal kontrollüberzeugter Mensch bei der Konfrontation mit der Sterblichkeit an seine eigenen Grenzen stoßen, so dass dieser üblicherweise als Ressource wahrgenommene Stil eventuell ins Negative 'kippt'. Auch den Sterbeprozess an sich kann man möglicherweise durch Steuerungselemente wie eine Patientenverfügung oder entsprechende Absprachen mit Angehörigen zumindest subjektiv kontrollierbarer machen. Der jeweilige Attributionsstil einer Person bei der Interpretation der eigenen Sterblichkeit kann daher Einfluss auf die Einstellungen zu Sterben und Tod nehmen.

Auch Lazarus' transaktionale Theorie der Emotionsentstehung bzw. kognitive Stresstheorie (Lazarus, 1991a, 1991b, 1999; Lazarus, Averill, & Opton, 1974; Lazarus, Goldberger, & Breznitz, 1993) greift diese Gedanken auf, um Möglichkeiten der Angst- und Stressbewältigung zu erläutern, wobei Lazarus Angst als psychologischen Stress bezeichnet. Zunächst wird eine Situation oder ein Umweltreiz affektiv beurteilt (*primary appraisal*) und als irrelevant, positiv oder negativ-bedrohlich bzw. unsicher eingeordnet; in einem nächsten Schritt werden die durch die Situation gestellten Anforderungen mit den eigenen Möglichkeiten verglichen (*secondary appraisal*). Dabei können, in Abgrenzung zu rein biologischen Stresskonzeptionen, bei denen vorwiegend ein körperlicher Belastungszustand gemeint ist (z.B. Selye, 1978), drei Arten von psychologischem Stresserleben unterschieden werden: Schädigung/Verlust, Bedrohung oder Herausforderung. Bedrohung und Herausforderung sind dabei zukunftsbezogen, also noch nicht eingetreten (Lazarus & Folkman, 1984; P. Schulz, 2005). Dieser Evaluationsprozess verläuft kontinuierlich und „nicht notwendigerweise bewusst" (P. Schulz, 2005, S. 222) oder sequentiell im Sinne der hier vorgegebenen Reihenfolge und stellt aufgrund seiner reziproken Interaktion zwischen Individuum und Umwelt ein *person-environment-(mis)fit*-Modell dar (Bamberg, Busch, & Ducki, 2003; Eppel, 2007, s. auch Abb. 9). Die Bewältigungsreaktion oder das Coping zielt dabei darauf ab,

> entweder durch äußere Handlungen oder durch innere Verarbeitung von Umgebungsanforderungen bzw. selbst gestellten Forderungen sowie Konflikten zwischen diesen Forderungen, die das einer Person zur Verfügung stehende Kräftepotenzial auslasten oder gar übersteigen, ihnen zu genügen, sie zu meistern oder aber zu reduzieren (zitiert nach Folkman, Schaefer, & Lazarus, 1979; Klicpera, 2007, S. 56 f.).

Coping ist demgemäß eine Stressreaktion, die intentional und zweckgerichtet ist (Compas, Connor, Saltzman, Harding-Thomsen, & Wadsworth, 1999), was nicht damit gleichzusetzen ist, dass die gewählte Coping-Strategie automatisch adäquat und erfolgreich sein muss. Die zur Bewältigung eingesetzten Strategien können beispielsweise aggressive Konfrontationen, Problemlösen, Distanzierung, Selbstkontrolle, Vermeidung oder auch Neuinterpretationen sein (Folkman, Lazarus, Dunkel-Schetter, DeLongis, & Gruen, 1986; Krohne, 2010). Bei Lazarus' prominentem Erklärungsansatz der Stressentstehung spielen die objektiv vorhandenen und insbesondere subjektiv wahrgenommenen Ressourcen eine zentrale Rolle und ermöglichen die Erklärung individueller Unterschiede in der Stressreaktion, die im Falle einer wahrgenommenen Bedrohung auch als Angstreaktion bezeichnet werden kann (Epstein, 1967). Bezogen auf die Konfrontation mit der Sterblichkeit ist es also entscheidend, ob diese überhaupt als relevant und bedrohlich wahrgenommen wird und falls ja, wie das Individuum seine eigenen Ressourcen zur Bewältigung einschätzt. In Anlehnung an Klicpera (2007) und Schulz (2005) können denkbare Coping-Strategien offensiv sein, etwa in Form einer konkreten Auseinandersetzung mit der Sterblichkeit mit dem Ziel, mit der eigenen Reaktion auf die Bedrohung besser umzugehen und somit negative Konsequenzen abzuschwächen. Ferner können sie auch defensiver Natur sein, wie etwa in der Annahme oder Akzeptanz der Gegebenheiten oder aber der Vermeidung bis hin zur Verleumdung des Problems. Wie bereits unter Punkt 2.2.1.2 dargestellt, kann die Neu- oder Umbewertung (*reappraisal*) der Sterblichkeit als sinn- und bedeutungsvoll oder die Annahme dieser im Sinne einer neutralen oder annäherungsorientierten Akzeptanz als funktionale Coping-Strategien verstanden werden. Dabei beinhaltet assimilatives Coping aktives, kompensatorisches Handeln bei Zielerhaltung, akkomodatives Coping dagegen eine flexible Zielanpassung, so dass für die Auseinandersetzung mit dem Tod im hohen Alter vor allem akkomodatives Coping im Vordergrund stehen sollte (Brandtstädter & Rothermund, 2002). Allerdings merkt Wittkowski (2005, S. 73) hierzu kritisch an, dass es sich bei der Art und Weise, wie eine Person über den Tod denkt, „nicht um die bewertende Reaktion auf ein aktuelles Ereignis, sondern um die allmähliche Umbewertung eines Sachverhalts" handele und eine Anwendung des Konzepts von Lazarus „nicht zur Erklärung der eigenen Sterblichkeit beim altersentsprechend gesunden alten Menschen geeignet" sei. Aus diesem Grund bezieht sich Wittkowski bei seinem unter Punkt 2.2.1.2 vorgestellten Entwurf einer integrativen Theorie der Einstellungen zum Tod auf die kognitive Theorie des Alterns von Thomae (1971). Zudem wird die Theorie unter anderem wegen der fehlenden Spezifizierung der Beziehungen zwischen den Komponenten des transaktionalen Modells bzw. deren Konfundierung untereinander kritisiert (vgl. z. B. Krohne, 2010).

Abbildung 9: Schematische Darstellung der Stressbewältigungstheorie von Lazarus nach Krohne (2010, S. 268).

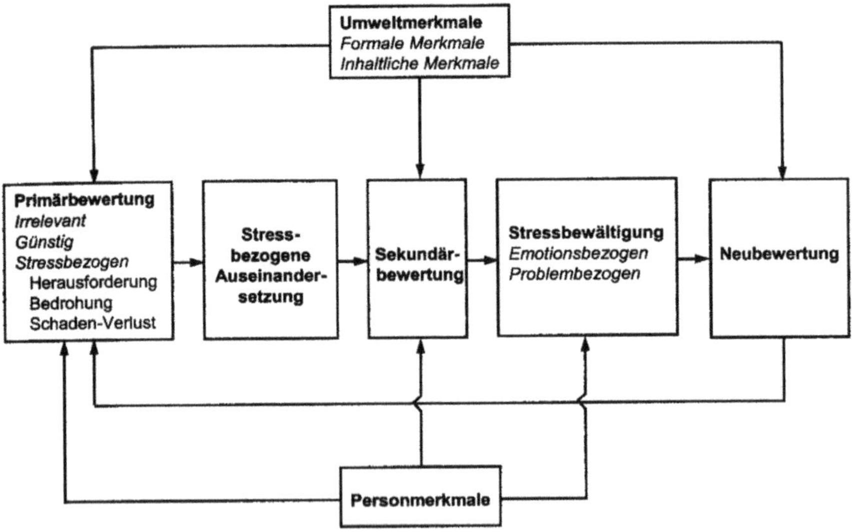

Die unter Punkt 2.1 erfolgte Einordnung der Angst vor Sterben und Tod als *Trait*-Angst gründet auf dem persönlichkeitspsychologischen *Trait-State*-Angstmodell bzw. der Zustands-Dispositions-Theorie der Angst von Spielberger (1966, 1972, 1975), wobei „erstmals in systematischer Weise die Abhängigkeit der emotionalen Reaktion (*State-Anxiety*) von unterschiedlichen Ausprägungen der Disposition (*Trait-Anxiety*) unter variierenden situativen Bedingungen (Stressintensität und Art des Stressors) untersucht wurde" (Krohne, 2010, S. 203). Der zeitlich begrenzten Zustandsangst, die je nach auslösender Situation in Dauer und Intensität variiert, wird dabei die Eigenschaftsangst oder allgemeine Ängstlichkeit als Ausdruck persönlichkeitsbedingter und damit zeitlich und situativ überdauernd hochängstlicher Personen gegenübergestellt. Die Ausprägung der Zustandsangst hängt von der kognitiven Verarbeitung der Situation ab, welche wiederum durch die vorhandene Dispositionsangst beeinflusst wird. Hochängstliche, so die empirischen Befunde, zeigen insbesondere in selbstwertgefährdenden Situationen größere *State*-Angst als Niedrigängstliche (z.B. Schwenkmezger, 1985). Allerdings gibt es auch Befunde, die auf eine generell erhöhte, also situationsunabhängige *State*-Angst bei Hochängstlichen hindeuten (Glanzmann & Laux, 1978). Da die Konfrontation mit der eigenen Sterblichkeit unter anderem als selbstwertsenkend empfunden werden kann – verwiesen sei hier etwa auf die Annahmen der *TMT* oder eine negativ ausfallende Lebensbilanz – könnten Personen mit dem Persönlichkeitsmerkmal Ängstlichkeit die Angst vor Sterben und Tod ausgeprägter empfinden als niedrigängstliche Personen. Wittkowski erläutert hierzu:

> Mit Hilfe der Zustands-Dispositions-Theorie der Angst würden interindividuelle Unterschiede im aktuellen Angsterleben (z.B. bei der Begegnung mit einem Sterbenden) durch die Organismus-Variable „Angst-Disposition mit Blick auf Tod und Sterben" erklärt. Die aus der Theorie folgende allgemeine Hypothese lautet: Wer eine starke Disposition zu Angst vor Tod und Sterben hat, wird bei der Konfrontation mit Tod und Sterben intensive Angst erleben; wer hingegen eine schwache Bereitschaft zu Angst vor Tod und Sterben hat, wird bei der Konfrontation mit Tod und Sterben vergleichsweise schwache Angst erleben. Ob dies tatsächlich so ist, ist derzeit noch unbekannt (S. 30).

Ein prominenter Ansatz aus der Persönlichkeitspsychologie, der das Entstehen von Angst als biopsychologisch determiniert darstellt, wird nachfolgend skizziert. Die klassische Drei-Faktor-Theorie (Eysenck, 1970; Eysenck & Eysenck, 1985) geht von drei zentralen Dimensionen der Persönlichkeit aus, Neurotizismus bzw. emotionale Stabilität/Labilität, Introversion/Extraversion und Psychotizismus. Das faktorenanalytisch gefundene *Trait* Neurotizismus steht dabei synonym für Ängstlichkeit; neurotische Personen haben die Tendenz, „auf emotionale (speziell aversive) Inhalte besonders leicht und besonders stark anzusprechen" (Krohne, 2010, S. 223). Als hierarchischer „*superfactor*" (Pervin & Cervone, 2010, S. 247) wurden Neurotizismus bzw. Personen mit hoher Merkmalsausprägung wie folgt umschrieben: *anxious, depressed, guilt feelings, low self-esteem, tense, irrational, shy, moods, emotional* (Eysenck, 1990). Auch wenn die Theorie anhand hirnphysiologischer Befunde mittlerweile als falsifiziert gilt (Schulter & Neubauer, 2005), da unter anderem die von Eysenck nicht berücksichtigten elaborierten Bewertungsprozesse der Belastungssituation für die Angstauslösung eine wichtige Rolle spielen (vgl. Lazarus' Stresstheorie), erwies sich der Ansatz als sehr stimulierend für die weitere Entwicklung der Persönlichkeitspsychologie. So zeigt sich ihr Einfluss auch in der Taxonomie der faktorenanalytisch und über den lexikalischen Ansatz ermittelten *Big Five* (Goldberg, 1981) bzw. das Fünf-Faktoren-Modell der Persönlichkeit (Cattell, 1957; Guilford, 1959, 1975; Tupes & Christal, 1961), wobei sich Eysencks Faktorenstruktur in die neuere Fünf-Faktorenstruktur konzeptuell integrieren lässt und eine hohe Konstruktvalidität mit dieser aufzeigt (Pervin & Cervone, 2010). Mit Hilfe der globalen, weitgehend unabhängigen Basisfaktoren Extraversion, Verträglichkeit, Gewissenhaftigkeit, Offenheit für Erfahrungen und Neurotizismus kann die menschliche Persönlichkeit auf einem hohen Abstraktionsniveau beschrieben und erfasst werden.

Eine hohe Merkmalsausprägung von Neurotizismus ist auch hier durch Ängstlichkeit, Mutlosigkeit und emotionale Empfindsamkeit gekennzeichnet, eine geringe Merkmalsausprägung dagegen durch emotionale Robustheit und Stabilität, Ruhe sowie Zufriedenheit (John, 1989, 1990; Ostendorf & Angleitner, 2004). Interessant ist nun, dass die Ausprägungen der *Big Five* auch über die Zeit hinweg bis ins hohe Alter relativ robust bleiben (McCrae & Costa, 2008), so dass ein Faktor wie Neurotizismus, der ähnlich der *Trait*-Angst eine Art dauerhafte Disposition zur Ängstlichkeit, unabhängig vom Gegenstand oder abstrakten Gedanken, annimmt, auch auf die Einstellungen zu Sterben und Tod im hohen Alter Einfluss haben könnte. So wäre anzunehmen, dass Personen mit hohen Neurotizismus-Werten eher Angst vor Sterben und Tod, emotional stabile Personen dagegen eher Akzeptanz gegenüber Sterben und Tod empfinden. Einschränkend muss jedoch gesagt werden, dass die Merkmalsausprägungen für Neurotizismus, Extraversion und Offenheit im Alter im Vergleich zum jungen und mittleren Lebensalter sinken, wogegen Verträglichkeit und Gewissenhaftigkeit einen Anstieg verzeichnen; ein Effekt, der über verschiedene Kohorten und Kulturen stabil bleibt und von den Autoren als Zeichen intrinsischer Reifeprozesse gedeutet wird (Costa & McCrae, 1994; Fraley & Roberts, 2005; McCrae, 2002; McCrae et al., 2000; Specht, Egloff, & Schmukle, 2011b).

Ein typischerweise zur Behandlung von krankheitswertiger Angst, z. B. bei eng umschriebenen Phobien, verwendetes verhaltenstherapeutisches Verfahren ist die Angst-Exposition im Rahmen der systematischen Desensibilisierung (Fliegel, Groeger, Künzel, Schulte, & Sorgatz, 1998; Linden, 2011; Wolpe, 1958). Auch wenn das reale Alltagsleben sicher nicht mit dem strukturierten therapeutischen Setting vergleichbar ist, wäre für die Auseinandersetzung und Konfrontation mit Sterben und Tod doch folgendes Gedankenspiel möglich: Je älter ein Mensch wird, desto häufiger wird er mit dem Tod konfrontiert, ist die Sterblichkeit also salient. Freunde, Bekannte und Verwandte sterben, erhalten Diagnosen über chronische oder gar infauste Krankheiten, der eigene Körper altert und wird gebrechlicher. Gelingt es der Person, auch ohne therapeutische Anleitung die Angsthierarchie zu senken, ist auch hier ein Habituierungs- oder Löschungseffekt möglich, so dass der möglicherweise zunächst empfundene Schrecken des Todes mit zunehmendem Alter einer Gelassenheit weichen kann (Bluck, Dirk, Mackay, & Hux, 2008). Möglich wird dies, in dem der Angst wiederum die kognitiv gesteuerte Erwartungsänderung entgegengesetzt wird, die dazu führt, dass die Person die Situation oder ein kognitives Schema neu bewertet und als kontrollierbar oder auch sinnvoll erlebt. Dabei käme die Kontrolle nicht einer tatsächlichen, sondern vielmehr einer subjektiven Kontrollierbarkeit der Situation gleich. Letztlich wird die Bedrohlichkeit der mit dem Tod assoziierten Situation wie auch die durch sie ausgelöste Erregung reduziert; wer die eigene Sterblichkeit akzeptiert, wird diese auch nicht mehr als bedrohlich wahrnehmen. Dies hieße, dass ältere Menschen, obwohl dem Tod näherstehend, weniger ängstliche Einstellungen aufzeigen könnten, als Personen im jüngeren oder mittleren Erwachsenenalter. Da die Alltagserfahrungen und kritischen Lebensereignisse eines Menschen, die zu Angst vor Sterben und Tod führen können, nur dann einer tatsächlichen systematischen Desensibilisierung unterzogen werden könnten, wenn die Angstreaktion sich auch auf motorisch-physiologischer Ebene geäußert hat – also nicht nur in rein verbalen Äußerungen –, weiterhin durch konkrete Stimuli auslösbar und keine sich spontan äußernde, frei flottierende Angst ist, bleibt es bei einem Gedankenspiel (Fliegel et al., 1998, S. 167f.). Eine Parallele besteht allerdings zu selbsterfahrungsbasierten Kursen aus dem Bereich der *death education*, bei denen Übungen zur Angstbewältigung, beispielsweise in Form von Rollenspielen oder in sensu- und 'in vivo'-Konfrontationen – sofern dies bei der eigenen Sterblichkeit überhaupt möglich ist – wie der geleiteten Vorstellung, tot zu sein, einen Friedhof zu besuchen, seine eigene Todesanzeige zu verfassen oder sich in einen Sarg zu legen, zum Einsatz kommen und zum Teil eine entsprechende angstsenkende Wirkung zur Folge hatten (Abengozar, Bueno, & Vega, 1999; z.B. Durlak, 1994; Durlak & Riesenberg, 1991; Lohmann, 1988; Maglio & Robinson, 1994; Wittkowski, 1999).

Zusammenfassend lässt sich konstatieren, dass sich auch im Bereich der vorwiegend klinisch-psychologischen Angst- und Bewältigungstheorien Erklärungsansätze und somit ableitbare Fragestellungen für die Einstellungen zu Sterben und Tod finden lassen. Dabei ist eine Abkehr von den ursprünglich dominierenden defizitorientierten Theorien, nach denen auf Angst mit Abwehr reagiert wird, hin zu Bewältigungsstrategien zu verzeichnen, die eine differenziertere Reaktion auf Angst zulassen und sich als „funktional bei der Befindlichkeitsregulation und Anpassung an stresshafte Ereignisse erweisen" (Hoffmann, 2008, S. 65). Allerdings haben auch Abwehrmechanismen als „unbewusste, intrapsychische Bewältigungsmechanismen" (ebd., S. 67) ihre Berechtigung und werden dem übergreifenden Konzept des Copings untergeordnet (Lazarus & Folkman, 1984). Damit räumen diese moderneren theoretischen Ansätze auch einer möglichen Akzeptanzentwicklung auf ein stress- oder angstauslösendes und wenig beeinflussbares Phänomen wie die eigene Endlichkeit Platz ein.

2.3 Empirische Befunde zu den Einstellungen zu Sterben und Tod

Nachdem die Theorielage zu den Einstellungen zu Sterben und Tod aus Sicht unterschiedlicher psychologischer Disziplinen erläutert wurde, liegt der Fokus in diesem Kapitel auf der empirischen Befundlage. Um einen Überblick darüber zu verschaffen, wie die Befunde größtenteils erhoben wurden, werden jedoch zunächst in einem Exkurs die am häufigsten verwendeten psychometrischen Verfahren zur Messung der Einstellungen zu Sterben und Tod knapp vorgestellt.

2.3.1 Thanatospsychologische Messung der Einstellungen zu Sterben und Tod

Um die Einstellungen zu Sterben und Tod empirisch überprüfen zu können, müssen diese gemessen werden; da eine Kenntnis der verwendeten Methodologie hilfreich für das Verständnis der in Punkt 2.3.2 vorgestellten bisherigen Befunde ist, wird über die im Laufe der mittlerweile ca. sechzigjährigen Erforschung des Gebiets der Thanatospsychologie zahlreich entwickelten Instrumente im Folgenden ein sehr verknappter Überblick ohne Anspruch auf Vollständigkeit gegeben. Eine ausführliche Darstellung findet sich insbesondere bei Neimeyer (1994a), Neimeyer, Moser und Wittkowski (2003a, 2003c), Neimeyer und Fortner (1997) und Klug (1997); für eine Darstellung der wenigen deutschen Verfahren eignen sich Klug (1997) und Wittkowski (2005).

Zunächst stellte sich den Thanatosforschern die Frage, ob die Einstellungen zu Sterben und Tod direkt oder indirekt messbar sind. In den psychodynamisch geprägten historischen Anfängen der Psychologie des Todes wurden aufgrund der Annahme, dass bei der Angst vor Sterben und Tod unbewusste Abwehrmechanismen im Vordergrund stünden und diese somit nicht bewusst zugänglich sei, zumeist indirekte, projektive Verfahren angewandt, wie etwa der Thematische Apperzeptionstest (Rhudick & Dibner, 1961). Mitte der Siebziger Jahre kam es zu einem generellen Paradigmenwechsel in der Psychologie, welcher unter anderem durch die schwächer werdende Position psychodynamischer Theorien sowie der schlechten Validität und Reliabilität projektiver Verfahren begründet war. So wurde auch die Behauptung, todbezogene Einstellungen seien auf jeweils dem Bewusstsein unterschiedlich zugänglichen Ebenen messbar, zunehmend kritisiert (Epting, Rainey, & Weiss, 1979; Feifel & Nagy, 1981; Rigdon, 1983). Der Paradigmenwechsel hatte zur Folge, dass die Messung der Einstellungen zu Sterben und Tod heute fast ausschließlich und damit auch wieder einseitig – gemäß Neimeyer, Moser und Wittkowski (2003c) zu 95% – über explizite bzw. direkte, quantitative, mittels psychometrischer Gütekriterien abgesicherter Verfahren erfasst werden (Neimeyer & Van Brunt, 1995). Nachstehend sind einige der bekanntesten Verfahren aufgezählt, wobei es sich um eine von der Autorin getroffene Auswahl handelt:

Angstfokussierte Verfahren

- *Death Anxiety Scale* (DAS, Lonetto & Templer, 1986; Templer, 1970), ursprünglich unidimensional und atheoretisch konzipiert, ist das am häufigsten verwendete Messinstrument in der Literatur (Übersetzung in 26 Sprachen), neben Vorteilen wie Kürze der Messung bestehen aber auch einige Kritikpunkte, wie etwa die unstabile Faktorenstruktur und die somit eingeschränkte Interpretierbarkeit
- *Todesfurchtfragebogen* (Hensle, 1975, 1977), erstes deutschsprachiges thanatospsychologisches Instrument, basierend auf der Übersetzung und Item-Auswahl von verschiedenen englischsprachigen Verfahren; Schwächen aufgrund der Miss-verständlichkeit und des Schwierigkeitsgrads der Items sowie geringer interner Konsistenzen
- *Revised Death Anxiety Scale* (RDAS, McMordie, 1982; Thorson & Powell, 1994), unidimensional, greift Kritikpunkte der DAS auf, wurde jedoch nicht hinreichend validiert
- *Collett-Lester Fear of Death Scales* (CLFDS, Collett & Lester, 1969), eines der ersten mehrdimensionalen Messinstrumente, rationale Konstruktion; sowohl die Faktorenstruktur als auch die internen Konsistenzen erwiesen sich als suboptimal; eine Korrektur erfolgte 2003 (Lester & Abdel-Khalek)

- *Threat Index* (TI, Krieger et al., 1974), ursprünglich unidimensional konzipiert, erstmalig theoriegeleitete Konstruktion basierend auf Kellys Theorie der persönlichen Konstrukte (1955), gute psychometrische Eigenschaften
- *Death Depression Scale* (Templer, Lavoie, Chalgujian, & Thomas-Dobson, 1990), korreliert hoch mit allgemeinen Depressions- und Angstmaßen sowie Angst vor Sterben und Tod, so dass die diskriminante Validität fraglich ist; eine neuere Version wurde noch nicht hinreichend validiert (Templer et al., 2001)
- *Fear of Personal Death Scale* (FPDS, Florian & Kravetz, 1983), multidimensional konzipiert, gute psychometrische Eigenschaften
- *Multidimensional Fear of Death Scale* (MFODS, Hoelter, 1979; Neimeyer & Moore, 1994), multidimensional konstruiert mit sehr gut replizierbarer Faktorenstruktur, gute psychometrische Eigenschaften; deutsche Übersetzung von Jacobi, Ostheim, Schneider und Fischer (1984)
- *Fragebogen zur Messung der Furcht vor Tod und Sterben* (FVTS, Ochsmann, 1993a), deutschsprachig, mehrdimensionale Messung, gute psychometrische Eigenschaften

Akzeptanzfokussierte und kombinierte Verfahren

- *Akzeptanzskala von Kurlychek* (1976), erfasst die Akzeptanz des Todes über ein semantisches Differential; preliminäre Fassung, die nicht weiter überprüft wurde
- *Death Acceptance Scale* (Ray & Najman, 1974), unidimensional, jedoch heterogene Item-Formulierungen, die evtl. die geringe interne Konsistenz erklären
- *Flint Death Acceptance Scale* (Flint, Gayton, & Ozmon, 1983), basierend auf der *Death Concern Scale* von L. Klug und Boss (1977), wurde psychometrisch nicht überprüft
- *Klug Death Acceptance Scale* (KDAS, L. Klug & Sinha, 1987), basiert auf den zwei Komponenten 'Konfrontation mit dem Tod' (Kognition) und 'Integration des Todes' (positiver Affekt); fragliche Augenscheinvalidität, z. B. durch Formulierung überwiegend negativ gepolter Items bei hoher interner Konsistenz
- *Death Attitude Profile* und *-Revised* (DAP und DAP-R, Gesser, Wong, & Reker, 1987; Wong et al., 1994), erstmalig nicht ausschließlich Messung negativer Reaktionen auf den Tod wie Angst und Vermeidung, sondern zusätzliche Erfassung von drei Akzeptanzdimensionen (*neutral*, *approach* und *escape acceptance*); dadurch wesentlich differenziertere Erfassung der Einstellungen zu Sterben und Tod
- *Fragebogen zu Einstellungen zu Sterben, Tod und Danach* (A. Klug, 1997), deutschsprachig, multidimensional, erfasst sehr differenziert negative, neutrale

und positive Aspekte todbezogener Einstellungen, gute psychometrische Eigenschaften

- *Multidimensional Orientation Toward Dying and Death Inventory* (englische Übersetzung) bzw. *Fragebogeninventar zur mehrdimensionalen Erfassung des Erlebens gegenüber Sterben und Tod* (deutsches Original) von Wittkowski (MODDI-F und FIMEST, Wittkowski, 1996; 2001a). Vorliegen einer rational sowie einer empirisch konstruierten Form, multidimensional, erhebt als erstes deutsches Instrument neutrale Akzeptanz, gute psychometrische Eigenschaften (s. Punkt 4.4)

Die Entwicklung dieser quantitativen Selbstauskunft-Verfahren ging von der zunächst homogenen, unidimensionalen Messung hin zur mittlerweile etablierten multidimensionalen, standardisierten und psychometrisch abgesicherten Operationalisierung des Konstrukts (Neimeyer, 1997–1998; Neimeyer & Fortner, 1997; Wittkowski, 2005, vgl. auch Punkt 2.1). Dazu gehört zudem, dass die anfangs ausschließliche Fokussierung auf die Erhebung der Angst- um die zunehmend an Bedeutung gewinnende Akzeptanzdimension sowie Coping-Strategien und Selbstwirksamkeit ergänzt wurde. Neben der expliziten Messung der Einstellungen zu Sterben und Tod finden auch moderne implizite Verfahren wie der *Implizite Assoziationstest* Anwendung (Greenwald, McGhee, & Schwartz, 1998), wobei dies insbesondere für Studien gilt, die Annahmen der *TMT* experimentell überprüfen wollen (z.B. Bassett & Dabbs, 2003). Dabei steht die Messung unbewusster Anteile der Angst vor Sterben und Tod im Vordergrund, die sich etwa über Reaktionszeitmessungen erheben lässt. Um die Salienz der Angst vor Sterben und Tod vor der anschließenden Messung zu bewirken, wird in diesen meist sozialpsychologischen Settings mit *Primes*, wie etwa der Aktivierung durch Todesanzeigen oder Bildern von Beerdigungen, gearbeitet (Greenberg, Pyszczynski, Solomon, Simon, & Breus, 1994).

Neben den quantitativen *forced choice*-Fragebögen existierten bereits zu den Anfängen der Thanatospsychologie auch einige qualitative Verfahren und Interviews, die Probanden z.B. mit der Aufgabe instruieren, ein Bild vom Tod als Person zu malen, zu beschreiben oder die offene Frage stellen, was der Tod für einen persönlich bedeutet (Durlak, Horn, & Kass, 1990; Feifel, 1955; Kastenbaum, 2006; Tamm, 1996; Tamm & Granqvist, 1995; Wittkowski, 1987). Sofern deren psychometrische Gütekriterien gewährleistet sind, so Neimeyer und Fortner (1997), liefern z.B. per Inhalts- oder Sprachanalyse ausgewertete qualitative Formate gerade aufgrund ihres explorativ-deskriptiven Zugangs zur jeweiligen Forschungsthematik interessante ergänzende Daten zur rein quantitativen Erhebungsmethode (vgl. auch Wittkowski, 1990, S. 87ff.). Eine neuere Entwicklung betrifft die Anwendung von quantitativen Skalen, die spezifische Aspekte der Einstellung zu Sterben und Tod messen, insbesondere im Kontext der Palliativpflege. Genannt seien hier beispielsweise die fogenden Instrumente: *Coping with Death Scale* und *Death Self-Efficacy Scale* (Bugen, 1980–1981; Robbins, 1990–1991; Robbins & Neimeyer, 1994), *Schedule of Attitudes Toward Hastened Death* (Rosenfeld et al., 2000; Rosenfeld et al., 1999) und *Revised McCanse Readiness for Death Instrument* (Moody, Beckie, Long, Edmonds, & Andrews, 2000).

Auch wenn insbesondere die psychometrische Qualität und deren Ökonomie in der Anwendung klar für die Verwendung direkter Verfahren wie den oben vorgestellten Selbstauskunft-Fragebögen spricht, so lässt sich bis heute kein Goldstandard zur Messung der Einstellungen zu Sterben und Tod festlegen. So vereinfacht der anfängliche Gedanke war, die Einstellungen zu Sterben und Tod seien einer bewussten Bearbeitung und Formulierung grundsätzlich nicht zugänglich, so vereinfacht ist auf der anderen Seite die Annahme, „that people can or will report the entirety of their attitudes toward their personal mortality“ (Neimeyer & Fortner, 1997, S. 6). Der komplexen Thematik entsprechend wird es sich immer nur um eine Annäherung an die wahren Einstellungen handeln können. Letztlich wäre eine multimethodologische Herangehensweise an die Thematik, z. B. in einer Kombination aus qualitativen, quantitativen und (quasi-)experimentellen Verfahren, am adäquatesten für den komplexen Forschungsgegenstand. Jedoch ist diese in der Umsetzung mit großem Aufwand verbunden, welcher den Zeit- und Budgetrahmen wissenschaftlicher Studien zumeist überschreiten dürfte (vgl. z. B. Kastenbaum, 2006, S. 115f.). Eine quantitative Erfassung erscheint dagegen als ökonomisches Mittel der Grundlagenforschung in einem Gebiet, zu dem bislang nur unzureichende wissenschaftliche Erkenntnisse vorliegen – den Einstellungen zu Sterben und Tod im hohen Alter – als Mittel der Wahl, um anhand standardisierter Applikation psychometrisch hochwertiger Verfahren grundlegende und replizierbare Daten zu erhalten. Dass oben erwähnte FIMEST nahm als einziges deutschsprachiges Instrument in die Validierungsstichprobe auch ältere und alte Menschen (Range: 65 bis 93 Jahre) auf, jedoch wurde bei der Auswertung nicht nach Drittem und Viertem Lebensalter differenziert. Dennoch erscheint das Instrument potentiell geeignet zur Übertragung auf eine rein hochaltrige Stichprobe.

Dass sich die generelle Unschlüssigkeit bei der Methodenwahl zum Teil auch in der bisherigen Befundlage widerspiegelt, wird im folgenden Kapitel berichtet.

2.3.2 Empirische Befunde zu den Einstellungen zu Sterben und Tod

Nach der Darstellung der Theorienlage sowie der methodologischen Messbarkeit werden nachfolgend ausgewählte bisherige empirische Befunde zu den

Einstellungen zu Sterben und Tod mit besonderer Berücksichtigung alter Menschen geschildert. Dabei können die Befunde zum besseren Verständnis in inhaltliche Blöcke aufgeteilt werden. Vorneweg sei jedoch auf die Frage eingegangen, welcher Stellenwert der Erforschung der Einstellungen zu Sterben und Tod, insbesondere auch im hohen Alter, innerhalb der thanatospsychologischen Forschung heutzutage überhaupt zukommt – handelt es sich um ein rege beforschtes Gebiet?

2.3.2.1 Forschungstätigkeit zu den Einstellungen zu Sterben und Tod

Um die Forschungstätigkeit auf dem Gebiet der Einstellungen zu Sterben und Tod abbilden zu können, wird die Anzahl der einschlägigen Publikationen für den Zeitraum von 2000 bis einschließlich März 2012 über Literaturrecherchen bei den fachspezifischen Datenbanken *PsycINFO* der *American Psychological Association* (*APA*) und *PSYNDEX* der Zentralstelle für Psychologische Information und Dokumentation (*ZPID*) ermittelt, wobei erstere internationale, letztere nur deutschsprachige Publikationen abdeckt. Für die Sucheingabe der Schlüsselbegriffe 'Einstellungen AND Sterben OR Tod'[14] ergeben sich bei *PSYNDEX* zunächst 589 Zeitschriftenartikel aus Disziplinen wie Medizin, Psychologie, Psychiatrie, Gerontologie und Pflegewissenschaft. Einen besonders hohen Anteil weisen Artikel zu den Themen der *end-of-life* und *palliative care* sowie zur Sterbehilfe auf. Wendet man den Altersfilter auf die Altersgruppe 65 Jahre und älter an, so verbleiben 49 Artikel. Eine weitere Einengung auf die Altersgruppe 85 Jahre und älter schließlich ergibt das Resultat von 24 Artikeln. Davon befasst sich lediglich ein Artikel mit der empirischen Erforschung der Einstellungen zu Sterben und Tod (Wittkowski, 2005). Die übrigen Beiträge behandeln überwiegend Mortalitätsrisiken im hohen Alter, so etwa den Zusammenhang von kognitivem Status und Mortalität oder *terminal decline* (Gerstorf, Ram, Röcke, Lindenberger, & Smith, 2008; Gerstorf, Ram, Schupp, et al., 2008; Ghisletta, McArdle, & Lindenberger, 2006; Gunzelmann, Oswald, Hagen, & Rupprecht, 2003; Kliegel, Moor, & Rott, 2004; Rapp, Gerstorf, Helmchen, & Smith, 2008). Auch Beiträge aus theologischer, psychoanalytisch-konzeptioneller Sicht und der Psychotherapieforschung sind zu verzeichnen (Biermann, 2008; Höhne, 2008; Junkers, 2008; Scharer, 2006; Teising, 2008). Weitere thematische Schwerpunkte bilden Demenzerkrankungen sowie Suizidalität (Aner, 2008; Kojer, 2008; Sperling et al., 2009; Teising, 2004).

---

14 AND und OR stellen *Boolesche* Ausdrücke dar und suchen hier nach Artikeln, die die Wortkombinationen 'Einstellungen' und 'Sterben' oder 'Einstellungen' und 'Tod' enthalten, nicht aber nur 'Einstellungen', nur 'Sterben' oder nur 'Tod'.

Für die äquivalente Sucheingabe '*attitudes* AND *dying* OR *death*' bei *PsycINFO* wurden zusätzlich zu den bereits oben beschriebenen Filtern ausschließlich englischsprachige Journal-Artikel gesucht. Ohne Altersgruppeneinschränkung (ab Geburt bis 85+) ergeben sich 28.051 Treffer und damit deutlich mehr als im deutschsprachigen Raum. Eingeschränkt auf die Altersgruppe 65 Jahre+ verbleiben 5.033 Artikel, der Filter für die Altersgruppe 85+ ergibt schließlich noch 1.676 Treffer. Auch wenn in diesem Fall keine Einzelauswertung der Artikel erfolgt, so fällt ebenfalls eine große Spannbreite der behandelten Themen auf. Dabei geht es wiederum nur äußerst selten um Einstellungen zu Sterben und Tod bei 'gesunden' Hochaltrigen, also Personen, die durchaus multimorbid erkrankt sein können, bei denen jedoch keine terminale Krankheit diagnostiziert wurde. Die häufigsten Themen und beispielhafte Artikel sind: Sterbebegleitung (Kopp, 2009), *end-of-life* und *palliative care* (Beccaro, Di Leo, Morasso, & Costantini, 2008; Cox et al., 2012; Le & Watt, 2010; Schrader, Nelson, & Eidsness, 2009), Suizid (Jahn & Cukrowicz, 2011; Rurup, Deeg, Poppelaars, Kerkhof, & Onwuteaka-Philipsen, 2011), Mortalitätsrisiken im hohen Alter (Fry & Debats, 2011; Kotter-Grühn, Grühn, & Smith, 2010; Kotter-Grühn, Kleinspehn-Ammerlahn, Gerstorf, & Smith, 2009; Meller, Fichter, & Schröppel, 2004; Mykletun et al., 2007; Van Hout et al., 2004) und Trauerforschung (Azaiza, Ron, Shoham, & Tinsky-Roimi, 2011; Barr & Cacciatore, 2008; Newson, Boelen, Hek, Hofman, & Tiemeier, 2011; Somhlaba & Wait, 2008; Tomarken et al., 2008), aber auch Religiosität (Abdel-Khalek & Lester, 2009; Braam, Klinkenberg, & Deeg, 2011; Pevey, Jones, & Yarber, 2009), die experimentelle *TMT* (Fernandez, Castano, & Singh, 2010; Maxfield, Pyszczynski, Greenberg, Pepin, & Davis, 2012; Taubman-Ben-Ari & Noy, 2010), qualitative Studien (Dees et al., 2011; Hervé, Alaphilippe, Bailly, & Joulain, 2010; Karlsson, Milberg, & Strang, 2012; Lloyd-Williams, Kennedy, Sixsmith, & Sixsmith, 2007; Rurup, Pasman, et al., 2011) sowie interkulturelle (Vergleichs-)Studien (Abdel-Khalek & Maltby, 2008; Beshai, 2008; McNamara & Rosenwax, 2007; Rehkopf, Dow, & Rosero-Bixby, 2010; Yeun, 2005).

Differenziert man die Recherche weiter auf die zwei Haupt-Dimensionen der Einstellungen zu Sterben und Tod – also die Angst vor und die Akzeptanz von Sterben und Tod – bei ansonsten gleichbleibenden Suchkriterien, ergeben sich die nachfolgend dargestellten Resultate:

- *PSYNDEX* (nur deutschsprachig), 'Angst OR Furcht AND Sterben OR Tod', alle Altersgruppen: 518 Artikel. Diese Suche erweist sich als wenig hilfreich, da ein Großteil der Artikel nicht die gesuchte Dimension der Einstellungen zu Sterben und Tod betrifft, sondern jedwede Art von Forschung oder sonstiger Thematisierung über den Tod. So sind neben den bereits weiter oben genannten Themen auch zahlreiche Nachrufe zu verzeichnen oder auch 'neue' Themen wie der Umgang mit Sterben und Tod von Kindern (Cramer, 2008; Daut & Schöllhorn, 2012; Di Gallo, 2002; Rogge, 2003; Topf, 2009). Zudem sind viele der Artikel deckungsgleich zu den in der allgemeineren Suche zu 'Einstellungen' gefundenen. Die Filtersetzung auf 65 Jahre und älter ergibt 36, die Eingrenzung auf 85 Jahre und älter lediglich noch 20 Artikel. Von diesen befasst sich wiederum nur der bereits genannte Artikel von Wittkowski (2005) mit der empirischen Erforschung der Einstellungen zu Sterben und Tod.

- Für die Suche nach 'Akzeptanz OR Transzendenz AND Sterben OR Tod' in *PSYNDEX* ergeben sich für alle Altersgruppen zunächst 514 Artikel. Neben den bereits zuvor gefundenen Themenblöcken fällt hier ein besonderer Schwerpunkt der interventionsbasierten Psychotherapieforschung auf (Magill, 2007; Mehnert, Braack, & Vehling, 2011; Müller-Cyran, 2007; Noyon & Heidenreich, 2011; Vogel, 2011; von der Stein & Kipp, 2011). Für die Altersgruppe 65+ ergeben sich noch 36, für die Altersgruppe der Hochaltrigen 20 Artikel, die jeweils weitgehend deckungsgleich mit den zuvor für 'Angst ODER Furcht' gefundenen sind.
- *PsycINFO* (nur englischsprachig), '*anxiety* OR *fear* AND *dying* OR *death*', alle Altersgruppen: 28.087 Artikel. Auch hier zeigen sich die zuvor bereits erwähnten Themen, wie z. B. *TMT* (Cicirelli, 2002a; Hunt & Shehryar, 2011; Routledge & Juhl, 2010), interkulturelle Studien (Ron, 2010; Tang, Chiou, Lin, Wang, & Liand, 2011) und Umgang von Sterben und Tod von Kindern (Slaughter & Griffiths, 2007). Für die Altersgruppe 65+ ergeben sich 5.040, für die Altersgruppe 85+ noch 1.679 Artikel, wiederum zu den bereits genannten Themenblöcken. Auffallend sind hier Beiträge zur ansonsten nur schwach vertretenen Weiter- und Neuentwicklung psychometrischer Verfahren zur Messung von Einstellungen zu Sterben und Tod und anverwandten Bereichen (Neimeyer et al., 2003a; Periyakoil et al., 2005; Wittkowski, 2001a; Wittkowski, Ho, & Chan, 2011) und der ebenfalls unterrepräsentierten empirischen Erforschung der Einstellungen zu Sterben und Tod (Catt et al., 2005; Cicirelli, 2001; Lau & Cheng, 2011).
- Die Eingabe von '*acceptance* OR *transcendence* AND *dying* OR *death*' bei *PsycINFO* zeigt für alle Altersgruppen zunächst 28.013, für die Altersgruppe 65 Jahre und älter 5.021 und für die Gruppe 85 Jahre und älter 1.674 Beiträge an. Der inhaltliche Blick auf die Beiträge überrascht durch die Vielfalt der dargebotenen Herangehensweisen an die relativ neue Akzeptanzdimension der Einstellungen zu Sterben und Tod. So werden vorwiegend Akzeptanzaspekte, aber auch Transzendenz (z. B. Block, 2001; Hills, 2010; Rouse, 2004), die oft synonym zu Religiosität bzw. Spiritualität verwendet wird (Cicirelli, 2011; Jonas & Fischer, 2006; Massoudi, 2010; Yang, Staps, & Hijmans, 2010), thematisiert.

Neben der bereits bei der *PSYNDEX*-Suche gefundenen interventionsbasierten Psychotherapieforschung (Wong, 2008, 2010b) befassen sich einige Artikel auch mit der Sicht der Suizid- (Kjølseth, Ekeberg, & Steihaug, 2010; Lester, 2006) und Tauerforschung – etwa die elterliche Akzeptanz des Todes von Kindern oder die Akzeptanz des Todes bei Verwitwung (Carr, 2003; Chan & Chan, 2011; Maciejewski, Zhang, Block, & Prigerson, 2007a, 2007b; Murphy, Johnson, Wu, Fan, & Lohan, 2003; Parker & Dunn, 2011; Prigerson & Maciejewski, 2008), der Organspende (Guedj, Sastre, & Mullet, 2011), der Sterbebegleitung (Eliott & Olver, 2008), der *death education* (Chan, Tin, Chan, Chan, & Tang, 2010), interkultureller Studien (Lee, Jo, Chee, & Lee, 2008; Soeters, van den Berg, Varoğlu, & Siğri, 2007), der *end-of-life* und *palliative care* – hier insbesondere das Konzept des *good death*[15] (Goldsteen et al., 2006; Lowey, 2008; McNamara, 2004; Morgan, 2008; Proulx & Jacelon, 2004) –, der Kulturgeschichte bzw. Sepulkral- und Trauerkultur (Anderson, Sielski, Miles, & Dunfee, 2011; Rubin & Yasien-Esmael, 2004), Medizinethik (Buxton, 2008, 2011; Connelly, 2003) sowie nicht-empirischen (A. S. Berger, 2010; Chaturvedi, 2009; Niemiec & Schulenberg, 2011) und empirischen Untersuchungen der Einstellungen zu Sterben und Tod, beispielsweise von Palliativ-Pflegepersonal und Heimbewohnern (Bassett, McCann, & Cate, 2008; M. Braun, Gordon, & Uziely, 2010; Gamliel, 2003) und der Weiter- und Neuentwicklung psychometrischer Verfahren zur Messung von Einstellungen zu Sterben und Tod und anverwandten Bereichen (L. Downey, Curtis, Lafferty, Herting, & Engelberg, 2010; Lavoie & de Vries, 2003; Tomás-Sábado, Gómez-Benito, & Limonero, 2005).

In Tabelle 3 sind die Ergebnisse der Literaturrecherche deskriptiv dargestellt.

Tabelle 3: Deskriptive Darstellung der Ergebnisse der Literaturrecherche für den Zeitraum 2000 bis einschließlich März 2012

Datenbank	**Sucheingabe**	**Altersgruppe**		
		Gesamt	**Altersgruppe 65+**	**Altersgruppe 85+**
PSYNDEX (deutschsprachig)	*Einstellungen*	589	49	24
	Angst	518	36	20
	Akzeptanz	514	36	20

15 Hierzu Carr (2003): „A 'good death' is characterized by physical comfort, social support, acceptance, and appropriate medical care, and it should minimize psychological distress for the dying and their families“ (S. 215).

Datenbank	**Sucheingabe**	**Altersgruppe**		
		Gesamt	**Altersgruppe 65+**	**Altersgruppe 85+**
PsycINFO (englischsprachig)	*Einstellungen*	28.051	5.033	1.676
	Angst	28.087	5.040	1.679
	Akzeptanz	28.013	5.021	1.674

Anhand der Tabelle fällt auf, dass die Artikel der Sucheingaben für die Einzeldimensionen Angst und Akzeptanz eine hohe Schnittmenge bis hin zur Deckungsgleichheit mit den Resultaten für die allgemeinere Sucheingabe der Einstellungen zu Sterben und Tod bilden. Weiterhin wurde der prozentuale Anteil deutsch- und englischsprachiger Forschung zu Einstellungen zu Sterben und Tod für den Zeitraum 2000 bis 2012 (bis einschließlich März) anhand der oben dargestellten Literaturrecherchen berechnet. Dabei wurden lediglich die Ergebnisse der allgemeineren Sucheingabe nach den Einstellungen zu Sterben und Tod, nicht also den Einzeldimensionen Angst und Akzeptanz, berücksichtigt. Dies ist erforderlich, weil die Einzelresultate für die Dimensionen in der Literaturrecherche mit dem Schlüsselbegriff 'Einstellungen' weitgehend enthalten und somit Redundanzen nicht zu vermeiden sind. Es zeigt sich folgende Verteilung:

- Alle Altersgruppen: Von insgesamt 28.640 gefundenen Artikeln entfielen 97.9% (28.051) auf englischsprachige (*PsycINFO*) und 2.1% (589) auf deutschsprachige Literatur (*PSYNDEX*).
- Altersgruppe 65+: Von insgesamt 5.082 gefundenen Artikeln entfielen 99.0% (5.033) auf englischsprachige und 1.0% (49) auf deutschsprachige Literatur.
- Altersgruppe 85+: Von insgesamt 1.700 gefundenen Artikeln entfielen 98.6% (1.676) auf englischsprachige und 1.4% (24) auf deutschsprachige Literatur.

Wie ersichtlich wird, ist der Anteil der deutschsprachigen Forschung äußerst gering und weist international kein Gewicht auf. Hierbei muss natürlich berücksichtigt werden, dass viele in Deutschland durchgeführte Studien in englischsprachigen Journals publiziert werden, so dass der absolute Anteil an Forschungstätigkeit anhand der hier durchgeführten Analyse nicht berichtet werden kann. Insbesondere gibt es auf dem deutschen Markt kein einziges Fachjournal, dass sich ausschließlich mit der Thematik Sterben, Tod und Trauer befasst (vgl. Punkt 1.5). Doch auch die Verteilung der Forschungstätigkeit auf die einzelnen Altersgruppen ist interessant: Geht man von den 28.640 insgesamt gefundenen Artikeln als 100% aus, so macht die Forschung im Bereich des Dritten und Vierten Lebensalters lediglich

17.7% bzw. 5.9% aus. Die in der vorliegenden Arbeit anvisierte Zielgruppe der Hochaltrigen ist somit klar unterrepräsentiert.

Abschließend wird auf den Verlauf der Forschungstätigkeit für die Jahre 2000 bis 2011 eingegangen. Aufgrund der bereits beschriebenen Überschneidung der übergeordneten 'Einstellungen' als Suchbegriff und der Einzeldimensionen wurden zur Vermeidung von Redundanzen hierbei nur die Schlüsselwörter 'Einstellungen AND Sterben OR Tod' sowie '*attitudes* AND *dying* OR *death*' verwendet. Eine ausschließliche Einschränkung auf die Gruppe der jungen oder alten Alten erwies sich selbst unter der Hinzunahme der Gruppe des mittleren Lebensalters (40–64 Jahre) als unmöglich, da die Trefferzahlen für die einzelnen Jahre zu gering waren – für den deutschsprachigen Raum zumeist zwischen 0 und 1. Somit bezieht sich die in Abb. 10 dargestellte Verlaufsgruppe auf alle Gruppen.

Abbildung 10: Verlaufsdarstellung der deutsch- und englischsprachigen Forschungstätigkeit zu Einstellungen zu Sterben und Tod im Zeitraum 2000 bis 2011.

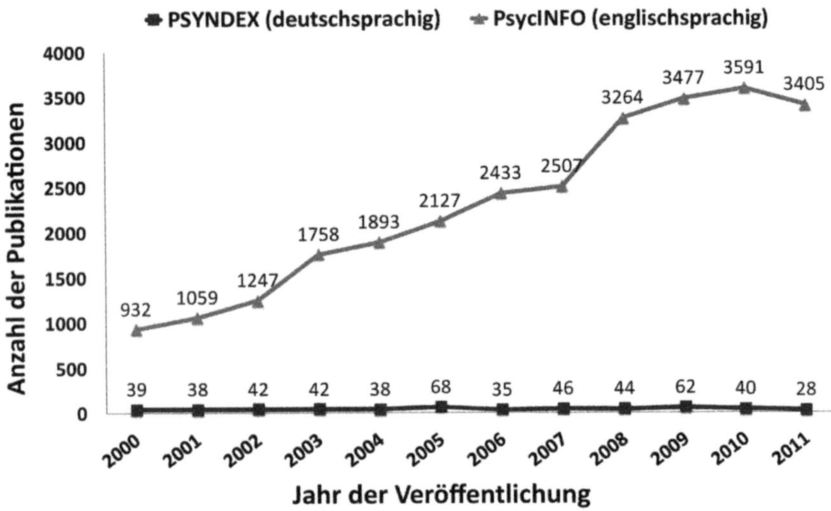

Auch hier zeigt sich nochmal deutlich die Marginalisierung der deutschsprachigen Forschung, die im Verlauf mit durchschnittlich 43.5 Publikationen pro Jahr relativ stabil bleibt. Die Verlaufskurve der englischsprachigen Forschung zeigt mit durchschnittlich 2307.75 Publikationen pro Jahr einen deutlichen Aufwärtstrend und vervierfacht sich innerhalb der letzten Dekade fast; allerdings ist im Jahr 2011 erstmalig ein leichter Rückgang der Forschungstätigkeit zu verzeichnen.

Die Tatsache, dass sich aufgrund der geringen Anzahl an Publikationen keine gesonderte Verlaufskurve für die Gruppen der jungen und alten Alten erstellen lässt, erscheint bezeichnend für den Stand der Forschung der Einstellungen zu Sterben und Tod in diesem Bereich. Vor allem die Hochaltrigen, Zielgruppe der hier vorliegenden Arbeit, sind deutlich unterrepräsentiert, was einen Widerspruch zur Aktualität des Themas gerade in diesem Alter darstellt. Auch über alle Altersgruppen hinweg betrachtet fällt auf, dass Determinanten, die zu bewältigungsorientierten oder aber dysfunktionalen Einstellungen zu Sterben und Tod führen, nur unzureichend erforscht sind. Dies gilt besonders für 'normale' und 'gesunde' Personengruppen, die also nicht unmittelbar mit dem eigenen Tod oder dem einer nahestehenden Person konfrontiert sind oder, wie im Bereich der Palliativmedizin oder *end-of-life*-Pflege, bereits im Sterben liegen. Als positiv ist allerdings die bis auf das Jahr 2011 stetig wachsende Publikationstätigkeit der englischsprachigen Forschung zu bewerten – auch wenn die Anzahl der Publikationen verglichen mit anderen gerontologischen Themen immer noch als sehr gering zu bezeichnen ist. Zum Vergleich: Gibt man bei *PsycINFO* die Schlüsselwörter '*technology* AND *aging* OR *ageing*', um englischsprachige Artikel für den Zeitraum 2000 bis 2012 zu erhalten, so finden sich allein für die Altersgruppe der ab 65-Jährigen 20.595 Beiträge, für die Gruppe der Hochaltrigen sind es immer noch 7.531.

2.3.2.2 Empirische Befunde zu den Einstellungen zu Sterben und Tod im Alter: Korrelate und Prädiktoren

Nachfolgend werden ausgewählte empirische Befunde zu den Einstellungen zu Sterben und Tod berichtet, wobei der Schwerpunkt, soweit möglich, auf Ergebnisse speziell für das hohe Alter gelegt wird. Zur besseren Übersichtlichkeit werden diese in Anlehnung an einschlägige Beiträge, hierzu in inhaltliche Blöcke aufgeteilt (Cicirelli, 2002b; Fortner & Neimeyer, 1999; Fortner et al., 2000; Kastenbaum, 2006; Neimeyer & Fortner, 1997; Neimeyer et al., 2003b; Neimeyer, Wittkowski, & Moser, 2004; Wittkowski, 2005). Die inhaltliche Aufteilung basiert dabei auf den von Feifel als grundlegend bezeichneten Forschungsbereichen, „nämlich todbezogene Einstellungen im höheren und hohen Alter, die Beziehung von Besorgnissen gegenüber dem Tod zu physischer Krankheit, die Angst vor dem Tod von medizinischen und nicht-medizinischen Betreuern, die Beziehung zwischen der Angst vor dem Tod und Psychopathologie und dem Zusammenhang zwischen Religiosität und Angst vor dem Tod“ (Neimeyer et al., 2003b, S. 110f.; s. auch Neimeyer et al., 2004) und erweitert diese um neuere Themen sowie den Einbezug der Akzeptanzdimension, sofern Befunde vorliegen. Die Darstellung beginnt mit den Befunden zum chronologischen Alter und setzt sich mit den in der vorliegenden

Arbeit fokussierten inhaltlichen Bereichen zu Persönlichkeit, Gesundheit und Religiosität fort. Anschließend werden der Vollständigkeit halber auch nicht explizit untersuchte Bereiche berichtet sowie ein Fazit gegeben.

2.3.2.2.1 Chronologisches Alter und Zeitperspektive

Intuitiv könnte man annehmen, dass mit zunehmender Nähe zum Lebensende die Angst vor dem Tod linear ansteigt. Dass dies nicht der Fall zu sein scheint, wurde empirisch mehrfach belegt, auch wenn einige wenige Studien das Gegenteil fanden (z.B. Mullins & Lopez, 1982) – bei einer Meta-Analyse, in die 27 Studien mit ausschließlich älteren Teilnehmern (N=16–293, Alter zwischen 61 und 87, M=72.68) eingingen, lag der Korrelationskoeffizient zwischen der Angst vor dem Tod und dem Alter bei r=-.01 ($p \leq .05$) (Fortner & Neimeyer, 1999). Tatsächlich nimmt die Angst vor dem Tod im Sinne einer inversen Beziehung vom mittleren zum höheren Lebensalter kontinuierlich ab und erreicht im hohen Lebensalter ein konstantes Niveau – ein Befund, der sich auch bereits in sehr frühen thanatospsychologischen Studien zeigte (Bengtson, Cuellar, & Ragan, 1977; Erlemeier, 1978; Feifel, 1956; Feifel & Branscomb, 1973; Fortner et al., 2000; Johnson & Barer, 1997; Kalish & Reynolds, 1977; Munnichs, 1995; Neimeyer & Fortner, 1995; Neimeyer et al., 2004; Stevens, Cooper, & Thomas, 1980; M. Sullivan, Ormel, Kempen, & Tymstra, 1998; Tobin, 1996). Andere Autoren (Gesser et al., 1987; Kalish & Reynolds, 1976; Wittkowski, 1993) fanden, dass es sich hierbei um einen kurvilinearen Zusammenhang handeln könnte; so hatten die Jungen sowie die Alten gleich wenig Angst vor dem Tod, die wiederum bei Personen im mittleren Erwachsenenalter am höchsten ausgeprägt war. Wie Cicirelli (1999, S. 571; 2003) schreibt, wurde die Abnahme von Angst vor dem Tod im hohen Alter allgemein so interpretiert, dass die meisten ein Akzeptanzlevel des Todes erreicht hatten, das allerdings mit einer gleichzeitig erhöhten Bewusstheit des nahenden Todes einherging, welche wiederum zu erhöhter Angst vor dem Sterbeprozess führt.

Wichtige Interpretationshinweise der Befundlage sind jedoch bei Wittkowski (2005) zu finden. So ist die Aussagekraft geschmälert, da die Gruppe der Hochaltrigen insgesamt stark unterrepräsentiert untersucht wurde; zudem ist aufgrund fehlender längsschnittlicher Studiendesigns nicht klar, inwieweit es sich um Kausalbeziehungen handelt und sich der Befund als Kohorten-, Alters- oder Zeitperiodeneffekt oder einer Konfundierung daraus darstellt. Auch die Zeitperspektive kann als Erklärungsgrund der Befunde in Betracht gezogen werden: Bereits Neugarten berichtete über deren Wechsel im mittleren Lebensalter von der wahrgenommenen Zeit seit der Geburt hin zur noch verbleibenden Zeit bis zum Tod (1978). So argumentieren Thorson und Powell (2000), dass wer viel

Restlebenszeit (im Sinne der subjektiv wahrgenommenen Lebenserwartung bzw. der antizipierten Nähe zum Tod, etwa durch Krankheit oder Alter) erwartet, auch entsprechend mehr zu verlieren hat. Ältere haben, so die Autoren, nicht nur weniger Restlebenszeit und verfügen zumeist über eine realistische Zukunftseinschätzung, sondern haben sich auch bereits mit ihrer Angst vor dem Tod auseinandergesetzt, was insgesamt angstreduzierend wirke (vgl. auch Bascue & Lawrence, 1977; Keith, 1982) – wobei es hierzu widersprüchliche Befunde gibt, die für eine erhöhte Belastung und eingeschränkte Lebensqualität durch eine subjektiv wahrgenommene verkürzte Restlebenszeit sprechen (Rothermund & Brandtstädter, 1998). Die Variable der Restlebenszeit wird auch im Rahmen des Forschungsgebiets der *health utility* untersucht; hier geht es allerdings nicht um die subjektiv wahrgenommene Restlebenszeit, die einem verbleibt, sondern um die hypothetische Einschätzung des Zeitraums, den man gerne noch im aktuellen bzw. einem perfekten Gesundheitszustand leben würde (Lawton, 2001; Tesch-Römer, 2005). Auch bei terminal Erkrankten konnte gezeigt werden, dass mit knapper werdender Restelebenszeit eine eher akzeptierende Einstellung (vgl. Punkt 2.1, Konzept der *escape acceptance*) gegenüber dem Tod gefunden werden kann (Rosemeier, 1984).

Tesch-Römer (2005) merkt kritisch an, dass die abnehmende Angst vor dem Tod zwar „das Resultat eines ontogenetischen Entwicklungsprozesses in Richtung zunehmender persönlicher Reife und Integrität" sein kann, jedoch auch „das Ergebnis von Abwehr oder Unlust, sich diesem Thema (und den entsprechenden Angstgefühlen) zu öffnen" (S. 838). Eine frühe, den aktuellen Trend zur Akzeptanzdimension vorwegnehmende Studie von Munnichs (1966) konnte dagegen zeigen, dass „eine bejahende Haltung gegenüber Tod und Sterben bei den älteren Personen häufiger war als bei den (relativ) jungen Menschen" (Wittkowski, 1990); eine Aussage, die auch weitere Autoren replizieren konnten, insbesondere in Hinblick auf die zumeist operationalisierte neutrale Akzeptanz (S. Braun, 1985; Gesser et al., 1987).

Ein weiterer Kritikpunkt liegt in der Mehrdimensionalität der Einstellungen zu Sterben und Tod begründet: Wie bereits dargestellt, gibt es nicht die eine Angst vor dem Tod, sondern verschiedene Angst-Dimensionen – diese könnten auch abhängig vom Alter unterschiedlich stark ausgeprägt sein (Neimeyer et al., 2003b; Neimeyer et al., 2004). So zeigte sich bei einer Studie, dass Jüngere z. B. eher Angst vor der körperlichen Verwesung, Ältere dagegen den Kontrollverlust beim Sterben fürchteten (Thorson & Powell, 1994). Dass je nach Lebensalter unterschiedliche Dimensionen der Einstellungen zu Sterben und Tod an Bedeutung zu- oder abnehmen, bestätigen auch die Befunde von Stricherz & Cunnington (1982):

Studenten bekümmerte die Angst vor dem Verlust nahestehender Personen, Erwerbstätige mittleren Alters zeigten sich besorgt, schmerzhaft und frühzeitig zu sterben, wogegen Rentner den zunehmenden Verfall in Form von Abhängigkeit von anderen, Hilflosigkeit und einen unwürdigen Sterbeprozess fürchteten. Diese Befunde sprechen für die Annahme, dass die Auseinandersetzung mit der eigenen Sterblichkeit als Entwicklungsaufgabe gesehen werden kann, bei der „in jeder Entwicklungs- oder Lebensphase jeweils unterschiedliche Facetten existentieller Angst salient werden" (Hoffmann, 2008, S. 76). Dass auch verschiedene Prädiktoren altersbedingt unterschiedliche Bedeutsamkeit auf die Einstellungen zu Sterben und Tod haben, zeigt der Altersgruppenvergleich zwischen Adoleszenten und jungen Alten von Tomer & Eliason (2000b). Ein Vergleich zwischen jungen und alten Alten liegt nach Wissensstand der Autorin zurzeit noch nicht vor. Insgesamt zeichnet sich ab, dass der Einfluss des chronologischen Alters im Sinne von „kumulativen Lebenserfahrungen" bei den Einstellungen zu Sterben und Tod überwiegend auf Moderator- oder Mediatorvariablen zurückgeht, die jedoch erst teilweise untersucht wurden (Neimeyer et al., 2003b, S. 112). Zu letzteren können die nachfolgend berichteten Variablen wie etwa Ich-Integrität, psychische Widerstandsfähigkeit oder Einsamkeit zählen.

2.3.2.2.2 Psychische Risikofaktoren

Dass psychische Risikofaktoren im Zusammenhang mit der Angst vor dem Tod stehen können, ist naheliegend und zum Teil sogar Kriterium der Symptomatik bzw. Diagnostik, wie etwa bei der Panik- oder einer Posttraumatischen Belastungsstörung (Figley, Bride, & Mazza, 1997). Wiederum war es Feifel, der erstmalig die Gruppe der bis dahin nicht aus thanatospsychologischer Sicht untersuchten Patienten mit psychischen Störungen in Studien einbezog; allerdings konnte er keine systematischen Unterschiede zu gesunden Kontrollen finden (Feifel, 1955; Feifel & Herman, 1973). Insbesondere für klinische Störungsbilder wie Angst und Depression konnte jedoch in neueren Studien mit Stichproben Älterer ein Zusammenhang bestätigt werden. Fortner & Neimeyer (1999) berichten hierzu einen gemittelten Korrelationskoeffizienten von r=.28 (p≤.05) aus acht Studien, wobei auch hier einschränkend anzumerken ist, dass die Störungsbilder zumeist über globale Indikatoren oder in Form einer kontinuierlichen Variablen für Psychopathologie erhoben wurden. Spezifisch für Angst als psychischen Risikofaktor konnte gezeigt werden, dass eine hohe Ausprägung der Angst vor dem Tod mit einem hohen Niveau der Persönlichkeitseigenschaft Neurotizismus (vgl. Punkt 2.2.3) einhergeht (Loo, 1984; Vargo & Black, 1984; Westman & Brackney, 1990). Ebenso besteht ein positiver Zusammenhang zur allgemeinen Ängstlichkeit, etwa in Form der

State- oder insbesondere der *Trait-*Angst (vgl. Punkt 2.1) (Conte, Weiner, & Plutchik, 1982; Hintze, Templer, Cappelletty, & Frederick, 1994; Neimeyer, 1988; Pollak, 1979). In Bezug auf Depression wurde bereits früh ein positiver Zusammenhang zur Angst vor dem Tod, insbesondere auch für ältere Menschen, gefunden und konnte mehrfach repliziert werden (Baum, 1983; Baum & Boxley, 1984; Lonetto & Templer, 1986; Rhudick & Dibner, 1961). Zur Suizidalität und der Angst vor dem Tod liegen keine eindeutigen Ergebnisse vor: So konnten bei jüngeren Menschen negative (Lester, 1967b), jedoch auch positive Zusammenhänge (D'Attilio & Campbell, 1990) gefunden werden, was auf die Notwendigkeit einer verfeinerten Operationalisierung der bisherigen Studiendesigns hinweist. Kausale Aussagen, ob die Angst vor dem Tod einen negativen Einfluss auf Depressivität und Angst oder umgekehrt hat, lassen sich gegenwärtig noch nicht treffen. Der naheliegende negative Zusammenhang zwischen psychischen Risikofaktoren und einer akzeptierenden Einstellung zu Sterben und Tod wurde bislang nicht untersucht.

2.3.2.2.3 Psychische Ressourcen

Als Gegenpol zu Einschränkungen der psychischen Gesundheit, z.B. durch das Vorliegen einer Depression, gibt es zahlreiche protektive Faktoren, die die psychische Gesundheit stützen und zum subjektiven Wohlbefinden beitragen. Auch in Bezug auf die Einstellungen zu Sterben und Tod ist ein positiver Einfluss denkbar. Eine solche Ressource stellt die bereits unter Punkt 2.2.2 beschriebene Ich- oder Ego-Integrität sensu Eriskon dar, wobei Fortner und Neimeyer (1999) zur Auswertung ihrer Meta-Analyse für ältere Erwachsene für den Bereich Ich-Integrität auch „measures of life satisfaction, purpose in life, […] generativity, and despair" (S. 391) einbezogen. Für diese per definitionem erst im Alter erreichbare Stufe zeigt sich mit r=.-30 ($p \leq .05$) aus 28 Studien mit Stichproben Älterer erwartungsgemäß ein negativer Zusammenhang zur Angst vor dem Tod (Fortner & Neimeyer, 1999). Auch das Erreichen bzw. Erleben von Generativität (vgl. Punkt 2.2.2) – der vorletzten psychosozialen Stufe sensu Erikson und Voraussetzung für das Erlangen von Ego-Integrität – hängt durch seine sinnstiftende und selbsterweiternde Komponente nicht nur mit Glück und Lebenszufriedenheit zusammen (McAdams, de St. Aubin, & Logan, 1993; Motel-Klingebiel, Tesch-Römer, & Kondratowitz, 2003b), sondern scheint auch in inverser Beziehung zur Angst vor dem Tod zu stehen (Westman & Canter, 1985). Klug (1997) und Wittkowski (1984, 1990) berichten über Nullkorrelationen der neutralen Akzeptanzdimension und des Selbstwertgefühls für Männer und Frauen mittleren Alters; dagegen fanden sich zur Lebenszufriedenheit, Lebenszielen, subjektivem Wohlbefinden und der neutralen Akzeptanz überwiegend positive Korrelationen mittlerer Höhe (Flint et al., 1983; Fortner et al., 2000; Gesser et al., 1987; Munnichs, 1966), aber auch Nullkorrelationen (Wittkowski, 1990). Die frühen Befunde einer seiner Zeit vorauseilenden Studie von Munnichs (1966) beziehen sich dabei explizit auf das hohe Alter. Experimentelle Befunde aus dem Bereich der *TMT*-Forschung berichten im Rahmen der „Angstpuffer-Hypothese" (Hoffmann, 2008, S. 70) über einen negativen Zusammenhang des Selbstwerts und der Angst vor dem Tod (Harmon-Jones et al., 1997; Solomon et al., 1991). Eine negative Beziehung zwischen *purpose in life* und der Angst vor dem Tod konnte ebenfalls bestätigt werden, allerdings sind die Befunde auf das frühe Erwachsenenalter eingeschränkt (Drolet, 1990). Sowohl Neimeyer et al. (2004, S. 321) als auch Tomer (1994) sehen die Akzeptanzdimension insgesamt als „both a hallmark of and contributor to psychological well-being", wobei sie sich auf korrelative und somit kausal nicht aussagekräftige Studiendesigns berufen.

Für die Kontrollüberzeugungen (*Locus of Control*, KÜZ; vgl. Punkt 2.2.3), insbesondere in externaler und internaler Ausprägung, werden gemischte Ergebnisse berichtet. Vermutet wird ein angstmindernder Zusammenhang internaler KÜZ, bedingt durch das Gefühl der Kontrolle und Sicherheit. External Kontrollierte sollten eher stärkere Angst vor dem Tod empfinden, da hier die Kontrolle in der Hand des Zufalls oder mächtiger Anderer, z. B. von Ärzten, liegt. So bestätigte sich beispielsweise bei Cicirelli (1999) die externale KÜZ als Prädiktor sowohl für die Angst vor dem Sterben als auch die Angst vor dem Unbekannten (*MFODS*-Skalen). Insgesamt überwiegen bislang die Befunde, die einen protektiven Effekt der internalen KÜZ nachweisen (Hayslip & Stewart-Bussey, 1986–1987; Hunt, Lester, & Ashton, 1988; R. Schulz, 1978). Eine interessante Dynamik ergibt sich möglicherweise daraus, dass ältere Menschen aufgrund ihrer größeren Vulnerabilität, etwa Krankheiten oder Abhängigkeit von anderen, eine stärkere externale Orientierung entwickeln können (R. Schulz, 1986; Siegler & Gatz, 1985). Im Hinblick auf die bisherigen Befunde wäre so anzunehmen, dass bei einer Zunahme der Externalität auch die Angst vor dem Tod wieder ansteigt. Jedoch ist auch eine alternative Denkweise möglich: Wenn der Tod als ultimativer Kontrollverlust gesehen wird, könnte eine internale KÜZ im hohen Alter sogar hinderlich sein (Tomer & Eliason, 2000b). Eine externale KÜZ dagegen könnte möglicherweise durch einen gewissen Fatalismus eher schützend wirken. Hierfür spricht eine aktuelle Untersuchung (Specht, Egloff, & Schmukle, 2011a), bei der gezeigt werden konnte, dass ein externaler *Locus of Control* bei der Verarbeitung des Todes des Ehepartners – also z. B. die Attribution des Todes auf das Schicksal – hilfreich war. Fraglich ist jedoch, ob dieser Befund auf die Situation Hochaltriger, die mit ihrer *eigenen* Sterblichkeit konfrontiert sind, verallgemeinerbar ist. Aufgrund der bislang fehlenden Evidenz aus Studien bleibt die Frage nach dem größeren protektiven Potenzial der KÜZ-Orientierung bislang ungeklärt.

Tomer und Eliason (2000b) überprüften mittels Regressionsanalysen und simultanen Pfadanalysen unter anderem Antonovskys *Sense of Coherence* (z. B. Antonovsky, 1988) in Bezug auf die Angst vor dem Tod. Dabei zeigte sich, dass vor allem die Komponente der *meaningfulness* sich angstsenkend auswirkt und damit die bereits unter Punkt 2.2.1.2 theoretisch formulierte Bedeutsamkeit als motivationale Variable, die eine Möglichkeit zur Redefinition und Neubewertung bedrohlicher Stressoren im Sinne von Antonovsky sowie Lazarus (vgl. Punkt 2.2.3 und Lazarus & Folkman, 1984) darstellt, bestätigt. Interessanterweise konnte zudem in dieser und anderen Studien gezeigt werden, dass hohe, intrinsische Religiosität ein Prädiktor für *meaningfulness* oder Sinngebung im Leben ist (Donahue, 1985). Eine neuere Experimentalstudie zeigte weiterhin, dass Dankbarkeit die Angst vor dem Tod senken konnte (Lau & Cheng, 2011). Wie bereits unter Punkt 2.3.2.2.4 erwähnt, scheint auch soziale Unterstützung eine Rolle bei der Ausprägung der Angst vor dem Tod zu spielen. Personen mit subjektiv empfundener starker sozialer Unterstützung zeigen weniger Angst vor dem Tod, da die Unterstützung ein Sicherheitsgefühl vermittelt (E. Becker, 1973; Kalish, 1985a). Hierzu wie auch zu anderen interessierenden in Frage kommenden psychischen Ressourcen, wie z. B. der psychischen Widerstandsfähigkeit oder Resilienz, fehlen bislang jedoch weitgehend Befunde für ältere Menschen. Eine nennenswerte Ausnahme bildet eine Studie von Cicirelli (1999), die als psychosoziale Variablen unter anderem die Wirkung der subjektiv wahrgenommenen sozialen Unterstützung – „number and closeness of people perceived by an individual to be in his or her support network" (S. 573) – auf die Angst vor dem Tod untersucht.

2.3.2.2.4 Gesundheitsstatus

Das Risiko für körperliche Beeinträchtigungen bis hin zu Multimorbidität steigt, insbesondere im Vierten Lebensalter, beträchtlich an (vgl. Punkt 1.3). Auch hier scheint ein Zusammenhang zwischen schlechtem Gesundheitsstatus und erhöhter Angst vor dem Tod zu bestehen, wenn auch eher schwach: Aus zwölf Studien, die ausschließlich ältere Teilnehmer erfassten, ergab sich ein mittlerer Korrelationskoeffizient von $r=.17$ ($p\leq.05$) (Fortner & Neimeyer, 1999). Dies spräche für einen denkbaren direkten Zusammenhang zwischen den Einstellungen zu Sterben und Tod einerseits und dem Gesundheitsstatus, z. B. Multimorbidität, andererseits. Allerdings merken die Autoren an, dass meist nur globale Gesundheitsmaße Verwendung finden und mögliche Drittvariablen wie (chronifizierte) Schmerzen oder Terminalität der Erkrankung, die die Beziehung zwischen Gesundheit und der

Angst vor dem Tod möglicherweise beeinflussen, noch kaum untersucht worden sind. So ist also auch ein lediglich indirekter Einfluss des Gesundheitsstatus' an sich auf die Einstelllungen zu Sterben und Tod denkbar. Hierüber wären auch die oft widersprüchlichen früheren Befunde zu erklären (z. B. Pollak, 1979, für einen frühen Review-Artikel), nach denen ein Zusammenhang zwischen Gesundheitsstatus oder funktionalen Limitationen und der Angst vor dem Tod, auch speziell für gebrechliche Ältere, gefunden (Fortner & Neimeyer, 1999; Mullins & Lopez, 1982; Tate, 1982) oder nicht gefunden wurde (z. B. Robinson & Wood, 1984; K. D. Wagner & Lorion, 1984). So zeigte sich in Pionierstudien Feifels beispielsweise, dass Todkranke zwar häufiger an den Tod dachten als Gesunde, jedoch keine erhöhten Angstwerte in Bezug auf diesen hatten (Feifel, Freilich, & Herman, 1973; Feifel & Herman, 1973). Neimeyer et al. (2003c) beschreiben hierzu zusammenfassend, dass der „Grad an todbezogener Angst, die durch eine angeschlagene Gesundheit ausgelöst wird, eine Funktion sowohl interpersonaler Faktoren (z. B. soziale Unterstützung) als auch personaler Ressourcen (z. B. Coping-Stile und religiöse Überzeugungen) ist und weniger eine Folge der Krankheit per se" (S. 113); also auch hier potentielle Drittvariablen nicht ausreichend berücksichtigt wurden. So zeigten etwa nur diejenigen homosexuellen HIV-Positiven größere Angst vor dem Tod, die wenig familiäre Unterstützung bekamen (Catania, Turner, Choi, & Coates, 1992). Als problematisch hat sich insbesondere bei Stichproben Hochaltriger zudem erwiesen, dass ein Merkmal wie schlechter Gesundheitsstatus möglicherweise sehr homogen verteilt ist und somit nicht mehr ausreichend variiert, um statistisch relevante Unterschiede ermitteln zu können (Neimeyer et al., 2004). Zu bemängeln ist weiterhin, dass bislang kaum zwischen subjektiver und objektiver Gesundheit unterschieden und das Gesundheitskonzept folglich oft nicht differenziert genug erfasst wurde (s. Punkt 2.5.2.2.4 und 2.5.2.3.1).

2.3.2.2.5 Religiosität

Die Religiosität stellt ebenfalls eine psychische Ressource dar; aufgrund ihrer Bedeutung und bisherigen Berücksichtigung in der Forschung wird sie jedoch in einem gesonderten Kapitel berücksichtigt. Da die Thematik der Endlichkeit des Seins unmittelbare Bezüge zur Religiosität aufweist oder sogar die „treibende Kraft" ist, „die hinter dem Entstehen aller Weltreligionen stecke" (E. Becker, 1973; zitiert nach Neimeyer et al., 2003b, S. 117), sind auch hier Zusammenhänge zu den Einstellungen zu Sterben und Tod zu erwarten. Jedoch in welche Richtung? Überraschenderweise wird häufig kein Zusammenhang zwischen der Angst vor dem Tod und der Religiosität im höheren und hohen Lebensalter gefunden, so z. B. bei der metaanalytischen Auswertung von 13 Studien mit Stichproben älterer

Menschen (*r*=.03) von Fortner und Neimeyer (1999). Dagegen kann es als gesichert gelten, dass im jüngeren und mittleren Lebensalter eine hohe Ausprägung der Religiosität mit einer niedrigeren Angst vor dem Tod einhergeht (Neimeyer & Fortner, 1997; Neimeyer & Van Brunt, 1995; Wittkowski, 2002). Jedoch sind auch hier möglicherweise methodologische Gründe erklärend für den fehlenden statistischen Zusammenhang, wie etwa die sehr homogene Verteilung der Religiosität im Alter und die somit eingeschränkte Varianz. Zudem wurde insbesondere in den frühen hierzu durchgeführten Studien sehr häufig nicht die Mehrdimensionalität des Religiositäts-Konstrukts, insbesondere die Differenzierung zwischen intrinsisch und extrinsisch ausgeprägtem Glauben, berücksichtigt. Dabei stellt die intrinsische Dimension ein tief empfundenes, eine zentrale Stellung im Leben einnehmendes, die extrinsische dagegen ein utilitaristisch, Eigeninteresse-orientiertes, eher oberflächlich und auf Außenwirkung bedachtes Religionsverständnis dar, bei dem etwa die soziale Einbindung und Anerkennung durch die Teilnahme am Gottesdienst im Vordergrund steht (vgl. z.B. Donahue, 1985; Neimeyer et al., 2004).

Die intrinsische Religiosität entspricht somit eher dem eigentlichen Glauben, die extrinsische eher religiösen Verhaltensweisen, Aktivitäten und Gepflogenheiten (Fortner et al., 2000). So erwiesen sich frühe Befunde für alle Altersgruppen als sehr widersprüchlich: Kein Zusammenhang (Templer & Dodson, 1970) versus Befunde, dass religiöse Menschen besonders starke (Young & Daniels, 1981) bzw. schwache Angst (Feifel & Nagy, 1981; Stewart, 1975) vor dem Tod haben, wobei der negative Zusammenhang am häufigsten berichtet wurde. Feifel (1959b) deutete beispielsweise den durch ihn gefundenen Zusammenhang, dass religiöse Menschen höhere Angst vor dem Tod zeigten, damit, dass diese neben dem eigentlichen Tod auch Bedenken bezüglich des Lebens nach dem Tod hätten. Dies steht im Gegensatz zu dem Befund von Jeffers, Nichols & Eisendorfer (1961), dass stark religiöse Personen eine höhere Wahrscheinlichkeit aufzeigten, an ein Leben nach dem Tod zu glauben – per definitionem gleichzusetzen mit dem Vorliegen von *approach acceptance* (s. Punkt 2.1) – und weniger Angst vor dem Tod hatten. In einer Studie, die unterschiedliche Glaubens-Typen an ein Leben nach dem Tod, beispielsweise belohnungs- oder bestrafungsorientiert, und die Angst vor dem Tod an Studenten untersuchte, fand sich dagegen kein Zusammenhang (Rose & O'Sullivan, 2002). Eine weitere Studie klärte, dass der Glaube an ein Leben nach dem Tod in erster Linie eine Funktion der Religiosität und deren Einfluss auf die Angst vor dem Tod somit über die Religiosität vermittelt ist (Aday, 1984); auch andere Befunde sprechen für diese Annahme (Hertel, 1980; Klenow & Bolin, 1989; Peterson & Greil, 1990).

Feifel (1974) konstatierte später hierzu, dass für die zum Teil diametralen Ergebnisse eine Konfundierung durch vermischte Operationalisierung der Religiosität in Bezug auf Glauben und Verhalten die Ursache sei, was auch Fortner & Neimeyer (1999, 2000) anhand einer post hoc-Analyse bestätigen konnten. Durch eine differenziertere Konzeptualisierung konnte mittlerweile wiederholt gezeigt werden, dass insbesondere die intrinsische Religiosität negativ mit der Angst vor dem Tod und schwach bis mäßig positiv mit der Akzeptanz des Todes korreliert, wogegen der extrinsisch geprägte Glaube keinen oder sogar einen positiven Zusammenhang zur Angstdimension aufweist (Bivens, Neimeyer, Kirchberg, & Moore, 1994; Cicirelli, 1999; Feifel & Branscomb, 1973; Feifel & Nagy, 1981; A. Klug, 1997; Rigdon & Epting, 1985; Thorson & Powell, 1990; Wittkowski, 1990); ein Phänomen, das Wittkowski und Baumgartner (1977) als 'Zwei-Seiten-Effekt' der Religiosität bezeichnen. Auch Studien mit nicht-christlichen Teilnehmern sowie *TMT*-gestützte Experimentalforschung bestätigen den negativen Zusammenhang von aufrichtig empfundener Religiosität und geminderter Angst vor dem Tod (Abdel-Khalek & Lester, 2009; Jonas & Fischer, 2006; Suhail & Akram, 2002). Gerade bei der Untersuchung Hoch-altriger kann ein weiterer, pragmatischer Aspekt für die Verwendung eher intrinsischer Maße sprechen: Aufgrund eingeschränkter Mobilität ist es für diese oft nicht mehr möglich, an organisierten religiösen Aktivitäten wie Gottesdiensten teilzunehmen (Cicirelli, 1999). Wie Neimeyer et al. (2004, S. 317) schreiben, kann die Bedrohung durch den Tod „a deepening of spirituality" triggern, was etwa mit Befunden zum Forschungsfeld des *posttraumatic growth* übereinstimmt (Forstmeier, Kuwert, Spitzer, Feyberger, & Maercker, 2009; Tedeschi, Park, & Calhoun, 1998). Auch hier ist wieder die Suche nach Bedeutung zentral. Gleiches gilt für den Extremfall der Nahtoderfahrungen, die bereits unter Punkt 1.1 erwähnt wurden. Nach einer solchen Erfahrung kann es bei den Betroffenen zu einem Bedeutungsgewinn und Anstieg spirituell-ethischer Werte und zugleich einer Senkung der Angst vor dem Tod kommen, wobei sich die Auswirkungen je nach dem Lebenskontext des Betroffenen zu gestalten scheinen (Schröter-Kunhardt, 1993, 2005). Tomer und Eliason (2000b) konstatieren ähnlich, dass „religious devotion" (S. 149) im Sinne einer intrinsischen Religiosität bei älteren, hier im Schnitt 69-jährigen Studienteilnehmern zu einer erhöhten neutralen Akzeptanz und niedrigen Angst vor Nichtexistenz (*RDAS*-Skala) führte.

Die statistisch differenziertere Sicht auf die Religiosität ergab zudem, dass der Zusammenhang zur Angst vor dem Tod nicht-linearer Natur zu sein scheint: Menschen „mit gefestigten weltanschaulichen Bindungen (d.h. streng religiöse einerseits und ungläubige andererseits)" empfinden „weniger Angst vor dem Tod [...] als Menschen mit einer ambivalenteren persönlichen Weltsicht"; eine lediglich mittlere Ausprägung an Religiosität kann somit positiv mit der Angst vor dem Tod korrelieren, wogegen der Glaube an ein Leben oder die atheistische Perspektive der Nicht-Existenz nach dem Tod eher protektiv erscheinen (A. M. Downey, 1984; Drolet, 1990; Florian & Kravetz, 1983; Holcomb, Neimeyer, & Moore, 1993; Ingram & Leitner, 1989; McMordie, 1981; Ochsmann, 1993a; D. K. Smith, Nehemkis, & Charter, 1983).

Abschließend ist auch bei der Religiosität die Rolle von Drittvariablen denkbar und noch nicht ausreichend untersucht; so zeigte sich etwa bei Ochsmann (1984), dass der weiter oben bereits beschriebene Glaube an ein Leben nach dem Tod die Angst vor dem Tod moderierte. Viele Autoren, so etwa Neimeyer et al. (2004) und Kruse (2007) weisen darauf hin, dass auch die Aufteilung in intrinsische und extrinsische Religiosität der Komplexität der Wirkweise von Religiosität nicht gerecht werden kann – zu unterschiedlich seien die unzähligen weltweiten religiösen Kulturen und Praktiken. Allerdings ist eine Begrenzung, etwa auf eine christliche Stichprobe und lediglich einige der Subdimensionen von Religiosität, somit zwar vereinfachend und nicht zu verallgemeinern, jedoch aus Parsimonitätsgründen kaum anders zu bewerkstelligen.

2.3.2.2.6 Zusammenhang der Einstellungen zu Sterben und Tod

Der mittlerweile vorherrschende Konsens, dass die Einstellungen zu Sterben und Tod mehrdimensional operationalisiert werden müssen, um der komplexen Natur der Thematik annähernd gerecht zu werden, wirft eine neue Frage auf: Wie hängen die unterschiedlichen Dimensionen miteinander zusammen? Prinzipiell sind die Angst- und die Akzeptanzdimension als logisch unabhängig voneinander konzipierte Bewertungsmodi entwickelt worden (z.B. Wittkowski, 1996, S. 6f.); dennoch zeigt sich bei uni- wie mehrdimensionaler Messung beider Dimensionsbereiche eine inverse Beziehung, die zwischen geringer bis hin zu starker Ausprägung liegt (A. Klug, 1997; L. Klug & Boss, 1977; Ray & Najman, 1974; Tomer & Eliason, 2000b; Van de Creek, Frankowski, & Ayres, 1994; Wittkowski, 1996). Während bei einer Studie alle drei unter Punkt 2.1. spezifizierten Akzeptanzdimensionen negativ mit der Angst vor dem Tod korrelierten, erwies sich lediglich die neutrale Akzeptanz als signifikanter Prädiktor (Tomer & Eliason, 2000b). Dies überraschte, da eine hohe *approach acceptance* nicht, wie eigentlich vorhergesagt, mit geringerer Angst vor dem Tod einherging, wohl aber – erwartungsgemäß – die neutrale Akzptanz einen negativen Zusammenhang zur Angst vor der Nonexistenz (*RDAS*-Skala) aufwies (ebd.). Die Autoren erklären die Stärke der neutralen Akzeptanz damit, dass „attitudes that express a reintegration of death into life are likely to have an ameliorative effect“ (ebd., S. 147). Insgesamt erscheinen das Sterben sowie den

Tod akzeptierende Personen weniger Angst vor Sterben und Tod zu empfinden (Neimeyer et al., 2004).

2.3.2.2.7 *Institutionalisierung*

Mit zunehmendem Alter steigt die Wahrscheinlichkeit, in einem Pflegeheim untergebracht werden zu müssen. Dieses einschneidende Erlebnis der veränderten Wohnsituation kann mit dem Bewusstsein einhergehen, die letzte 'Etappe der Lebensreise' erreicht zu haben. Steigt somit auch die Angst vor dem Tod im Vergleich zu Personen, die noch alleine leben? Dies ist insofern brisant, da Pflegeheime zwar stationäre Altenhilfe, jedoch nicht per se Sterbebegleitung im Sinne der *palliative care* oder der Hospizbewegung leisten können. Über den Palliativpflegebereich hinaus, wie z.B. in der Onkologie praktiziert, stellt sich hier zudem das parallele Zusammentreffen unterschiedlichster Krankheitsbilder, wie beispielsweise dementieller Abbauprozesse und terminaler Erkrankungen, als besondere Herausforderung dar (Kruse & Schmitt, 2012; Wilkening, 2012; Wilkening & Kunz, 2003). Der Zusammenhang zwischen einer Institutionalisierung und der Angst vor der eigenen Sterblichkeit wurde bislang allerdings noch kaum untersucht, preliminäre Ergebnisse scheinen jedoch dafür zu sprechen (Myska & Pasewark, 1978). So berichten Wittkowski (2005) und Fortner und Neimeyer (1999) über einen durchschnittlichen Korrelationskoeffizienten von r=.33 (p≤.05) für vier Studien mit älteren Teilnehmern, die allerdings insgesamt eine sehr geringe Stichprobengröße aufwiesen. Fortner und Neimeyer (1999) geben an, dass zum gegenwärtigen Zeitpunkt noch keinerlei gesicherte Befunde zur Institutionalisierung und deren Zusammenhang zu Einstellungen zu Sterben und Tod vorliegen. Zudem weisen sie auf die Notwendigkeit der Testung von Mediations-Modellen hin, da der Zusammenhang etwa über Variablen wie einen erzwungenen Umzug vermittelt sein könnte (R. E. Davis, Thorson, & Copenhaver, 1990; Thorson, 1988). Auch zur Institutionalisierung liegen noch keine Befunde zu deren Zusammenhang mit der Akzeptanzdimension der eigenen Sterblichkeit vor.

2.3.2.2.8 *Geschlecht*

Während für Menschen jüngeren und mittleren Alters häufig Geschlechtsunterschiede berichtet wurden – in aller Regel zeigten die Frauen erhöhte Angstwerte auf (z.B. S. F. Davis, Bremer, Anderson, & Tramill, 1983) – lässt sich dieser Befund für die Gruppe der alten Menschen bis auf wenige Ausnahmen (Neimeyer & Fortner, 1995) nicht bestätigen (Fortner & Neimeyer, 1999; Fortner et al., 2000; Wittkowski, 2002, 2005). Bei der Meta-Studie von Fortner und Neimeyer (1999), in die 20 Studien eingingen, ergab sich ein mittlerer Korrelationskoeffizient von

r=-.07. Ob der fehlende Zusammenhang auf das biologische Geschlecht oder eher das Geschlechtsrollenverhalten zurückzuführen ist, ist laut Wittkowski (2005) unklar – allerdings ist die Geschlechtsrolle im Alter weniger ausschlaggebend, als in jüngeren Jahren, so dass die insgesamt androgynere Geschlechtsidentität einen Erklärungsgrund zur Angleichung in den Angstwerten darstellen kann (Fortner et al., 2000; Gutmann, 1987). Doch auch hier kann eine differenziertere Betrachtungsweise zu veränderten Resultaten führen: Cicirelli (1999) sowie Neimeyer und Moore (1994) fanden beispielsweise, dass ältere Frauen stärkere Angst vor dem Sterben, jedoch geringere Angst vor dem Unbekannten (*MFODS*-Skalen) aufzeigten. Für letzteren Befund schien die größere Religiosität von Frauen ursächlich zu sein. Ob dies auch zu einer insgesamt erhöhten Akzeptanzbereitschaft von Frauen in Bezug auf Sterben und Tod führt, ist noch weitgehend ungeklärt. Auch ein genereller Unterschied zwischen der Akzeptanzdimension bei Frauen und Männern ist nach Wissensstand der Autorin noch nicht untersucht worden.

2.3.2.2.9 Sozioökonomischer Status

Ein hoher sozioökonomischer Status (im Folgenden mit SÖS abgekürzt) und damit der Zugang zu mehr sozialer und finanzieller Sicherheit kann das Gefühl der Vulnerabilität gegenüber dem Tod in naher Zukunft mildern, so dass dieser mit geringerer Angst vor dem Tod einhergehen sollte (Cicirelli, 1999). Dies konnte zwar bestätigt werden (Aday, 1984; Kinlaw & Dixon, 1980–1981; R. Schulz, 1978); jedoch scheint die Erklärung eher Gültigkeit für junge Alte zu besitzen – etwa durch eine hohe Rente und einen guten Versicherungsstatus, nicht jedoch auf alte Alte verallgemeinerbar zu sein. Spätestens im hohen Alter kann auch Geld und soziale Absicherung das Sterben und den Tod in unmittelbarer Zukunft nicht mehr verhindern, wenn auch möglicherweise erträglicher machen. Zu den üblichen soziodemografischen Variablen wie Einkommen, Bildungsstatus und Beruf scheint entsprechend kein Zusammenhang mit der Angst vor dem Tod zu bestehen (Tesch-Römer, 2005). Zum Zusammenhang des SÖS mit der Akzeptanzdimension liegen nach Wissen der Autorin bislang keine Kenntnisse vor.

2.3.2.2.10 Ethnizität

Neimeyer et al. (2004) warnen davor, aufgrund der fehlenden Geschlechtsunterschiede in Bezug auf die Einstellungen zu Sterben und Tod im höheren Lebensalter von einem „uniformity myth" (S. 314) auszugehen, da sich z. B. Unterschiede in der Ethnizität abgezeichnet haben. Als Beispiel seien hier die Befunde einer Studie aus dem Jahr 2003 (DePaola, Griffin, Young, & Neimeyer) aufgeführt, bei denen Amerikaner kaukasischer Herkunft höhere Angst vor dem Sterben zeigten als afroamerikanische Probanden. Dafür zeigten letztere größere Angst vor dem Unbekannten, vor einem bewussten Tod und der der Sorge darüber, was mit ihrer Leiche passiert (*MFODS*-Skalen, vgl. Punkt 2.3.1). Die Autoren erklären diese Unterschiede über unterschiedliche Sozialisationsmuster. Auch frühere Studien zeigten, dass Afroamerikaner größere Angst vor dem Tod hatten (z.B. Sanders, Poole, & Rivero, 1980); ebenso existieren jedoch Befunde, die eine größere Angst der kaukasisch-stämmigen Amerikaner fanden (z.B. Thorson & Powell, 1994). Erklärungsansätze besagen einerseits, dass Angehörige einer Minoritätengruppe durch immer noch vorherrschende Diskriminierung weniger Zugang zu gesellschaftlichen Möglichkeiten, wie etwa dem Gesundheitssystem haben und somit eine größere Bedrohung vom Tod ausgehend empfinden könnten; andererseits spricht eine Identifizierung mit und starke Integration in das eigene kulturelle System der Minoritätengruppe, z.B. durch spezielle Rituale, religiöses Engagement und eine enge Familieneinbindung, gegen eine erhöhte Angst vor dem Tod (Johnson, 1995; Markides & Black, 1996; Taylor & Chatters, 1986). In Befunden von Cicirelli (1999) zeigte sich, dass nicht so sehr die familiäre Unterstützung, sondern eine stärker ausgeprägte Religiosität der Afroamerikaner zu einer geringeren Angst vor dem Unbekannten führte. Abschließend sei auf eine Studie verwiesen, die – ebenfalls auf *MFODS*-Skalen bezogen – keine größeren Unterschiede zwischen afroamerikanischen und kaukasischen Amerikanern finden konnte (Cicirelli & Tomer, 2000). Zum Zusammenhang der Ethnizität sowie der Akzeptanzdimension liegen nach Wissen der Autorin bislang keine Kenntnisse vor.

2.3.2.2.11 Berufsgruppen

Forschung in diesem Bereich erfolgte insbesondere zu medizinischem Personal, also Medizinstudenten, Ärzten, Psychologen und Therapeuten sowie Kranken-, Alten-, Palliativ- und Hospizpflegekräften, aber auch zu nicht-medizinischem Betreuungspersonal oder ehrenamtlich Tätigen, die sich um Sterbende im Rahmen von Suizid- und Kriseninterventionen, Krankenhäusern, Palliativstationen, Hospizen, ambulanten Pflegediensten oder Pflegeheimen kümmern. Größtenteils konnten keine Unterschiede zwischen medizinischem Personal und Kontrollgruppen in der Ausprägung der Angst vor dem eigenen Sterben und Tod gefunden werden (DePaola, Neimeyer, Lupfer, & Fiedler, 1992; DePaola, Neimeyer, & Ross, 1994; Neimeyer et al., 2003b), was der ursprünglich von Feifel (1965; 1969) angenommenen These, dass medizinisches Personal erhöhte Angst bezüglich der eigenen Sterblichkeit zeigt, widerspricht. Allerdings zeigte sich, dass die individuellen Einstellungen zu Sterben und Tod bei medizinischem Personal Einfluss auf das Verhalten und Reaktionen gegenüber Todkranken haben. So devaluierten

Personen mit hoher Angst vor dem Tod sterbende und alte Patienten, zeigten einen Anstieg in rigide-konservativem medizinischen Entscheidungsverhalten bzw. hielten länger an lebenserhaltenden Maßnahmen fest („heroic treatment", Neimeyer et al., 2004, S. 320) und hatten Schwierigkeiten, dem Patienten eine infauste Diagnose mitzuteilen (Cochrane, Levy, Fryer, & Oglesby, 1990–1991; DePaola et al., 1994; Kvale, Berg, Groff, & Lange, 1999; R. Schulz & Aderman, 1979; Vickio & Cavanaugh, 1985). Interessanterweise zeigte sich, dass Berater am Anfang ihrer Laufbahn Beratungssituationen mit dem Thema Sterben und Tod als unangenehmer als andere Problematiken, etwa sexuellen Missbrauch, empfanden und diejenigen mit hoher Angst vor dem eigenen Tod weniger Empathie ihren Klienten gegenüber zeigten (Kirchberg & Neimeyer, 1991; Kirchberg, Neimeyer, & James, 1998). Berater mit langjähriger Erfahrung sowie höherer Akzeptanz des Todes empfanden todbezogene Beratungssituationen dagegen eher als angenehm und konnten empathisch auf ihr Gegenüber eingehen (Neimeyer, Fortner, & Melby, 2001; Terry, Bivens, & Neimeyer, 1995). Auch wenn sich Personen, die im Beruf mit Sterben und Tod konfrontiert sind, bezüglich ihrer Einstellungen zu Sterben und Tod nicht deutlich von Kontrollgruppen unterscheiden lassen, so scheint doch das individuelle Ausmaß Einfluss auf den Umgang mit sterbenden und alten Patienten zu haben. Zur Professionalisierung des Verhaltens, so Neimeyer et al. (2003c), sind daher weitere Forschungstätigkeiten sowie die daraus resultierenden Fortbildungsangebote aus dem Bereich der *death education* nötig.

Fazit. Zusammenfassend zeichnet sich für viele Bereiche eine noch uneinheitliche Befundlage ab, wobei sich zumindest tendenziell sagen lässt, dass eine hohe Ausprägung der Angst vor dem Tod im Alter mit Multimorbidität, psychischen Problemen und möglicherweise einer Institutionalisierung positiv, mit Ego-Integrität, intrinsischer Religiosität und weiteren psychischen Ressourcen dagegen negativ zusammenhängt. Das Geschlecht scheint für diese Altersgruppe eine lediglich untergeordnete Rolle für die Ausprägung der Einstellungen zu Sterben und Tod zu besitzen. Für das chronologische Alter zeichnet sich insgesamt der Effekt ab, dass die Auseinandersetzung mit dem Tod einer lebenslangen Entwicklungsaufgabe entspricht und somit je nach Lebensalter unterschiedliche Aspekte der Dimensionalität der Einstellungen zu Sterben und Tod von Bedeutung sind. Welche genau dies für das hohe Alter sind, ist noch weitgehend unerforscht. Die Angst vor dem Sterbeprozess scheint jedoch an Relevanz zu gewinnen. Bei erfolgreicher Bewältigung dieser letzten, bedeutungsvollen Entwicklungsaufgabe – etwa gemäß Eriksons psychosozialer Stufe der Ego-Integrität – ist entsprechend auch ein hohes Akzeptanzempfinden zu erwarten. Bei den Akzeptanzdimensionen erscheint vor allem die neutrale Form wichtig zu sein, allerdings liegen insgesamt noch zu wenige und unspezifische Befunde zu diesem wichtigen und unterschätzten Bereich der Einstellungen zu Sterben und Tod vor. Alles in allem ergibt sich das Bild eines hochkomplexen Konstrukts der Einstellungen zu Sterben und Tod mit starken Hinweisen darauf, dass das reziproke Zusammenspiel verschiedener Faktoren von Person und Umfeld – interpersonal (z.B. soziale Unterstützung), personal (z.B. Persönlichkeit) sowie external (z.B. medizinische Versorgungssituation), entscheidend für die Ausprägung der Haltung gegenüber der eigenen Sterblichkeit ist.

Einschränkend ist zu vermerken, dass nicht nur die Anzahl an Studien, die explizit ältere und hochaltrige Menschen mit psychometrisch gut validierten Verfahren untersuchen, im Bereich der Einstellungen zu Sterben und Tod noch immer gering ist, sondern auch die Befundlage zur Akzeptanzdimension sowie die Kenntnis über die Zusammenhänge der Einstellungsdimensionen untereinander stark erweiterungsbedürftig sind. Dies zeigt sich auch darin, dass bisherige großangelegte und hochwertige Hochaltrigen-Projekte wie die Berliner Altersstudie BASE (Lindenberger, 2010; Mayer & Baltes, 1996), *Asset and Health Dynamics Among the Oldest Old* AHEA, *Bonn Longitudinal Study of Aging* BOLSA (Rott & Thomae, 1991; Thomae, 1993) oder *Old Age and Autonomy: The Role of Service Systems and Intergenerational Family Solidarity* OASIS (Daatland & Motel-Klingebiel, 2007; Motel-Klingebiel, Tesch-Römer, & Kondratowitz, 2003a) die Thematik der bewussten Auseinandersetzung mit der Sterblichkeit höchstens indirekt und basal, etwa über die Restlebenszeitvariable oder die Zukunftsperspektive, erfasst und nicht als dezidierte Forschungsfrage formuliert haben. Inhaltliche Schwerpunkte dieser Projekte lagen verstärkt in den Bereichen Gesundheit, SÖS, kognitive Leistungsfähigkeit, Familienstrukturen, gesundheitspolitischen Fragestellungen (z.B. Kosten-/Pflegebedarf), aber auch psychologischen Variablen wie Angst, Depression und Einsamkeit.

Als beispielhafter Befund aus BASE sei hier angeführt, dass sich, gemessen an zehn inhaltlichen Investmentbereichen, zwar ein altersbedingter signifikanter Anstieg in der Auseinandersetzung mit dem Bereich Tod und Sterben zeigte, sich jedoch insgesamt nur 30% der Teilnehmer mit ihrem Sterben und Tod im Sinne einer Vorbereitung auf diesen beschäftigten. Bei spontanen Selbstbeschreibungen, so Mayer und Kollegen, wurde die eigene Endlichkeit sogar nur von 7% der Teilnehmer angeführt. Dabei unterschied sich das Investment zwischen jungen und alten Alten allerdings signifikant dahingehend, dass dieses vorwiegend Hochaltrige betraf (Mayer et al., 2010; Staudinger, Freund, Linden, & Maas, 2010). Weiterhin zeigte sich, dass sich bei körperlich sehr belasteten, multimorbiden Personen ein zu großes Investment mit Sterben und Tod negativ auf die Alterszufriedenheit auswirkte. Dieser insgesamt geringe Anteil expliziter Erforschung der Thematik 'Sterben und Tod im hohen Alter' zeigt sich abschließend auch im vierten Altenbericht zur Lage der älteren Generation, welcher sich thematisch ausschließlich mit der Situation Hochaltriger befasst: Lediglich auf zwei von insgesamt 412 Seiten wird diese dezidiert erwähnt, wobei inhaltlich vorwiegend ethische und pflegerelevante Aspekte der Lebensverlängerung sowie der aktiven Sterbehilfe behandelt werden (BMFSFJ, 2002, S. 358f.).

2.4 Kritisches Resümee und Versuch einer Integration bisheriger Theorien und empirischer Befunde

Die unter Punkt 2.2 und Punkt 2.3 berichteten Theorien (s. Abb. 11) und empirischen Befunde werden nachfolgend einem kritischen Resümee sowie dem Versuch einer Integration unterzogen, um anschließend als Ausgangslage für die Entwicklung eines Modells zur Erklärung der Einstellungen zu Sterben und Tod im hohen Alter zu dienen.

Bei der Darstellung der thanatospsychologischen Theorien (Punkt 2.2.1) fällt zunächst der von führenden Thanatosforschern bemängelte Umstand der Theorielosigkeit auf (vgl. Punkt 2.2). Damit ist einerseits die insgesamt dürftige Theorienlage gemeint. Andererseits bezieht sich dies auch auf die Tatsache, dass die existierenden Theorien unsystematisch und unverbunden nebeneinander stehen sowie deren empirische Überprüfung (mit Ausnahme der *TMT*, die diesbezüglich vorbildlich ist) oder gegenseitige Integration häufig ausblieb oder nur unzureichend erfolgte. Besonders augenscheinlich ist dabei die anfangs ausschließliche Fokussierung auf Angst und Abwehr als einzig denkbare Reaktion der Menschen auf ihre eigene Sterblichkeit. Hier zeigt sich der 'Prägestempel' der damals noch vorherrschenden klassisch-psychoanalytischen Tradition, die erst in den siebziger Jahren einer zunehmend *behavioural* und kognitiv orientierten Psychologie und somit neuen Paradigmata wich. Diese defizitorientierte Annahme, die sich in der psychoanalytischen Formulierung zunächst einer empirischen Überprüfung entzog, ist ohne Zweifel ein sehr wichtiger und naheliegender Teil des Spektrums der Einstellungen zu Sterben und Tod und konnte in Studien mehrfach belegt werden. Die empirische Erfassung negativer Reaktionen auf Sterben und Tod sollte somit fraglos Bestandteil jeglicher Fragestellung zur Untersuchung dieser Einstellungen sein. Allerdings hat sich gezeigt, dass die negative, ängstlich-vermeidende Haltung nur *eine* mögliche Reaktion auf die eigene und die Sterblichkeit anderer ist. Die per se-Exklusion möglicher positiver Reaktionen wie Akzeptanz, Transzendenz oder adaptiv-selbstregulierender Prozesse wie Coping führte entsprechend dazu, dass zu diesen bislang nur wenig theoretische Entwicklungen und empirische

Befunde existieren und deutlicher Nachholbedarf besteht. Dies insbesondere, wenn man die vielversprechenden neueren Entwicklungen auf diesem Gebiet betrachtet.

Abbildung 11: Überblick über die dargestellten Theorien mit Erklärungswert für die Einstellungen zu Sterben und Tod im hohen Alter.

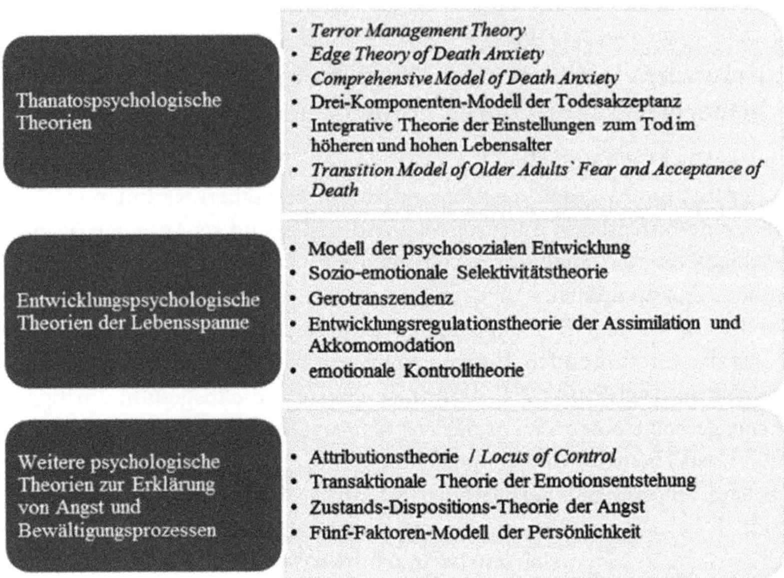

Einen großen konzeptuellen Zugewinn stellen die akzeptanzorientierten thanatospsychologischen Theorien (s. Punkt 2.2.1.2) vor allem durch ihre integrative Sicht dar, dass Angst vor und Akzeptanz der Endlichkeit sich nicht gegenseitig ausschließen. Vielmehr sind beide Dimensionen gleichwertig und eine vollständige Erklärung der einen scheint ohne die andere nicht möglich. Philosophisch könnte man fragen: Ist das Leben sinnlos, weil wir sterben müssen, oder ist es gerade der Tod, der das Leben erst sinnvoll macht? Es hilft dem theoretischen Verständnis der Einstellungen zu Sterben und Tod, so Tomer und Eliason, „wenn man die Komplexität von Sinn sowohl als einen Wert, der vom Tod bedroht wird, als auch als eine Waffe, die zur Verteidigung gegen den Tod, zum Akzeptieren oder sogar zum Transzendieren des Todes genutzt werden kann, im Auge behält" (2003, S. 35). Es geht also nicht mehr darum, dass eine Person *entweder* Angst vor dem Tod hat *oder* diesen akzeptiert, sondern beide Prozesse laufen parallel ab, so dass die Frage nun vielmehr lautet, in welchem Ausmaß und auf welchen Subdimensionen dies geschieht.

Spätestens hier wird die Mehrdimensionalität der Einstellungen zu Sterben und Tod, die von den angstorientierten Theorien nur teilweise angenommen wurde, auch konzeptuell deutlich ersichtlich und findet ihre entsprechende psychometrische Erweiterung in der Entwicklung neuer Verfahren, wie dem *DAP-R* (Wong et al., 1994) oder dem FIMEST (Wittkowski, 1996, 2001a). So existieren nicht nur verschiedene Angst-Dimensionen, wie etwa die Angst vor Sterben oder Tod in Bezug auf sich selbst oder nahestehende Personen, sondern es existieren auch mindestens drei Formen der Akzeptanz (Wong et al., 1994). Allerdings fanden bisherige Studien, dass vor allem die neutrale Form der Akzeptanz von Bedeutung zu sein scheint; zudem wird bei den bisherigen Skalen, anders, als bei der Angstdimension, nicht zwischen Sterben (Prozess) und Tod (Ereignis) unterschieden, sondern allgemein von der Akzeptanz von Sterben und Tod ausgegangen. In wieweit auch hier eine weitere Differenzierung in Subdimensionen sinnvoll wäre, ist zum gegenwärtigen Zeitpunkt noch nicht zu beurteilen. Durch die sich immer stärker abzeichnende Mehrdimensionalität der Einstellungen zu Sterben und Tod zeigte sich auch, dass frühere Konzeptionen diese oft als zu einfach darstellten, entsprechend unidimensional operationalisierten und damit der eigentlichen Komplexität des Konstrukts nicht gerecht wurden. Ähnlich wie bei der Religiosität ist dies eine Erklärungsmöglichkeit für die oft uneinheitliche Befundlage. Bereits die unter Punkt 2.2.1.2 vorgestellten Modelle greifen zur Erklärung der Einstellungen zu Sterben und Tod auf nicht originär thanatospsychologische Theorien zurück, um so beispielsweise moderierende oder mediierende Variablen als Prädiktoren aufzunehmen (z. B. Tomer & Eliason, 1996, 200b; Wittkowski, 2005). Dieser Rückgriff ist vonnöten, da auch die neueren thanatospsychologischen Modelle in mancher Hinsicht theoretisch sowie in Bezug auf die empirische Umsetzbarkeit zu unspezifisch bleiben.

Unter Punkt 2.2.3 wurden daher im Sinne eines „Theorien-Imports" beispielhaft entwicklungspsychologische Theorien mit Lebensspannenbezug vorgestellt, die auch für die Einstellungen zu Sterben und Tod Erklärungskraft besitzen und zur Ableitung von Fragestellungen geeignet erscheinen. Warum ist die Entwicklungspsychologie relevant? Die Konzeptualisierung der Einstellungen zu Sterben und Tod als zeitlich und situativ relativ überdauerndes *Trait* oder Persönlichkeitseigenschaft ist Grundlage vieler thanatospsychologischer Theorien und konnte empirisch bestätigt werden (vgl. Punkt 2.1). Weder kommt dieses jedoch permanent im täglichen Erleben und Verhalten zum Ausdruck, noch bedeutet es, dass das Trait gänzlich unveränderlich ist (z. B. Wittkowski,

1993). Hier kommt die Lebensspannen-Perspektive 'ins Spiel': Die theoretischen Überlegungen von Havighurst und Erikson legen nahe, auch die Konfrontation mit dem eigenen Sterben und Tod im hohen Alter als Entwicklungsaufgabe zu betrachten, die man bewältigen, an der man aber auch – frei nach Erikson – verzweifeln und scheitern kann. Dabei trifft diese Konfrontation im besonderen Maße auf das Vierte Lebensalter und seine speziellen Herausforderungen zu (vgl. Punkt 1.3). Für Bewältigungsprozesse liefert die psychogerontologische *life span*-Perspektive wertvolle Hinweise, etwa durch eine aufgrund der limitierten Zukunftsperspektive veränderten Auswahl sozialer Kontakte in Form der sozio-emotionalen Selektivitätstheorie, das Erleben von Generativität und Gerotranszendenz oder der Möglichkeit der subjektiven Kontrolle anhand von primärer und sekundärer Kontrolle, Akkommodation und Assimilation oder anderer selektiver Optimierungsprozesse, die eine Adaptation an veränderte Bedingungen potentiell ermöglichen. Die entwicklungspsychologischen Theorien zeigen insgesamt einen sehr wichtigen, oft vernachlässigten Aspekt in Bezug auf die Erforschung der Einstellungen zu Sterben und Tod auf: Diese hängen einerseits von der Person und deren ontogenetischer Entwicklung ab, werden aber andererseits auch durch die jeweiligen Umstände einer Lebensphase geprägt – die Interaktion zwischen Person und Umwelt und die jeweilige Passung an die Situation sind somit entscheidend für ein erfolgreiches Bewältigen einer Entwicklungsaufgabe wie der der Konfrontation mit der eigenen Sterblichkeit. Anfänglichen Überlegungen in der Thanatospsychologie, die Angst vor dem Tod sei biologisch determiniert, wird somit deutlich widersprochen. Weiterhin ermöglicht die 'Anleihe' bei psychogerontologischen Theorien die Integration der Zielgruppe der vorliegenden Arbeit, der hochaltrigen Personen. Diese Altersgruppe ist in der rein thanatospsychologischen Forschung, insbesondere in Hinblick auf die Einstellungen zu Sterben und Tod, stark vernachlässigt worden. Auch bei aktuelleren Studien wurde häufig nicht zwischen jungen und alten Alten unterschieden. Allerdings gilt dies, so Wahl und Heyl (2004), sogar noch für die Alternsforschung. So konstatieren die Autoren,

> dass die bisherige gerontologische Forschung vor allem eine Gerontologie des Dritten Alters ist, d.h. es fehlt an Studien zu Hochaltrigkeit, also zu jenem Bevölkerungssegment […], das derzeit überhaupt am stärksten anwächst und das gleichzeitig mit den größten Risiken und möglicherweise auch mit den höchsten Pflegekosten verbunden ist. Zwar sind in vielen gerontologischen Studien auch Hochaltrige vertreten, jedoch nahezu immer in einer Zahl, die differenzierte Auswertungen kaum möglich macht (S. 55).

Ergänzend zur entwicklungspsychologischen Perspektive diente auch der Blick auf weitere psychologische Theorien zur Erklärung von Angst und

Bewältigungsprozessen unter Punkt 2.2.3. Da die Auseinandersetzung mit der eigenen Endlichkeit ein krisenhaftes, stress- und angstauslösendes Erlebnis sein kann, interessiert der allgemeine Blick auf Möglichkeiten der Krisenbewältigung. So kann etwa aus lerntheoretischer Sicht hergeleitet werden, warum eine Person möglicherweise besonders viel Angst vor dem Tod empfindet, wenn letzterer in der Sozialisation bzw. bei Modellen der jeweiligen Person stark angstbesetzt erlebt wurde. Um dieses gelernte Verhalten wieder zu verlernen, müssen entsprechend die Zusammenhänge bekannt sein, um mittels kognitiver und behaviouristischer Interventionen eine Modifikation der Einstellungen zu Sterben und Tod zu erreichen. Kognitiv-psychologische Konzepte stellen hier vielversprechende Prädiktoren dieser Einstellungen dar, wie z.B. die Kontrollüberzeugungen oder das von Lazarus postulierte Coping in Stresssituationen. Auch relativ stabile Persönlichkeitsfaktoren wie Neurotizismus könnten intraindividuelle Unterschiede bei der Ausprägung todbezogener Einstellungen dispositionsbedingt erklären. Sowohl die entwicklungs- als auch die vorwiegend klinisch-psychologische Sichtweise bekräftigen eine ressourcen- und bewältigungsorientierte Sichtweise auf die Auseinandersetzung mit Sterben und Tod. Die Frage, ob es überhaupt sinnvoll oder möglich ist, eine rein thanatospsychologische Theorie zu entwickeln, beantwortet Tesch-Römer (2005, S. 844f.) in seiner Zusammenschau zu Sterben und Tod im mittleren und höheren Erwachsenenalter mit folgendem theoretischen Desideratum:

> Die Formulierung einer 'thanatospsychologischen Theorie des Todes' zu fordern, erscheint angesichts des gegenwärtigen Standes von Forschung und Theoriebildung nicht angemessen. Zudem sind die in der Forschung verfolgten Fragestellungen so vielfältig, dass es sinnvoller erscheint, verschiedene Theorien mittlerer Reichweite zu fordern, die für die Erklärung unterschiedlicher Phänomene herangezogen werden können. Drei Phänomenbereiche scheinen gegenwärtig bedeutsam zu sein: (a) Einstellungen zu Sterben und Tod, (b) gesellschaftlicher Umgang mit Sterben und Tod, (c) Modelle des Sterbeprozesses (S. 844f.).

Ähnlich spricht sich auch Kastenbaum in einem Beitrag zur *Encyclopedia of Death and Dying* gegen die Suche nach der einen, 'richtigen' Theorie aus:

> „[…] people might not need a special theory for death anxiety and fear. Instead, they can make use of mainstream research in the field of life span development. Anxiety may have roots in people's physical being, but it is through personal experiences and social encounters that they learn what might harm them and, therefore, what they should fear (Quelle: http://www.deathreference.com/A-Bi/Anxiety-and-Fear.html).

Zur empirischen Befundlage der Einstellungen zu Sterben und Tod im (hohen) Alter (s. Punkt 2.3) fallen zwei Dinge auf: (1) Zum einen besteht oft kein

Konsens, so dass viele Einzelergebnisse unverbunden nebeneinander stehen; (2) zum anderen ist der Anteil an rein auf Hochbetagte fokussierte Studien minimal – gewissermaßen ein 'Spiegel' der theoretischen Situation.

(1) Wie beschrieben, können die zum Teil widersprüchlichen Befunde über ein oft atheoretisches, rein explorativ-korrelatives Vorgehen erklärt werden, was von Neimeyer et al. (2004, S. 327) sehr passend als „'statistical dragnet' method", also statistisches 'Schleppnetz', bezeichnet wurde. Dadurch ist eine Einordnung der zumeist isolierten Splitter-Hypothesen und Ergebnisse in einen theoretischen Rahmen kaum möglich. Zudem fand in den anfänglichen Studien der Thanatospsychologie nur die Angstdimension, unidimensional bzw. homogen und somit inadäquat gemessen, Anwendung (z. B. Neimeyer, 1994a; Neimeyer & Moore, 1994; Wittkowski, 1990). So ist bei früheren Studien beispielsweise nicht zwischen der Angst vor dem Tod und der Angst vor dem Sterben unterschieden worden, so dass bei den Ergebnissen nicht mehr interpretiert werden kann, welche Komponenten der Einstellungen zu Sterben und Tod genau erfasst wurden und ob deren Konfundierung beispielsweise zur gegenseitigen Aufhebung eigentlicher Effekte geführt hat. Auch wurden nicht immer Instrumente mit zufriedenstellenden psychometrischen Gütekriterien verwendet. Das atheoretische Vorgehen, gepaart mit der uneinheitlichen Herangehensweise an die Operationalisierung der Einstellungen zu Sterben und Tod, erschwert eine Vergleichbarkeit der Ergebnisse zudem erheblich. Zudem liegen ausschließlich querschnittliche Studiendesigns vor, so dass etwa zu Kausalbeziehungen der Einstellungen sowie einer Unterscheidung von Alters- und Kohorteneffekten noch keine gesicherten Aussagen getroffen werden können (Neimeyer et al., 2003b; Neimeyer et al., 2004; Wittkowski, 2005).

Weitere Gründe für die uneinheitliche Befundlage sind die oft implizite Annahme linearer Zusammenhänge ohne Prüfung alternativer, z. B. kurvilinearer Modelle; die Bevorzugung einer ökonomischen Operationalisierung – beispielsweise mittels rein qualitativer, quantitativer oder (quasi-)experimenteller Verfahren – gegenüber einer wünschenswerten, aber sehr aufwändigen multimethodologischen Umsetzung und schließlich die fehlende Formulierung und Überprüfung möglicher Mediator- und Moderatoreffekte, was für einen Großteil der bisher auf diesem Gebiet erfolgten Forschung gilt (Fortner et al., 2000; Wittkowski, 2005). Zum Zusammenhang des Alters mit den Einstellungen zu Sterben und Tod äußern Neimeyer et al. (2003b, S. 112): „[...] es ist wahrscheinlich, dass wenn das Alter einen ursächlichen Einfluss ausübt, es dies durch Moderatorvariablen tut, die von größerem praktischem und theoretischem Interesse sind (z.B Copingstil, Ich-Integrität, soziale Isolation, Kontext der frühen Sozialisation)". Insgesamt erscheinen lediglich Aussagen zur Angst vor dem Tod im Alter getroffen werden zu können – „nicht aber über eine akzeptierende Haltung sowie über Einstellungen zum Sterbeprozess“, so Wittkowski (2005, S. 76). Auch für die Gesundheit und andere Bereiche ist denkbar, dass möglicherweise vorhandene Einflüsse auf die Einstellungen zu Sterben und Tod sich erst über den Einbezug relevanter Drittvariablen ermitteln lassen. Zu beachten ist bei einer Stichprobe hochaltriger Teilnehmer allerdings, dass mögliche Boden- oder Deckeneffekte durch eine zu homogene Verteilung von Variablen eintreten können – wie etwa dem Vorliegen von Multimorbidität oder hoher Religiosität.

(2) Die frühen Befunde, dass chronologisches Alter nicht mit den Einstellungen zu Sterben und Tod korreliert, könnten möglicherweise der Grund dafür sein, warum die Gruppe der Hochaltrigen weitgehend aus der Forschung ausgeklammert wurde (z. B. Neimeyer et al., 2004; Wittkowski, 2005). Die bis heute anhaltende unzureichende Berücksichtigung zeigt sich etwa darin, dass bis dato lediglich je ein deutsch- sowie ein englischsprachiger *Review*-Artikel zu dieser Thematik vorliegen (Fortner & Neimeyer, 1999; Wittkowski, 2005). Doch auch bei Inklusion älterer Teilnehmer in Studien fällt auf, dass neben der starken Unterrepräsentation – wiederum der alten Alten –, die Auswertungen nicht gruppenspezifisch, z. B. für Personen mittleren, hohen und sehr hohen Lebensalters erfolgten und somit differenzierte Aussagen nicht möglich sind. Bereits Feifel (1990) sprach sich für eine Berücksichtigung aller Altersgruppen in der Thanatospsychologie aus und formulierte als erste seiner zehn Thesen zur damals vorhandenen empirischen Forschung der Thanatospsychologie:

> Death is for all seasons. Its directive force is present from the very beginning in all of us, young and old, healthy and sick. It is not just for the combat soldier, dying person, elderly individual, or suicidal person. It is an ingredient of import throughout the entire life span (S. 539).

Eine fundamentale Frage stellt Kastenbaum (2006, vgl. S. 116ff. und S. 152ff.): Was entspricht einem 'normalen' Level an Angst vor dem Tod im alltäglichen Leben, als junger oder alter, gesunder oder kranker Mensch? Wird der Tod zu wenig oder zu viel gefürchtet? In der Allgemeinbevölkerung – zumindest in den hieraus gezogenen Stichproben – zeigen sich, wie unter Punkt 2.3.2.2 vorgestellt, insgesamt eher moderate, niedrige Level der Angstausprägung (Kastenbaum & Costa, 1977; Lester, 1967a; Schell & Zinger, 1984). Um einen Richtwert ermitteln zu können, ab wann die Einstellungen zu Sterben und Tod 'normal' und ab wann sie pathologisch sind, fehlen jedoch schlichtweg die Maßstäbe und dies kann und soll auch nicht Ziel deren Erforschung sein. Dennoch wäre es eine wichtige Erkenntnis, ein ungefähres Level für die Hochaltrigen zu ermitteln, um bei deutlichen

Abweichungen vom Mittelwert und dem damit verbundenen Rückschluss, dass der Leidensdruck für eine Person hoch ist, gegebenenfalls therapeutisch unterstützend intervenieren zu können. Noch vielversprechender erscheint allerdings die ressourcenorientierte Herangehensweise an die Einstellungen zu Sterben und Tod. Hierzu konstatieren Wong et al. (1994):

> Having worked with the elderly for many years, we could not help but be impressed by their willingness to talk about death and by their apparent lack of death anxiety. This observation corroborates the general finding that the majority of older adults are not afraid of death and like to talk about it (Kastenbaum & Aisenberg, 1972; Wass, Berardo, & Neimeyer, 1988). In some cases, we even detected an eager anticipation to be finally freed from the bondage and burden of a frail body. Therefore, we became convinced that low death anxiety does not necessarily reflect denial mechanism and that acceptance seems to be the prominent death attitude among the elderly (S. 124).

Wong plädiert demgemäß für eine 'positive Psychologie der Todesakzeptanz' (vgl. Punkt 2.2.1.2 sowie Wong, 2010a, S. 73), was auch von anderen Autoren bereits ähnlich formuliert wurde (z.B. Tomer & Eliason, 2003, S. 47). Auch bisherige Befunde zur Akzeptanzdimension demonstrieren deren Wichtigkeit, so dass eine Messung der Akzeptanz bei der Untersuchung der Einstellungen zu Sterben und Tod immer mit erfolgen sollte. Hierbei sollte zumindest eine der drei Dimensionen abgedeckt sein – je nach Studienhintergrund etwa die vermeidungsorientierte bei schwerer Krankheit, die annäherungsorientierte bei religiösem bzw. spirituellem Hintergrund sowie die neutrale als allgemeine Akzeptanzdimension ohne spezifischen Hintergrund der untersuchten Stichprobe.

Wie anhand der obigen Darstellung deutlich wurde, ist die kombinierte Erforschung der Einstellungen zu Sterben und Tod bei Hochaltrigen zum gegenwärtigen Zeitpunkt nur unzureichend erfolgt; bis auf wenige, vielversprechende Ansätze liegen weder ausreichend gesicherte Ergebnisse noch auf die Altersgruppe zugeschnittene, empirisch überprüfbare und/oder die Mehrdimensionalität des Konstrukts theoretisch ausreichend abbildende Modelle vor. Zur Aufklärung dieser unbefriedigenden Sachlage beizutragen, setzt sich die hier vorliegende Arbeit zum Ziel. Die zu überprüfenden Annahmen und Modelle werden hierzu im nachfolgenden Kapitel vorgestellt.

2.5 Entwicklung eines theoretisch-integrativen Rahmenmodells zur Erklärung der Einstellungen zu Sterben und Tod im hohen Alter

Auf der Zusammenschau unter Punkt 2.4 aufbauend, wird nachfolgend das der vorliegenden Arbeit zugrundeliegende Rahmen- und Arbeitsmodell entwickelt, das zur Ableitung und empirischen Überprüfung der Fragestellungen dient (vgl. Punkt 3). Das Modell vereinigt im Sinne eines zuvor beschriebenen und von Wittkowski geforderten Theorie-Imports (Wittkowski, 1990, S. 18) integrativ Erkenntnisse der unter Punkt 2.2.1 erläuterten Theorien aus der Thanatos-, Entwicklungs-Psychologie und weiteren psychologischen Disziplinen wie der differentiellen Psychologie, die auf das hohe Alter angewendet werden.

2.5.1 Rationale des Modells

Aus den vorherig beschriebenen Kapiteln ergibt sich, dass die Konfrontation mit der eigenen Sterblichkeit im hohen Alter eine Entwicklungsaufgabe darstellt, die je nach Bewältigung verschiedene Valenzen annehmen und somit als grundlegend positiv oder negativ beurteilt werden kann. Eine Beurteilung, die sich in den Einstellungen zu Sterben und Tod niederschlägt, erfordert jedoch zunächst eine Bewusstheit der eigenen Sterblichkeit, z.B. in Form von Häufigkeit der Gedanken an den eigenen Tod, wenn diese auch inter- und intraindividuell in unterschiedlichem Ausmaß ausgeprägt sein kann. Diese Mortalitätssalienz stellt nach Gould (1978; zitiert nach Tesch-Römer, 2005) die „Bewusstwerdung der Nähe der eigenen Endlichkeit" dar und sollte im hohen Lebensalter durch die geringe verbliebene Restlebenszeit und die damit verbundene veränderte Zeitperspektive (z.B. Carstensen, 1991) generell erhöht bzw. aktiviert sein: Die Suche nach dem existentiellen Sinn und damit einhergehend die Auseinandersetzung mit der eigenen Endlichkeit kann „nicht mehr länger aufgeschoben werden" (Tomer & Eliason, 2003, S. 44). Diese Besonderheit des Vierten Lebensalters ist nach Ansicht der Autorin jedoch nicht mit dem angstauslösenden *terror of death* gleichzusetzen, der ohne Abwehr im Becker'schen oder auch psychodynamischen Sinn (vgl. Punkt 2.2.1.1) das Individuum in der Ausübung seines Alltagslebens massiv behindert. Vielmehr ist eine grundlegende Bewusstheit im Sinne von Kastenbaums *Edge Theory* (ebd.) gemeint, eine Art Hintergrundvariable, die je nach Trigger zu- und abnehmen kann und als natürlich betrachtet wird. Zudem vermutet die Autorin, dass die Mortalitätssalienz mittels adaptativer Prozesse im Sinne einer Akkomodation sensu Brandtstädters Entwicklungsregulationstheorie gemildert und schlussendlich zu einer erhöhten Akzeptanz gegenüber Sterben und Tod führen kann (vgl. Punkt 2.2.3).

Die Bedeutung der Mortalitätssalienz findet auch in anderen Theorien wie der *TMT* oder dem *Comprehensive Model of Death Anxiety* (vgl. Punkt 2.2.1.2) große Beachtung und wird daher für das vorliegende Arbeitsmodell, zusammen mit der die Mortalitätssalienz bedingenden Hochaltrigkeit, als grundlegende Rahmenbedingung aufgenommen (s. Abb. 13). Anders als in anderen Modellen wird die Mortalitätssalienz jedoch bei der untersuchten Altersgruppe als relativ homogen gegeben vorausgesetzt und aufgrund des korrelativen Modelldesigns nicht manipuliert oder kontrolliert. Ein Anstieg an Mortalitätssalienz kann sich in den Einstellungen zu Sterben und Tod niederschlagen, sollte aber nicht automatisch zu einem Anstieg von Angst vor dem Tod oder dem Sterben führen. Wie diese Konfrontation mit der Mortalität beurteilt wird, wird vielmehr als abhängig von der Ausprägung anderer, prädiktiver Variablen postuliert (vgl. auch Tomer & Eliason, 1996).

Dies stellt die Frage nach dem möglichen Wirkgefüge der Modellkomponenten: Prinzipiell sind zwei Richtungen denkbar, in der diese miteinander interagieren können, Bidirektionalität versus Kausalität. Sind die Einstellungen zu Sterben und Tod Wirkung bestimmter Prädiktorkonstellationen und somit rein abhängige Variablen oder liegt eine Wechselwirkung zwischen verschiedenen Variablen vor? Für das vorliegende Modell wird ein hierarchisches Modell konzipiert und somit eine kausale Wirkrichtung angenommen. Dabei stellen die Einstellungen zu Sterben und Tod die Kriteriums-Variablen dar, die es zu erklären gilt. Theoriegeleitet werden mögliche Prädiktoren spezifiziert, die als Determinanten der Kriterien entsprechend Varianz aufklären sollen. Hierbei ist aus Gründen der Parsimonität und der als eher gering zu erwartenden Stichprobengröße für diese spezielle Altersgruppe in der empirischen Überprüfung eine deutliche Einschränkung auf einige wenige Variablen unumgänglich (vgl. Punkt 3.2.3).

2.5.2 Auswahl der Modellkomponenten

Nachfolgend werden die einzelnen Komponenten des Rahmenmodells beschrieben, aus denen unter Punkt 3 die zu überprüfenden Fragestellungen abgeleitet werden.

2.5.2.1 Auswahl der Einstellungen zu Sterben und Tod: Modell-Kriteriumsebene

Zunächst gilt es, die abhängigen Variablen, im vorliegenden Fall also die Einstellungen zu Sterben und Tod, als prädizierende Kriterien zu spezifizieren. Wie bereits dargestellt, wird nur das Spektrum der eigenen Sterblichkeit im hohen Alter, nicht aber das der Sterblichkeit naher Bezugspersonen abgedeckt. Menschen können auf die eigene Sterblichkeit mit Angst, aber auch mit Akzeptanz reagieren, wie aus den vorigen Kapiteln ersichtlich wurde. Ein Modell muss daher beide Komponenten erfassen und zwischen Prozess und Ereignis, also Sterben und Tod, unterscheiden. Neben der Angst vor dem Sterben und der

Angst vor dem Tod erfolgt die Aufnahme der als grundlegend angenommenen und von Wong et al. im Drei-Komponenten-Modell der Todesakzeptanz definierten neutralen Akzeptanz von Sterben und Tod (Wittkowski, 1996; Wong et al., 1994). Diese ist auf alle Personengruppen, auch unabhängig vom Vorliegen einer terminalen Erkrankung, anwendbar und erwies sich in der bisherigen empirischen Überprüfung den anderen Akzeptanzdimensionen als überlegen (z.B Tomer & Eliason, 2000b). Die drei Einstellungsdimensionen werden a priori als voneinander logisch unabhängig und gleichwertig angenommen, so dass es möglich ist, ängstlich und akzeptierend zugleich zu reagieren. Die Autorin nimmt jedoch an, dass die Angst vor dem Sterben eine Art 'Sonderrolle' einnehmen könnte: Während eine hohe Akzeptanz mit einer geringen Angst vor dem Tod als Ereignis zusammenhängen sollte, muss dies nicht automatisch für den zum Tod führenden Sterbeprozess gelten. Die neutrale Akzeptanz, wie unter Punkt 2.1 definiert, impliziert das Annehmen des Todes als natürlichen Teil des Lebens, lässt damit aber dennoch die Möglichkeit offen, dass man vor dem evtl. schmerzhaften und langwierigen, in jedem Fall aber unbekannten Verlauf des vorausgehenden Sterbens durchaus angstvoll reagieren kann. Eine hohe Akzeptanz der Sterblichkeit bei gleichzeitig vorliegender mittlerer oder höherer Angst vor dem Sterben entspräche lediglich einer sehr realistischen Einschätzung der Situation: Bei den meisten Menschen impliziert das Sterben den zeitlich variablen Abbau kognitiver und/oder körperlicher Funktionen, häufig begleitet durch Schmerzen.

Somit ergeben sich zunächst die in Abb. 12 (vgl. auch Anhang A) dargestellten Einstellungen zu Sterben und Tod, die als Zielvariablen oder zu erklärende Kriterien die Kriteriumsebene des Modells bilden. Die Auswahl der hier vorgestellten Dimensionen entspricht einer Synthese (Angst vor dem Tod und Akzeptanz von Sterben und Tod) und Erweiterung (Angst vor dem Sterben) aus bisherigen thanatospsychologischen Herangehensweisen, wie etwa den klassischen *Death Anxiety*-Modellen, dem integrativen Theorieentwurf von Wittkowski sowie dem Akzeptanzmodell Cicirellis.

Abbildung 12: Theoretisch-integratives Rahmen- und Arbeitsmodell zur Erklärung der Einstellungen zu Sterben und Tod im hohen Alter.

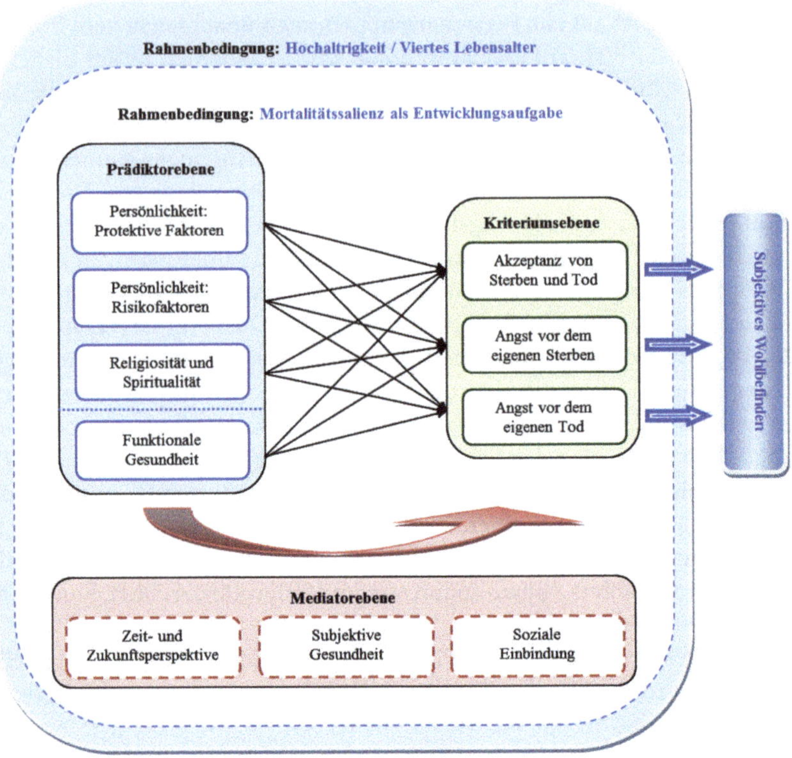

Als theoretischer Hintergrund dient neben der bereits erwähnten Entwicklungsregulationstheorie von Brandtstädter auch Lazarus' Konzept der transaktionalen Stressentstehung (vgl. Punkt 2.2.3) und somit die affektive Beurteilung der eigenen Endlichkeit als Bedrohung oder Herausforderung. Zur Bewältigung des Stressors Sterblichkeit können verschiedene Coping-Strategien angewandt werden, z. B. im Sinne einer kognitiven Umstrukturierung. Als Indikatoren für einen gelungenen Bewältigungsprozess werden eine hohe Ausprägung der Akzeptanz von Sterben und Tod, eine geringe Angst vor dem eigenen Tod sowie eine mäßig bis gering ausgeprägte Angst vor dem Sterben angenommen. Die Ausprägungen der Kriterien werden also über Determinanten beeinflusst, die im Sinne von protektiven oder Risikofaktoren wirken können. Insbesondere die personenbezogenen Ressourcen zeichnen sich dadurch aus, Sinnhaftigkeitserleben zu ermöglichen, wie es in neueren thanatospsychologischen Theorien zugrunde gelegt wird. So wird z. B. das Primat der Vermeidungshaltung der *TMT* durch das Primat der Suche nach Bedeutung in der *MMT* ersetzt. Durch dieses Sinnerleben wird eine Akzeptanz der eigenen Endlichkeit erleichtert.

Wie ein Mensch auf die Konfrontation mit der eigenen Endlichkeit reagiert, also die gemäß Erikson angenommene Entwicklungsaufgabe löst, hängt nach Ansicht der Autorin stark von seinen individuellen Regulations- und Adaptationsmöglichkeiten ab, welche durch Ressourcen und Defizite auf verschiedenen Ebenen bedingt sein können – gesellschaftlich-soziales Umfeld, finanzielle Bedingungen, vor allem aber psychosoziale Variablen, wie z. B. Persönlichkeitseigenschaften (vgl. auch Punkt 1.3). Für das Modell beschränkt sich die Auswahl jedoch auf überwiegend psychologische Variablen aufgrund der Fachzugehörigkeit der vorliegenden Arbeit.

Das vorgeschlagene Modell unterscheidet zwischen (1) lebensgeschichtlich sehr früh entwickelten und relativ stabilen Modellkomponenten, welche als unabhängige Variablen aufgenommen werden und für die ein direkter Einfluss auf die Einstellungen zu Sterben und Tod angenommen wird. Dies betrifft vor allem die Persönlichkeit des Menschen, die in Form von protektiven und Risikofaktoren Einfluss auf die Einstellungen zu Sterben und Tod nehmen kann, sowie Religiosität und Spiritualität. Aber auch die Persönlichkeitseigenschaft Generativität, die sich sensu Erikson erst durch Altersreife bzw. dem Durchlaufen vorgeschalteter und erfolgreich bewältigter Lebensphasen erreichen lässt, wird berücksichtigt. Außerdem ist auf dieser Ebene die funktionale Gesundheit als multifaktoriell beeinflusstes Faktum – z. B. durch Genotyp, Lebensstilfaktoren, situative Bedingungen – verortet. Zum anderen werden (2) subjektive Gesundheit, der Grad der sozialen Einbindung sowie die Zeit- und Zukunftsperspektive als Komponenten in das Modell aufgenommen, für die postuliert wird, dass diese den Einfluss der ontogenetisch früher entwickelten Modellkomponenten auf die abhängigen Variablen mediieren.

2.5.2.2 Auswahl der Prädiktoren: Modell-Prädiktorebene

Zunächst erfolgt die Darstellung der unabhängigen Variablen, für die jeweils direkte Effekte auf die Einstellungen zu Sterben und Tod angenommen werden (s. Abb. 12 und Anhang A). Dabei stellen die Persönlichkeitsfaktoren sowie die Ausprägung von Religiosität und Spiritualität überdauernde Werte und Verhaltensdispositionen dar, die sich sehr früh im Lebenslauf ausbilden und stabilisieren. Eine Sonderrolle nimmt im Vergleich hierzu das körperliche Funktionsniveau ein: Einerseits hängt dieses von unabänderlichen Dispositionen wie dem jeweiligen

Genotyp der Person ab. Andererseits ist das im hohen Alter erreichte Ausmaß an funktionaler Gesundheit jedoch auch von lebensspannen-spezifischen Aspekten wie Lebensstil-Faktoren ab. Somit stellen die hier angenommenen Prädiktoren eine Art 'Grund-Orchestrierung' des Menschen dar, für die ein Einfluss auf nachgeschaltete Variablen – hier die Mediatoren und Kriterien – angenommen wird.

2.5.2.2.1 Protektive Persönlichkeitsfaktoren

Zu den protektiven Faktoren gehören Extraversion, Generativität, eine internale Kontrollüberzeugung sowie Resilienz. Für diese ressourcenorientierten Persönlichkeitseigenschaften wird postuliert, dass sie zu einer höheren Sterblichkeitsakzeptanz sowie einer geringeren Angst vor dem eigenen Sterben und Tod beitragen. Sie sind wie folgt definiert:

Extraversion. Der aus dem Fünf-Faktoren-Modell der Persönlichkeit entstammende *Big Five*-Faktor Extraversion umschreibt in Anlehnung an einschlägige Autoren (John & Srivastava, 1999; 2004) Menschen, die gesellig, freundlich, unternehmungsfreudig, aktiv, gesprächig, dominant, energisch und optimistisch sind, Menschen und Menschenansammlungen mögen sowie Aufregung und Anregung lieben. Diverse Studien belegen, dass Extraversion als personale Ressource dient (McCrae & Costa, 2008; Pervin & Cervone, 2010). Zur Plastizität und letztlich kontextuellen Abhängigkeit der *Big Five* im Lebensverlauf und insbesondere im Alter liegt noch keine ausreichende Befundlage vor, für die Robustheit der Extraversion zeigte sich jedoch, dass die untergeordnete Facette der sozialen Vitalität ab-, die Facette der sozialen Dominanz dagegen mit dem Alter zunimmt (Staudinger, 2005, 2008). Als eine der basalsten Persönlichkeitseigenschaften und Grunddisposition für Verhalten wird angenommen, dass Extraversion die Ausprägung adaptiver Einstellungen zu Sterben und Tod im Sinne einer hohen Akzeptanz- und geringen Angstausprägung unterstützt.

Generativität. Generativität ist ein Konstrukt, das per definitionem durch Persönlichkeitsentwicklung geprägt und in der siebten Stufe des Modells der psychosozialen Entwicklung von Erikson verortet ist. Sie stellt „primarily the concern in establishing and guiding the next generation" (Erikson, 1963, S. 267; zitiert nach McAdams & de St. Aubin, 1992) dar. Neben Elternschaft und der Erziehung des Nachwuchses kann diese auch im Berufsleben, ehrenamtlicher Tätigkeit, der aktiven Zugehörigkeit zu politischen oder religiösen Organisationen, Hobbies oder Freundschaften erreicht werden (vgl. McAdams & de St. Aubin, 1992). Zwar ist diese Stufe klar als Entwicklungsaufgabe des mittleren Lebensalters definiert, wogegen im hohen Alter insbesondere die Entwicklungsaufgabe der Integrität versus Verzweiflung von Bedeutung ist. Allerdings ist gemäß Erikson davon auszugehen, dass die Bewältigung der letzten Stufe von der positiven Bewältigung der vorangegangenen Stufen abhängt. „Entsprechend hat die Entwicklung von Ich-Integrität Vorläufer, deren wichtigster die Bewältigung der Stufe der 'Generativität versus Stagnation' ist" (Tomer & Eliason, 2003, S. 44).

Eine Ausweitung der Generativität auf das höhere und hohe Lebensalter schlägt z.B. Höpflinger (2002) vor, wobei er in Anlehnung an andere Autoren die „reproduktive Generativität des frühen Erwachsenenalters" von der des höheren Lebensalters abgrenzt (Höpflinger, 2002, S. 329; Kleiber & Ray, 1993; Olbrich, 1997; Ryff & Heincke, 1983). Letztere umfasse, so der Autor, neben der nachberuflichen Vermittlung und Weitergabe von Erfahrung und Kompetenz an jüngere Generationen sowie Aktivitäten, durch die ältere Menschen einen Beitrag für das Gemeinwesen leisten, auch Prozesse der Verlustverarbeitung. Zudem stehe der Wille im Vordergrund, eine Spur zu hinterlassen, die über den eigenen Tod hinaus Bestand hat. Die Autorin nimmt daher die Generativität im oben beschriebenen Verständnis des höheren Lebensalters als Prädiktor in das Modell mit auf. Die Ego-Integrität kann wiederum laut Lifton (1979; zitiert nach Tomer & Eliason, 2003) im Sinne eines Erreichens von „symbolischer Unsterblichkeit" definiert werden und stellt damit konzeptuell eher eine zu erklärende Variable auf Ebene der Einstelllungen zu Sterben und Tod, möglicherweise aber auch auf Ebene des übergeordneten subjektiven Wohlbefindens dar (vgl. Punkt 2.5.2.4). Das Gefühl, anderen, jüngeren Menschen etwas über den eigenen Tod hinaus hinterlassen zu können, dient im Modell als potentielle personale und sinngebende Ressource für die Ausprägung der Einstellungen zu Sterben und Tod.

Internale Kontrollüberzeugung. Das Erleben von Kontrolle gilt als zentrales menschliches Bedürfnis. Basierend auf Rotters Attributionstheorie (vgl. Punkt 2.2.3) hat sich das Konzept der internalen und externalen Kontrollüberzeugungen etabliert und in zahlreichen Studien als erklärend für den Zusammenhang von individuellem Verhalten und Ereignissen des Umfelds erwiesen. Jakoby und Jacob (1999) schreiben hierzu:

> Nach Rotters Sozialer Lerntheorie bilden Personen generalisierte Kontrollerwartungen über ihre Fähigkeiten aus, die Ereignisse in ihrem Leben selbst bestimmen zu können. Dabei bildet die Erwartung der Konsequenzen des eigenen Verhaltens eine zentrale unabhängige Variable zur Erklärung von Handlungen bzw. Entscheidungen. Interne Kontrollerwartung als Persönlichkeitsmerkmal liegt vor, wenn Personen erwarten, dass sie durch ihr eigenes Verhalten den Verlauf ihres Lebens bestimmen und steuern können. Das Vertrauen in eigene 'Fähigkeiten' und 'Anstrengungen' ist vorhanden und wird für die kausale Erklärung von Umweltereignissen herangezogen (S. 62).

Internale Kontrollüberzeugungen haben sich in vielen Studien als personale Ressource erwiesen, so dass ein subjektiv erlebtes Kontrollerleben über kommende

Ereignisse ähnlich einer sekundären Kontrollmöglichkeit oder Akkommodation auch in Bezug auf die Einstellungen zu Sterben und Tod als bedeutsam angenommen wird. Zu überprüfen ist jedoch, ob der schützende Effekt einer internalen Kontrollüberzeugung im hohen Alter sich möglicherweise ins Gegenteil verkehrt: Das Erleben, dass der Tod sich nicht kontrollieren lässt, könnte zu erhöhter Angst vor diesem führen.

Resilienz. Resilienz oder psychische Widerstandsfähigkeit umschreibt „das Phänomen, dass manche Personen trotz ausgeprägter Belastungen und Risiken gesund bleiben oder sich vergleichsweise leicht von Störungen erholen, während andere unter vergleichbaren Bedingungen besonders anfällig für Störungen und Krankheiten sind (vgl. Rutter, 1995). Schumacher, Leppert, Gunzelmann, Straußе und Brähler (2005, S. 17) betrachten das Trait als „ein positives Gegenstück zur Vulnerabilität", welches generell, aber auch im Alter als protektives und stabiles Persönlichkeitsmerkmal gilt (z.B Leppert, Gunzelmann, Schumacher, Strauß, & Brähler, 2005), das jedoch stark relationale Aspekte aufweist und als „*Prozess* der biopsychosozialen Anpassung an widrige Lebensumstände oder aber auch dessen *Ergebnis* beschrieben" wird (Schumacher et al., 2005, S. 18). Sie „umschreibt aktive, konstruktive Anpassungsleistungen, die es erlauben, dass der alternde Mensch diese besonderen Anforderungen und Herausforderungen des höheren Lebensalters bewältigen kann" und dient neben Wiederherstellung und Erhalt der Funktionsfähigkeit im Alter auch dem „Verlustmanagement", in dem „verfügbare Ressourcen weniger für Wachstumsprozesse, sondern vermehrt für Anpassungsprozesse an Verluste" investiert werden (Leppert et al., 2005, S. 365f.; Staudinger, Mariske, & Baltes, 1995). Resilienz als Mittel der Persönlichkeitsregulation nimmt mit zunehmendem Alter zu (Brandtstädter & Greve, 1994; Filipp & Mayer, 2005; Greve & Staudinger, 1995). Mechanismen der Persönlichkeits- und Emotionsregulation wie Resilienz können zudem, so Staudinger, durch ihr adaptatives Potenzial das Wohlbefindens-Paradoxon erklären (Staudinger, 2008). Eine hoch ausgeprägte Resilienz trägt zur Stabilität des Selbst in und nach Krisensituationen bei und sollte daher auch bei der Konfrontation mit der eigenen Endlichkeit eine Rolle spielen.

2.5.2.2.2 Risikofaktoren der Persönlichkeit

Zu den Risikofaktoren der Persönlichkeit zählen hier Neurotizismus, Trait-Angst bzw. allgemeine Ängstlichkeit, Depressivität sowie eine externale Kontrollüberzeugung. Zu letzterer sei darauf hingewiesen, dass diese nicht generell, aber im vorliegenden Kontext der Einstellungen zu Sterben und Tod als Risikofaktor gewertet wird. Es wird angenommen, dass diese defizitorientierten

Persönlichkeitseigenschaften zu einer geringeren Sterblichkeitsakzeptanz sowie einer erhöhten Angst vor dem eigenen Sterben und Tod führen können.

Neurotizismus. Der *Big Five*-Faktor Neurotizismus beschreibt Unterschiede zwischen emotionaler Robustheit auf der einen und emotionaler Empfindsamkeit auf der anderen Seite. Eine hohe Merkmalsausprägung kennzeichnet ängstliche, mutlose und empfindliche Personen (John, 1989, 1990). Als globaler Persönlichkeitsfaktor erfasst Neurotizismus „die generelle Neigung zu negativen Emotionen, darunter Ängstlichkeit, Niedergeschlagenheit, Schuldgefühle, Anspannung, geringes Selbstwertgefühl und erhöhte Stressreagibilität" (Weber, 2005, S. 138) und wurde von Watson und Clark (1984) mit dem Begriff der 'Negativen Affektivität' bezeichnet. Neurotizismus steht sozusagen diametral dem subjektiven Wohlbefinden gegenüber (vgl. 2.5.2.4), da Personen mit hoher Merkmalsausprägung sich generell unwohl fühlen, unzufrieden sind und neben einer negativen Selbstsicht eine niedrige Lebenszufriedenheit haben. Neurotizismus hängt unter anderem mit einem verstärkten Ausmaß subjektiv berichteter körperlicher Krankheitssymptome sowie Depressivität zusammen (D. Watson & Pennebaker, 1989), wobei er – mit Ausnahme der Depressivität – nicht generell das objektive Erkrankungsrisiko sowie die Mortalität erhöht (Wiebe & Smith, 1997). Neurotizismus wird im Modell als Risikofaktor für die Einstellungen zu Sterben und Tod aufgenommen.

Ängstlichkeit. Ängstlichkeit wird gemäß der Zustands-Dispositions-Theorie der Angst als dispositionale Neigung zur Angst, also als Trait-Angst, in das Modell mit aufgenommen. Laut Spielberger (1972) sowie Laux, Glanzmann, Schaffner und Spielberger (1981, S. 7) bezieht sich Ängstlichkeit „auf relativ stabile interindividuelle Differenzen in der Neigung, Situationen als bedrohlich zu bewerten und hierauf mit einem Anstieg der Zustandsangst zu reagieren. Hochängstliche tendieren dazu, mehr Situationen als bedrohlich einzustufen und auf solche Situationen mit einem höheren Zustandsangstanstieg zu reagieren als Niedrigängstliche" (ebd.). Die Zustands- oder State-Angst beschreibt dabei einen vorübergehenden „emotionalen Zustand, der gekennzeichnet ist durch Anspannung, Besorgtheit, Nervosität, innere Unruhe und Furcht vor zukünftigen Ereignissen sowie durch eine erhöhte Aktivität des autonomen Nervensystems" und „variiert in der Intensität über Zeit und Situationen" (ebd.). Eine allgemeine Ängstlichkeit sollte die Entwicklung und Ausprägung spezifischerer Ängste wie die der Angst vor Sterben und Tod begünstigen.

Externale Kontrollüberzeugung. Wie bereits unter Punkt 2.5.2.2.1 beschrieben, gehören die Kontrollüberzeugungen zu den zentralen Persönlichkeitsvariablen, um Verhalten zu erklären. Im Gegensatz zu internal Überzeugten glauben

> Personen mit einer externen Kontrollerwartung [...] dagegen, dass ihr eigenes Verhalten die Ereignisse in ihrem Leben kaum oder gar nicht beeinflussen kann. Dementsprechend dominieren Erklärungskonzepte wie 'Zufall', 'Glück', und 'die sozialen Verhältnisse' die Erwartungen, und Ereignisse, die die eigene Person betreffen, werden auf externe Ursachen in der Umwelt zurückgeführt" (Jakoby & Jacob, 1999, S. 62).

Wie bei den internalen wird auch bei den externalen Kontrollüberzeugungen ein Einfluss auf die Einstellungen zu Sterben und Tod vermutet. Eine externale Kontrollerwartung gilt, wie bereits erwähnt, nicht per se als Risikofaktor, wird hier jedoch im Kontext der Einstellungen zu Sterben und Tod durch das subjektive Erleben von Kontrollverlust als angststeigernd postuliert. Allerdings wäre wiederum eine paradoxe Denkweise möglich, dann nämlich, wenn der prinzipiell unkontrollierbare Tod durch eine externalisierte Sichtweise zu mehr Gelassenheit und Akzeptanz führt, etwa im Sinne einer Schicksalsergebenheit.

2.5.2.2.3 Religiosität und Spiritualität

Die Gerotranszendenz-Theorie von Tornstam (vgl. Punkt 2.2.2) liefert bereits Hinweise auf das Bedürfnis und die Möglichkeit des Menschen, die eigene Endlichkeit in einem transzendentalen Kontext zu sehen: Der Mensch als Teil des Kosmos, der durch die religiöse und spirituelle Dimension sein Selbst in einer neuen Sinnhaftigkeit interpretieren kann. Allport (1959b, S. 227) definiert Religion als „das Suchen nach einem Wert, der *allen* Dingen zugrunde liegt". Religiosität, so Huber (2004, S. 81f.), „erscheint [...] somit als der persönliche Bezug zu einem derartigen Wert". Die Religiosität lässt sich weiterhin in den Idealtypus der intrinsisch versus extrinsisch religiösen Motivation unterscheiden. Intrinsisch religiöse Personen lassen sich dabei wie folgt kennzeichnen: „Having embraced a creed the individual endeavors to internalize it and follow it fully. It is in this sense that he *lives* his religion" (Allport & Ross, 1967, S. 434). Hier stellt die Religiosität einen zentralen und persönlichkeitsnahen Wert im Leben der Person dar, der Selbstbild, Denken, Erleben und Verhalten des Menschen im Alltag deutlich prägt. Daher kann auch von der Zentralität des persönlichen religiösen Konstruktsystems gesprochen werden (z.B. Huber, 2008b). Eine extrinsisch motivierte Religiosität prägt dagegen kaum das Selbstbild einer Person; religiöse Verhaltensweisen sind in diesem Fall vielmehr durch äußere Bedingungen verursacht, wie etwa „security and solace, sociability and distraction, status and self-justification" (Allport & Ross, 1967, S. 434). Die intrinsische Religiosität ist im Unterschied zur extrinsischen ein funktionell autonomes Bedürfnis (Allport, 1970) – etwas, „dass in der Entwicklung des Menschen [...] zunächst als ein Mittel für die Befriedigung eines bestimmten Bedürfnisses dient", kann „so stark verinnerlicht werden [...], dass es zu einem eigenständigen [...] Bedürfnis wird" (Huber, 2004, S. 82). Ein Kind, dass beispielsweise gebetet hat und zur Kirche gegangen ist, um von den Eltern gelobt zu werden – also ursprünglich aus extrinsischer Motivation handelte, kann so eine intrinsische, tief verwurzelte Religiosität ausbilden. Darüber hinaus wird die Religiosität als mehrdimensional definiert, um die innere Struktur differenziert wiedergeben zu können (Glock, 1962, 1969; Stark & Glock, 1968).

Spiritualität „implies a quest or a question about overall meanings or, at the very least, involves feelings that imply or deny overall meanings" (Tomer & Eliason, 2008, S. 10). Obwohl sehr ähnlich zum Konzept der Religiosität, unterscheidet sich die Spiritualität darin, dass sie sich nicht notwendigerweise auf ein konkretes Glaubenssystem, wie z. B. eine Religionsgemeinschaft, bezieht, sondern vielmehr kultur- und religionsübergreifend eine erweiterte Vorstellung von Wirklichkeit jenseits der materialistischen und naturwissenschaftlichen Welt zulässt, so Belschner und Krischke (2007). Ähnlich sehen Tomer und Eliason (2008) Spiritualität als

> [...] a type of attitude reflected in questions, feelings, and concerns, while not necessarily in answers, beliefs, faith, [...]. The type of questions, feelings, and concerns that are at the core of spirituality are those dealing with the meaning of life, the human existence, and the meaning of Being. [...] The point here is that a pondering of these questions and the associated feelings of wonder, surprise, awe, and so on, constitutes spirituality, no matter what the answer is, indeed even in the absence of any answer (S. 9).

In Bezug auf die Transzendenz, die für die Einstellungen zu Sterben und Tod als wichtig erachtet wird, unterscheiden sich Religiosität und Spiritualität in ihrer „theistischen und pantheistischen Basissemantik" (Huber, 2008b, S. 5). Beim Theismus wird diese „in der Gestalt eines 'Gegenübers' konstruiert, das im Gebet ansprechbar und in der Lebenspraxis als interaktive Instanz erfahrbar ist" (ebd.). Dies trifft beispielsweise auf Religionen wie das Christentum, den Islam und das Judentum zu. Beim Pantheismus dagegen ist Transzendenz „in der Gestalt eines alles durchdringenden Prinzips konstruiert, das in kontemplativen Praktiken vergegenwärtigt werden kann und das in der Lebenspraxis als innere Kraft erfahrbar ist" (ebd.). Hierzu zählen beispielsweise Naturreligionen. Die Auseinandersetzung und Interpretation der eigenen Sterblichkeit ist seit jeher mit Religiosität und Spiritualität verbunden, da diese einen Weg zum Erreichen symbolischer Unsterblichkeit darstellen können (vgl. Punkt 2.2.1 und 2.3.2.2.5). Schmid (2004) sieht in der Todesangst etwa „die wichtigste Quelle menschlicher Religiosität" (zitiert nach Hoffmann, 2008, S. 74), während Crowther, Parker, Achenbaum, Larimore und Koenig (2002) eine positive Spiritualität wiederum als weitgehend unberücksichtigte Komponente des erfolgreichen Alterns betrachten. Eine Aufnahme als basaler Modellprädiktor für die Einstellungen zu Sterben und Tod erscheint somit als gerechtfertigt. Aufgrund der Kohortenzugehörigkeit der Stichprobe, insbesondere durch Alter und Nationalität bedingt, wird allerdings eine überwiegende Zugehörigkeit zur christlichen Konfession erwartet, so dass Spiritualität möglicherweise eine nur untergeordnete Rolle spielt.

2.5.2.2.4 Funktionale Gesundheit

Teil des normativen wie pathologischen Alterns ist eine erhöhte Häufigkeit chronischer Erkrankungen und funktionaler Einschränkungen oder Verluste als Zeichen körperlicher Abbauprozesse, die im sehr hohen Alter weiter zunimmt. Gemäß ICF-Definition (*International Classification of Functioning, Disability and Health*) der WHO bedeutet funktionale Gesundheit, dass (1) die körperlichen Funktionen eines Menschen – also die physiologischen und psychologischen Körpersysteme – denen eines gesunden Menschen entsprechen (Konzepte der Körperfunktionen und -strukturen), dieser (2) ausführen kann, was von einer gemäß ICD-Definition (*International Classification of Diseases*) der WHO gesunden Person erwartet wird (Konzept der Aktivitäten) sowie (3) sein Dasein in allen als wichtig empfundenen Lebensbereichen dergestalt entfalten kann, wie es von Personen ohne Schädigung von Körperfunktionen und Aktivitätseinschränkungen zu erwarten ist (Konzept der Partizipation an Lebensbereichen; Deutsches Institut für Medizinische Dokumentation und Information DIMDI, 2005). Da das Vorliegen funktionaler Beeinträchtigungen ein erhöhtes Mortalitäts- und Morbiditätsrisiko mit sich bringt und, bei geistiger Klarheit, eine die Mortalitätssalienz steigernde Wirkung denkbar ist, wird der Grad des körperlichen Funktionsniveaus als wichtig für die Einstellungen zu Sterben und Tod erachtet.

(Instrumental) Activities of Daily Living. Die *Activities of Daily Living* (im Folgenden mit ADL abgekürzt) und *Instrumental Activities of Daily Living* (im Folgenden mit IADL abgekürzt) erfassen funktionale Kompetenzen im Sinne von grundlegenden (ADL) und instrumentellen (IADL) Aktivitäten des alltäglichen Lebens, die wiederum der funktionalen Gesundheit zugeordnet sind. Beim Vorliegen von funktionellen Einbußen, z.B. im sensorischen und sensumotorischen Bereich, können regelmäßig anfallende Tätigkeiten wie z.B. die für eine selbstständige Lebensführung unmittelbar notwendigen Alltagshandlungen (ADL) Waschen, Essen und Toilettennutzung sowie die komplexeren Alltagshandlungen (IADL) Kochen, Telefonieren und Nutzung öffentlicher Nahverkehrsmittel nur noch mit Schwierigkeiten oder Hilfe selbstständig ausgeführt werden, bis hin zu einer gänzlichen Abhängigkeit durch andere (H.-W. Wahl & Heyl, 2004). Zur Veranschaulichung: Ab dem 85. Lebensjahr liegen bei 61% der in der Berliner Altersstudie untersuchten Hochaltrigen eine Seh- und für 44% eine Hörbehinderung vor; für die jungen Alten war dies dagegen nur bei 20%, respektive 15% der Fall (Steinhagen-Thiessen & Borchelt, 1996). Von den 80- bis unter 85-Jährigen sind bereits 21,4% der Deutschen, bei den über 90-Jährigen 60,2% pflegebedürftig; dies trifft nur auf 1,6% der 60- bis unter 65-Jährigen Menschen zu (Statistisches Bundesamt, 2011a, S. 76).

Funktionale Limitationen. Während sich die ADL und IADL auf die Ausübung von konkreten Tätigkeiten und Aktivitäten beziehen und den Grad an Selbstständigkeit bei deren Ausübung erfassen, wird über die funktionalen Limitationen direkt beschrieben, welche körperlichen Fähigkeiten eingeschränkt sind. Durch altersphysiologische Veränderungen des menschlichen Körpers ist dieser einer erhöhten Vulnerabilität gegenüber funktionalen Einbußen ausgesetzt, die sich beispielsweise in der Abnahme bis hin zum Schwund von Muskelmasse (Sarkopenie) zeigen und die Selbstständigkeit der betroffenen Personen gefährden können (U. Walter & Schwartz, 2001). Wurm und Tesch-Römer (2005) zählen zu den typischen funktionalen Einschränkungen im Alter sensorische Verluste, insbesondere visuelle Einschränkungen wie die Maculadegeneration und auditive Einbußen, z.B. durch Hochtonverluste oder Altersschwerhörigkeit. Darüber hinaus führen Veränderungen des Bewegungsapparates zu Einschränkungen der Mobilität. Häufig können Gleichgewichtsstörungen und Unkoordiniertheit auftreten, eine begrenzte Ausdauer und Kraft, eine eingeschränkte Beweglichkeit von Gliedmaßen oder der gänzliche Verlust von Fertigkeiten, etwa durch Plegien sowie die Angewiesenheit auf Hilfsmittel wie Sehhilfen, Hörgeräte, Rollstuhl, Gehhilfen und Prothesen (Iwarsson & Slaug, 2001). Beim Vorliegen einer Vielzahl funktionaler Einschränkungen sowie Multimorbidität kann von Gebrechlichkeit gesprochen werden, die ein typisches Syndrom nicht nur, aber insbesondere des hohen Alters darstellt und als „grouping of problems and losses of capability which make the indivudal more vulnerable to environmental challenge“ beschrieben wird (Strawbridge, Shema, Balfour, Higby, & Kaplan, 1998, S. 9).

Sturzhäufigkeit: Ein Indikator für ein eingeschränktes körperliches Funktionsniveau ist die Sturzhäufigkeit, da Stürze insbesondere im hohen Alter häufig zu folgenschweren Verletzungen wie einer Schenkelhalsfraktur mit dauerhaften Funktionseinschränkungen, rehabilitativen Aufenthalten und erhöhter Mortalität führen können. Gemäß Burgkart (2007) stürzt jeder zweite 80-jährige mindestens einmal im Jahr, wobei sich diese Rate bei Pflegeheimbewohnern erhöht. Auch sechs Monate nach dem Sturz laufen nur 15% der Betroffenen wieder selbstständig und ohne Hilfsmittel, obwohl 75% dies vor dem Umfall noch konnten (ebd.). Als Grund hierfür ist neben den Verletzungsfolgen vor allem auch die Sturzangst zu nennen, die als Ausdruck subjektiver Gesundheit unter Punkt 2.5.2.3.1 behandelt wird.

Objektive Maße: Funktionstest der oberen/unteren Extremitäten und Sehschärfetest. Die bisher beschriebenen funktionalen Beeinträchtigungen, die sich über die Beobachtung von geschulten Interviewern und Selbsteinschätzung der Betroffenen ermitteln lassen, sollten im optimalen Fall durch objektive physische Maße zur Bestätigung der Einschätzung sowie Quantifizierung der Grads an Betroffenheit ergänzt werden, um so der möglichen Verzerrung durch Selbsteinschätzungen entgegenzuwirken. Einfach und ökonomisch durchführbare nicht-invasive Messungen sind typischerweise standardisierte Funktionstests der oberen – Ober-, Unterarm und Hand – sowie der unteren Extremitäten – Unter-, Oberschenkel und Fuß, die die Muskelkraft erfassen und Rückschlüsse auf den gesamtkörperlichen Zustand zulassen. So ist die die Griffstärke der Hand etwa Voraussetzung für die manuellen Fähigkeiten bei allen Verrichtungen des täglichen Lebens; die Muskelkraft der Beine entscheidet darüber, ob und wie gut Personen basale Tätigkeiten wie Hinsetzen und Aufstehen ausführen können. Auch die Sehkraft als sensorische Komponente lässt sich leicht ermitteln. Von Vorteil ist, dass die Tests die Teilnehmenden wenig belasten und bei diesen eine hohe Akzeptanz erreichen; der Test der oberen Extremitäten und der Sehkraft kann auch bei gebrechlichen bis hin zu bettlägerigen Personen durchgeführt werden. Die Funktionstests der Extremitäten sind akkurate, konsistente Indikatoren und Biomarker für funktionale Abhängigkeit i.S.v. ADL und IADL, *Frailty* bzw. Gebrechlichkeit, erhöhtes Sturz- und Frakturrisiko, kognitiven Abbau, gesundheitsbezogene Lebensqualität, der Schnelligkeit der Genesung bei Krankenhausaufenthalten sowie Morbidität und Mortalität, wie in zahlreichen Studien belegt werden konnte (Alfaro-Acha et al., 2006; Hank, Jürges, Schupp, & Wagner, 2009; Jeune et al., 2006; Laukkanen, Heikkinen, & Kauppinen, 1995; Lindemann et al., 2007; Ling et al., 2010; Nybo et al., 2003; Proctor et al., 2006; Sasaki, Kasagi, Yamada, & Fujita, 2007; Sayer et al., 2006; Syddall, Cooper, Martin, Briggs, & Sayer, 2003).

2.5.2.3 Auswahl der Mediatoren: Modell-Mediatorebene

Für die nachfolgend dargestellten Modellkomponenten wird einerseits ein direkter Einfluss auf die Einstellungen zu Sterben und Tod erwartet; zusätzlich nimmt die Autorin an, dass die ausgewählten Variablen den Einfluss der ontogenetisch früher entwickelten und zeitlich überdauernden Komponenten der Persönlichkeit und Religiosität mediieren. Auch für die objektive Gesundheit als Kumulation von genetischen und lebensgeschichtlich sowie situativ bedingten Variablen werden durch die Mediatoren vermittelte Effekte auf die abhängigen Variablen vermutet.

Somit ist der Mediationseffekt entscheidend darüber, wie sich eine schlechte oder gute Gesundheit, soziale Einbindung oder Zeit- und Zukunftsperspektive auf die Einstellungen zu Sterben und Tod und letztlich das subjektive Wohlbefinden auswirken.

2.5.2.3.1 Subjektive Gesundheit

In Abgrenzung zur objektiven Gesundheit – der medizinischen Messbarkeit des Gesundheitsstatus' z. B. durch Ermittlung gesicherter Diagnosen z. B. durch Ärzte und anderweitiges fachkundiges medizinisches Personal – ist auch die subjektive Einschätzung der Gesundheit wichtig, die Einfluss auf die gesundheitsbezogene Lebensqualität hat. Empirisch gefundene Inhalte subjektiver Gesundheitskonzepte sind gemäß Faltermaier (2005b) auf der körperlichen, sozialen und psychischen Dimension zu verorten. So kann subjektive Gesundheit psychisches Wohlbefinden, körperliche und/oder geistige Leistungs- und Handlungsfähigkeit, ein Reservoir an Energie bzw. Stärke, Abwesenheit von Krankheit und geringes Ausmaß an gesundheitlichen Beschwerden, Schmerzen und Problemen sein.

Subjektive Gesundheitseinschätzung und Veränderung des Gesundheitszustands. Da wiederholt lediglich moderate Zusammenhänge zwischen objektivem und subjektivem Gesundheitszustand bestätigt worden sind, wird eine Unterscheidung für das vorliegende Modell als wichtig erachtet. Dies gilt insbesondere aufgrund des Altersinvarianz-Paradoxons, welches besagt, dass die Diskrepanz zwischen objektiver und subjektiver Gesundheitseinschätzung im höheren und hohen Alter am größten ist (vgl. Wurm & Tesch-Römer, 2005, S. 77). Dieses Paradoxon besagt, dass zwar die objektive Gesundheit und, als ein Aspekt davon, das körperliche Funktionsniveau schlechter werden, jedoch nicht mit einer linearen Verschlechterung der subjektiv empfundenen Gesundheit einhergeht. Eine Erklärung hierfür ist möglicherweise die Umdeutung der Gesundheit über die Lebensspanne: Gesundheit im höheren Erwachsenenalter ist nun „weniger als Abwesenheit von Krankheit, sondern vielmehr als Abwesenheit von quälenden Beschwerden und funktionellen Einschränkungen" zu sehen (ebd.). Die subjektive Gesundheitswahrnehmung wird „durch Lebenszufriedenheit, individuelle Kontrollüberzeugungen und Bewältigungskompetenzen sowie soziale Unterstützung und soziale Vergleichsprozesse beeinflusst" (ebd.) und erwies sich als besserer Indikator für Wohlbefinden und Mortalitätsrisiko als der objektive Gesundheitsstatus (Ebrahim, 1996). Im vorliegenden Modell dienen die subjektive Gesundheitseinschätzung sowie die subjektiv wahrgenommene Veränderung des Gesundheitszustands als Mediatoren für die Einstellungen zu Sterben und Tod, wobei sich diese in der vorliegenden Studie auf physische und psychische Komponenten beschränkt.

Schmerzen. Ein weiterer Aspekt der subjektiven Gesundheit sind Schmerzen, die aufgrund ihrer personenabhängigen Beurteilung per definitionem ein subjektives Phänomen darstellen. So sind Schmerzen zwar einerseits „eine unangenehme körperliche und emotionale Erfahrung, die in Zusammenhang steht mit einer tatsächlichen oder potentiellen Gewebeschädigung" (Merskey & Bogduk, 1994, S. 210) und normalerweise – ausgenommen bei chronischen Schmerzen – eine Warn- und Schutzfunktion haben. Darüber hinaus sind sie jedoch „das, was der Betroffene über Schmerzen mitteilt, sie sind vorhanden, wenn der Betroffene sagt, dass er Schmerzen hat" (McCaffery & Pasero, 1999, S. 40). Gemäß Fischer und Kopke (2012) ist mindestens die Hälfte aller alten Menschen von Schmerzen betroffen, welche die Aktivitäten des täglichen Lebens und das soziale Leben negativ beeinflussen und zu weiteren Folgeproblemen, wie z.B. Depression und kognitiven Beeinträchtigungen, führen können. Insbesondere ist, ähnlich zum gehäuften Auftreten von Multimorbidität im Alter, das Vorliegen multipler Schmerzbeschwerden, z.B. Rücken und Gelenke betreffend, zu verzeichnen. Bereits bei über 65-jährigen in schmerztherapeutischer Behandlung lagen durchschnittlich vier bis fünf betroffene Körperstellen vor (Basler et al., 2003). Das subjektive Vorliegen von Schmerzen, deren Intensität und der dadurch empfundene Grad der Beeinträchtigung werden im Modell als bedeutsam für die Einstellungen zu Sterben und Tod angenommen, da wieder mit einem Anstieg an Mortalitätssalienz zu rechnen ist.

Sturzangst. Eine die subjektive Gesundheit beeinträchtigende Komponente ist das Vorliegen von Sturzangst, die sowohl bei Personen mit oder ohne Sturzerfahrung auftreten kann. Neben einer antizipierenden Angst vor den Folgen eines Sturzes kann es zu Einschränkungen in den Alltagsaktivitäten kommen, um einen möglichen Sturz zu verhindern (Burgkart, 2007). Hierzu beschreiben Jørstad, Hauer, Becker und Lamb (2005) dass „the psychological consequences related to falling [...] may be as disabling as, and sometimes more disabling than, the fall itself." (S. 501). Die Sturzangst ist häufig überlagert mit einem geringen Selbstwirksamkeitserleben bei Stürzen, weswegen Programme und Trainings zur Sturzprophylaxe neben dem Aufbau von Muskelkraft auch die psychologischen Konsequenzen der Sturzangst thematisieren (Dias et al., 2006; Skelton et al., 2004).

Depressivität. Depressionen gehören im höheren Lebensalter zu den häufigsten psychischen Störungen, aus epidemiologischer Sicht nehmen sowohl Lebenszeitprävalenz als auch Inzidenz im höheren Alter jedoch ab bei gleichzeitig deutlich erhöhtem Suizidrisiko älterer Depressiver (Seidl et al., 2004, vgl. auch Punkt 1.1).

Leitsymptome sind vor allem eine niedergedrückte Stimmung, eingeschränkte affektive Schwingungsfähigkeit, Freudlosigkeit, Grübelneigung, ein gemindertes Antriebsniveau sowie reversible kognitive Beeinträchtigungen; komorbid besteht häufig eine Angstsymptomatik (ebd.). Eine depressive Symptomatik ist mit dem Vorliegen somatischer Erkrankungen korreliert, wobei eine Wirkrichtung – zuerst Depression oder physisches Krankheitsbild – bislang nicht eindeutig zu klären ist. Gesichert ist allerdings, dass beide Faktoren das Risiko eines Selbstständigkeitsverlusts und damit den Eintritt einer Pflegebedürftigkeit begünstigen (Blazer, 2003). Das Entstehen einer Depression ist immer durch ein multifaktorielles Geschehen bedingt, also einem Zusammenspiel aus genetischen, situativen und sozialisationsabhängigen Faktoren. Allerdings deutet bereits Tellenbach den Zusammenhang zwischen Persönlichkeit und Depressivität in der Annahme eines *Typus melancholicus*, der auch empirische Bestätigung fand (Mundt et al., 1997). Dabei werden eingeschränkte personale Möglichkeiten zur funktionalen Adaptation an Änderungen, gerade in Bezug auf potentielle depressionsauslösende Situationen wie kritische Lebensereignisse, angenommen. Somit ist Depressivität als persönlichkeitsnah einzustufen. Allerdings ist anzunehmen, dass eine hohe Merkmalsausprägung der Persönlichkeitseigenschaften Neurotizismus und allgemeine Ängstlichkeit die Ausprägung von Depressivität beeinflusst, so dass letztere im Rahmen der vorliegenden Studie als Teil der subjektiven psychischen Gesundheit und als State – also auf einen begrenzten Zeitraum bezogen – erfasst wird (vgl. Punkt 4.4).

2.5.2.3.2 Soziale Einbindung

Da der Grad der sozialen Einbindung als soziale Ressource gilt, wird diese in das Modell aufgenommen. Bei einer als nicht ausreichend empfundenen sozialen Einbindung liegt Einsamkeit vor, die überwiegend als „ein subjektiver, bewusstseinsfähiger und aversiver Zustand definiert werden kann, der auf Defizite in den Sozialbeziehungen einer Person zurückgeht" (Döring & Bortz, 1993, S. 226). Dabei kann je nach Abfrage des Zeitraums, auf den sich die Einsamkeit bezieht, von einer State- oder Trait-Einsamkeit ausgegangen werden. In letzterem Falle ist die Einsamkeit als persönlichkeitsnah, da zeitlich überdauernd und stabil zu bewerten. Nicht nur besteht gemäß den Autoren in Deutschland eine Prävalenzrate von ca. 15% der Gesamtbevölkerung, sondern ebenso ein deutlicher Zusammenhang mit psychosozialen Problemen wie etwa psychischen Erkrankungen. Da insbesondere Hochaltrige eine Gefährdung ihres sozialen Umfeld durch das Versterben von Freunden und Verwandten erleben (z. B. Tesch-Römer, 2012; M. Wagner, Schütze, & Lang, 2010) und möglicherweise durch funktionale Einschränkungen nicht mehr oder nur noch deutlich eingeschränkt am gesellschaftlichen Leben teilnehmen können, liegt es nahe, die Auswirkungen von Einsamkeitsgefühlen auf das baldige Lebensende zu betrachten. Auf die einzelnen Facetten der Einsamkeit wird unter Punkt 4.4 eingegangen.

2.5.2.3.3 Zeit- und Zukunftsperspektive

Eine Besonderheit des hohen Alters ist die begrenzte Zeit- und Zukunftsperspektive, die dem alten Menschen noch zur Verfügung steht und die, wie etwa in der sozioemotionalen Selektivitätstheorie angenommen, Einfluss auf die Auswahl der Sozialkontakte haben kann. Ebenso ist anzunehmen, dass die Valenz der Einschätzung der noch verbleibenden Restlebenszeit in Zusammenhang mit den Einstellungen zu Sterben und Tod steht. Die einzelnen Facetten der Zeit- und Zukunftsperspektive werden unter Punkt 4.4 beschrieben.

2.5.2.4 Subjektives Wohlbefinden

Neben den Einstellungen zu Sterben und Tod als zu erklärende Kriterien nimmt das Rahmenmodell weiterhin an, dass die intraindividuellen Ausprägungen der Einstellungen zu Sterben und Tod einen bedeutsamen Zusammenhang mit dem subjektiven Wohlbefinden (im Folgenden abgekürzt mit SWB) haben können. Dieser wird aufgrund der Fülle der das SWB prädizierenden Variablen als eher gering eingestuft, sollte jedoch dennoch als potentielle und bislang unberücksichtigte Dimension des erfolgreichen Alterns berücksichtigt werden. Gemäß der Theorie des SWB (Diener, 1984, 2000; Diener et al., 1999; Diener, Suh, & Oishi, 1997; Kahneman, Diener, & Schwarz, 1999) besteht dieses aus einer emotional-affektiven sowie einer kognitiv-evaluativen-Komponente. Erstere teilt sich in positiven sowie negativen Affekt auf und kann ebenfalls über Glück gemessen werden (vgl. J. Schumacher, Klaiberg, & Brähler, 2003, S. 305ff.). Neben diesem subjektiven emotionalen Wohlbefinden – der State-Komponente des SWB (DeNeve & Cooper, 1998) – erfasst die zweite Komponente das psychische oder kognitive Wohlbefinden einer Person, wobei sich dieses durch „Attribute wie zufrieden, ausgeglichen, glücklich, voller Lebensfreude" ausdrücken lässt und eine „innere Kraft und Stärke sowie ein seelisches Gleichgewicht und Harmonie in sozialen Beziehungen beinhalten kann" (Faltermaier, 2005a, S. 150 und S. 193). Hier wird die globale und bereichsspezifische Lebenszufriedenheit erfasst, welche als Trait-Komponente des SWB konzipiert ist (DeNeve & Cooper, 1998; J. Schumacher et al., 2003).

Eine weitere theoretische Unterscheidung kann zwischen hedonistischem und eudämonistischem SWB getroffen werden (Ryan & Deci, 2001; Waterman, 1993). Dabei drückt sich im hedonistischem SWB das Empfinden von Glück und Freude, etwa in Form von positivem Affekt oder Lebenszufriedenheit, aus, wogegen das eudämonistische SWB hierüber hinausgehend auch ein Leben gemäß den eigenen Wertevorstellungen und Normen und einen somit selbstverwirklichenden Charakter beinhaltet. Gemäß Waterman (1993) ist das hedonische SWB eine notwendige Voraussetzung zur Erreichung des eudämonistischen SWB. Subjektives Wohlbefinden ähnelt insgesamt dem von Antonovsky (1987, 1997) postulierten *Sense of Coherence* oder Kohärenzgefühl und insbesondere der *Meaningfulness*-Dimension, in der die Überzeugung zum Ausdruck kommt, dass „one's life is worth living" (Tomer & Eliason, 2000b, S. 139f.). Ein hohes SWB, das sich in einer hohen Lebenszufriedenheit und einer positiven Bewertung des eigenen Lebens ausdrückt, spiegelt im hohen Lebensalter das erfolgreiche Lösen der von Erikson angenommenen letzten Entwicklungsaufgabe und somit das Erreichen von Ego-Integrität. Für die vorliegende Studie werden sowohl Komponenten des hedonistischen wie eudämonistischen SWB betrachtet, wie unter Punkt 4.4 dargestellt.

2.5.2.5 Kontrollvariablen

Um sicherzustellen, dass die postulierten Zusammenhänge auf die Modellvariablen zurückzuführen sind, werden bei der empirischen Überprüfung folgende Variablen konstant gehalten: Alter, Geschlecht, sozioökonomischer Status, Bildung, Konfessionszugehörigkeit und kognitiver Status, wobei hinsichtlich der selektiven Begrenzung der Stichprobe auf Hochaltrige Altershomogenität und die damit verbundene Überrepräsentation von Frauen zu erwarten ist. Zusätzlich wird durch Abfrage zeitnah zur Befragung geschehener kritischer Lebensereignisse (Filipp, 1981) ein situativer potentieller Einflussfaktor ermittelt.

Niemand weiß, was der Tod ist,
ob er nicht für den Menschen das größte ist unter allen Gütern.
Sie fürchten ihn aber, als wüssten sie gewiss,
dass er das größte Übel ist.

Platon, Apologie des Sokrates

3. Zielsetzungen und Fragestellungen

Nachfolgend werden die Zielsetzungen der vorliegenden Arbeit erläutert, aus denen empirisch überprüfbare Fragestellungen abgeleitet sowie in einem zu testenden integrativen Modell für die Einstellungen zu Sterben und Tod im hohen Alter konkretisiert werden.

3.1 Zielsetzungen

Anhand der in den vorausgehenden Kapiteln erfolgten Darlegung der theoretischen und empirischen Sachlage lassen sich die Zielsetzungen der vorliegenden Arbeit wie folgt ableiten: Hochaltrige Personen sind am unmittelbarsten mit dem eigenen Sterben und Tod konfrontiert, was Risiken und Chancen für Betroffene und Angehörige birgt, etwa in Form von psychischen Erkrankungen, aber auch therapeutischen Interventionsmöglichkeiten in Pflege, Medizin und Psychotherapie. Daher sollte ein basales Wissen über die Einstellungen zu Sterben und Tod im hohen Alter vorliegen und als Grundlage für Weiterentwicklungen auf diesem Gebiet dienen. Dies ist zum gegenwärtigen Zeitpunkt jedoch weder aus theoretischer noch empirischer Sicht gegeben.

Zielsetzung 1. Bisherige Modelle und Theorien stehen zumeist unverbunden nebeneinander, das Vorliegen integrativer Modelle mit Berücksichtigung positiver wie negativer Einstellungen zu Sterben und Tod, insbesondere für das hohe Alter, fehlt weitgehend. In der vorliegenden Arbeit wird ein theoretisch-integratives Modell mit eng umgrenztem Variablenset auf Grundlage thanatos-, entwicklungs- und weiterer psychologischer Theorien zur Erklärung von Angst und Bewältigungsprozessen für das Vierte Lebensalter vorgestellt (s. Punkt 2.5) und empirisch getestet. Da es sich um die erstmalige und explorative Überprüfung des Modells handelt, erfolgt diese querschnittlich.

Zielsetzung 2. Es fehlt an praktischer Anwendung renommierter Verfahren zur Messung von Einstellungen zu Sterben und Tod für den Bereich der Hochbetagten. Die vorliegenden Instrumente wurden bislang nicht gesondert für diese Altersgruppe validiert, was jedoch Voraussetzung für die Durchführung empirischer Studien und eine sinnvolle Interpretation der Daten darstellt. Es stellt sich somit die Frage, ob ein etabliertes Verfahren zur Messung der Einstellungen zu Sterben und Tod Gültigkeit für die Anwendung bei Personen sehr hohen Alters besitzt. Die vorliegende Arbeit setzt sich zum Ziel, ein geeignetes Instrument auf seine grundlegende psychometrische Anwendbarkeit für Hochaltrige zu überprüfen.

Zielsetzung 3. Weiterhin fehlt es an Studien und somit empirischen Erkenntnissen, die sich auf Stichproben mit Menschen im Vierten Lebensalter und deren Einstellungen zu Sterben und Tod berufen. Zu vielen Variablen, die möglicherweise mit Einstellungen zu Sterben und Tod zusammenhängen, sind somit momentan nur explorative Fragestellungen eruierbar. Eine explorative Herangehensweise mag zwar an die der Thanatospsychologie häufig vorgeworfenen „Strategie des Schrotschusses" erinnern, bei der isolierte Hypothesen und signifikante Korrelationen berichtet werden (vgl. Punkt 2.2.1), erscheint jedoch zum anfänglichen Vorgehen in einem noch sehr unsystematischen Forschungsgebiet als Möglichkeit des Erkenntnisgewinns gerechtfertigt. Dabei ist eine mehrdimensionale Erfassung der Einstellungen zu Sterben und Tod unumgänglich, wie bisherige Studien eindeutig ergaben (vgl. Punkt 2.1 und 2.3.2.2). Welche Zusammenhänge sich für eine Auswahl soziodemografischer und psychologischer Variablen auf verschiedene Dimensionen der Einstellungen zu Sterben und Tod bei einer Stichprobe Hochaltriger ergeben, wird die vorliegende Arbeit mit einer ausführlichen deskriptiven Analyse des Datensatzes explorieren, um anschließend interferenzstatistisch das theoriegeleitet entwickelte integrative Modell für die Einstellungen zu Sterben und Tod im hohen Alter zu überprüfen.

Die oben beschriebenen Zielsetzungen werden im nachfolgenden Abschnitt in vier Fragestellungsblöcke übertragen, unter welchen die einzelnen Fragestellungen aufgelistet sind, um so eine empirische Überprüfung zu ermöglichen.

3.2 Fragestellungen

Die aus den Zielstellungen abgeleiteten Fragestellungsblöcke, die zur besseren Übersicht als Flussdiagramm unter Abb. 13 dargestellt sind, unterteilen sich wie folgt: (1) Psychometrische Überprüfung der Einstellungen zu Sterben und Tod, (2) deskriptiv-explorative Analysen der Einstellungen zu Sterben und Tod, (3) Testung eines theoretisch-integrativen Modells zur Erklärung der Einstellungen zu Sterben und Tod im hohen Alter sowie (4) ergänzende deskriptiv-explorative Untersuchung des Zusammenhangs von Einstellungen zu Sterben und Tod sowie subjektivem Wohlbefinden.

Abbildung 13: Flussdiagramm der in der vorliegenden Arbeit untersuchten Fragestellungen.

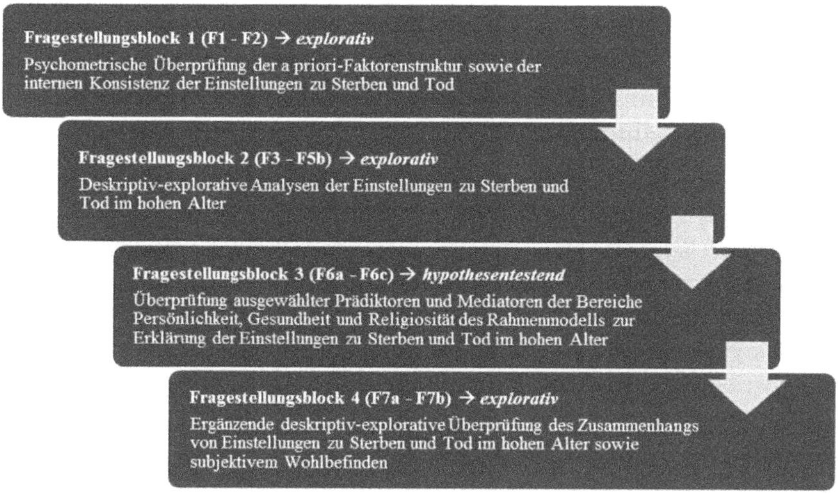

3.2.1 Fragestellungsblock 1: Psychometrische Überprüfung der a priori-Faktorenstruktur sowie der internen Konsistenz der Einstellungen zu Sterben und Tod im hohen Alter

Erstmalig wird ein Fragebogen zur Erfassung der Einstellungen zu Sterben und Tod auf eine rein hochaltrige Stichprobe angewendet. Die ausreichende Replizierbarkeit der im Fragebogen a priori angenommenen Faktorenstruktur der Einstellungen zu Sterben und Tod (F1) ist von grundlegender Bedeutung: Nur wenn diese sich bestätigen lässt, macht eine Bestimmung der Reliabilität der vorgegebenen Skalenzusammensetzung des Fragebogens (F2) Sinn, wogegen bei Nicht-Replizierbarkeit gegebenenfalls neue Skalen anhand der Faktorladungen der Items berechnet werden müssen. Sowohl die Bestätigung der Faktorenstruktur als auch das Vorliegen ausreichender Reliabilitätswerte stellen die Voraussetzung für die erfolgreiche Überprüfung der weiteren Fragestellungen dar.

F1: Überprüfung der theoretisch angenommenen Faktorenstruktur des Fragebogeninventars zur mehrdimensionalen Erfassung des Erlebens gegenüber Sterben und Tod (FIMEST) im hohen Alter.

F2: Überprüfung der Reliabilität der Einstellungen zu Sterben und Tod (FIMEST-Skalen) im hohen Alter.

F1 und F2 beziehen sich in der vorliegenden Studie auf die drei Faktoren bzw. Subskalen Akzeptanz des eigenen Sterbens und Todes, Angst vor dem eigenen Sterben sowie Angst vor dem eigenen Tod.

3.2.2 Fragestellungsblock 2: Deskriptiv-explorative Analysen der Einstellungen zu Sterben und Tod im hohen Alter

Da in der bisherigen thanatospsychologischen Befundlage viele Widersprüche und zu vielen Variablen, speziell für das hohe Alter, überhaupt keine Befunde vorliegen, erscheint es wichtig, eine grundlegende deskriptiv-explorative Analyse für den Datensatz vorzunehmen, um so eine allgemeine Charakterisierung der im Rahmen des Themenfelds ermittelten Variablen zu ermöglichen. Zunächst werden daher die generellen Ausprägungen der Einstellungen zu Sterben und Tod sowie deren Beziehung untereinander untersucht (F3).

F3: Deskriptiv-explorative Analyse und Überprüfung der bivariaten Zusammenhänge der Einstellungen zu Sterben und Tod.

In einem weiteren Schritt werden die im theoriegeleitet erstellten Rahmenmodell postulierten Zusammenhänge der Variablen der Prädiktorebene mit den Einstellungen zu Sterben und Tod im hohen Alter grundlegend überprüft (F4).

F4: Überprüfung der im Rahmenmodell postulierten bivariaten Zusammenhänge der Einstellungen zu Sterben und Tod mit den Variablen der Modell-Prädiktorebene (unabhängige Variablen).

Für die Determinanten wird angenommen, dass protektive Persönlichkeitsfaktoren einen positiven Bezug mit der Akzeptanz von Sterben und Tod und einen negativen Zusammenhang mit den Angstdimensionen des Sterbens und Todes haben. Insbesondere für das subjektive Kontrollerleben erhöhende Faktoren wie eine internale Kontrollüberzeugung werden stark negative Zusammenhänge zur Angst vor dem Sterben angenommen, auch wenn, wie unter Punkt 2.5.2.2.1 und 2.5.2.2.2 beschrieben, prinzipiell eine paradoxe Wirkung denkbar ist. Für die im Modell spezifizierten Risikofaktoren der Persönlichkeit wird ein negativer Einfluss auf die Akzeptanzdimension sowie eine Erhöhung der Ausprägung der beiden Angstdimensionen angenommen. Für die intrinsische Religiosität wird eine analoge Wirkrichtung zu den protektiven Persönlichkeitsfaktoren vermutet, wogegen eine gering ausgeprägte Religiosität analog zu den Risikofaktoren der Persönlichkeit wirken sollte. Weiterhin wird angenommen, dass sich eine schlechte funktionale Gesundheit dysfunktional auf die Einstellungen zu Sterben und Tod auswirkt.

Weiterhin erfolgt eine zunächst explorative Überprüfung der im Rahmenmodell zur Erklärung der Einstellungen zu Sterben und Tod im hohen Alter formulierten Mediatorebene, indem die grundlegenden Zusammenhänge der Mediatoren zu den unabhängigen (F5a) sowie den abhängigen Variablen (F5b) überprüft werden.

F5a: Überprüfung der im Rahmenmodell angenommenen Zusammenhänge der Mediator- mit der Prädiktorebene (unabhängige Variablen).

F5b: Überprüfung der im Rahmenmodell angenommenen Zusammenhänge der Mediatorebene mit den Einstellungen zu Sterben und Tod (abhängige Variablen).

Wie unter Abb. 13 dargestellt, werden als Mediatoren Zeit- und Zukunftsperspektive, subjektive Gesundheit und soziale Einbindung bzw. Einsamkeit postuliert, die von den unabhängigen Variablen Persönlichkeit, Religiosität und objektive Gesundheit beeinflusst werden. Insgesamt sind hierzu drei Arten von Beziehungen zu spezifizieren: Die Zusammenhänge der Prädiktorebene mit den Einstellungen zu Sterben und Tod (entspricht Fragestellung 4); die Zusammenhänge der Prädiktor- mit der Mediatorebene (F5a) und die Zusammenhänge der Mediatorebene mit den Einstellungen zu Sterben und Tod (F5b).

Für die Mediatoren wird in Fragestellung F5a postuliert, dass protektive Persönlichkeitsfaktoren einen positiven Einfluss auf die positiven Aspekte der Zeit- und Zukunftsperspektive, die positiven Aspekte der subjektiven Gesundheit sowie einen negativen Einfluss auf die Einsamkeit haben. Die Risikofaktoren der Persönlichkeit wirken sich negativ auf die positiven Aspekte der Zeit- und Zukunftsperspektive, die positiven Aspekte der subjektiven Gesundheit und positiv auf Einsamkeit aus. Eine intrinsische Religiosität wirkt sich positiv auf die positiven Aspekte der Zeit- und Zukunftsperspektive sowie negativ auf die Einsamkeit aus, wogegen eine schlechte funktionale Gesundheit negativen Einfluss auf die positiven Aspekte der Zeit- und Zukunftsperspektive und einen positiven Einfluss auf Einsamkeit hat. Ferner wird in Fragestellung F5b davon ausgegangen, dass ein geringer Grad an sozialer Einbindung im Sinne einer hohen Einsamkeit mit einer hohen Ausprägung auf den Angstdimensionen sowie einer geringen Ausprägung auf der Akzeptanzdimension einhergeht, ebenso eine als negativ eingeschätzte Zeit- und Zukunftsperspektive. Dagegen wird vermutet, dass ein hohes Ausmaß an subjektiver Gesundheit als funktionales Coping fungiert, also in positivem Zusammenhang mit der Endlichkeitsakzeptanz und negativer Relation mit den Angstdimensionen steht.

3.2.3 Fragestellungsblock 3: Überprüfung ausgewählter Prädiktoren und Mediatoren der Bereiche Persönlichkeit, Gesundheit und Religiosität des Rahmenmodells zur Erklärung der Einstellungen zu Sterben und Tod im hohen Alter

Wie unter Punkt 3.2.3 beschrieben, ist aus Parsimonitätsgründen sowie aufgrund der zu erwartenden geringen Stichprobengröße eine vollständige, alle theoretisch hergeleiteten Variablen umfassende Überprüfung des integrativen Modells zur Erklärung der Einstellungen zu Sterben und Tod bei Hochaltrigen nicht realisierbar. Basierend auf der unter Punkt 4.5.2 beschriebenen kriteriengeleiteten Variablenreduktion werden daher die ausgewählten Determinanten gesondert in drei Teilmodellen für die drei Dimensionen der Einstellungen zu Sterben und Tod überprüft (F7a – F7c), wobei auch die simultane Testung der im Rahmenmodell angenommenen Prädiktor- und Mediatorebene erfolgt.

F6a: Überprüfung ausgewählter Prädiktoren und Mediatoren für das Teilmodell der Angst vor dem eigenen Sterben im hohen Alter.

F6b: Überprüfung ausgewählter Prädiktoren und Mediatoren für das Teilmodell der Angst vor dem eigenen Tod im hohen Alter.

F6c: Überprüfung ausgewählter Prädiktoren und Mediatoren für das Teilmodell der Akzeptanz des eigenen Sterbens und Todes.

Aufgrund der erstmaligen empirischen Überprüfung des Rahmenmodells zur Erklärung der Einstellungen zu Sterben und Tod im hohen Alter wird eine querschnittliche Datenauswertung vorgenommen. Da auf keine ähnlich umfassenden und bereits validierten Modelle in der bisherigen Literatur zurückgegriffen werden kann, sind gegebenenfalls Modifikationen zur Erreichung eines akzeptablen Modell-Fits nötig, wobei auf inhaltliche Stringenz und ein theoriegeleitetes Vorgehen zu achten ist. Ziel ist es, für jede der hier untersuchten Dimension der Einstellungen zu Sterben und Tod ein sparsames Modell mit den stärksten Prädiktoren und Mediatoren abzuleiten, die einen differenzierten Einblick auf die postulierte Wirkweise der Determinanten ermöglichen.

3.2.4 Fragestellungsblock 4: Ergänzende deskriptiv-explorative Überprüfung des Zusammenhangs von Einstellungen zu Sterben und Tod im hohen Alter sowie subjektivem Wohlbefinden

Abschließend wird die im Rahmenmodell zur Erklärung der Einstellungen zu Sterben und Tod postulierte übergeordnete Wirkweise der Einstellungen zu Sterben und Tod auf das subjektive Wohlbefinden überprüft. Leisten diese einen Beitrag zum erfolgreichen Altern und unterscheiden sich die Bezüge zu hedonistischen und eudämonistischen Wohlbefindensaspekten? Bei einer erfolgreichen Bewältigung der Konfrontation mit der eigenen Sterblichkeit im Sinne einer Entwicklungsaufgabe sind höhere Werte für eudämonistisches Wohlbefinden denkbar. Dazu werden die Ausprägungen des subjektiven Wohlbefindens zunächst deskriptiv-explorativ (F7a) sowie anschließend der prädiktive Beitrag der Einstellungen zu Sterben und Tod zum subjektiven Wohlbefinden getestet (F7b). Dabei wird für F7b generell ein positiver Einfluss der Akzeptanzdimension auf die Variablen des subjektiven Wohlbefindens sowie ein insgesamt negativer Einfluss der Angstdimensionen der Einstellungen zu Sterben und Tod erwartet.

F7a: Deskriptiv-explorative Analyse und Überprüfung der bivariaten Zusammenhänge der Variablen des subjektiven Wohlbefindens untereinander.

F7b: Überprüfung der im Rahmenmodell angenommenen prädiktiven Zusammenhänge der Einstellungen zu Sterben und Tod auf das subjektive Wohlbefinden.

Im nachfolgenden Kapitel werden die zur Erhebung der Daten angewendeten Methoden erläutert sowie Informationen zur Datenaufbereitung und den einzelnen Analyseschritten zur empirischen Überprüfung der oben aufgeführten Fragestellungen gegeben.

Wenn jemand stirbt, das nicht allein ist der Tod.
Tod ist, wenn einer lebt und es nicht weiß.

Rainer Maria Rilke, Die weiße Fürstin

4. Methoden

In den folgenden Abschnitten wird zunächst die Strategie zur Rekrutierung der Teilnehmer geschildert, anschließend wird auf das Studiendesign und das Prozedere der Studiendurchführung eingegangen. Nach der Darstellung der Stichprobe werden die Untersuchungsmaterialien und Messinstrumente skizziert. Abschließend folgt die Beschreibung der Datenaufbereitung und -analyse.

4.1 Rekrutierung

Die Daten der vorliegenden Arbeit wurden im Rahmen des von der Deutschen Forschungsgemeinschaft (DFG) geförderten Projekts „Terminale Veränderungen und Adaptation des subjektiven Wohlbefindens im sehr hohen Alter: Die Rolle physischer Gesundheit und von Ängsten bezüglich Gesundheit und Tod beim Herannahen des Lebensendes" (im Folgenden mit dem Akronym LateLine abgekürzt) erhoben. LateLine ist eine längsschnittlich angelegte Hochaltrigen-Studie, die von der Abteilung für Psychologische Alternsforschung der Universität Heidelberg seit August 2008 durchgeführt wird. Ziel ist es, psychologische Konsequenzen gesundheitlicher Veränderungen im sehr hohen Alter statistisch abbilden zu können, wobei insbesondere der Einfluss der gesundheitlichen Entwicklung auf das subjektive Wohlbefinden im Vordergrund steht. Kontextuelle Umweltaspekte, gesundheits- und auf die eigene Sterblichkeit bezogene Ängste im Angesicht eines nahen Todes stellen weitere Schwerpunkte dar.

LateLine ist die Fortführung des von der Europäischen Kommission geförderten Projekts „Enabling Autonomy, Participation, and Well-Being in Old Age: The Home Environment as a Determinant for Healthy Ageing" (im Folgenden mit dem Akronym ENABLE-AGE abgekürzt), welches schwerpunktmäßig den Zusammenhang von Wohnen und gesundem Altern bei alleinlebenden Personen im sehr hohen Alter (*hier*: 75–89 Jahre) untersuchte (z.B. Iwarsson, Wahl, & Nygren, 2004; Iwarsson et al., 2007; Oswald, Naumann, Schilling, & Wahl, 2005; Oswald et al., 2006; Oswald et al., 2007). Die international in fünf Ländern durchgeführte Studie wurde in Heidelberg vom damaligen Deutschen Zentrum für Alternsforschung (*DZFA*) koordiniert. Einschlusskriterien für die Teilnehmer der deutschen Teilstichprobe waren neben dem Alter die Wohnregion – die baden-württembergischen und rheinlandpfälzischen Städte Mannheim, Heidelberg und Ludwigshafen sowie umgebende Ortschaften – und der Status, alleine zu leben. In den Jahren 2002 bis 2004 erfolgten mit dieser Stichprobe zwei ausführliche

Erhebungen (T1, T2) mittels Hausbesuchen sowie ein telefonisch durchgeführtes Follow-up im Jahr 2005 (s. Abb. 14). Diejenigen Teilnehmer der deutschen Teilstichprobe, die zum Ende des ENABLE-AGE-Projekts – auch ohne eine aktive Teilnahme an T3 – einer weiteren Kontaktierung im Falle einer Projektfortsetzung zugestimmt hatten (*N*=252, davon 198 Personen bzw. 78,6% weiblich), bilden die Grundlage für die Baseline-Erhebung des LateLine-Projekts (T4, 2009, *N*=113). Aus der Baseline entstammen die zur querschnittlichen Auswertung der vorliegenden Arbeit verwendeten Datensätze.

Abbildung 14: Darstellung der Stichprobenentwicklung von 2002 bis 2009.

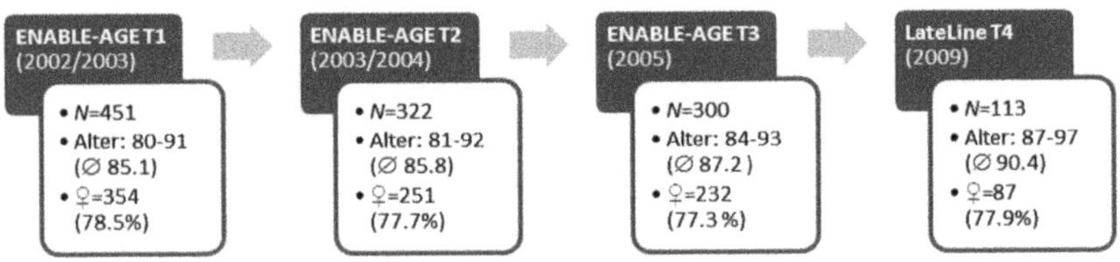

Maxime der Rekrutierung war es, möglichst viele Überlebende der deutschen ENABLE-AGE-Stichprobe in die LateLine-Studie aufnehmen zu können. Durch die mehrjährige Erhebungspause zwischen ENABLE-AGE T3 im Jahr 2005 und der ersten LateLine-Erhebung im Januar 2009 gestaltete sich die Rekrutierung der Teilnehmer allerdings schwierig. Viele waren verstorben, an Demenz erkrankt oder umgezogen, so dass ein Großteil der verbliebenen Teilnehmer nur mit Hilfe der Einwohnermeldeämter, hilfsbereiter Angehöriger und teilweise Nachforschungen direkt vor Ort nachverfolgt werden konnte. Eine regionale Einschränkung auf den Rhein-Neckar-Kreis war daher, anders als bei ENABLE-AGE, nicht mehr gegeben. Die so Ermittelten wurden zunächst per Post angeschrieben und über die Fortsetzung der Studie ausführlich informiert. Weiterhin wurde ein Anruf innerhalb der nächsten Tage angekündigt, bei dem die Bereitschaft zur erneuten Teilnahme abgesprochen und gegebenenfalls direkt ein Termin vereinbart werden konnte, der schriftlich bestätigt wurde. Der Ablauf der Studie ist im nachfolgenden Punkt dargestellt.

4.2 Studiendesign und -prozedere

Das Projekt LateLine verfolgt ein längsschnittlich angelegtes Panel-Design (Collins, 2006), wobei sich die hier vorliegende Arbeit auf den querschnittlichen Datensatz der Baseline-Erhebung von 2009 bezieht und einem korrelativen

Fragebogen-Design entspricht. Die Beschränkung auf eine querschnittliche Analyse beruht auf der mit dem längsschnittlichen Design verbundenen selektiven Drop-out-Rate, die bei hochaltrigen Probanden durch Krankheit und Tod besonders drastisch ausfällt. So zeigten sich bei vor Erhebungsbeginn antizipatorisch berechneten Survival-Raten der Personen, die sich zu T3 zu einer Teilnahme weiterer Befragungen bereit erklärten, ein statistisch anzunehmender mortalitätsbedingter Ausfall für das Jahr 2009 von insgesamt 36.24%. Retrospektiv ließ sich diese Quote mit 36.11% tatsächlich zu T4 verstorbener Teilnehmer (N=91) bestätigen. Die geplante Anwendung multivariater Verfahren zur simultanen Überprüfung eines erstmalig formulierten, komplexen Modells mit einer Prädiktor- und Mediatorebene setzt als Minimalkriterium jedoch einen Stichprobenumfang von 100 Personen voraus, der somit nur zur Baseline-Messung des Projekts erreicht werden konnte. Ferner ist aufgrund der deutlich weiter gefassten und teilweise explorativen Fragestellung sowie dem Anspruch, ein Wirkgefüge für die Einstellungen zu Sterben und Tod im hohen Alter empirisch zu überprüfen, ein rein experimentelles Design wie häufig im Bereich der *TMT* angewandt, hier nicht angebracht. Wie unter Punkt 2.5 beschrieben, dienen als AVs für das Rahmenmodell die Einstellungen zu Sterben und Tod, die wiederum als UVs für das subjektive Wohlbefinden fungieren. Als Determinanten der Einstellungen zu Sterben und Tod werden protektive und Risikofaktoren der Persönlichkeit, Religiosität/Spiritualität sowie funktionale Gesundheit, als Mediatoren die Zeit- und Zukunftsperspektive, subjektive Gesundheit und soziale Einbindung angenommen. Die Kontrolle möglicher Störvariablen erfolgt über soziodemografische Variablen wie Geschlecht und Bildungsjahre.

Aufgrund der längsschnittlichen Fortführung wurden viele Konstrukte des ENABLE-AGE-Projekts beibehalten und um die spezifisch für LateLine interessierenden Komponenten, wie etwa die Angst vor Sterben und Tod, ergänzt. Um den so erweiterten Fragebogen in seiner Anwendbarkeit zu überprüfen, wurde von Dezember 2008 bis Januar 2009 zunächst eine Pilotstudie mit N=14 Personen zwischen 51 und 87 Jahren (M=70.7) und drei sich in Länge und Reihenfolge unterscheidenden Fragebogenversionen durchgeführt. Anhand der so erlangten Rückmeldungen wurde der endgültige Fragebogen bezüglich Reihenfolge und Länge optimiert. In Tab. 4 ist die inhaltliche Aufteilung des auf zwei Hausbesuche verteilten LateLine-Fragebogens zur Baseline-Messung dargestellt, wobei nur die in der hier vorliegenden Arbeit ausgewerteten Konstrukte berücksichtigt werden.

Tabelle 4: Reihenfolge der für die vorliegende Arbeit verwendeten Messinstrumente innerhalb des umfassenderen LateLine-Fragebogens zur Baseline-Messung.

Reihenfolge der Konstruktabfrage
Hausbesuch 1
1. Soziodemografische Informationen, Teil 1 (Familienstand, Lebensumstände, Kritische Lebensereignisse, Stürze und Sturzangst) 2. *Positive Valuation of Life* 3. Allgemeine Kontrollüberzeugungen 4. Mini-Mental Status Test 5. Religiosität (Konfessionszugehörigkeit, Glaube an Gott, Erleben von Gott / Valenz, Zentralität, Spiritualität) 6. Resilienz 7. Extraversion, Neurotizismus 8. Gesundheit (Subjektive Gesundheit, Beschwerde- und Krankheitsliste, Funktionseinbußen) 9. Psychologisches Wohlbefinden, Teil 1 (Selbstakzeptanz, Alltagsbewältigung) 10. Einstellungen zu Sterben und Tod 11. Funktionstest der unteren Extremitäten (Sitz-Steh-Test) 12. Psychologisches Wohlbefinden, Teil 2 (Autonomie, Lebensziele) 13. Soziodemografische Informationen, Teil 2 (Einkommen, Pflegestatus)
Hausbesuch 2
1. Depressivität 2. *(Instrumental) Activities of Daily Living* 3. Trait-Angst 4. Funktionstest der oberen Extremitäten (hydraulische Handkraftmessung) 5. Funktionstest der Sehschärfe 6. Lebenszufriedenheit 7. Soziales Wohlbefinden / Einsamkeit 8. Generativität 9. Zukunftserleben und -perspektive

Nach dem postalischen Erstkontakt, der telefonischen Terminvereinbarung und schriftlichen -bestätigung erfolgte der erste Hausbesuch, bei dem der Fragebogen als strukturiertes Interview erhoben wurde. Zunächst erfolgten die mündliche Aufklärung zur Teilnahme an der Studie (*informed consent*) sowie die mündliche und schriftliche Aufklärung zum Datenschutz. Als kleines Dankeschön erhielten die Teilnehmer zudem 20 Euro. Aufgrund des hohen Alters der LateLine-Teilnehmer wurden die Interviewerinnen zuvor geschult, bei Anzeichen von Müdigkeit, Erschöpfung oder Verärgerung eine Pause anzubieten, den Fragebogen nach einem vorgegebenen Schema zu verkürzen oder einen dritten Hausbesuch zu vereinbaren. Selbstverständlich konnte es auch zum vollständigen Abbruch der Befragung kommen, wenn der Teilnehmer dies so wünschte oder die Interviewerin dies für nötig erachtete. Auf Wunsch der Teilnehmer konnte zudem eine Vertrauensperson am Interview teilnehmen, um so mehr Sicherheit zu vermitteln. In diesen Fällen wurde darauf geachtet, dass möglichst keine Einflussnahme auf das Interview durch die dritte Person vorgenommen wurde, so etwa durch mündliche Instruktion und räumliche Trennung insbesondere bei der Erhebung sensitiver, potentiell schambesetzter Daten, wie der Ermittlung des kognitiven Status'. Nach dem ersten Gesprächstermin wurde ein Termin für das zweite Interview vereinbart und schriftlich bestätigt. Bei der Terminvergabe wurde darauf geachtet, dass der zweite Hausbesuch zeitnah und in den überwiegenden Fällen mit ein- bis zweiwöchigem Abstand zum ersten erfolgte. Die Dauer eines Hausbesuchs lag durchschnittlich zwischen ein bis zwei Stunden. In Einzelfällen, etwa durch Erkrankungen, vergrößerte sich das Intervall zwischen beiden Hausbesuchen auf bis zu vier Wochen. Vor der Abfrage der Einstellungen zu Sterben und Tod wurde in einer gesonderten Instruktion behutsam auf das Thema der eigenen Endlichkeit übergeleitet und angeboten, diese Fragen entweder gar nicht oder nur teilweise zu beantworten sowie jederzeit abbrechen und mit dem nächsten Fragebogenteil fortfahren zu können, wenn sich das Thema als zu belastend erwies. Dabei waren die Interviewerinnen insbesondere dazu angehalten, auch aufgrund ihrer eigenen Beobachtung die Fragen gegebenenfalls abzubrechen, wenn diese zu einem offensichtlichen Unwohlsein, Stress oder Traurigkeit der befragten Person führten.

Aufgrund der langen Zeitspanne des letzten ENABLE-AGE-Messzeitpunkts zur Baseline-Erhebung des LateLine-Projekts war zunächst gänzlich unbekannt, in welcher Verfassung sich die Teilnehmer befinden würden. Daher wurden die Interviewerinnen im Erkennen dementieller Erkrankungen geschult, unter anderem durch den Erwerb des Online-Zertifikats *Brief Training & Reliability Protocol for the Clinical Dementia Rating* der Washington University School of Medicine, *Alzheimer's Disease Research Center Memory & Aging Project* (im Folgenden mit CDR abgekürzt) sowie bei der Anwendung des Mini-Mental Status Test (im Folgenden mit MMST abgekürzt; Folstein, Folstein, & McHugh, 1975) gemäß der Richtlinien des *Consortium to Establish a Registry for Alzheimer's Disease*, im Folgenden mit CERAD abgekürzt (Morris et al., 1989; Morris, Mohs, Rogers, Fillenbaum, & Heyman, 1988). Für LateLine wurde die Version CERAD-Plus verwendet (*CERAD-Plus-Neuropsychological Assessment Battery 1.0, Manual for the German Version, Revised Edition*, 2005).

Durch Beobachtung sowie die frühe Applikation des MMST als Demenz-Screening und weiterer kognitiver Tests im Verlauf des Fragebogens wurde gewährleistet, dass ein kognitiv zu stark beeinträchtigter Teilnehmer – sofern dies nicht bereits beim telefonischen Kontakt offensichtlich oder durch Angehörige mitgeteilt worden war – nicht über Gebühr belastet wurde und inhaltlich reliable Daten erhoben wurden. Im Fall einer bereits im Vorfeld bekannten deutlichen kognitiven Beeinträchtigung wurde das sogenannte Demenzprogramm durchgeführt. Zeigte sich die Beeinträchtigung erst während des LateLine-Interviews, wechselten die Interviewerinnen vom Teilnehmer unbemerkt nach dem MMST ebenfalls zum Demenzprogramm. In diesen Fällen wurde zusätzlich das Vorliegen von Geschäftsfähigkeit abgeklärt und die Daten nur bei Vorliegen des Einverständnisses sowie einer unterzeichneten Schweigepflichtentbindung durch die ehrenamtliche oder gesetzliche Betreuungsperson abgespeichert.

Das Demenzprogramm teilte sich in den wichtigeren, fremdanamnestischen Teil der *Proxy*-Befragung sowie eine kurze Selbstauskunft durch die betroffene Person auf, wobei letztere in einigen Fällen aufgrund der fortgeschrittenen Erkrankung nicht mehr möglich war. Das *Proxy*-Interview konnte telefonisch durchgeführt werden, aber auch in Kombination mit der Befragung der erkrankten Person als Hausbesuch. Fremdanamnestisch erhoben wurden die Dimensionen Gedächtnis und Orientierungsvermögen des *Clinical Dementia Rating* (Hughes, Berg, Danziger, Coben, & Martin, 1982), in Anlehnung an die *Rosen-Ischämie-Skala* sowie die ADAS-Cog aus der *Alzheimer's Disease Assessment Scale* (Rosen, Mohs, & Davis, 1984; Rosen, Terry, Fuld, Katzman, & Peck, 1980) ferner Diagnose, -zeitpunkt, Verlauf, medikamentöse Behandlung sowie weitere kognitive Funktionen beeinträchtigende Krankheiten wie z. B. Depression, Hypertonie, Apoplex, die *Nurses' Observation Scale for Geriatric Patients NOSGER II*; Brunner & Spiegel, 1990; Spiegel et al., 1991), der Pflegeversicherungsstatus, ADL und IADL sowie Informationen zur Wohnsituation. Betroffene Personen wurden zu Gedächtnis und Orientierungsvermögen gemäß der CDR befragt, weiterhin erfolgte die Durchführung von MMST, Sitz-Steh-Test, Handkraftmessung sowie die Abfrage der Lebenszufriedenheit, die auf den kognitiven Status der betroffenen Person angepasst war und ebenfalls eine Beurteilung durch den Interviewer bezüglich der Antwort und des gezeigten emotionalen Ausdrucks in Anlehnung an das Heidelberger Instrument zur Erfassung der Lebensqualität Demenzkranker *H.I.L.D.E.* beinhaltete (S. Becker, Kaspar, & Kruse, 2006; S. Becker & Kruse, 2005; S. Becker, Kruse, Schröder, & Seidl, 2005). Sowohl für die Hauptstudie als auch das Demenzprogramm wurde ein Ethikantrag an die

Fakultät für Verhaltens- und Empirische Kulturwissenschaften der Ruprecht-Karls-Universität Heidelberg gestellt und bewilligt.

4.3 Stichprobenbeschreibung

Der Erhebungszeitraum der LateLine-Baseline-Messung, innerhalb der das vorliegende Projekt realisiert wurde, war von Januar bis Oktober 2009. Von den ursprünglich noch N=252 Personen der deutschen Teilstichprobe des ENABLE-AGE-Projekts (Alterskohorte 1912 – 1922), die einer weiteren Kontaktierung im Jahr 2005 zugestimmt hatten, konnten insgesamt N=160 Personen direkt befragt werden. Davon wurden 113 Personen in die Hauptstudie eingeschlossen, mit 31 Personen wurde ein Drop-out-Interview und mit weiteren 16 Angehörigen der fremdanamnestische Teil des Demenzprogramms durchgeführt. In acht Fällen konnte zusätzlich auch die erkrankte Person befragt werden, in den anderen Fällen war die Erkrankung laut Einschätzung der Betreuer zu stark fortgeschritten. Von den insgesamt zwischen T3 und T4 verstorbenen 91 Personen konnten für N=56 retrospektive Daten mittels Durchführung von Todesfall-Interviews generiert werden. Für eine nach Polen ausgewanderte Person war die Nachverfolgung, auch über Angehörige, nicht mehr möglich. Eine übersichtliche Darstellung der grundlegenden Stichprobencharakteristika aller nachfolgend berichteten deskriptiven Variablen findet sich in Anhang C.

Kognitive Funktionsfähigkeit. Um valide Daten für die LateLine-Messungen zu erhalten, musste die grundlegende kognitive Funktionsfähigkeit der Teilnehmer gewährleistet sein. Hierzu wurde die *Mini-Mental State Examination* (Folstein et al., 1975)bzw. die deutsche Übersetzung des Mini-Mental Status Tests (Kessler, Markowitsch, & Denzler, 1990) aus der neuropsychologischen CERAD-Batterie (s. Punkt 4.2) als weitverbreitetes standardisiertes kognitives Screening-Verfahren eingesetzt. Als Maß der Augenscheinvalidität beurteilten die speziell geschulten Interviewerinnen das kognitive Funktionsniveau während des LateLine-Interviews anhand von Verhaltensbeobachtungen der Befragten bis zur Messung des MMST. Zusammen mit dem MMST-Score wurde so pro Einzelfall entschieden, ob eine Fortführung der Befragung sinnvoll war.

Zu den überprüften Funktionen gehören nach Ivemeyer und Zerfaß (2005) zeitliche und örtliche Orientierung (zehn Punkte), Merk- und Erinnerungsfähigkeit (sechs Punkte), Aufmerksamkeit und Flexibilität (fünf Punkte), Sprache (drei Punkte), Anweisungen befolgen (drei Punkte) sowie Lesen, Schreiben und Nachzeichnen (je ein Punkt). Bei Vorliegen von Defiziten kann auf das Vorliegen kognitiver Beeinträchtigungen bis hin zu einer dementiellen Entwicklung geschlossen werden, wobei der MMST aufgrund eingeschränkter Sensitivität bzw.

Spezifität lediglich einen ersten Hinweis geben und eine ausführliche neuropsychologische, neurologische und radiologische Diagnosestellung nicht ersetzen kann. Der MMST erscheint, unter Berücksichtigung einiger Besonderheiten für diese Altersgruppe, als Screening der globalen kognitiven Funktionsfähigkeit auch für Hochaltrige geeignet (Kahle-Wrobleski, Corrada, Li, & Kawas, 2007; Whittle et al., 2007). Die Übernahme des üblicherweise verwendeten Cut-off-Wertes von ≤23 MMST-Punkten zur Ermittlung kognitiv unbeeinträchtigter Personen (Lezak, Howieson, & Loring, 2004; Tombaugh & McIntyre, 1992)[16] würde allerdings die gut belegte Tatsache negieren, dass MMST-Werte mit zunehmendem Alter selbst mit Kontrolle der Bildung aufgrund normativer Alternsprozesse, aber auch einem Anstieg kognitiv beeinträchtigter Personen in der Hochaltrigen-Gruppe, geringer werden (Kahle-Wrobleski et al., 2007; Ridha & Rossor, 2005). Somit steigt bei einer fehlenden Adjustierung die Wahrscheinlichkeit, gesunde Personen falsch-positiv als dement einzustufen (Verlust von Spezifität). Zudem besteht neben dem Alters- auch ein Bildungsbias zugunsten höher gebildeter Personen. Um dies zu berücksichtigen, wurde, wie von Strauss, Sherman und Spreen (2006, S. 177–179) in Anlehnung an die populationsbasierten und für Alter und Bildung stratifizierten Normdaten von Crum, Anthony, Bassett und Folstein (1993) und Iverson (1998) vorgeschlagen, die dort beschriebene Altersgruppe 85+ als Referenz für die Beurteilung der LateLine-Teilnehmer herangezogen. Iverson berichtet einen für alle Bildungsgruppen gemittelten Gesamt-Cut-off von ≤19. Für Personen mit Volksschulabschluss liegt dieser bei ≤17, für Personen mit Abitur oder Universitätsabschluss bei ≤24. Da eine weitere Herabsenkung des Cut-offs für die zur Baseline-Messung zwischen 87 und 97 Jahre alten Teilnehmer zu berücksichtigen ist, wurde der für LateLine angenommene Cut-off zusammen mit entsprechender Beurteilung durch die Interviewerin bei ≤17 festgelegt. In Anlehnung an Tombaugh und McIntyre (1992) entspricht ein Wert zwischen 24 und 30 einer kognitiv gesunden Person, bei Personen mit Werten zwischen 18 und 23 liegt eine *mild cognitive impairment* (MCI) oder leichte kognitive Beeinträchtigung (LKB) vor und bei Personen mit Werten zwischen 0 und 17 muss von einer schwerwiegenden kognitiven Beeinträchtigung, wie etwa dem Vorliegen einer Demenz, ausgegangen werden. Insgesamt ergeben sich für N=112 Personen ein durchschnittlicher MMST-Score von 27.3 (SD=2.7, Min=18, Max=30). Der Median

16 Bei der Auswertung gilt üblicherweise die folgende Interpretation als Richtlinie: 30–28 Punkte = kognitiv unbeeinträchtigt, 27–23 Punkte = V.a. leichte kognitive Beeinträchtigung, 22–18 = V.a. leichte Demenz, 17–10 = V.a. mittelschwere Demenz und 9–0 = V.a. schwere Demenz (Ivemeyer & Zerfaß, 2005).

von 28 zeigt an, dass zumindest bei der Hälfte der Stichprobe noch von einer sehr guten kognitiven Gesundheit ausgegangen werden kann. Bei einer Person konnte kein MMST aufgrund ihrer starken funktionalen Defizite, hier starke Seh- und Hörbeeinträchtigung, ein ausgeprägter Tremor sowie Schwäche in der Schreibhand, durchgeführt werden. Jedoch konnte aufgrund der Einschätzung durch die Interviewerin auf eine ausreichend kognitive Gesundheit geschlossen werden, so dass diese in die weitere Analyse mit aufgenommen wurde.

Abbrecherquote, Alter, Geschlecht und Bildung. Von *N*=113 Personen, bei denen der erste Teil der Befragung zuhause durchgeführt werden konnte, konnten 93,8% (*N*=106) auch für das zweite Interview besucht werden. Bei insgesamt 11 Personen (9.7%) war ein dritter Besuch notwendig. Somit ergibt sich eine als sehr gut zu betrachtende Abbrecherquote von 6.2%. Abbruchgründe waren Tod des Teilnehmers, die Länge der Befragung, Terminfindungsschwierigkeiten und das Abklären des Vorliegens von Geschäftsfähigkeit mit Angehörigen und die damit eintretende zeitliche Verzögerung. Von den insgesamt Befragten erklärten sich zudem 95.6% (*N*=108) bzw. 96.5% (für die Akzeptanz des eigenen Sterbens und Todes) bereit, die Skalen der Einstellungen zu Sterben und Tod zu beantworten. Hiervon wurde bei 22 Personen (20.4%) durch Einschätzung der Interviewerinnen jeweils nur die Kurzversion der Skalen abgefragt (vgl. Punkt 5.1.2), wobei neben der direkt auf den Inhalt bezogenen Gründe wie Anzeichen von Traurigkeit oder Verärgerung auch eine allgemeine Ermüdung und Erschöpfung als Verkürzungs- oder Abbruchkriterium dienten.

Das Durchschnittsalter der Stichprobe zu T4 (2009) lag bei 90.4 Jahren (*SD*=2.8, *Min*=86.5, *Max*=96.4, erwartungsgemäß überwiegte der weibliche Anteil mit 77.9% (*N*=88). Der Bildungsstand, gemessen an der Anzahl der Bildungsjahre, ist innerhalb der Stichprobe annähernd normalverteilt mit *M*=12.45 (*SD*=3.4, *Min*=7, *Max*=27), wobei zu drei Personen Angaben fehlen. Der Ausreißerwert von 27 Jahren ist auf eine langwierige Fortbildung in Psychoanalyse zurückzuführen. Ein Volksschulabschluss entspricht beispielsweise acht, eine zusätzliche Berufsausbildung zwölf Bildungsjahren, Werte ≥13 entsprechen dem Abitur oder einem Studium. In Tab. 5 sind die Bildungsjahre zusätzlich nach Geschlecht getrennt aufgezeichnet. Auf die konkreten Schulformen bezogen verfügten 21.2% über einen Volksschulabschluss, 35.4% über eine Sekundar- oder Berufsausbildung, 25.7% hatten einen Abschluss der Oberrealschule, höheren Sekundarschule, des Lyzeums bzw. Gymnasiums und 17.7% verfügten über einen universitären Abschluss.

Tabelle 5: Stichprobencharakteristika der Baseline-Erhebung des LateLine-Projekts: Bildung.

Variable	**Gesamt (*N*=110)**	**Männer (*N*=24)**	**Frauen (*N*=86)**
Bildungsjahre			
M (*SD*)	12.45 (3.4)	12.1 (1.8)	12.6 (3.8)
Min	7	10	7
Max	27	18	27

Anmerkung: *N*=Anzahl der Teilnehmer, *M*=Mittelwert, *SD*=Standardabweichung, *Min*=Minimum, *Max*=Maximum.

Hier zeigte sich eine Besonderheit der Kohorte: In Anbetracht der damaligen schlechteren Zugangsbedingungen zu Bildung für Frauen durch gesellschaftliche Rollenbilder ist es verwunderlich, dass diese sogar einen etwas höheren Bildungsstatus als die Männer erreichen. Allerdings zeigt sich bei Frauen eine größere Streuung als bei den „homogener" gebildeten Männern; zudem ist diese Tendenz aufgrund der ungleichen Zellenverteilung mit *N*=24 Männern versus *N*=86 Frauen nicht repräsentativ.

Familiäre und Wohnsituation. 88.5% der Teilnehmer waren verwitwet, 6.2% geschieden, 3.5% ledig und 1.8% verheiratet. 89.4% der Teilnehmer hatten (Stief-)Kinder (*M*=2.29, *SD*=1.3, *Min*=1, *Max*=6), 81.4% Schwiegerkinder (*M*=2.0, *SD*=1.2, *Min*=1, *Max*=6), 73.5% Enkel (*M*=3.8, *SD*=3.4, *Min*=1, *Max*=24) und weitere 43.4% Urenkel (*M*=3.2, *SD*=2.6, *Min*=1, *Max*=12).

Mit 84.1% lebte der Großteil der Teilnehmer nach wie vor privat – der Status, privat und alleine zu leben, war Inklusionskriterium des ursprünglichen ENABLE-AGE-Projekts im Jahr 2002. Davon lebten 70.8% alleine und ohne feste Partnerschaft, 4.4% lebten mit anderen Personen zusammen (wie Freunde oder als Teil einer Wohngemeinschaft), je 3.5% lebten mit Partner oder Familienangehörigen zusammen oder alleine, aber mit fester Partnerschaft und je 0.9% waren verheiratet und mit ihrem Partner zusammen- bzw. getrennt lebend. 15.9% der Teilnehmer lebten mittlerweile in einem institutionalisierten Rahmen, davon 12.4% in einem Pflegeheim und 3.5% im Betreuten Wohnen. Von *N*=82 bzw. 84 Personen (72.6% bzw. 74.3% der Gesamtstichprobe) konnte zusätzlich eruiert werden, ob Unterstützung durch andere bei den ADL und IADL geleistet wird. Diese wurde in 51.2% der Fälle privat durch Nachbarn, Angehörige oder Freunde organisiert sowie in 45.1% professionell, etwa über einen ambulanten Pflegedienst, erbracht. Schließlich gaben von *N*=53 Befragten (46.9% der Gesamtstichprobe), die private oder professionelle Unterstützung erhielten, weiterhin an, dass diese in 11.3% rund um die Uhr, in 79.2% stundenweise tagsüber und in 9.4% stundenweise tagsüber und nachts erfolge. Eine Pflege stundenweise tagsüber belief sich auf durchschnittlich zwei Stunden pro Tag (*SD*=1.2, *Min*=.25, *Max*=4) bzw. wöchentlich durchschnittlich zwei Stunden (*SD*=1.3, *Min*=.50, *Max*=5.5), eine Pflege stundenweise tagsüber und nachts nahm durchschnittlich eine dreiviertel Stunde pro Tag (*SD*=.4, *Min*=.50, *Max*=1) bzw. durchschnittlich drei Stunden pro Woche (*SD*=2, *Min*=1, *Max*=5) in Anspruch.

77% der Befragten gaben darüber hinaus an, seit der letzten Befragung im Jahr 2003 bzw. 2004 nicht umgezogen zu sein. 0.9% waren innerhalb desselben Gebäudes umgezogen, 5.3% innerhalb des gleichen Bezirks, 8% innerhalb der gleichen Stadt und 8.8% waren in eine andere Stadt bzw. einen anderen Ort gezogen. Von den Verzogenen gaben 84.6% gesundheitliche Gründe an (physisch, psychisch und kognitiv), 65.4% den persönlichen Wunsch umzuziehen, 38.5% die größere Nähe zu Freunden und Verwandtschaft zwecks Erhalt von Unterstützung, 34.6% die größere Nähe zu Freunden und Verwandtschaft zwecks sozialem Austausch, 50% eine deutlich verbesserte Infrastruktur und den Zugang zu Ressourcen im neuen Wohnumfeld, 7.7% finanzielle und/oder gesetzliche Aspekte, 30.8% das Anraten der Familie und 34.6% sonstige Gründe, wie z. B. eine als zu groß empfundene Wohnung oder das Vorhandensein von Treppen.

Kritische Lebensereignisse. Nach dem Vorliegen wesentlicher Veränderungen im Leben der Teilnehmer seit dem letzten Hausbesuch im Jahr 2003/2004 befragt, gaben 23.9% den Tod eines Angehörigen oder Partners an, 22.1% einen Umzug, 25.7% einen längeren Krankenhausaufenthalt ab drei Wochen und 9.7% sonstige Ereignisse, wie etwa einen Überfall bei einem Spaziergang, Geburt der Urenkel, Trennung, eine neue Eheschließung oder die Aufgabe des eigenen Ladens. Damit war es bei insgesamt 63.7% der 113 Personen zu mindestens einem kritischen Lebensereignis gekommen. Gemäß Holmes und Rahe (1967), die eine Gewichtung der empfundenen Intensität kritischer Lebensereignisse durch empirisch ermittelte Stresswerte vornahmen, zählen vor allem Tod von Ehepartner oder nahen Familienmitgliedern, Trennung oder Scheidung und Verletzung bzw. Krankheit zu den als am stressreichsten empfundenen Ereignissen (Rangplatz zwischen 1 und 6). Die Teilnehmer der LateLine-Studie verdeutlichen somit, welchen Herausforderungen und (Wieder-)Anpassungsleistungen Hochaltrige ausgesetzt sind.

Finanzielle Situation. Das monatliche Nettoeinkommen der Teilnehmer lag bei durchschnittlich 1.755,40 EUR und zeigt mit einer Standardabweichung von 825.10 EUR und einem Minimum von 300 EUR bzw. einem Maximum von 4.000 EUR eine deutliche „Schere" der Renten- und Pensionsverhältnisse auf, wobei 41 Personen (36.3%) keine Angaben zu ihren finanziellen Verhältnissen äußern wollten. Bei 5.7% hatte sich die finanzielle Situation im Vergleich zum letzten ENABLE-AGE-Hausbesuch im Jahr 2003 oder 2004 verbessert, bei 18.9% verschlechtert, wogegen 75.5% eine gleichbleibende Situation angaben. Die Zufriedenheit mit der finanziellen Situation lag mit durchschnittlich 7.6 (Skala von 0=ganz und gar unzufrieden bis 10=ganz und gar zufrieden) hoch, wobei 22.4% sich für die Skalenmitte entschieden und der größte Anteil mit 36.4% sogar die Skalen-'Höchstnote' vergab.

Pflegebedürftigkeit, Stürze und Funktionsfähigkeit der unteren Extremitäten. Nur bei 22.1% der Teilnehmer lag eine Eingruppierung in eine Pflegestufe vor, wobei 16.8% Pflegestufe 1, 4.4% Pflegestufe 2 und 0.9% Pflegestufe 3 zugeordnet waren. 21.7% erhielten Geld aus der Pflegeversicherung, 11.3% Sachleistungen, etwa in Form von ambulanten Pflegediensteinsätzen.

38.1% der Teilnehmer gaben an, innerhalb der letzten zwölf Monate vor der Befragung gestürzt zu sein (M=2.2, SD=1.8, Min=1, Max=10). In 37.2% der Fälle passierten die Stürze innerhalb der Wohnung, bei 30.2% außerhalb der Wohnung und bei 32.6% sowohl als auch. In 46.5% der Stürze war keinerlei ärztliche Intervention erforderlich. Falls eine Behandlung erforderlich wurde, erfolgte diese im Großteil der Fälle stationär im Krankenhaus (46.5%), gefolgt von ambulanter (32.6%) und rehabilitativer Behandlung (7%). Bei Rehabilitationsmaßnahmen dauerten diese zwischen zwei und vier Wochen. Unabhängig vom Vorliegen eines tatsächlichen Sturzes innerhalb der letzten zwölf Monate vor der Befragung äußerten 45.9% Angst davor, (erneut) zu stürzen und weitere 21.6% äußerten eine Aktivitätseinschränkung aufgrund der Sturzangst.

Die über den Funktionstest der unteren Extremitäten gemessene Stärke der Beinmuskulatur ergab nach den unter Punkt 4.4 beschriebenen Einstufungskriterien, dass 37.5% (N=42) den Test entweder nicht vollständig durchführen konnten oder zu viel Zeit dafür benötigten, 8% (N=9) zwischen 16.70 und 60.0 Sekunden, 7.1% (N=8) 13.70 bis 16.69 Sekunden, 14.2% (N=16) 11.20 und 13.69 Sekunden benötigten und erstaunliche 33% (N=37) mit einer Zeit zwischen 0.01 und 11.19 Sekunden die bestmögliche Zeitkategorie erreichten.

Konfession, Gläubigkeit und Zentralität. Die Konfessionszugehörigkeit der Teilnehmer (N=111) stellt sich wie folgt dar: 10.8% konfessionslos, 30.6% katholisch, 55.9% evangelisch und 2.7% freikirchlich oder anderes (hier: Zeugen Jehovas, Anglikaner). Zur Gläubigkeit gaben die Probanden (N=110) mehrheitlich mit 77.3% an, an die Existenz Gottes bzw. einer höheren Wirklichkeit oder Macht zu glauben (Pantheismus, Theismus, Deismus). Unsicher bezüglich einer göttlichen Existenz (Agnostizismus) zeigten sich 12.7%, weitere 10% glaubten nicht an einer höhere Macht (Atheismus).

In Bezug auf den Ausprägungsgrad der intrinsischen Religiosität bzw. Zentralität lassen sich die Teilnehmer wie folgt zuordnen (aufgezählt werden die Ergebnisse gemäß der ursprünglichen sowie nachfolgend der alternativen Skaleneinteilung von Huber, vgl. Punkt 4.4): 22.5% (*N*= 25) bzw. 28.8% (*N*=32) sind nicht religiös, 54.1% (*N*=60) bzw. 27.9% (*N*=31) sind extrinsisch religiös und 23.4% (*N*=26) bzw. 43.2% (*N*=48) sind intrinsisch bzw. hochreligiös. Anhand der deutlich unterschiedlich ausfallenden Gruppenzuteilung je nach der ursprünglich bzw. alternativ von Huber (2008b) vorgeschlagenen Aufteilung der Zentralitätsgruppen wird ersichtlich, dass der für die Analysen verwendeten Gesamtskala für Religiosität in Form eines Summenscores der Vorzug zu geben ist.

Depressivität: Gemäß der Eingruppierungskriterien der *Geriatric Depression Scale* (vgl. Punkt 4.4 für deren Beschreibung) befand sich der Großteil der Stichprobe mit 70.2% (*N*=73) in einem unauffälligen Bereich, wogegen 25.0% (*N*=26) eine leichte bis mittelschwere und weitere 4.8% (*N*=5) sogar eine schwere depressive Symptomatik zeigten.

Soziale Unterstützung und Zufriedenheitsmaße. Nachfolgend werden je ein Item umfassende Maße berichtet, die die empfundene soziale Unterstützung und die Zufriedenheit in bestimmten Bereichen skizzieren. Nach der allgemeinen Zufriedenheit mit ihrer Wohnsituation befragt (Skala von 1=sehr zufrieden bis 5=sehr unzufrieden), gaben die Teilnehmer mit durchschnittlich 1.7 (*SD*=.80) an, insgesamt zufrieden zu sein. Bei der Frage nach den sozialen Kontakten im Laufe der letzten zwölf Monate vor der Befragung wurden die Teilnehmer um eine Einschätzung gebeten, ob sich die sozialen Kontakte in diesem Zeitraum verändert und falls ja, ob dies zum Guten oder zum Schlechten war (Skala von 1=vieles hat sich verschlechtert bis 5=vieles hat sich verbessert). Hier lag der Mittelwert bei 2.7 (*SD*=.70), somit kam es tendenziell zu keiner Veränderung. Für die Frage nach der allgemeinen Lebenszufriedenheit (Skala von 0=ganz und gar unzufrieden bis 10=ganz und gar zufrieden) ergab sich ein Mittelwert von 7.8 (SD=2.0) und somit eine hohe Zufriedenheit. Abschließend wurde die Frage, wie die Teilnehmer gegenwärtig ihre Zukunftsperspektive allgemein einschätzen (Skala von 1=hervorragend bis 5=schlecht), durchschnittlich als gut bis befriedigend eingeschätzt (*M*=3.7, *SD*=.80).

4.4 Untersuchungsmaterialien und Messinstrumente

In diesem Abschnitt werden die zur Operationalisierung der Modellvariablen (AVs und UVs, Definitionen s. Punkt 2.5.2) und empirischen Überprüfung der Fragestellungen (s. Punkt 3.2) verwendeten Messinstrumente erläutert. Neben der Darstellung von Skalenformat, Subskalen – falls zutreffend –, Item-Anzahl und Beispiel-Items werden pro Skala – falls indiziert – die internen Konsistenzen angegeben (für eine detaillierte Übersicht, s. Tab. 7 unter Punkt 4.5.1). Auf Darstellung der für die Original-Instrumente berichteten Alpha-Koeffizienten wird verzichtet, da ausschließlich gut validierte und in der Praxis erprobte Instrumente angewendet wurden. Aufgrund der hohen kognitiven Anforderungen an die hochaltrigen Teilnehmer durch Länge und Komplexität des LateLine-Fragebogens wurde versucht, das Skalenformat bei den verwendeten Konstrukten möglichst einheitlich zu gestalten, um so das Verständnis zu erleichtern. Zusätzlich wurden alle verwendeten Skalenformate in Groß- und Fettdruck sowie mit vereinfachenden Symbolen (lachende und traurige Smileys) als Skalenvorlage vorgelegt, so dass die Teilnehmer auf die entsprechende Skalenzahl zeigen konnten.

Einstellungen zu Sterben und Tod. Die Einstellungen zu Sterben und Tod wurden mit dem *Fragebogeninventar zur mehrdimensionalen Erfassung des Erlebens gegenüber Sterben und Tod* (im Folgenden mit FIMEST abgekürzt, Wittkowski, 1996) operationalisiert, das als einziges deutschsprachiges Instrument in die Validierungsstichprobe auch ältere und alte Menschen (Range: 65 bis 93 Jahre) aufnahm, jedoch bei der Auswertungseinteilung nach Altersgruppen diese unter der Gruppe 65+ subsummiert und somit nicht zwischen jungen und alten Alten differenziert. Dennoch erscheint das Instrument anhand der für diese Gruppe gefundenen Werte potentiell geeignet zur Übertragung auf eine rein hochaltrige Stichprobe (für eine Diskussion möglicher Verfahren sowie die Begründung des hier gewählten standardisierten Vorgehens, vgl. Punkt 2.3.1). Auch ermöglicht das FIMEST durch Vorliegen einer englischen und einer chinesischen Adaptation interkulturelle Vergleiche (Wittkowski, 2001a; Wittkowski, Ho, & Chan, 2011–2012). Das FIMEST verfügt über gute psychometrische Eigenschaften bei geringem Einfluss von sozialer Erwünschtheit und existiert als rationale und empirisch konstruierte Form, wobei für erstere die in Tab. 2 (Punkt 2.1) beschriebene a priori-Struktur als konzeptuelle Richtlinie diente. Für die vorliegende Studie wurde die empirisch konstruierte, faktorenanalytisch ermittelte Form verwendet. Wie beim englischen DAP-R ist auch beim FIMEST als erstes deutschsprachiges Instrument die Erhebung der Akzeptanzdimension möglich, jedoch beschränkt sich das Instrument auf die Erhebung der zentralen neutralen Akzeptanz. Im Gegensatz zum DAP-R ist diese jedoch konzeptuell breiter aufgestellt und umfasst sowohl die Akzeptanz des Sterbensprozesses als auch des Todes, die so „an overarching context of meaning" erhält (Neimeyer et al., 2004, S. 329).

Aufgrund der Zumutbarkeit für die Teilnehmer und in Anbetracht des Studienumfangs wurde nach Durchführung der Pilotstudie der Fragebogen so angelegt, dass eine Abfrage der Originalskalen sowie einer gekürzten Fassung möglich war (s. hierzu Anhang B). Diese wurde von der Interviewerin im Einzelfall entschieden, um einen stress- oder ermüdungsbedingten Abbruch bei dieser heiklen Thematik zu verhindern. Die wegzulassenden Items waren diejenigen, die in der von Wittkowski (1996) berichteten Validierungsstichprobe die schwächsten Faktorenladungen erzielten.

Kurz zusammengefasst werden bei der Angst vor dem eigenen Sterben laut Wittkowski (ebd., S. 25) Unbehagen, Besorgnis und Ängste, die sich auf den Prozess des Sterbens richten, sofern er die eigene Person betrifft, erfasst. Inhaltlich werden auch die Begleitumstände schwerer Erkrankungen erfasst, indem die „Angst vor Schmerzen und körperlichem Leiden, vor krankheitsbedingtem körperlichen Verfall, vor Einsamkeit, vor dem Verlust der persönlichen Würde und vor einer Betreuung, die als inhuman antizipiert wird“ sowie die Angst vor einer Verlängerung des eigenen Sterbens durch medizinische Maßnahmen erhoben werden. Mit der Angst vor dem eigenen Tod wird, so der Autor, hauptsächlich die Angst vor dem Verlust der eigenen Existenz ermittelt. „Besorgnis und Angst bezieht sich auf den Verlust jeglicher Möglichkeit, zu denken und zu fühlen, sowie auf das Verschwinden der eigenen Persönlichkeit.“ Zusätzlich wird die Angst vor einem ungewissen ‘Danach’ ermittelt (ebd.). Mit der Akzeptanz des eigenen Sterbens und des eigenen Todes wird, so Wittkowski, die grundsätzliche Zustimmung zum Vorgang des eigenen Sterbens als auch zur Begrenztheit des eigenen Lebens angesprochen. Diese drückt sich darin aus, Sterben und Tod als „natürliche und letztlich sinnvolle Bestandteile des Lebens überhaupt, aber auch des eigenen Lebens zu betrachten“ (ebd.). Eine hoch empfundene Akzeptanz schließt nicht aus, „dass eine Person den Gedanken an ihr eigenes Sterben und ihren eigenen Tod zum gegenwärtigen Zeitpunkt von sich weist“ (ebd.), da letztlich nur die antizipierte Akzeptanz ohne unmittelbare Lebensbedrohung erfasst wird.

<u>Skalenformat, Subskalen, Item-Anzahl und Beispiel-Items:</u>

- Verwendung einer fünfstufigen Likert-Skala (1=trifft überhaupt nicht zu bis 5=trifft genau zu) statt der im Original verwendeten vier Stufen
- Angst vor dem eigenem Sterben (im Folgenden mit ANGES abgekürzt), Lang-/Kurzform acht bzw. sieben Items, Beispiel: “Ich fürchte mich davor, eines Tages einen schmerzhaften Tod zu sterben”; α=.85
- Angst vor dem eigenem Tod (im Folgenden mit ANGET abgekürzt), Lang-/Kurzform sieben bzw. fünf Items, Beispiel: “Mich erschreckt der Gedanke, dass mit meinem Tod mein gesamtes Denken und Fühlen aufhört”; α=.82
- Akzeptieren des eigenen Sterbens und Todes (im Folgenden mit AKEST abgekürzt), Lang-/Kurzform acht bzw. sechs Items, Beispiel: “Mein Tod ist Teil einer umfassenderen Ordnung, die ich akzeptiere”; α=.73

Extraversion und Neurotizismus. Beide Persönlichkeitsdimensionen wurden mit der Kurzversion des *Big Five Inventory* (BFI-K) von Rammstedt und John (2005) erfasst. Dieser sichert eine ökonomische Erfassung bei zufriedenstellenden psychometrischen Kennwerten.

Skalenformat, Subskalen, Item-Anzahl, Beispiel-Items und Cronbachs Alpha:

- Likert-Skala von 1=trifft überhaupt nicht zu bis 5=trifft genau zu
- Extraversion (im Folgenden mit EXTRAV abgekürzt), vier Items, Beispiel: "Ich bin begeisterungsfähig und kann andere leicht mitreißen"; α=.77
- Neurotizismus (im Folgenden mit NEUROT abgekürzt), vier Items, Beispiel: "Ich werde leicht nervös und unsicher"; α=.66

Generativität. Basierend auf der *Loyola Generativity Scale* (LGS) von McAdams und de St. Aubin (1992) wurde die deutsche Übersetzung von Schneewind, Wunderer und Erkelenz (2004) in einer um vier Items gekürzten Form verwendet. Als Einleitung der entsprechenden Items diente die Frage, was man gerne an die nächste Generation weitergeben möchte.

Skalenformat, Item-Anzahl, Beispiel-Item und Cronbachs Alpha:

- Likert-Skala von 1=trifft überhaupt nicht zu bis 5=trifft genau zu
- Generativität (im Folgenden mit LGS abgekürzt), zwölf Items, Beispiel: "Ich versuche, das Wissen, das ich durch meine Erfahrungen gewonnen habe, weiterzugeben"; α=.83

Allgemeine Kontrollüberzeugungen. Das Konzept der allgemeinen Kontrollüberzeugungen wurde anhand der von Jakoby und Jacob (1999) entwickelten Kurzskalen erhoben.

Skalenformat, Subskalen, Item-Anzahl, Beispiel-Items und Cronbachs Alpha:

- Likert-Skala von 1=trifft überhaupt nicht zu bis 5=trifft genau zu
- Internale Kontrollüberzeugung (im Folgenden mit INTKÜZ abgekürzt), drei Items, Beispiel: "Bei Problemen und Widerständen finde ich in der Regel Mittel und Wege, um mich durchzusetzen"; α=.64 → Skala auf zwei Items verkürzt, s. Punkt 4.5.1 und Tab. 7
- Externale Kontrollüberzeugung (im Folgenden mit EXTKÜZ abgekürzt), drei Items, Beispiel: „Ich habe häufig das Gefühl, dass ich wenig Einfluss darauf habe, was mit mir geschieht"; α=.31 → aufgrund der geringen Reliabilität wurde die Skala aus der Analyse ausgeschlossen und durch das oben beschriebene Einzel-Item ersetzt, da dieses die höchsten korrelativen Zusammenhänge zu den Einstellungen zu Sterben und Tod aufwies (s. Punkt 4.5.1 und Tab. 7)

Resilienz. Die psychische Widerstandsfähigkeit wurde anhand der Kurzform *RS-11* der *Resilienzskala RS-25* (Leppert, 2003; J. Schumacher et al., 2005), welche die deutsche Übersetzung der *Resilience Scale* von Wagnild und Young (1993) ist, ermittelt.

Skalenformat, Item-Anzahl, Beispiel-Item und Cronbachs Alpha:

- Likert-Skala von 1=trifft überhaupt nicht zu bis 5=trifft genau zu
- Resilienz (im Folgenden mit RES abgekürzt), elf Items, Beispiel: "Normalerweise schaffe ich alles irgendwie"; α=.73

Allgemeine Ängstlichkeit. Zur Messung der allgemeinen Ängstlichkeit oder Trait-Angst diente das *State-Trait-Angstinventar* (STAI-G) von Laux, Glanzmann, Schaffner und Spielberger (1981), hieraus Form X1.

Skalenformat, Item-Anzahl, Beispiel-Item und Cronbachs Alpha:

- Likert-Skala von 1=trifft überhaupt nicht zu bis 5=trifft genau zu
- Ängstlichkeit (im Folgenden mit STAI abgekürzt), 20 Items, Beispiel: "Ich mache mir zu viel Gedanken über unwichtige Dinge"; α=.90

Religiosität. Wie unter Punkt 4.3 berichtet, wurden zunächst Konfession und Gläubigkeit erfasst. Je nach Gläubigkeit wurde die Abfrage weiterer Religiositäts-Items gefiltert, um Verärgerung seitens atheistisch eingestellter Personen zu vermeiden. Zunächst wurde Religiosität als mehrdimensionales Konstrukt in Form der *Zentralitätsskala* von Huber (im Folgenden mit Z-Skala abgekürzt, 2003, 2004) in ihrer Intensität gemessen und so Einstellungs-, Erfahrungs- und Verhaltensaspekte der Religiosität erfasst. Die Z-Skala ist überwiegend auf die Erfassung einer (christlichen) theistischen Religiosität ausgelegt, was in Anbetracht der LateLine-Kohorte angemessen erscheint. Dennoch wurde in Rücksprache mit dem Autor die Z-15-Skala mit 15 Items mit der Z-7-Skala ergänzt, um auch potentiell spirituell bzw. pantheistisch Gläubigen gerecht zu werden. Nach Abfrage der vorausgehenden Konfessionszugehörigkeit konnten so Fragen alternativ angepasst werden, beispielsweise „Wie häufig beten *oder* meditieren Sie?" (Huber, 2008a, 2008b).

Die fünf religionssoziologisch definierten Kerndimensionen der Z-Skala werden nachfolgend definiert. In der Dimension des kognitiven Interesses (auch Intellekt) wird, so Huber (2004), nach Häufigkeit und Intensität des kognitiven Interesses an religiösen Fragen gefragt und somit die individuelle Ansprechbarkeit für religiöse Themen erfasst (S. 89f.). In der Dimension der religiösen Ideologie (auch Glaube) wird, so der Autor, nach der Plausibilität der Existenz einer transzendenten Realitätsebene gefragt, es wird praktisch die prinzipielle Zugänglichkeit von transzendenzbezogenen Welt- und Selbstdeutungen erfasst (ebd., S. 90).

Anhand der Dimension persönliche Praxis (auch Devotion oder Gebet) wird erhoben, wie oft und intensiv in aktiver Weise ein Bezug zu einer transzendenten Realitätsebene hergestellt wird. Sie überprüft somit die tatsächliche Aktivierung transzendenzbezogener Selbst- und Weltdeutungen (ebd.). Die religiöse Erfahrungsdimension ermittelt, wie oft eine transzendente Realitätsebene als eine aktive handelnde Instanz wahrgenommen wird, die in der Welt erfahrbar ist und bezieht somit die individuelle Bestätigung transzendenzbezogener Selbst- und Weltdeutungen ein (ebd.). Schließlich erfasst die Dimension der öffentlichen Praxis (auch Ritual oder Gottesdienst) die soziale Verankerung der persönlichen Religiosität beispielsweise mittels Häufigkeit und Intensität der Gottesdienstteilnahme (ebd.). Huber spricht hier auch von Kirchlichkeit, da die Bindung an die weltliche Kirche durch hohe Werte dieser Dimension zunimmt, was bei den vorausgehenden Dimensionen nicht notwendigerweise der Fall ist (ebd.).

Skalenformat, Subskalen, Item-Anzahl, Beispiel-Items und Cronbachs Alpha:

- Fünf- und siebenstufige Likert-Skalen mit unterschiedlichen Ausprägungen; die siebenstufigen Skalen werden zur Auswertung in fünfstufige Skalen nach durch den Autor vorgegebenen Anweisungen umgerechnet
- Kognitives Interesse an religiösen Fragen (im Folgenden mit RELIINT abgekürzt), drei Items, Beispiel: "Wie oft informieren Sie sich durch Radio, Fernsehen, Zeitschriften oder Bücher über religiöse Fragen?", Likert-Skala von 1=nie bis 5=sehr oft; α=.76
- Religiöse Ideologie (im Folgenden mit RELIIDE abgekürzt), drei Items, Beispiel: "Wie hoch ist Ihrer Ansicht nach die Wahrscheinlichkeit, dass Gott oder etwas Göttliches wirklich existiert und nicht nur eine menschliche Idee ist?", Likert-Skala von 1=gar nicht bis 5=sehr; α=.81
- Private/persönliche Praxis (im Folgenden mit RELIPP abgekürzt), drei Items, Beispiel: "Wie häufig beten Sie in der Regel?", Likert-Skala von 1=nie bis 7=mehrmals am Tag; α=.92
- Öffentliche Praxis (im Folgenden mit RELIOEP abgekürzt), drei Items, Beispiel: "Wie wichtig ist Ihnen die Verbindung zu einer religiösen Gemeinschaft?", Likert-Skala von 1=gar nicht bis 5=sehr; α=.84
- Religiöse Erfahrung (im Folgenden mit RELIERF abgekürzt), drei Items, Beispiel: "Wie oft erleben Sie Situationen, in denen Sie das Gefühl haben, dass Gott oder etwas Göttliches in Ihr Leben eingreift?", Likert-Skala von 1=nie bis 5=sehr oft; α=.87
- Gesamtskala als Mittelwert der fünf Einzeldimensionen (im Folgenden mit RELIGES abgekürzt), eine hohe Ausprägung entspricht hoher intrinsischer

Religiosität; α=.94 sowie als kategorialer Zentralitätswert über die in Tab. 6 dargestellten Einteilungskriterien (im Folgenden mit $ZENTR_{ur}$ und $ZENTR_{alt}$ abgekürzt).

Aufgrund der differenzierten Erfassung unterschiedlicher Aspekte der Religiosität wurden die Zentralitäts-Items auch bei Atheisten erhoben. Zudem sieht die Z-Skala vor, mittels retrospektiver Aufteilung der Teilnehmer in drei Gruppen deren Zentralität zu bestimmen und die intervallskalierten Daten so in eine kategoriale Messung umzuwandeln. Eine zentrale Position der Religion im persönlichen Konstruktsystem eines Individuums entspricht dabei einer autonomen Funktionsweise und somit einer intrinsischen Religiosität (Intensität der Religiosität: hoch, hochreligiöse Personen). Ist die Funktionsweise lediglich heteronom, d.h. das Ausmaß der Religiosität im Alltag wird durch die Vorgaben wechselnder, nicht-religiöser Konstruktsysteme bestimmt, so liegt extrinsische Religiosität vor (Intensität der Religiosität: mittel, religiöse Personen). Sollten dagegen alle fünf Dimensionen niedrig ausgeprägt sein, so liegt eine marginale Funktionsweise des religiösen Konstruktsystems vor (Intensität: schwach, nichtreligiöse Personen). Zur Gruppierung schlägt Huber zwei Einteilungen des Skalenranges vor, die in Tabelle 6 dargestellt werden. Gemäß des von Huber (2008b) vorgenommenen empirischen Vergleichs ist die Differenzierung auch bei der höheren Variationsbreite der extrinsisch Religiösen bei der ursprünglichen Skalenaufteilung kein Methodenartefakt, so dass beide Einteilungen vergleichbare Ergebnisse erzielen. Im Rahmen der Stichprobenbeschreibung (Punkt 4.3) sowie in der Überblickstabelle in Anhang C werden die Häufigkeiten für beide Einteilungskriterien berichtet, ebenso finden sich hier Häufigkeiten für die Gläubigkeit, deren Abfrage in Anlehnung an Zinnbauer et al. (1997) in der deutschen Übersetzung und Adaptation von Hunger (2010) erfolgte.

Tabelle 6: Berechnung der Zentralitätsstufe nach Huber (2008)

Ausprägung der Religiosität	Skalenrange ursprünglich	Skalenrange alternativ
Hochreligiös, intrinsisch	1,00–2,00	1,00–2,49
Religiös, extrinsisch	2,01–3,99	2,50–3,50
Nichtreligiös	4,00–5,00	3,51–5,00

Valenz des Glaubens. Weiterhin wurde die Valenz des Glaubens erfasst, d.h. über das Vorliegen des Ausmaßes bzw. der Intensität der Religiosität hinaus auch deren Beurteilung als positives oder negatives Verhältnis zu Gott, um, so Huber, die inhaltliche Struktur und emotionale Valenz zu erschließen (Huber, 2008a, S. 34). Hierzu wurde das Modul *Verhältnis zu Gott* aus dem Fragebogen *Spirituelle und religiöse Einstellung und Umgang mit Krankheit* (SpREUK I.I) verwendet und die Abfrage der Items jeweils mit der Frage „Wenn Sie an Gott denken, wodurch ist Ihr Verhältnis geprägt? Mit welchen Begriffen würden Sie diese 'Beziehung' beschreiben wollen?" eingeleitet (Büssing, Ostermann, & Matthiessen, 2005; Ostermann, Büssing, & Matthiessen, 2004). Wie von den Autoren empfohlen, wurde die Valenz des Glaubens ausschließlich bei Menschen mit Bezug zu Religiosität – hier Gläubige und Agnostiker – erfasst.

Skalenformat, Subskalen, Item-Anzahl, Beispiel-Items und Cronbachs Alpha:

- Likert-Skala von 1=trifft überhaupt nicht zu bis 5=trifft genau zu
- Positive Valenz (im Folgenden mit PVAL abgekürzt), fünf Items, Beispiel: "Schutz"; α=.86
- Negative Valenz (im Folgenden mit NVAL abgekürzt), fünf Items, Beispiel: "Bestrafung"; α=.62

Spiritualität. Die Erfassung von Spiritualität erfolgte über die Skala *Transpersonales Vertrauen* von Belschner und Krischke (2007), das unter anderem den Begriff des Gottvertrauens umfasst und die spirituelle Durchlässigkeit einer Person misst (ebd.). Anders als bei der Zentralitätsskala wird hier kein Bezug zur christlichen Religiosität hergestellt. Zudem wird nicht die Intensität an Spiritualität gemessen, sondern die Funktionalität als Bewältigungsverhalten in Krisen aller Art, wie etwa einer schweren Erkrankung, steht im Vordergrund.

Skalenformat, Item-Anzahl, Beispiel-Item und Cronbachs Alpha:

- Likert-Skala von 1=trifft überhaupt nicht zu bis 5=trifft genau zu
- Transpersonales Vertrauen (im Folgenden mit TPV abgekürzt), elf Items, Beispiel: "Ich bin Teil eines großen Ganzen, in dem ich geborgen bin"; α=.88

(Instrumental) Activities of Daily Living. Die instrumentellen und alltäglichen funktionalen Kompetenzen wurden mit der *ADL-Staircase* (Hulter- (Hulter-Åsberg & Sonn, 1989; Sonn & Hulter-Åsberg, 1991) erhoben, die eine Erweiterung des *Katz Index of Independence in ADL* (Katz, Ford, Moskowitz, Jackson, & Jaffe, 1963) darstellt. Erfasst wird die Selbständigkeit in der Ausführung der basalen Aktivitäten Essen, Baden und Duschen, An- und Auskleiden, Toilettennutzung, Transfer sowie der instrumentellen Aktivitäten Einkaufen, Putzen, Nutzung von ÖPNV und Kochen. Die Beurteilung besteht aus der Selbstauskunft der Teilnehmer sowie der Verhaltensbeobachtung durch den Interviewer. Gemäß der kumulativen Grundstruktur der *ADL-Staircase* werden die Items in dichotomisierter Form ausgewertet, wobei pro selbstständig ausgeführter Aktivität eine 1 und pro abhängiger Aktivität eine 0 vergeben wird, wobei 'teilweise abhängig' als 'abhängig' gewertet wird bei Toilettennutzung, Nutzung von ÖPNV, Einkaufen, Transfer und Kochen. Weiterhin wird 'teilweise abhängig' zu 'selbstständig' bei Baden und Duschen, Essen, An- und Auskleiden sowie Putzen. Insgesamt lässt sich somit ein Summenscore zwischen 0 und 9 ermitteln, der das Ausmaß an Selbstständigkeit bzw. Abhängigkeit quantifiziert.

Skalenformat, Subskalen, Item-Anzahl, Beispiel-Items:

- Likert-Skala, Abstufungen 0=selbstständig, 1=teilweise abhängig und 2= abhängig, die Dichotomisierung erfolgte dergestalt, dass 1=teilweise abhängig bei Essen, Putzen, Baden/Duschen und An-/Auskleiden als 0=selbstständig sowie 1=teilweise abhängig bei Transfer, Nutzung von ÖPNV, Toilettennutzung, Kochen und Einkaufen als 3=abhängig gewertet wurde
- *Activities of Daily Living*, fünf Items, Beispiel "Transfer: Bedeutet die Bewegung in und aus dem Bett oder in und aus dem Stuhl (vom Bett oder Stuhl aufstehen und sich wieder setzen oder legen", wobei „bewegt sich in das bzw. aus dem Bett und in bzw. aus einem Stuhl ohne Unterstützung (evtl. Gebrauch unterstützender Gegenstände wie Stock oder Rollator)=0, „bewegt sich nur mit Unterstützung in oder aus dem Bett bzw. Stuhl"=1 und „geht nicht aus dem Bett"=2
- *Instrumental Activities of Daily Living*, vier Items, Beispiel „Kochen: Geht in die Küche, bereitet Essen zu, kommt mit dem Herd zurecht", wobei „führt diese Aktivität aus, wenn notwendig"=0, „bereitet kein Essen zu oder wärmt nur vorbereitetes Essen auf"=1 und „führt diese Aktivität nicht aus"=3
- Der aus den ADL und IADL ermittelte Summenscore wird in der Variable ADL zusammengefasst

Funktionale Limitationen. Die funktionalen Limitationen wurden im Rahmen der deutschen Übersetzung der Kurzfassung des *Housing Enabler*, einem Instrument zur Messung und Analyse von Zugänglichkeitsproblemen im Wohnbereich, erfasst (Carlsson et al., 2009; Iwarsson & Slaug, 2001; Iwarsson, Slaug, Oswald, & Wahl, 2008). Dabei werden 15 vordefinierte Beeinträchtigungen wie z. B. Schwerhörigkeit, Gleichgewichtsstörung oder das Angewiesensein auf Gehhilfen anhand von Verhaltensbeobachtungen der Interviewer und Selbstauskunft durch den Teilnehmer dichotom beurteilt und so ein Gesamt-Score gebildet (im Folgenden mit LIMIT abgekürzt). Die im *Housing Enabler* verwendeten Definitionen der Limitationen basieren auf Steinfeld et al. (1979) sowie auf durch die Autoren des Instruments vorgenommenen Anpassungen. Die Anwendung des *Housing Enabler* setzte eine Zertifizierung als Rater voraus, die das Projektteam im Rahmen einer Schulung im Oktober 2008 absolvierte.

Sturzhäufigkeit. Aufgrund des stark erhöhten Sturzrisikos im hohen Alter und der damit verbundenen Verletzungsgefahr wurde die Häufigkeit von Stürzen innerhalb der letzten zwölf Monate zum Zeitpunkt der Befragung abgefragt (im Folgenden mit FALLSFREQ abgekürzt).

Funktionstest der oberen Extremitäten. Der Funktionstest der oberen Extremitäten – hier Ermittlung der Stärke von Ober- und Unterarmmuskulatur – wurde über eine Handkraft- bzw. Greifstärkemessung mit einem hydraulischen Handkraft-Messer, dem *JAMAR*-Dynamometer (*JAMAR-5030J1*, Homecraft Rolyan Ltd., UK, deutscher Vertrieb durch Ludwig Bertram GmbH), durchgeführt. Dieses Gerät stellt seit Jahren den Goldstandard in Handkraftmessung dar und gilt als äußerst valide, akkurat und Test-Retest- sowie Interrater-reliabel (Hamilton, Balnave, & Adams, 1994; Innes, 1999; Kirkpatrick, 1956; Mathiowetz, 1991). Wie vom Hersteller und Mathiowetz, Weber, Volland und Kashman (1984) empfohlen, wurde das Gerät für alle Messungen auf die zweite Handgriffposition von innen eingestellt (3.8 cm). Gemäß dem standardisierten Test-Protokoll von Richards und Palmiter-Thomas (1996) sowie Innes (1999) saß der Teilnehmer zur Durchführung der Messung aufrecht auf einem Stuhl mit Lehne, Ober- und Unterarm der zuvor erfragten dominanten Hand bildeten einen 90-Grad-Winkel, wobei der Arm nicht aufgestützt werden durfte. Bei funktionalen Beeinträchtigungen der Hand, z.B. durch Arthrose, Tremor oder Hemiplegie, wurde die Handkraft der funktionsfähigen Hand gemessen, auch wenn diese nicht der ursprünglichen Händigkeit entsprach. Der rote und schwarze Zeiger standen vor Messbeginn auf 0. Der Teilnehmer wurde dann aufgefordert, den Dynamometer so fest wie möglich zu drücken. Insgesamt wurden drei Messungen mit je einminütiger Pause durchgeführt und die jeweilige Greifstärke in Kilogramm notiert (im Folgenden mit HANDGRIP abgekürzt). Deren Mittelwert diente als Score für die Handkraft.

Funktionstest der unteren Extremitäten. Um die Funktionsfähigkeit der unteren Extremitäten – hier die Stärke der Beinmuskulatur – zu prüfen, wurde der Sitz-Steh-Test aus der *Short Physical Performance Battery* (im Folgenden mit SPPB abgekürzt; Guralnik et al., 1994) in der deutschen Übersetzung von Berger und Rott (2007), dem *Funktionskurztest der unteren Extremitäten* (FKUE), verwendet. Die Bewegungsaufgabe wurde wie folgt eingeführt: „Ihre Aufgabe ist es, von einem Stuhl ohne Benutzung der Arme aufzustehen und sich wieder zu setzen. Denken Sie, dass Sie sich dabei sicher fühlen, wenn Sie von einem Stuhl aufstehen, ohne die Arme einzusetzen? Ich zeige Ihnen wie es geht, dann können Sie sich entscheiden.“ Der Interviewer stellte nun einen Stuhl ohne Polsterauflage und Armlehne mit der Rückenlehne an eine Wand. Anschließend demonstrierte der Interviewer die Aufgabe mit folgender Instruktion: „Zuerst kreuzen Sie Ihre Arme auf der Brust und sitzen so, dass Ihre Füße ganz auf dem Boden stehen; dann stehen Sie auf und halten weiterhin Ihre Arme auf der Brust gekreuzt. Möchten Sie es versuchen?“ Falls der Teilnehmer bejahte, wurde in einem Probedurchlauf geprüft, ob dieser ohne Hilfe der Arme vom Stuhl aufstehen konnte. War dies nicht der Fall, wurde der Test abgebrochen, ebenso bei Einschätzung des Interviewers, dass eine hohe Sturzgefahr besteht. Konnte der Test durchgeführt werden, positionierte sich der Interviewer dergestalt, dass ein Sturz des Teilnehmers aufgefangen werden konnte. Nun wurde die eigentliche Aufgabe instruiert: Wiederholtes, fünfmaliges Aufstehen vom Stuhl, so schnell wie möglich und ohne anzuhalten, wobei ein Versuch erst bei vollständig aufrechtem Stehen gewertet wurde. Nach einer erneuten Demonstration und Abfrage des Einverständnisses durch den Interviewer wurde der eigentliche Test mit Hilfe einer Stoppuhr und lautem Zählen der gültigen Versuche durchgeführt, nachdem der Teilnehmer in Startposition saß. Auf das Startkommando hin wurde die benötigte Zeit zur Durchführung gestoppt, wobei der Interviewer die Aufgabe abbrach, falls Ermüdungszeichen wie Kurzatmigkeit oder Schwanken auftraten. Weitere Abbruchgründe waren die Zuhilfenahme der Arme sowie eine Zeit über 60 Sekunden. Die Zeit, die der Teilnehmer beim fünften Stand erreichte, wurde eingetragen und nach dem vorgegebenen Auswertungsschema wie folgt kodiert:

- Fünfmaliges Aufstehen unmöglich oder Zeit mehr als 60 Sekunden = 0 Punkte
- Zeit von 16.70 Sekunden oder mehr=1 Punkt
- Zeit zwischen 13.70 und 16.69 Sekunden=2 Punkte
- Zeit zwischen 11.20 und 13.69 Sekunden=3 Punkte
- Zeit von 11.19 Sekunden oder weniger=4 Punkte
- In der Dateneingabe wurden die Zeiten als 1 bis 5 kodiert, um so eine irrtümliche Interpretation der 0 Punkte als *missing value* zu vermeiden (Ordinalskalenniveau, im Folgenden mit $\text{CHAIR}_{\text{ordinal}}$ abgekürzt); weiterhin wurde die Variable auf Intervallskalenniveau belassen, wobei für alle Personen mit 0 Punkten eine Zeit von 60.1 Sekunden eingetragen wurde (im Folgenden mit $\text{CHAIR}_{\text{Intervall}}$ abgekürzt).

Funktionstest Sehschärfe. Die Sehfähigkeit wurde anhand von Nahsehproben mit dem *Pflügerschen E-Haken* mit definierter Größe und Farbe überprüft (Sachsenweger, 1987). Dazu stellte der Interviewer zunächst sicher, dass die Lichtverhältnisse ausreichend sind und ermittelte mit Hilfe eines Maßbandes eine Entfernung von einem Meter zwischen der Sehprobe und dem Probanden. Die insgesamt 15 Sehtafeln, die einen Visus zwischen 0.02 und 1.0 messen, wurden stets auf Augenhöhe des Teilnehmers gehalten, der, falls vorhanden, seine Sehhilfe bzw. Brille tragen sollte. Es wurde die Sehschärfe beider Augen gleichzeitig ermittelt. Auf den Tafeln befinden sich Reihen mit maximal vier gleich großen Symbolen in „E“-Form mit drei gleich langen Balken, die nach oben, unten, links oder rechts gekippt sind. Das Testmaterial wurde, beginnend mit der Reihe der größten Symbole (Visus=0.02), sukzessive vorgehalten. Die Aufgabe des Teilnehmers bestand darin anzugeben, wo sich von ihm aus gesehen die offene Seite eines Symbols befindet. Eine Reihe gilt als richtig gelöst, wenn die offene Seite aller Symbole richtig erkannt wurde. Wurde in einer Reihe mindestens ein Fehler gemacht, wurde die nächste Reihe dennoch vorgelegt. Erst wenn auch hier mindestens ein Fehler gemacht wurde, führte dies zum Abbruch der Testung, d.h. ein Abbruch erfolgte nur nach Fehlern in zwei aufeinanderfolgenden Reihen. Gewertet wurde der Visus der Reihe, die noch komplett richtig gelöst werden konnte (im Folgenden mit VISUS abgekürzt). Wurde in der Reihe mit den nächst kleineren Symbolen allerdings kein Fehler gemacht, wurde die Testung fortgeführt. Für den Fall, dass selbst die größten Symbole nicht erkannt werden konnten, also für alle Visus-Werte <.02, wurde ein Visus von .01 eingetragen. Gemäß der im *Housing Enabler* definierten funktionalen Limitationen ist ein Visus von 0.02 und weniger mit Blindheit gleichzusetzen.

Subjektive Gesundheitseinschätzung, Veränderung der Gesundheit und Schmerzen. Die Erfassung der nachfolgenden subjektiven Gesundheitsaspekte erfolgte über die deutsche Version des *Short-Form-36 Health Survey* (SF-36), einem Standardinstrument zur krankheitsübergreifenden Erfassung der gesundheitsbezogenen Lebensqualität (Bullinger & Kirchberger, 1998; Bullinger, Kirchberger, & Ware, 1995; Ware, Snow, Kosinski, & Gandek, 1993). Die Abfrage bezog sich auf den Zeitraum der vergangenen vier Wochen zum Erhebungszeitpunkt. Von den insgesamt neun erfassten Themenbereichen des SF-36 werden hier die Skalen für die allgemeine Gesundheitswahrnehmung, die Veränderung der Gesundheit sowie körperliche Schmerzen verwendet. Erstere definiert sich gemäß des Handbuchs von Bullinger und Kirchberger (1998) als persönliche Beurteilung der Gesundheit einschließlich des aktuellen Gesundheitszustands sowie zukünftigen Erwartungen und Widerstandsfähigkeit gegenüber Erkrankungen, wobei für LateLine nur der erste Aspekt erfasst wurde. Die Veränderung der Gesundheit stellt sich als Beurteilung des aktuellen Gesundheitszustands im Vergleich zum vergangenen Jahr dar. Die Schmerzdimension bezeichnet dagegen das Ausmaß an Schmerzen und deren Einfluss auf die normalen Alltagstätigkeiten, sowohl im als auch außerhalb des Hauses.

<u>Skalenformat, Subskalen, Item-Anzahl, Beispiel-Items und Cronbachs Alpha:</u>

- Skalenformat allgemeine Gesundheitswahrnehmung (im Folgenden mit SUBGES abgekürzt): Likert-Skala von 1=ausgezeichnet bis 5=schlecht
- Allgemeine Gesundheitswahrnehmung, ein Item, „Wie würden Sie Ihren Gesundheitszustand im Allgemeinen beschreiben?“

- Skalenformat Veränderung der Gesundheit: Likert-Skala von 1=derzeit viel besser als vor einem Jahr bis 5=derzeit viel schlechter als vor einem Jahr
- Veränderung des Gesundheitszustandes (im Folgenden mit VERGES abgekürzt), ein Item, „Im Vergleich zum vergangenen Jahr, wie würden Sie Ihren derzeitigen Gesundheitszustand beschreiben?“
- Skalenformat körperliche Schmerzen: Verwendung einer fünfstufigen Likert-Skala (1=keine Schmerzen/überhaupt nicht bis 5=sehr stark/sehr) statt der im Original verwendeten sieben Stufen
- Körperliche Schmerzen (im Folgenden mit PAIN abgekürzt), zwei Items, „Wie stark waren Ihre Schmerzen in den vergangenen vier Wochen?“ und “Inwieweit haben die Schmerzen Sie in den vergangenen vier Wochen bei der Ausübung Ihrer Alltagstätigkeiten zu Hause (und im Beruf) behindert?”, wobei die Frage nach dem Beruf aufgrund des Alters der Stichprobe nicht gestellt wurde; α=.77

Sturzangst. Die Sturzangst folgte der Abfrage nach Stürzen im vergangenen Jahr und deren Konsequenzen und wurde auch bei Personen gestellt, die nicht gestürzt waren. Die Items wurden in Anlehnung an die von Jørstad et al. (2005) berichteten Maße formuliert.

Skalenformat, Item-Anzahl, Beispiel-Item und Cronbachs Alpha:

- Dichotome Kodierung mit den Antwortoptionen ja (=1) und nein (=0)
- „Haben Sie Angst davor, (erneut) zu stürzen?“
- „Haben Sie aus Angst vor Stürzen Ihre Aktivitäten eingeschränkt?“
- Zur Datenanalyse wurde ein Summenscore der beiden Items gebildet (im Folgenden mit FALLSANX abgekürzt); α=.64

Depressivität. Die Messung der Depressivität wurde mittels der deutschen Übersetzung der gekürzten *Geriatric Depression Scale* (im Folgenden mit GDS abgekürzt; Gauggel & Birkner, 1998, 1999; Shiekh & Yesavage, 1986; Yesavage et al., 1983) erfasst, die eine ökonomische Erhebung des Ausmaßes depressiver Symptome bei älteren Personen ermöglicht. So verzichtet die Skala auf die Abfrage somatischer Symptome, um eine Konfundierung mit dem im Alter gehäuften Auftreten körperlicher Erkrankungen zu vermeiden. Die Abfrage der Items bezieht sich auf die letzten sieben Tage vor Zeitpunkt der Erhebung.

Skalenformat, Item-Anzahl, Beispiel-Item und Cronbachs Alpha:

- Dichotome Skala mit den Antwortoptionen ja und nein
- Depressivität (im Folgenden mit GDS abgekürzt), 15 als Fragen formulierte Items, Beispiel-Item: „Kommen Sie sich in Ihrem jetzigen Zustand ziemlich wertlos vor?“; α=.82

- In der Datenanalyse wurde der Summenscore mit einem Range von 0 bis 15 Punkten (im Folgenden mit GDSSUM abgekürzt) sowie eine ordinalskalierte Variante gebildet (im Folgenden mit GDSGROUPS abgekürzt), letztere nach dem Auswertungs-Schema: 0–5 Punkte=unauffällig, 6–10 Punkte=leichte bis mittelschwere depressive Symptomatik, 11–15 Punkte=schwere depressive Symptomatik

Soziale Einbindung. Die soziale Einbindung wurde mit der deutschen Neukonstruktion der *UCLA Loneliness Scale* erfasst (im Folgenden mit UCLA abgekürzt; Döring & Bortz, 1993; Russell, Peplau, & Cutrona, 1980). Die Skala kann uni- sowie mehrdimensional ausgewertet werden. Bei mehrdimensionaler Operationalisierung bezieht sich gemäß Weiss (1973) die emotionale Einsamkeitskomponente auf das Fehlen enger, intimer Beziehungen und Interaktionen, die „durch Vertrauen, Zuverlässigkeit, Unterstützung und Erreichbarkeit gekennzeichnet sind“ (Döring & Bortz, 1993, S. 230ff.), die soziale Komponente dagegen auf ein mangelhaftes soziales Netzwerk und somit fehlende Geselligkeit, Zugehörigkeit und Gemeinsamkeit (ebd.). Der Isolationsbegriff bezieht sich dabei auf die Intensität der empfundenen Einsamkeit.

Skalenformat, Subskalen, Item-Anzahl, Beispiel-Items und Cronbachs Alpha:

- Likert-Skala von 1=trifft überhaupt nicht zu bis 5=trifft genau zu
- Einsamkeitsgefühle (im Folgenden mit LONEG abgekürzt), neun Items, Beispiel: “Ich habe niemanden, an den ich mich wenden kann”; α=.86
- Soziale Isolation (im Folgenden mit LONSI abgekürzt), sechs Items, Beispiel: “Die anderen Menschen haben es schwer, an mich heranzukommen”; α=.77
- Emotionale Isolation (im Folgenden mit LONEI abgekürzt), fünf Items, Beispiel: “Es gibt Menschen, die mich wirklich verstehen”; α=.82
- Gesamtskala Einsamkeit (im Folgenden mit LONGES abgekürzt), 20 Items; α=.90

Zeit- und Zukunftsperspektive. Zur Erfassung der Zeit- und Zukunftsperspektive wurde der Fragebogen *Zeiterleben und Zukunftsperspektive* verwendet (Brandtstädter et al., 1991; Brandtstädter & Wentura, 1994; Brandtstädter et al., 1997). Es erfolgte eine Auswahl von Skalen, die (1) die erlebte Kontrollierbarkeit und Gestaltungsmöglichkeit, die sich eine Person bezüglich der eigenen Zukunft zuschreibt, im Sinne einer Kontrollüberzeugung erfasst, weiterhin (2) optimistische Erwartungshaltungen bezüglich der persönlichen Zukunft, (3) das Ausmaß des Gefühls von Orientierungslosigkeit und Entfremdung für den älteren Menschen aufgrund des dynamischen gesellschaftlichen Wandels sowie (4) die etwaige Prädominanz vergangenheits- oder zukunftsbezogener Gesprächs- und Gedankeninhalte.

Skalenformat, Subskalen, Item-Anzahl, Beispiel-Items und Cronbachs Alpha:

- Likert-Skala von 1=trifft überhaupt nicht zu bis 5=trifft genau zu
- Kontrollierbarkeit der Zukunft (im Folgenden mit ZUKKTR abgekürzt), vier Items, Beispiel-Item: „Was die Gestaltung meiner Zukunft betrifft, so fühle ich mich in meinen Möglichkeiten sehr eingeengt"; α=.57 → s. Punkt 4.5.1 und Tab. 7
- Affektive Valenz der Zukunftsperspektive (im Folgenden mit ZUKAFF abgekürzt), fünf Items, Beispiel: "Ich freue mich auf das Leben, das noch vor mir liegt"; α=.86
- Erlebte Obsoleszenz (im Folgenden mit ZUKOBS abgekürzt), fünf Items, Beispiel-Item: „Ich habe zunehmend das Gefühl, den Anschluss an die heutige Zeit verpasst zu haben"; α=.74
- Vergangenheitsorientierung (im Folgenden mit ZUKVGO abgekürzt), vier Items, Beispiel-Item: „Meine Gedanken kreisen zumeist um frühere Ereignisse in meinem Leben"; α=.79

Positive Lebensbewertung. Zur Messung der positiven Lebensbewertung als 'Mischung' aus der emotional-affektiven sowie der kognitiv-evaluativen Komponente des subjektiven Wohlbefindens und als Ausdruck des hedonistischen Wohlbefindens (vgl. Punkt 2.5.2.4) wurde der die positive Lebensbewertung erfassende Teil der *Valuation of Life*-Skala in der deutschen Übersetzung verwendet (Jopp & Rott, 2006; Jopp et al., 2008; Lawton et al., 1999; Lawton et al., 2001; Lawton, Moss, Winter, & Hoffman, 2002; Rott, 2010; Rott, Jopp, d'Heureuse, & Becker, 2006). Die Lebensbewertung wird durch die Autoren als „the extent to which the person is attached to his or her present life, for reasons related to a sense not only of enjoyment and the absence of distress, but also hope, futurity, purpose, meaningfulness, persistence, and self-efficacy" beschrieben (Lawton, Moss, Hoffman, Grant, Ten Have, & Kleban, 1999, S. 407).

Skalenformat, Item-Anzahl, Beispiel-Item und Cronbachs Alpha:

- Likert-Skala von 1=trifft überhaupt nicht zu bis 5=trifft genau zu
- *Positive Valuation of Life* (im Folgenden mit PVOL abgekürzt), 13 als Fragen formulierte Items, Beispiel-Item: „Hat das Leben für Sie einen Sinn?"; α=.85

Allgemeine Lebenszufriedenheit. Zur Erfassung der globalen bzw. allgemeinen Lebenszufriedenheit als Teil der kognitiv-evaluativen Komponente des subjektiven Wohlbefindens und Ausdruck des hedonistischen Wohlbefindens-Aspekts diente die deutsche Übersetzung der *Satisfaction with Life Scale* (Diener, Emmons, Larsen, & Griffin, 1985; Schumacher, Klaiberg, & Brähler, 2003).

Skalenformat, Item-Anzahl, Beispiel-Item und Cronbachs Alpha:

- Verwendung einer fünfstufigen Likert-Skala (1=trifft überhaupt nicht zu bis 5=trifft genau zu) statt der im Original verwendeten sieben Stufen
- Lebenszufriedenheit (im Folgenden mit SWLS abgekürzt), fünf Items, Beispiel-Item: „Wenn ich mein Leben noch einmal leben könnte, würde ich kaum etwas ändern"; α=.82

Ryff-Skalen. Die Verwendung einiger Subskalen der deutschen Übersetzung der Ryff-Skalen (Ryff, 1989; Staudinger, Lopez, & Baltes, 1997) diente zur differenzierten und vertiefenden Darstellung ausgewählter Komponenten des subjektiven Wohlbefindens, die dem selbstverwirklichenden Charakter des eudämonistischen Wohlbefindens entsprechen. Eine hohe Ausprägung auf der Subskala Autonomie (im Original *Autonomy*) kennzeichnet, so Staudinger (1992), eine unabhängige und selbstbestimmte Person, die sozialem Druck, durch den ihr Denken und Handeln in eine bestimmte Richtung gedrängt werden soll, standhalten kann. Sie nimmt Verhaltensänderungen nur vor, wenn sie selbst sie für richtig hält und beurteilt sich selbst nach eigenen Maßstäben. Eine Person mit hoher Selbstakzeptanz (im Original *Self-Acceptance*), so Staudinger weiter, steht sich selbst sowie ihrer Vergangenheit positiv gegenüber, kennt und akzeptiert die verschiedenen guten und auch weniger guten Seiten ihres Wissens (ebd., S. 7). Hohe Werte in der Alltagsbewältigung (im Original *Environmental Mastery*) erreichen Personen, die mit ihrer Umgebung geschickt umzugehen verstehen, sich von den vielfältigen Aktivitäten, die von ihnen gefordert werden, nicht unter Druck setzen lassen, mit Erfolg alle zur Verfügung stehenden Möglichkeiten nutzen und in der Lage sind, sich die ihren Bedürfnissen oder Maßstäben entsprechende Umgebung auszusuchen oder zu schaffen (ebd., S. 3). Schließlich zeichnen sich Personen mit hoher Ausprägung auf der Lebensziele-Skala (im Original *Purpose in Life*) dadurch aus, Lebensziele und das Gefühl für eine bestimmte Lebensrichtung zu haben; ferner einen Sinn in ihrem bisherigen und gegenwärtigen Dasein zu sehen, Ziele und Absichten zu verfolgen und Überzeugungen zu vertreten, die ihrem Leben einen Sinn geben.

Skalenformat, Subskalen, Item-Anzahl, Beispiel-Items und Cronbachs Alpha:

- Likert-Skala von 1=trifft überhaupt nicht zu bis 5=trifft genau zu
- Autonomie (im Folgenden mit AUT abgekürzt), neun Items, Beispiel-Item: „Es ist mir wichtiger, mit mir selbst zufrieden zu sein, als von anderen bestätigt zu werden"; α=.72

- Selbstakzeptanz (im Folgenden mit SAC abgekürzt), neun Items, Beispiel: "Natürlich habe ich in der Vergangenheit auch Fehler gemacht, aber ich glaube, letztlich ist alles ganz gut gelaufen"; α=.80
- Alltagsbewältigung (im Folgenden mit EMA abgekürzt), neun Items, Beispiel-Item: „Die Regelung meiner Finanzen und meiner persönlichen Angelegenheiten gelingt mir im Großen und Ganzen ganz gut"; α=.74
- Lebensziele (im Folgenden mit PIL abgekürzt), neun Items, Beispiel-Item: „Manche Leute gehen plan- und ziellos durchs Leben, aber zu denen gehöre ich nicht"; α=.69

4.5 Datenaufbereitung und -analyse

Nachfolgend werden die vorbereitenden Schritte der Datenaufbereitung und die Strategien zur Durchführung der Datenanalyse sowie die darin angewandten statistischen Verfahren und Programme beschrieben.

4.5.1 Datenaufbereitung

Nach Erstellung von Codebüchern für die Fragebögen des ersten und zweiten Hausbesuchs erfolgte die Eingabe der Rohdaten in MS Excel (Version 2007). Diese wurde durch randomisierte Datenkontrolle von 30% der Datensätze sowie mittels Ausreißeranalyse mit dem Statistikprogramm *SAS* (Version 9.2) überprüft und korrigiert, um Eingabefehler zu minimieren. Zunächst erfolgte die Rekodierung von Items, falls notwendig, dergestalt, dass ein hoher Skalenwert stets einer hohen Merkmalsausprägung entspricht, unabhängig davon, ob es sich um ein positives oder negatives Merkmal handelt – also beispielsweise einer hohen Angst vor dem Sterben, einer hohen Lebenszufriedenheit oder einer hoch ausgeprägten Alltagskompetenz (Skala ADL/IADL) 'versus' einer hohen Ausprägung der funktionalen Limitationen bei der Skala LIMIT. Dies gilt es bei der Interpretation der Vorzeichen von Zusammenhängen und Effekten zu beachten. Anschließend wurden mit dem Statistikprogramm *SPSS* (IBM SPSS Statistics, Version 20) die Skalen über die Ermittlung des jeweiligen Cronbachs Alpha-Koeffizienten als Reliabilitätsmaß auf ihre interne Struktur überprüft (s. Punkt 4.3 und Tab. 7) und darauf basierend je nach Ausgangsskala die Mittelwerte oder die Summenscores über alle Teilnehmer hinweg zur Skalenbildung berechnet.

Tabelle 7: Cronbachs Alpha-Koeffizienten, Mittelwerte und Standardabweichungen der in die Datenanalyse eingehenden Skalen

Modellebene und Skala	$N_{P\alpha}$	N_I	α	N_{Skala}	*M*	*SD*
Prädiktorebene						
Persönlichkeit: Protektive Faktoren						
Extraversion	107	4	.77	109	3.14	.88
Generativität	65	12	.83	99	3.27	.69
Internale KÜZ	108	(3) 2	(.41) .64	112	3.87	.76
Resilienz	97	11	.73	111	3.88	.49
Persönlichkeit: Risikofaktoren						
Neurotizismus	107	4	.66	109	2.67	.77
Trait-Angst	87	20	.90	101	2.23	.65
Externale KÜZ	(104)	(3)	(**.31**)	112	2.96	.75
→ Ersatz-Item		—	1	—109	2.82	1.23
Religiosität und Spiritualität						
Kognitives Interesse	100	3	.76	108	3.15	1.03
Religiöse Ideologie	91	3	.81	105	3.56	1.20
Persönliche Praxis	103	3	.92	111	3.35	1.41
Öffentliche Praxis	104	3	.84	111	3.00	1.33
Religiöse Erfahrung	97	3	.87	105	2.44	1.10
Religiosität Gesamtskala	85	15	.94	111	3.07	1.04
Positive Valenz	79	5	.86	93	3.82	.87
Negative Valenz	80	5	.62	92	2.11	.71
Spiritualität	(**39**) 79	(11) 7	(.87) .88	103	3.44	1.06
Funktionale Gesundheit						
Activities of Daily Living	—	9	—	102	6.94	1.98
Funkt. Limitationen	—	15	—	111	3.87	2.03
Sturzhäufigkeit	—	—	—	113	.83	1.54
Handkraftstärke	—	—	—	103	18.66	7.21
Sitz-Steh-Test[a]	—	—	—	112/56	13.20	4.26
Sehschärfetest	—	—	—	96	.45	.25

Modellebene und Skala	$N_{P\alpha}$	N_I	α	N_{Skala}	*M*	*SD*
Mediatorebene						
Subjektive Gesundheit						
Subj. Gesundheitseinsch.	—	1	—	111	3.47	.71
Veränderung der Ges.	—	1	—	110	3.51	.97
Körperliche Schmerzen	102	2	.77	111	2.28	.99
Sturzangst	111	2	.64	111	.68	.79
Depressivität	82	15	.82	104	4.13	3.22
Zeiterleben undZukunftsperspektive						
Kontrollierbarkeit der Zuk.	90	4	**.57**	99	3.40	.82
Affektive Valenz der Zuk.	76	5	.86	99	3.14	.86
Erlebte Obsoleszenz	91	5	.74	99	2.62	.84
Vergangenheitsorientierung	88	4	.79	99	3.29	.85
Soziale Einbindung						
Einsamkeit Gesamtskala	79	20	.90	99	2.10	.68
Einsamkeitsgefühle	85	9	.86	99	2.22	.79
Soziale Isolation	95	6	.77	99	2.33	.81
Emotionale Isolation	95	5	.82	99	1.61	.69
Kriteriumsebene						
Einstellungen zu Sterben und Tod	s. Punkt 5.1.2, Fragestellung F2, Tab. 12					
Subjektives Wohlbefinden						
Positive Lebensbewertung	73	13	.85	113	3.70	.66
Lebenszufriedenheit	95	5	.82	101	3.66	.85
Autonomie	101	9	.72	110	3.96	.55
Selbstakzeptanz	79	9	.80	111	4.08	.58
Alltagsbewältigung	97	9	.74	111	4.07	.58
Lebensziele	89	9	.69	110	3.21	.68

Anmerkung: KÜZ=Kontrollüberzeugung. $N_{P\alpha}$=Anzahl der Personen zur Alphaberechnung, N_I=Itemanzahl, N_{Skala}=Anzahl der Personen zur Skalenberechnung, *M*=Mittelwert, *SD*=Standardabweichung und α=Cronbachs Alpha-Koeffizienten aller im Rahmenmodell erfassten Skalen. Gelöschte Skalen oder Anzahl eliminierter Items zur Verbesserung des Reliabilitätskoeffizienten bzw. zur Verbesserung des N_P in Klammern; kritische Werte sind fett markiert. [a]Bei der Berechnung der durchschnittlichen Durchführungsdauer in Sekunden wurden diejenigen Personen ausgeschlossen, die länger als 60 Sekunden benötigten oder nicht fünfmal aufstehen konnten, so dass der Test abgebrochen werden musste (s. Punkt 4.4). In die weitere Berechnung gehen diese mit einer einheitlichen Zeit von 60.01 Sekunden ein.

Gemäß Nunnally (1978) gelten bei der Interpretation der internen Konsistenz Alpha-Werte per Konvention zwischen .70 und .80 als gut; in Anlehnung an Kline (2000) und Field (2009) kann für psychologische Konstrukte aufgrund ihrer größeren Diversität der Cut-off-Wert tiefer angesetzt werden, so dass auch Skalen zwischen .60 und .70 eine ausreichend hohe Reliabilität erzielen. Dies gilt insbesondere für sehr kurze Skalen mit geringer Itemanzahl. Wie von Cronbach (1951) empfohlen wurde, sofern zutreffend, für alle Subskalen einzeln der Alpha-Wert berechnet. Die Alpha-Koeffizienten lagen bis auf drei Ausnahmen mit .62 bis .94 und in Anbetracht der häufig sehr kurzen Skalen im akzeptablen bis sehr guten Bereich. Aufgrund minimaler bis gar keiner Verbesserung der Koeffizienten durch Herausnahme einzelner Items sowie zur Erhaltung der semantischen Äquivalenz zu den Originalskalen konnte auf eine weitere Kürzung der Skalen weitgehend verzichtet werden. Allerdings zeigte die Operationalisierung der allgemeinen Kontrollüberzeugungen Schwächen auf. So konnte bei der Skala für die internale Kontrollüberzeugung nur durch Eliminierung eines Items ein zufriedenstellender Wert erreicht werden. Bei der Skala für die externale Kontrollüberzeugung muss generell an einer homogenen Skalenstruktur gezweifelt werden, da diese lediglich einen Wert von .31 erzielte. Dieses Messproblem repliziert teilweise die Befunde der Validierungsstudie der Skala (Jakoby & Jacob, 1999). Hier, wenn auch in geringerem Ausmaß, ergab sich im Vergleich zur internalen KÜZ (Studie 1: .71, Studie 2: .62) ebenfalls ein geringerer Alpha-Wert für die externale Kontrollüberzeugung (Studie 1: .58, Studie 2: .64). Auch hier führte das Weglassen von Items nicht zu einer Verbesserung. Die Autoren erklärten die geringe interne Konsistenz über Antworttendenzen der sozialen Erwünschtheit sowie Aspekten der Selbstpräsentation, die für die externale, nicht aber die internale Kontrollüberzeugung zuträfen – so zeigte sich eine „sehr auffällige Präferenz für die Mittelkategorie 'teils-teils'" (ebd., S. 68f.) (in LateLine „trifft teilweise zu"). Tatsächlich zeigte sich bei einer Häufigkeitsanalyse beider Skalen, dass der Mittelwert bei EXTKÜZ exakt 3.0 (*SD*=.75), derjenige von INTKÜZ dagegen 4.0 (*SD*=.81) entspricht. Da somit eine sinnvolle Interpretation der EXTKÜZ-Skala nicht mehr möglich ist, wurde diese aus der weiteren Datenanalyse ausgeschlossen. Mittels einer bivariaten Korrelationsanalyse der Einzelitems mit den Einstellungen zu Sterben und Tod erfolgte die Auswahl desjenigen Items, welches die höchsten korrelativen Zusammenhänge (zweiseitig) aufwies und stellvertretend für die ursprünglich gedachte Skala als 1-Item-Maß für die externale Kontrollüberzeugung in die weiteren Analysen eingeht: „Ich habe häufig das Gefühl, dass ich wenig Einfluss darauf habe, was mit mir geschieht.".

Ein weiteres Problem zeigte sich bei der TPV-Skala zur Messung von Spiritualität, deren Item-Formulierungen durch Doppelaussagen teilweise unglücklich gewählt sind (Beispiel: „Ich bin ein Mensch mit Körper und Intellekt. Und ich bin auch untrennbar mit dem Kosmos verbunden."). Die Berechnung der Reliabilität mit allen Items führte zwar zu einem guten Alpha-Koeffizienten, jedoch konnten nur 39 Personen in die Berechnung eingeschlossen werden. Nach Analyse der einzelnen Items zeigte sich, dass bei drei Items eine Häufung an *missing values* aufgrund des schwierigen *wording* vorlag, so dass diese aus der Skala ausgeschlossen wurden. Zudem wurde ein weiteres Item aufgrund seiner geringen Trennschärfe aus der weiteren Analyse genommen (korrigierte Item-Skala-Korrelation=-.08).

Die Subskala Kontrollierbarkeit der Zukunft ist mit einem Alpha von .57 zwar enttäuschend, jedoch noch als ausreichend reliabel einzustufen und wird somit in der Datenanalyse beibehalten. Im Vergleich zu den von Brandtstädter, Wentura und Schmitz (1997) berichteten Alpha-Werten der Skalen zur Erhebung des Zeiterlebens und der Zukunftsperspektive zeigten sich geringfügig bessere Alpha-Werte für alle hier verwendeten Skalen bis auf die ZUKKTR, die jedoch auch bei Brandtstädter et al. mit .68 die schwächste Skala darstellte. Die zur Auswertung der aufbereiteten Daten verwendeten statistischen Verfahren werden im nachfolgenden Kapitel dargestellt.

4.5.2 Datenanalyse

Die Datenanalyse erfolgte anhand der Statistikprogramme *SPSS* (IBM SPSS Statistics, Version 20) und *Amos* (IBM SPSS Amos, Version 20.0.0.1, s. auch Arbuckle, 2005). Während der Berechnungen wurden Tests auf Voraussetzungsverletzungen der Verfahren vorgenommen und so z.B. das Vorliegen von Normalverteilung und Multikollinearität überprüft. Weiterhin wurden die unter Punkt 2.5.2.5 spezifizierten Kontrollvariablen berücksichtigt um zu gewährleisten, dass hypothetisch angenommene Effekte und Zusammenhänge auch nach Konstanthaltung der soziodemografischen Variablen auf die angenommenen UVs zurückführbar sind. Das Vorgehen bei der Analyse der unter Punkt 3.2 formulierten Fragestellungen stellte sich wie folgt dar:

Fragestellungsblock 1: Psychometrische Überprüfung der a priori-Faktorenstruktur sowie der internen Konsistenz der Einstellungen zu Sterben und Tod im hohen Alter (F1–F2).

Fragestellung 1 wurde mittels eines Verfahrens der Gruppe der Strukturgleichungsmodelle (im Folgenden mit SEM abgekürzt), der konfirmatorischen Faktorenanalyse (im Folgenden mit KFA abgekürzt), auf ihre Faktorenstruktur überprüft. Im Unterschied zur explorativen Faktorenanalyse ist die KFA ein restriktives Verfahren, bei der lediglich die theoretisch angenommenen Relationen zwischen den

Variablen und bereits bekannten Faktoren überprüft werden – d.h. die für einen Faktor a priori angenommenen Items erhalten per definitionem Nullladungen für die anderen Faktoren. So kann ein theoretisch gut fundiertes Modell, wie das dem FIMEST zugrundeliegende a priori-Faktorenmodell, auf seine empirische Passung mit den hier für eine Stichprobe Hochaltriger erhobenen Daten überprüft und mit alternativen Modellen verglichen werden (Bühner, 2011; Raykov & Marcoulides, 2006). Hierzu wurden im Strukturmodell die drei Einstellungen zu Sterben und Tod als latente, nicht direkt messbare Faktoren spezifiziert, die wiederum durch die Skalenitems als Indikator- oder manifeste Variablen bestimmt werden. D.h. die empirisch geschätzte Kovarianzmatrix soll durch die mittels modellimplizierter Kovarianzmatrix vorformulierten zu schätzenden Parameter der linearen Gleichungen mit einem möglichst guten Fit reproduziert werden.

Bei großer Diskrepanz zwischen beiden Matrizen ist das Modell zu verwerfen oder eine Modellmodifikation möglich, wobei in letzterem Fall die Gefahr des methodengeleiteten Vorgehens besteht, so dass letztlich ein gut fittendes Modell mit inhaltlich fragwürdiger Aussagekraft entstehen könnte. Bei gutem Fit kann das theoretisch angenommene Modell dagegen auch als empirisch haltbar gelten. Im vorliegenden Fall ist die konfirmatorische Bestätigung der a priori angenommenen Faktorenstruktur als zentral für das weitere Vorgehen zu erachten, da alle nachfolgenden Fragestellungen auf einer validen Faktorenstruktur der EST-Variablen aufbauen. Da das übliche Vorgehen zur Modellüberprüfung sowohl bei der KFA als auch der Analyse von Pfadmodellen identisch ist – beide gehören zur Familie der SEM –, wird dieses unter der Darstellung der Vorgehensweise für den dritten Fragestellungsblock (F6a – F6c, s. unten) abgehandelt.

Zusätzlich zur KFA wurde im ersten Fragestellungsblock auch die Reliabilität der Skalen zur Erfassung der Einstellungen zu Sterben und Tod mit der Berechnung von Cronbachs Alpha-Koeffizienten ermittelt (F2). Bei einem akzeptablen Alpha kann von einer ausreichend hohen internen Struktur und Konsistenz der Skalenitems ausgegangen werden, so dass deren Verwendung und Interpretation als Skala gerechtfertigt erscheint.

Fragestellungsblock 2: Deskriptiv-explorative Analysen der Einstellungen zu Sterben und Tod im hohen Alter (F3–F5b).

Hierzu wurden zunächst mittels deskriptiv-explorativer Kennwerte und bivariater Korrelationen die grundlegenden Charakteristika der Skalen zur Messung der Einstellungen zu Sterben und Tod, z.B. deren Verteilung, sowie die Zusammenhangsstärke der Variablen untereinander dargestellt (F3). Zusätzlich wurde an dieser Stelle der bivariate Zusammenhang der Einstellungen zu Sterben und Tod mit den Kontrollvariablen überprüft. Dabei wurde im Hinblick auf die für weitere Fragestellungen zu berechnenden Regressionsanalysen die achtfach kategorial kodierte Variable der Wohnsituation aus Parsimonitätsgründen in eine dichotome Variable umkodiert, die zwischen privatem (alleinlebend oder mit Freunden, Angehörigen) und institutionalisiertem Wohnen (Betreutes Wohnen, Pflegeheim) unterscheidet. Ebenso wurde mit der ursprünglich fünffach kategorial kodierten Variable verfahren, die ein etwaiges Umzugsgeschehen seit der letzten Befragung erfasst. Die ursprünglich kategoriale Variable der kritischen Lebensereignisse, bei deren Beantwortung die mehrfache Nennung von zutreffenden Ereignissen möglich war, wurde als Summenscore berechnet.

Ebenfalls mittels bivariater Korrelationen wurden die im Rahmenmodell aufgestellten hypothetischen Zusammenhänge der AVs und UVs berichtet (F4) sowie eine erste explorative Überprüfung des Zusammenhangs der im Rahmenmodell theoretisch angenommenen Mediatoren mit den UVs und den AVs vorgenommen (F5a und F5b). Zu den Korrelationsanalysen sei darauf hingewiesen, dass aufgrund der zum Teil nicht vorliegenden Intervallskalierung einiger Skalen zwecks einheitlicher Darstellung durchgängig non-parametrische Analysen mittels *Spearman-Rho*-Koeffizienten berechnet wurden. Allerdings erfolgte ein Abgleich mit den Ergebnissen der herkömmlichen Produkt-Moment-Korrelationen, die in allen Fällen mit nur erwartungsgemäß geringfügig abweichenden Werten keine unterschiedlichen Befunde erbrachten. Dabei erfolgte aufgrund der explorativen, zumeist ungerichteten Fragestellungen der vorliegenden Arbeit eine zweiseitige Testung.

Fragestellungsblock 3: Überprüfung ausgewählter Prädiktoren und Mediatoren der Bereiche Persönlichkeit, Gesundheit und Religiosität des Rahmenmodells zur Erklärung der Einstellungen zu Sterben und Tod im hohen Alter (F6a–F6c).

Diese Fragestellung wird mittels eines zweischrittigen Prozederes getestet, einer kriteriengeleiteten Variableneingrenzung und regressionsanalytischer Überprüfung der prädiktiven Einflüsse der postulierten Prädiktor- und Mediatorebene sowie der eigentlichen Überprüfung der ausgewählten Determinanten der Einstellungen zu Sterben und Tod im hohen Alter mittels pfadanalytischer Strukturgleichungsmodellen.

Krieteriengeleitete Variableneingrenzung. Zur Komplexitätsminderung des theoriegeleitet erstellten, jedoch empirisch explorativen Rahmenmodells der Einstellungen zu Sterben und Tod im hohen Alter wurde in diesem Analyseteil zunächst eine Variableneingrenzung vorgenommen, um so eine sparsame simultane Modellierung der theoretisch postulierten Prädiktoren und Mediatoren zu ermöglichen. Aufgrund der eingeschränkten Anwendbarkeit multivariater

Verfahren bei kleinen Stichprobengrößen ist eine Aufnahme aller im Rahmenmodell postulierter Prädiktoren und Mediatoren und somit entsprechend großer Anzahl an Modellparametern und -koeffizienten im Verhältnis zum realisierten *N* nicht umsetzbar. Daher wird einerseits hypothesengeleitet, also inhaltsbezogen, vorgegangen. Da es sich jedoch um die erstmalige Modellüberprüfung der Einstellungen zu Sterben und Tod für Hochaltrige und somit ein insgesamt exploratives Vorgehen handelt, ist eine kriteriengeleitete, unterstützend methodenorientierte Überprüfung der Auswahl zusätzlich geboten und letztlich unumgänglich.

Auswahlkriterium 1, Voraussetzungsverletzungen: Zunächst gilt vorausschauend zu bedenken, dass die für die untenstehend erklärte Methode der Pfadanalysen und der dort eingesetzten *Maximum-Likelihood-* oder *Full Information Maximum Likelihood*-Schätzalgorithmen eine multivariate Normalverteilungsannahme aller zu analysierenden Variablen vorausgesetzt wird. Somit werden die Verteilungswerte der einzubeziehenden Modellvariablen entsprechend überprüft. Als weiteres Ausschlusskriterium dient das Vorliegen von Multikollinearitäten, das per Konvention bei einer Interkorrelation ab .80 (Field, 2009) oder .85 angenommen wird (z.B. Farrar & Glauber, 1967; Werner, 1997).

Auswahlkriterium 2, Effektgrößen: In diesem Schritt werden Variablen aufgrund zu geringer bis keiner Zusammenhangsstärken aus den weiteren Berechnungen ausgeschlossen. Dabei wird nicht das Vorliegen signifikanter *p*-Werte, sondern ein ausreichend korrelativer Zusammenhang gemäß der von Cohen (1988, 1992) festgelegten Effektstärke von $r>.10$ als kleinem Effekt als entscheidend erachtet, was einem Anteil von mindestens 1% 'gemeinsamer Varianz' entspricht (Field, 2009, S. 56f.; R. B. Kline, 2005, S. 122). Somit werden für die Einzel-Dimensionen der EST-Variablen unterschiedliche Prädiktoren berücksichtigt, je nachdem, ob diese mindestens kleine Effekte erreichen konnten.

Auswahlkriterium 3, Parsimonität: Die Forderung nach sparsamen Modellen muss im Einklang mit inhaltlichen Gesichtspunkten zur Vermeidung einer rein methodengeleiteten Auswahl erfolgen und entspricht einer generellen Haltung beim Vorgehen der Auswertung, so dass dieses Kriterium bei der Bearbeitung der ersten beiden Kriterien subsummiert werden kann.

Nach Anwendung dieser drei Kriterien auf den vorliegenden Datensatz erfolgt eine erste Überprüfung und zugleich kriterienorientierte Auswahl der bedeutsamsten Prädiktoren und Mediatoren für die Pfadmodellierung mittels multipler hierarchischer linearer Regressionsanalysen für die Einstellungen zu Sterben und Tod. Das Verfahren dient dazu, den Zusammenhang zwischen mehreren Prädiktoren und einer abhängigen Variablen – dem Kriterium – zu untersuchen, so dass sich ein Regressionsmodell mit Regressionsgewichten pro untersuchtem

Prädiktor ergibt sowie sich über das Bestimmtheitsmaß R^2 der Anteil an aufgeklärter Gesamtvarianz der Kriteriumsvariablen ablesen lässt. Das hierarchische oder schrittweise Vorgehen ist im vorliegenden Fall darin begründet, dass die Kontrollvariablen als erster Block in die Regression eingegeben werden und somit im nachfolgenden Block, der die eigentlich interessierenden EST-Variablen enthält, deren zusätzlicher Beitrag zur Varianzaufklärung in einem zweiten Regressionsmodell dargestellt werden kann. Somit erfolgt an dieser Stelle eine erste Überprüfung der empirischen Eignung des theoriegeleitet aufgestellten Rahmenmodells zur Erklärung der Einstellungen zu Sterben und Tod im hohen Alter. Da sich bei einer Regressionsanalyse Mediationseffekte jedoch nicht direkt überprüfen lassen, wurden die Variablen der Mediatorebene hier wie die anderen UVs als Prädiktoren betrachtet. Daher wird zur besseren Unterscheidung im Folgenden von Modell-Prädiktorvariablen sowie Modell-Mediatorvariablen gesprochen, um deren ursprüngliche Einordnung zu erleichtern. Ein geringer Einfluss der UVs auf die EST-Variablen führt zum Ausschluss in der weiteren Modellberechnung.

Allerdings ergibt sich bei der vorliegenden Untersuchung das Problem der *capitalization of chance* durch die kleine Stichprobe bei einer potentiell großen Anzahl an Prädiktoren. Um diese Gefahr verzerrter Schätzungen, wie etwa eine Überschätzung des Bestimmtheitsmaßes R^2 und somit des Populationszusammenhangs, zu vermeiden, werden daher möglichst wenige Prädiktoren in die Regressionsmodelle aufgenommen. Als allgemeine Daumenregel wird ein N von 10 bis 15 Personen pro Prädiktor verlangt, wobei dies sehr vereinfacht ist (Field, 2009). Um auch die Effektgröße gemäß Cohen (1988) zu berücksichtigen, schlägt Green (1991) eine differenziertere Heuristik zur minimalen Stichprobengrößenbestimmung vor: $50 + 8k$, um die Passung des Modells (R^2) zu testen sowie $104 + k$, um die einzelnen Prädiktoren (b-Werte) zu testen, wobei k der Anzahl der Prädiktoren entspricht. Sollen sowohl R^2 als auch die b-Werte interpretiert werden, so werden beide Heuristiken berechnet, wobei diejenige mit dem höheren N als Orientierung dient. A priori lässt sich somit bestimmen, dass bei einer Stichprobengröße von N=113 gemäß der groben Daumenregel ca. acht bis dreizehn und gemäß Green ca. acht oder neun Prädiktoren in die Gleichungen mit aufgenommen werden dürfen (50+8*8=114 bzw. 104+9=113). Daher werden zunächst Regressionsanalysen mit den Kontroll- und Prädiktorvariablen und anschließend mit den Kontroll- und Mediatorvariablen gerechnet, da ansonsten bis zu 17 Prädiktoren berechnet werden müssten. Abschließend erfolgen zusammenfassende Regressionsanalysen mit den jeweilig signifikanten Prädiktor- und Mediatorvariablen des ursprünglichen Modells für die Einstellungen zu Sterben und Tod im hohen Alter.

Um die relevanten Kontrollvariablen zu finden, werden die unter Anhang F und G berichteten Korrelationstabellen im Hinblick auf die ausgewählten Prädiktoren und deren Zusammenhang zu zentralen Kontrollvariablen interpretiert. Für die Berechnung der Regressionen wird das Vorgehen durch Einschluss (*forced entry*) der a priori bestimmten Variablen gewählt, die sich, wie oben beschrieben, aus theorie- und methodengeleiteten Gründen ergeben. Nach Einschluss der Kontrollvariablen im ersten Block folgt in einem zweiten Block die Aufnahme der jeweiligen Prädiktor- bzw. Mediatorvariablen in das Regressionsmodell. Das Vorliegen von Multikollinearität der Prädiktoren wird korrelationsanalytisch ausgeschlossen, dennoch werden zusätzliche Kollinearitätsstatistiken berechnet und die VIF- (*variance inflation factor*) und VIF-Toleranz-Werte (1/VIF) gemäß Bowerman und O'Connell (1990) sowie Myers (1990) interpretiert. Zudem wird anhand der *Durbin-Watson*-Statistik eine Voraussetzungsverletzung durch Abhängigkeit bzw. Autokorrelation der Fehler überprüft. Für diese gilt gemäß streng konservativer Heuristik, dass ein Wert von 2 oder zumindest um die 2 einer Unkorreliertheit der Residuen entspricht, wogegen Werte <1 und >3 als kritisch anzusehen sind (Field, 2009, S. 200f.).

Pfadanalysen. Im nachfolgenden Analyseschritt erfolgt die eigentliche simultane Modellierung der Variablen im Sinne der Aufteilung auf eine Prädiktor- und Mediatorebene, die die Einstellungen zu Sterben und Tod hypothetisch vorhersagen. Hierfür wird die multivariate Methode der pfadanalytischen Strukturgleichungsmodellierung gewählt, um, wie schon bei der KFA, das a priori theoriegeleitet formulierte Rahmenmodell in Form von Teilmodellen für die einzelnen Einstellungen zu Sterben und Tod auf seine empirische Passung zu überprüfen (F6a bis F6c). Die Methode ermöglicht die Analyse von Ursache-Wirkungszusammenhängen oder Hypothesensystemen zwischen manifesten Variablen, die innerhalb des Wirkungsgefüges sowohl abhängige, endogene als auch unabhängige, exogene Variablen darstellen können, also die Formulierung von Wechselbeziehungen erlaubt (Weiber & Mühlhaus, 2010). Anders als bei latenten Strukturgleichungsmodellen geht die Pfadanalyse von manifesten, d.h. direkt beobachtbaren Variablen aus, die mittels geeigneter Messinstrumente erhoben werden können. Diese methodische Restriktion muss aufgrund der geringen Stichprobengröße in Kauf genommen werden, da eine Formulierung der Modellkomponenten als latente Variablen eine zu große Menge an zusätzlich zu schätzenden freien Parametern bedeutet hätte und zu möglicherweise nicht identifizierbaren Modellen hätte führen können.

Die Berechnung von Pfadmodellen erscheint hier geeigneter als die von Baron & Kenny (1986) und nachfolgenden Autoren (A. F. Hayes, 2009; Preacher &

Hayes, 2004; Zhao, John, & Chen, 2010) verfeinerte Prozedur der dreischrittigen Mediationsanalyse, da so mehrere Mediatoren als AVs *und* UVs ins Modell mit aufgenommen und in ihrem Zusammenhangsgefüge zu den exogenen sowie den Zielvariablen simultan überprüft werden können. Somit konnte auch das Problem der multiplen Testung des gleichen Datensatzes sowie der damit verbundenen Alpha-Fehler-Kumulierung umgangen werden, das durch die zahlreichen Einzelschritte der Mediationsanalyse nicht zu vermeiden wäre. Zwar könnte man der Kumulierung entgegensteuern, indem etwa ein Korrektiv durch eine rigorosere Auswahl des Signifikanzniveaus, z.B. von .05 auf .01, etabliert wird – jedoch ist dies problematisch, da aufgrund der kleinen Stichprobe generell keine deutlichen Signifikanzen zu erwarten sind. Zudem wäre die Mediationsanalyse aufgrund der Unübersichtlichkeit wenig praktikabel bei der Komplexität des vorliegenden Modells. Aus Übersichtlichkeitsgründen und bedingt durch die kleine Stichprobengröße wird jedoch nicht ein Gesamtmodell, sondern für jede der Einstellungen zu Sterben und Tod jeweils ein Modell gerechnet. Somit lässt sich für jede Einstellung zu Sterben und Tod als Kriterium simultan überprüfen, ob sich die erwarteten Zusammenhänge zwischen den UVs und den Mediatoren einerseits und den Mediatoren und dem Kriterium andererseits ergeben und sich bei Kontrolle der mediierenden Variablen eine Schwächung des direkten Einflusses der UVs auf das Kriterium ergibt. Sollte sich eine Mediatorebene nicht bestätigen lassen, besteht die Möglichkeit der Modellmodifikation, wie unten beschrieben. Neben der Überprüfung des Vorliegens von Mediatoreffekten für jedes Kriterium – die Angst vor dem eigenen Sterben (F6a), die Angst vor dem eigenen Tod (F6b) sowie die Akzeptanz der eigenen Sterblichkeit (F6c) – ist somit Ziel, differenzierte Teilmodelle mit ausreichender Datenpassung zu berichten, in denen die wichtigsten Prädiktoren pro Einstellungsdimension gegenüber Sterben und Tod identifiziert sind. Diese Modelle genügen dem Parsimonitätsgrundsatz und können als empirisch-theoretisches Framework für weitere Studien dienen.

Die Berechnung von Strukturgleichungsmodellen, zu deren 'Verfahrensfamilie' auch die einfacheren Pfadmodelle gehören, unterteilt sich üblicherweise in das nachfolgend beschriebene allgemeine Auswertungsschema mit fünf Schritten, welches die Modellspezifikation, -identifikation, -schätzung, -testung und -modifikation umfasst. Die Modellspezifikation mit der Bildung von Fragestellungen erfolgte bereits unter Punkt 2.5 und 3 mit der Entwicklung des Rahmen- und Arbeitsmodells der vorliegenden Arbeit. Das hierarchische Modell formuliert unidirektionale Zusammenhänge sowie eine partielle Mediation, so dass es sich um ein rekursives Modell ohne Wechselwirklungen sowie unkorrelierten Fehlern handelt.

Im zweiten Schritt, der Modellidentifikation, gilt es zu überprüfen, ob das Modell identifiziert werden kann, ob also die theoretische Möglichkeit gegeben ist, für jeden Populationsparameter einzigartige Schätzungen zu erhalten. Als notwendige, wenn auch nicht immer hinreichende Bedingung muss die Anzahl der beobachtbaren Variablen der Zahl freier Modellparameter entsprechen oder diese übersteigen ($df \geq 0$) (Bollen, 1989; Bühner, 2011). Dabei drücken die Freiheitsgrade die Modellkomplexität aus: Gemäß der Formel $v(v+1)/2$ zur Bestimmung der Anzahl der Beobachtungen ergibt sich aus der Differenz zwischen Beobachtungen und der Anzahl der Parameter q die Anzahl der Modell-Freiheitsgrade, also $v\ (v+1)\ /2 - q = df$ (R. B. Kline, 2011).

Zur Modellschätzung, dem dritten Schritt, wurde die *Maximum-Likelihood*-Methode (im Folgenden mit ML abgekürzt) zur Schätzung der freien Parameter gewählt, die das Vorliegen einer multivariaten Normalverteilung verlangt. Allerdings gilt das Schätzverfahren auch im Fall einer Verletzung der Normalverteilungsannahme als relativ robust, solange keine extremen Abweichungen vorliegen (Schermelleh-Engel, Moosbrugger, & Müller, 2003). In Anlehnung an die Empfehlung von West, Finch und Curran (1995) erscheint die Durchführung von Strukturgleichungsmodellen möglich, wenn die Schiefe jeweils keine Werte > ±2 und die Kurtosis jeweils keine Werte > ±7 annehmen. Um beim Vorliegen fehlender Werte dennoch valide Parameterschätzungen mittels des ML-Verfahrens zu erhalten, wird der *Full Information Maximum Likelihood*-Schätzalgorithmus (im Folgenden mit FIML abgekürzt) des Amos-Programmes eingesetzt. Dieser ermöglicht es, die Daten aller Personen einer Stichprobe zu berücksichtigen, ohne dass Fälle ausgeschlossen oder zunächst die *missing values* imputiert werden müssen, so dass z.B. dadurch deflationierte Standardfehler sowie verzerrte Varianzen verhindert werden (Allison, 2002; Baltes-Götz, 2008). Allerdings muss hier einschränkend angemerkt werden, dass die ML-Schätzung nur asymptotisch erwartungstreu und konsistent ist, so dass ein möglicher Bias der Schätzung zwar mit wachsender Stichprobengröße minimal wird, dies jedoch aufgrund der vorliegenden geringen Stichprobengröße, die zusätzlich die statistische Power der berechneten Modelle einschränkt, nicht gewährleistet werden kann.

In der Modellpassung schließlich wird die Güte des Modells über sogenannte Fit-Indizes bestimmt, wobei sich absolute (*goodness*- sowie *badness-of-fit*) und komparative Fit-Indizes unterscheiden lassen, je nachdem, ob das zu überprüfende Modell mit einem *independence* oder einem *saturated model* verglichen wird. Aufgrund der Vielzahl zur Verfügung stehender Fit-Indizes muss allerdings eine Auswahl getroffen werden – diese sowie die Interpretation der für die Modellbeurteilung verwendeten Indizes sind etwa den Empfehlungen von Schermelleh-Engel,

Moosbrugger und Müller (2003), Kline (2011), Bühner (2011) sowie Schumacker und Lomax (2004) entnehmbar. Zu berücksichtigen ist im vorliegenden Fall zusätzlich die Problematik der fehlenden Werte, der Verletzung der multivariaten Normalverteilungsannahme sowie der geringen Stichprobengröße, die eine Berechnung einiger Fit-Indizes oder aber deren sinnvolle Interpretation unmöglich machen. Generell gilt: „While there are no golden rules for assessment of model fit, reporting a variety of indices is necessary (Crowley & Fan, 1997) because different indices reflect a different aspect of model fit“ (Hooper, Coughlan, & Mullen, 2008, S. 56).

Klassischerweise wird aus der Gruppe der absoluten Fit-Indizes der χ^2-Modelltest (im Folgenden mit χ^2-Test abgekürzt) als *badness-of-fit*-Index herangezogen, wobei ein guter Fit einer Nicht-Signifikanz auf dem .05-Niveau entspricht und ein optimaler Fit bei einem Wert von 0 erreicht wird. Wie Bühner (2011, S. 422) anmerkt, müssen „trotz weitverbreiteter Kritik am Modelltest [...] der χ^2-Wert und der korrespondierende p-Wert immer angegeben werden, denn ein nicht signifikanter χ^2-Wert zeigt an, dass ein Modell einen exakten Modell-Fit aufweist“. Zu den deutlichen Limitationen zählt die Annahme einer multivariaten Normalverteilung, deren Verletzung zur Ablehnung guter Modelle führen kann (McIntosh, 2006). Da der Modelltest quasi einem Signifikanztest entspricht, ist er weiterhin nicht unabhängig von der Stichprobengröße. So kommt es insbesondere bei großen Stichproben zur Ablehnung des zu testenden Modells. Hooper, Coughlan und Mullen (2008) führen in Anlehnung an Kenny und McCoach (2003) weiter aus, dass „on the other hand, where small samples are used, the Chi-Square statistic lacks power and because of this may not discriminate between good fitting models and poor fitting models" (Hooper et al., 2008, S. 54). Zudem beeinflusst die Modellkomplexität den Wert, indem dieser mit zunehmender Anzahl an Modellparametern abnimmt, was dem Parsimonitätsgrundsatz entgegensteht und restriktive Modelle benachteiligt. Um diese Probleme abzufangen, bietet sich der relative oder normierte χ^2-Wert nach Wheaton, Muthén, Alwin und Summers (1977) an, bei dem dieser durch die Anzahl der Freiheitsgrade geteilt wird. Empfehlungen zu dessen Interpretation besagen, dass ein guter oder zumindest akzeptabler Fit bei einem Verhältniswert zwischen zwei und drei vorliegt (Schermelleh-Engel et al., 2003; Tabachnick & Fidell, 2007). Zwar kann auch der relative χ^2-Wert nicht die Problematik der Stichprobengrößenabhängigkeit beseitigen, ist jedoch deutlich aussagekräftiger, als der klassische χ^2-Modelltest, der bei einem signifikanten Ergebnis nicht überbewertet werden darf.

Aufgrund der Einschränkungen der χ^2-Fit-Indizes gilt es, zusätzliche deskriptive Fit-Indizes zu berichten, wie nachfolgend dargestellt. Für diese gibt es jedoch, anders als bei den χ^2-basierten Indizes, keine Kenntnis der Verteilung, so dass man sich bei deren Interpretation an Daumenregeln orientieren muss. Die komparativen oder inkrementellen Fit-Indizes teilen sich in drei Typenklassen auf (Typ 1 bis Typ 3-Index), wobei die Typ-3-Indizes aufgrund der Höhe der Anzahl zur Berechnung einfließender Parameter am aussagekräftigsten sind. In Anlehnung an Beauducel und Wittman (2005) empfiehlt Bühner (2011) neben dem χ^2-Modelltest, dessen p-Wertes und der Freiheitsgrade die Verwendung des Typ-3-Index CFI (*Comparative-Fit-Index*), des absoluten *badness-of-fit*-Index RMSEA (*Root-Mean-Square-Error of Approximation*) mit seinen Konfidenzintervallen sowie das SRMR (*Standardized Root Mean Square Residual*) zur Beurteilung der Modellgüte. Dies deckt sich mit der Zusammenschau von Hooper et al. (2008) und Schermelleh-Engel et al. (2003), die, basierend auf Empfehlungen diverser einschlägiger Autoren, neben den genannten noch den komparativen Fit-Index NNFI bzw. TLI (*Non-Normed-Fit-* oder *Tucker-Lewis-Index*) vorschlagen.

Trotz häufiger Empfehlung des NNFI/TLI ist dieser bei kleinen Stichproben allerdings weniger empfehlenswert als der CFI, so dass letzterem bei der vorliegenden Studie der Vorzug gegeben wird (Fan, Thompson, & Wang, 1999; Hu & Bentler, 1995, 1998, 1999). Der CFI hat den entscheidenden Vorteil, nur sehr wenig durch die Stichprobengröße beeinflusst zu werden und so auch bei kleinen Stichprobengrößen interpretierbar zu bleiben (ebd.). Er kann Werte zwischen 0 und 1 annehmen, wobei ein Wert ab .97 einen guten, ab .95 einen akzeptablen Fit im Vergleich zum *independence model* darstellt (Schermelleh-Engel et al., 2003). Das SRMR, das Auskunft über die Differenz der standardisierten Residuen der Populations- sowie der empirischen Matrix gibt, kann in der vorliegenden Arbeit nicht berücksichtigt werden, da dessen Berechnung bei Anwendung der FIML-Option zur Schätzung fehlender Werte in Amos nicht möglich ist (Bühner, 2011). Der RMSEA (Steiger, 1990) gilt als einer der aussagekräftigsten Indizes aufgrund der zusätzlichen Berechnung eines 90-pronzentigen Konfidenzintervalls sowie der Bevorzugung von sparsamen Modellen und wird insbesondere für die Persönlichkeitsforschung empfohlen (MacCallum, Browne, & Sugawara, 1996; Raykov, 1998). Die von MacCallum et al. (1996) genannten Cut-off-Werte des RMSEA zwischen 0.08 und 0.10 für einen mittelmäßigen und <0.08 für einen guten Modell-Fit wurden von Hu und Bentler (1999) und Steiger (2007) weiter spezifiziert: Hier gilt ein RMSEA-Wert um 0.06 bis zu 0.07 als gut, Schermelleh-Engel et al. (2003) verlangen für einen guten Fit einen Wert <.05. Die Konfidenzintervallgrenzen sollten zwischen 0 und <0.08 liegen, um einem guten Fit zu entsprechen (z. B. Hooper et al., 2008). Die untere Grenze des Konfidenzintervalls spiegelt bei einem Wert von 0 einen exakten Modell-Fit, ein Wert <.05 gilt als *close fit*.

Die zur Beurteilung der Modellgüte ausgewählten Fit-Indizes für die vorliegende Arbeit werden in Tab. 8 mit ihren aus den oben dargestellten Interpretationsregeln zusammengefasst. Dabei muss ausdrücklich erwähnt werden, „that these rule of thumb cutoff criteria are quite arbitrary and should not be taken too seriously. Fit indices may be affected by model misspecification, small-sample bias, effects of violation of normality and independence, and estimation-method-effects" (Hu & Bentler, 1998). Schermelleh-Engel et al. ergänzen: "Therefore it is always possible that a model may fit the data although one or more fit measures may suggest bad fit" (2003, S. 52).

Tabelle 8: Daumenregeln nach Schermelleh-Engel et al. (2003) zur Interpretation der Modellgüte für die in der vorliegenden Arbeit berechneten Fit-Indizes

Fit-Index	**Guter Fit**	**Akzeptabler Fit**
Absolute *badness-of-fit*-Indizes		
χ^2	$0 \leq \chi^2 \leq 2df$	$2df < \chi^2 \leq 3df$
p-Wert	$.05 < p \leq 1.00$	$.01 \leq p \leq .05$
RMSEA	0 ≤ RMSEA ≤ .05	.05 < RMSEA ≤ .08
p-Wert für den *test of close fit* (RMSEA < .05)	$.10 < p \leq 1.00$	$.05 \leq p \leq .10$
Konfidenz-Intervall (CI)	nahe am RMSEA-Wert, untere Intervallbegrenzung = .00	nahe am RMSEA-Wert
Komparativer Fit-Index		
CFI	.97 ≤ CFI ≤ 1.00	.95 ≤ CFI < .97

Anmerkung: Die Tabelle wurde in gekürzter Fassung aus Schermelleh-Engel, Moosbrugger und Müller (2003, S. 52) entnommen. χ^2=χ^2-Modelltest, p-Wert=Signifikanzwert, df=Freiheitsgrade, RMSEA=*Root Mean Square Error of Approximation*, CFI=*Comparative Fit Index*.

Abschließend ermöglicht das Anzeigen von sogenannten Modifikations-Indikatoren die gezielte Modellmodifikation im fünften Schritt, um den Modellfit durch Spezifikationen bzw. Fixierung weiterer Pfade oder Kovarianzen zu verbessern. Dieses Verfahren ist aufgrund der methodengeleiteten Vorgehensweise jedoch mit Vorsicht anzuwenden, um ein zu großes Abweichen eines ursprünglich theoriegeleitet und sachlogisch erstellten Ausgangsmodells zu verhindern. Rein methodengeleitet modifizierten Modellen fehlt es an Validität, was bis zur reinen *capitalization on chance* führen kann (MacCallum, Roznowski, & Necowitz, 1992). Bollen und Long (1993, S. 7) beschreiben hierzu: „It is important to remember that even a model with excellent overall fit indices can be unacceptable because of the components of the model". Zudem gibt es nicht die eine, richtige Modelllösung, sondern es sind statistisch äquivalente Modelle mit unterschiedlichen inhaltlichen Aussagen denkbar. Am Beispiel der KFA für Fragestellung 1a würde eine methodengeleitete Modifikation beispielsweise bedeuten, dass aus der konfirmatorischen eine rein explorative Faktorenanalyse resultierte, die wiederum eine Kreuzvalidierung anhand einer neuen, unabhängigen Stichprobe erforderlich machen würde (vgl. Bühner, 2011). Für die KFA schließt sich somit eine Modifikation per se aus. Zudem ist ein Anzeigen von Modifikations-Indizes in Amos bei Datensätzen mit fehlenden Werten, wie im vorliegenden Fall, nicht möglich. Dennoch sind Modifikationen generell durch Analyse der Modellwerte bei ungünstiger Modellpassung, insbesondere in Anbetracht einer geringen Stichprobengröße sowie der erstmaligen empirischen Überprüfung von Modellen ohne Möglichkeit, auf bereits validierte Vergleichsmodelle zurückgreifen zu können, für die vorliegende Arbeit in Betracht zu ziehen. Inhaltlich-theoriegeleitete Überlegungen dürfen dabei, wie oben beschrieben, nicht außer Acht gelassen werden.

Fragestellungsblock 4: Ergänzende deskriptiv-explorative Überprüfung des Zusammenhangs von Einstellungen zu Sterben und Tod im hohen Alter sowie subjektivem Wohlbefinden (F7a–F7b).

In diesem abschließenden Analyseteil erfolgten zunächst die deskriptiv-explorative Beschreibung der SWB-Variablen (F7a) sowie die Darstellung der Zusammenhangsstärke zu den Einstellungen zu Sterben und Tod mittels bivariater Korrelationsmatrix (F7b). Zusätzlich wurde mittels multipler hierarchischer linearer Regressionsanalysen (vgl. die Erläuterung zu Fragestellungsblock 3 für eine kurze Verfahrensbeschreibung) überprüft, ob die im Modell postulierte Art des Zusammenhangs dahingehend bestätigt werden kann, dass die Einstellungen zu Sterben und Tod als UVs die Kriteriumsvariablen vorhersagen, also sich die Werte der SWB-Skalen aus denen der EST-Skalen zu einem gewissen Grad prädizieren lassen (F7b).

Abschließend sei erwähnt, dass eine Darstellung der grundlegenden Stichprobencharakteristika sämtlicher im Modell verwendeter Skalen sich als Überblick in Anhang D befindet. Signifikanzniveaus werden gemäß Konvention und wie z. B. von Bühl (2012) beschrieben wie folgt definiert: $p \leq .001$ = höchst signifikant, $p \leq .01$ = hoch signifikant, $p \leq .05$ = signifikant, $p \leq .10$ marginal signifikant, $p > .11$ = nicht signifikant. Anzumerken ist, dass sämtliche Ergebnisse auf zwei Dezimalkommastellen gerundet wurden.

Nuestras vidas son los ríos
que van a dar en la mar,
que es el morir;
allí van los señoríos
derechos a se acabar
y consumir;
allí los ríos caudales,
allí los otros medianos
y más chicos,
allegados, son iguales
los que viven por sus manos
y los ricos.

Jorge Manrique, Coplas por la muerte de su padre (Auszug)

5. Ergebnisse

5.1 Fragestellungsblock 1: Psychometrische Überprüfung der a priori-Faktorenstruktur sowie der internen Konsistenz der Einstellungen zu Sterben und Tod im hohen Alter

5.1.1 F1: Konfirmatorische Faktorenanalyse der Einstellungen zu Sterben und Tod im hohen Alter

Zur Überprüfung der Messäquivalenz des FIMEST bei Hochaltrigen wurde dessen Faktorenstruktur mittels einer KFA gerechnet, bei der die theoretisch angenommenen Faktoren als latente Variablen eines SEM und die Items der Einzelskalen als manifeste Variablen formuliert wurden (vgl. Punkt 4.5.2 zur näheren Beschreibung des Verfahrens). Somit wurden die drei Faktoren Angst vor dem eigenen Sterben, Angst vor dem eigenen Tod sowie Akzeptanz des eigenen Sterbens und Todes mit jeweils sieben, fünf und sechs Indikator-Variablen überprüft. Das Pfaddiagramm in Abb. 15 bildet das Struktur- und Messmodell grafisch ab. Zur Schätzung der freien Parameter wurde das ML-Verfahren verwendet, durch Anwendung des FIML-Schätzalgorithmus' konnten zudem alle Fälle der vorliegenden Stichprobe berücksichtigt werden. Zwar lag keine multivariate Normalverteilung der Angst vor dem eigenen Tod und der Akzeptanz der eigenen Sterblichkeit vor (s. Punkt 5.2.1, F3), jedoch lagen die Werte innerhalb der von West, Finch und Curran (1995) vorgeschlagenen Cut-off-Werte.

Nachfolgend werden die Fit-Indizes zur Interpretation der Modellpassung berichtet: Basierend auf dem χ^2-Modelltest muss das Modell abgelehnt werden, da dieser signifikant wird (χ^2=183.54, p=.00, df=132). Wie bereits dargestellt, ist dieser Wert allein jedoch nicht aussagekräftig. Betrachtet man den relativierten χ^2-Wert, so zeigt sich ein guter Fit des Modells (χ^2/df=1.39). Der RMSEA als Punktschätzung liegt mit .06 im akzeptablen Bereich, das 90-prozentige Konfidenzintervall schließt den Wert 0 für die untere Grenze nicht mit ein, liegt aber durch seine Nähe zum RMSEA ebenfalls im akzeptablen Bereich (.04); gleiches gilt für die obere CI-Grenze (.08). Weiterhin zeigt sich, dass der RMSEA nicht signifikant von einem RMSEA von .05 abweicht, was einem guten Fit entspricht. Der CFI erreicht mit .90 keinen akzeptablen Fit, nähert sich diesem jedoch an.

Abbildung 15: Pfaddiagramm (Amos Graphics) des Struktur- und Messmodells der KFA. Die latenten Variablen sind in elliptischer, die manifesten Variablen in rechteckiger Form dargestellt, fixierte Pfade sind mit einer 1 gekennzeichnet, e1 bis e18 stellen die jeweiligen Residuen dar. ANGES=Angst vor dem eigenen Sterben, ANGET=Angst vor dem eigenen Tod, AKEST=Akzeptanz des eigenen Sterbens und Todes. ATS2 bis ATS26 sind die Variablennamen der jeweiligen Skalenitems.

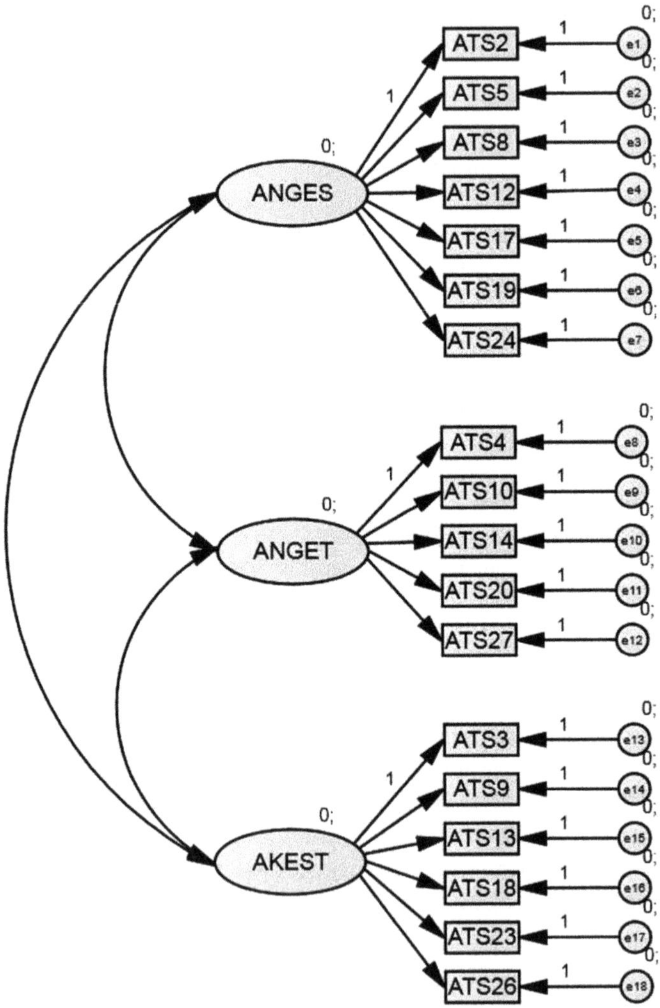

In Tab. 9 sind die unstandardisierten sowie die standardisierten Pfadgewichte, also die Ladungen für die drei Faktoren der Einstellungen zu Sterben und Tod, dargestellt. Die Varianzen mit jeweiligem Standardfehler und *z*-Wert sind in Tab. 10 aufgeführt. Hier zeigt sich, dass sich die Fehlervarianzen aller Skalenitems signifikant von 0 unterscheiden. Dies bedeutet, dass ein Großteil an Varianz entweder unsystematisch oder itemspezifisch ist oder aber durch andere Faktoren erklärt wird (Bühner, 2011). Die geringe Streuung und somit geringe Varianz der Sterblichkeitsakzeptanz im Unterschied zu den anderen Faktoren- und Residualvarianzen könnte als Hinweis auf den Deckeneffekt gewertet werden, der unter Punkt 5.2.1, F3 berichtet wird.

Tabelle 9: Standardisierte und unstandardisierte konfirmatorische Faktorladungen der Skalenitems für die Einstellungen zu Sterben und Tod

Pfad	*b*	*β*	*SE*	*z*
Faktor ANGES				
ATS2 ← ANGES[a]	1.00	.75[a]	—	—
ATS5 ← ANGES	1.01	.67***	.16	6.25
ATS8 ← ANGES	.74	.55***	.15	5.10
ATS12 ← ANGES	1.00	.59***	.14	5.49
ATS17 ← ANGES	1.00	.74***	.15	6.91
ATS19 ← ANGES	.84	.68***	.13	6.35
ATS24 ← ANGES	.56	.46***	.13	4.23
Faktor ANGET				
ATS4 ← ANGET[a]	1.00	.71	—	—
ATS10 ← ANGET	.91	.73***	.14	6.52
ATS14 ← ANGET	.50	.52***	.10	4.47
ATS20 ← ANGET	.91	.75***	.14	6.55
ATS27 ← ANGET	.94	.70***	.15	6.23

Pfad	b	β	SE	z
Faktor AKEST				
ATS3 ← AKEST[a]	1.00	.47[a]	—	—
ATS9 ← AKEST	.63	.51***	.18	3.48
ATS13 ← AKEST	1.67	.60***	.45	3.74
ATS18 ← AKEST	1.01	.50***	.29	3.45
ATS23 ← AKEST	1.17	.69***	.29	4.01
ATS26 ← AKEST	1.09	.65***	.28	3.92

Anmerkung: ANGES=Angst vor dem eigenen Sterben, ANGET=Angst vor dem eigenen Tod, AKEST=Akzeptanz des eigenen Sterbens und Todes. [a] fixierte Pfade, keine Signifikanzermittlung möglich, *b*=unstandardisiertes Pfadgewicht, β=standardisiertes Pfadgewicht, *SE*=Standardfehler, *z*=*z*-Statistik. ***$p \leq .001$.

Schließlich sind die quadrierten multiplen Korrelationen der latenten Variablen auf ihre jeweiligen Items in Tab. 11 dargestellt. Der durch die Faktoren aufgeklärte Varianzanteil der Skalenitems liegt bei der Angst vor dem eigenen Sterben zwischen 21 und 57 Prozent, bei der Angst vor dem eigenen Tod zwischen 27 und 54 Prozent und der Akzeptanz des eigenen Sterbens und Todes zwischen 22 und 48 Prozent.

Tabelle 10: Darstellung der Varianzen

Variable	Varianz	SE	z	p
ANGES	.99	.23	4.20	***
ANGET	.59	.16	3.83	***
AKEST	.10	.04	2.24	*
e1	.75	.14	5.41	***
e2	1.24	.21	5.99	***
e3	1.29	.20	6.54	***
e4	1.08	.17	6.42	***
e5	.84	.15	5.59	***
e6	.81	.14	5.99	***
e7	1.18	.18	6.70	***
e8	.60	.10	5.81	***
e9	.42	.08	5.63	***
e10	.40	.06	6.78	***
e11	.39	.07	5.40	***

Variable	**Varianz**	***SE***	***z***	***p***
e12	.55	.09	5.86	***
e13	.35	.05	6.67	***
e14	.11	.02	6.56	***
e15	.48	.08	5.84	***
e16	.29	.05	6.54	***
e17	.14	.03	5.26	***
e18	.16	.03	5.65	***

Anmerkung: ANGES=Angst vor dem eigenen Sterben, ANGET=Angst vor dem eigenen Tod, AKEST=Akzeptanz des eigenen Sterbens und Todes, e1–e18=Residuen, *SE*=Standardfehler, *z*=*z*-Statistik. $^{*}p \leq .05$, $^{***}p \leq .001$.

Insgesamt kann von einem guten bis akzeptablen Modell-Fit gesprochen werden, wobei aufgrund der geringen Stichprobengröße die eingeschränkte Power des Modells zu berücksichtigen ist. Eine Annahme der theoretisch postulierten Faktorenstruktur des überprüften Messinstruments erscheint damit auch in der vorliegenden Stichprobe Hochaltriger gerechtfertigt. Anzumerken ist jedoch, dass die R^2-Werte der beobachteten Indikatoren insgesamt relativ niedrig ausfallen, so dass die nicht optimale Homogenität der Faktoren bzw. die hohe Messfehlervarianz den Modell-Fit reduziert haben dürfte.

Tabelle 11: Darstellung der quadrierten multiplen Korrelationen der Faktoritems

Faktor	**Skalenitem**	R^2
Angst vor dem eigenen Sterben	ATS2	.57
	ATS5	.45
	ATS8	.30
	ATS12	.34
	ATS17	.54
	ATS19	.46
	ATS24	.21
Angst vor dem eigenen Tod	ATS4	.50
	ATS10	.54
	ATS14	.27
	ATS20	.56
	ATS27	.49

Faktor	Skalenitem	R^2
Akzeptanz des eigenen Sterbens und Todes	ATS3	.22
	ATS9	.26
	ATS13	.36
	ATS18	.25
	ATS23	.48
	ATS26	.43

Anmerkung: ATS2 bis ATS26 sind die Variablennamen der jeweiligen Skalenitems
R^2=quadrierte multiple Korrelation.

5.1.2 F2: Prüfung der internen Konsistenz der Einstellungen zu Sterben und Tod im hohen Alter

Nach Feststellung einer ausreichenden empirischen Replizierbarkeit der FIMEST-Faktorenstruktur wurden in Fragestellung F2 zur Überprüfung der internen Konsistenz Cronbachs Alpha-Werte der EST-Skalen ermittelt. Aufgrund der Tatsache, dass kaum Erfahrungswerte zur Abfrage der Einstellungen zu Sterben und Tod als äußerst sensiblem Thema vorliegen sowie gehäufter Rückmeldung von Teilnehmern der Pilotstudie, dass die Skalen als zu lang und repetitiv empfunden worden waren, wurden bei der Fragebogenkonzeption – wie unter Punkt 4.4 beschrieben – sowohl die Originalskalen als auch eine verkürzte Abfragemöglichkeit implementiert, um vorzeitige Abbrüche zu vermeiden (vgl. Anhang B). So waren die Interviewerinnen angehalten, bei Anzeichen von Ermüdung, Traurigkeit oder Verärgerung 18 statt 23 Items abzufragen. Daher wird in Tab. 12 jeweils der Alpha-Koeffizient für die verkürzte und die Originalform der Skalen berichtet.

Tabelle 12: Interne Konsistenz der FIMEST-Skalen der LateLine-Stichprobe sowie der FIMEST-Validierungsstichprobe (gesamt und Altersgruppe ≥ 65 Jahre) von Wittkowski (1996)

		LateLine-Stichprobe			FIMEST-Validierungsstichprobe			
Modellebene	**Skala**	N_α	N_I	α_{LL}	α_{gesamt}	N_{gesamt}	$\alpha_{Ältere}$	$N_{Ältere}$
Kriteriumsebene								
Einstellungen zu	ANGES$_{lang}$	70	8	.87	.83	872	.82	254
Sterben und Tod	**ANGES$_{kurz}$**	**83**	**7**	**.85**	—	—	—	—
	ANGET$_{lang}$	80	(7) 6	(.78) .83	.88	872	.83	254
	ANGET$_{kurz}$	**98**	**5**	**.82**	—	—	—	—

		LateLine-Stichprobe			FIMEST-Validierungsstichprobe			
Modellebene	**Skala**	N_{α}	N_I	α_{LL}	α_{gesamt}	N_{gesamt}	$\alpha_{Ältere}$	$N_{Ältere}$
	AKEST$_{lang}$	70	8	.73	.92	872	.89	254
	AKEST$_{kurz}$	**95**	**6**	**.73**	—	—	—	—

Anmerkung: ANGES=Angst vor dem eigenen Sterben, ANGET=Angst vor dem eigenen Tod, AKEST=Akzeptanz des eigenen Sterbens und Todes, N_{α}=Anzahl der Personen zur Alphaberechnung, N_I=Itemanzahl, N_{Skala}=Anzahl der Personen zur Skalenberechnung, α_{LL}=Cronbachs Alpha-Koeffizienten der LateLine-Stichprobe, α_{gesamt}=Alpha-Koeffizient der gesamten Validierungsstichprobe, N_{gesamt}=Gesamtgröße der Validierungsstichprobe, $\alpha_{Ältere=}$Alpha-Koeffizient der Altersgruppe ≥ 65 Jahre der Validierungsstichprobe, *NÄltere*=Altersgruppen-Stichprobengröße. Anzahl eliminierter Items zur Verbesserung des Reliabilitätskoeffizienten in Klammern Die in die weiteren Berechnungen eingehenden Kurz-Skalen sind fett markiert.

Die internen Konsistenzen für beide Skalenlängen können als gut bezeichnet werden. Bei der Angst vor dem eigenen Tod zeigt sich bei der Langform eine Alpha-Verbesserung von .76 auf .83 durch Herausnahme eines Items, dass auch aus augenscheinvalider Sicht unpassend für die Skala erscheint: „Ich fürchte mich davor, mich einem Sterbenden gegenüber hilflos zu fühlen". Für die weiteren Analyseschritte werden die in der Tabelle fettgedruckten Kurzskalen verwendet, da diese sparsamer sind und bei gleichbleibend guten Alpha-Werten im Vergleich zur Langform ein höheres *N* erzielen.

5.2 Fragestellungsblock 2: Deskriptiv-explorative Analysen der Einstellungen zu Sterben und Tod im hohen Alter

5.2.1 F3: Deskriptiv-explorative Analyse der Einstellungen zu Sterben und Tod im hohen Alter

In Tab. 13 erfolgt die Darstellung deskriptiver Kennwerte zur Charakterisierung der Einstellungen zu Sterben und Tod.

Tabelle 13: Kennwerte für die Skalen der Einstellungen zu Sterben und Tod

Skala	N_P	*NI*	*Min*	*Max*	*M*	*SD*
ANGES	108	7	1.00	5.00	3.06	.93
ANGET	108	5	1.00	4.40	1.77	.73
AKEST	109	6	3.00	5.00	4.67	.41

Anmerkung: ANGES=Angst vor dem eigenen Sterben, ANGET=Angst vor dem eigenen Tod, AKEST=Akzeptanz des eigenen Sterbens und Todes, N_P=Anzahl der Personen, N_I=Itemanzahl, *Min*= Minimum, *Max*=Maximum, Skalenrange von 1 „trifft überhaupt nicht zu" bis 5 „trifft genau zu", *M*= Mittelwert, *SD*=Standardabweichung der EST-Skalen.

Auffällig sind hier insbesondere der Deckeneffekt der Akzeptanz des eigenen Sterbens und Todes mit einem Mittelwert von 4.67 bei einem Skalenmaximum von 5 und einer geringen Streuung von .41 sowie ein tendenzieller Bodeneffekt für Angst vor dem eigenen Tod mit einem Mittelwert von 1.77 und einer Streuung von .73. Die Verteilungsunterschiede sind in Abb. 16 zusätzlich als Histogramme dargestellt.

Abbildung 16: Histogramme der Einstellungen zu Sterben und Tod. ANGET=Angst vor dem eigenen Tod, ANGES=Angst vor dem eigenen Sterben, AKEST=Akzeptanz des eigenen Sterbens und Todes.

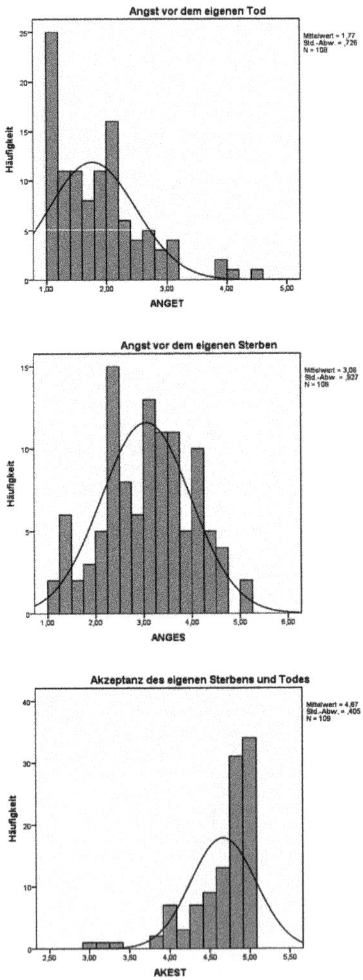

Bei der statistischen Testung von Schiefe und Kurtosis nach Field (2009, S. 138f.) erwies sich lediglich die Angst vor dem eigenen Sterben als normalverteilt, wogegen die Akzeptanz des eigenen Sterbens und Todes rechtssteil, die Angst vor dem eigenen Tod dagegen linkssteil und flach verteilt war und beide somit höchst signifikant von einer Normalverteilung abwichen. Diese Besonderheiten der Verteilung müssen bei den nachfolgenden Analysen aufgrund möglicher Voraussetzungsverletzungen berücksichtigt werden.

Wie unter Punkt 4.5.2 begründet, wurden anschließend mittels *Spearman-Rho*-Koeffizienten für non-parametrische Tests bivariate Korrelationen zur Bestimmung der Stärke des Zusammenhangs der EST-Skalen untereinander berechnet (s. Tab. 14). Die vergleichende Berechnung herkömmlicher Produkt-Moment-Korrelationen ergab keine abweichenden Befunde.

Tabelle 14: Vergleich der bivariaten Korrelationsmuster der Einstellungen zu Sterben und Tod zwischen der LateLine- und der FIMEST-Validierungsstichprobe von Wittkowski (1996)

LateLine-Stichprobe				**FIMEST-Validierungsstichprobe**			
Variable	**1**	**2**	**3**	**Variable**	**1**	**2**	**3**
1. ANGES	1.00			1. ANGES	1.00		
2. ANGET	.43***	1.00		2. ANGET	.42	1.00	
3. AKEST	-.05	-.41***	1.00	3. AKEST	-.18	-.55	1.00

Anmerkung: ANGES=Angst vor dem eigenen Sterben, ANGET=Angst vor dem eigenen Tod, AKEST=Akzeptanz des eigenen Sterbens und Todes. ***$p \leq .001$ (zweiseitig), für die Validierungsstichprobe wurden keine Signifikanzen berichtet. LateLine: Rangkorrelationen nach Spearman-Rho, N=108, Validierungsstichprobe: Produkt-Moment-Korrelationen nach Pearson, N=944.

Die Akzeptanz der eigenen Sterblichkeit korrelierte höchst signifikant negativ mit der Angst vor dem eigenen Tod, zeigte jedoch keinen Zusammenhang mit der Angst vor dem eigenen Sterben. Die Angstdimensionen korrelierten wiederum höchst signifikant positiv miteinander. Die hier berichteten Korrelationskoeffizienten replizieren somit die in der von Wittkowski (1996) durchgeführten Validierungsstudie berichteten Werte weitgehend.

Zur weiteren deskriptiv-explorativen Abklärung der Zusammenhänge der Einstellungen zu Sterben und Tod wurden schließlich bivariate Korrelationen mit den soziodemografischen Variablen berechnet, die als Kontrollvariablen bei Regressions- und Pfadanalysen dienten (Tab. 15). Hier zeigten sich insgesamt sehr schwache Zusammenhänge. Die Korrelationstabellen der Kontrollvariablen untereinander sowie mit den Prädiktoren und den Mediatoren finden sich in Anhang E, F und G.

Tabelle 15: Bivariate Korrelationen der Kontrollvariablen und der Einstellungen zu Sterben und Tod

Variable	ANGES	ANGET	AKEST
Kontrollvariablen			
Alter	.08	.13	.07
Geschlecht	-.01	.16[+]	-.07
Einkommen	-.01	.08	-.11
Bildungsjahre	-.13	-.05	.04
Schulart	-.12	-.07	.16[+]
Konfession	-.08	.06	.15
Kognitiver Status	.11	.17[+]	.03
Wohnsituation[a]	.00	.10	.00
Umzug[a]	.01	.07	-.03
Kritische Lebensereignisse[b]	-.07	-.01	.05

Anmerkung: ANGES=Angst vor dem eigenen Sterben, ANGET=Angst vor dem eigenen Tod, AKEST=Akzeptanz des eigenen Sterbens und Todes. [a]Dichotomes Skalenformat, ursprünglich kategoriale Erfassung. [b]Intervallskaliertes Skalenformat (Summenscore), ursprünglich kategoriale Erfassung. $^{+}p \leq .10$ (zweiseitig). Rangkorrelationen nach Spearman-Rho. *N* zwischen 72 und 109.

5.2.2 F4: Explorative Korrelationsanalysen der Variablen der Prädiktorebene sowie der Einstellungen zu Sterben und Tod im hohen Alter

Wie unter Punkt 4.5.2 begründet, wurden die nachfolgenden bivariaten Zusammenhänge mittels Rangkorrelationen gemäß Spearman berechnet, da einige Skalen nicht intervallskaliert waren. Die vergleichende Berechnung herkömmlicher Produkt-Moment-Korrelationen ergab keine abweichenden Befunde. Die so ermittelten Zusammenhangsstärken zwischen den unabhängigen Variablen und den Einstellungen zu Sterben und Tod sind in Tab. 16 dargestellt. Dabei zeigten sich für die protektiven Persönlichkeitsfaktoren ein positiver Zusammenhang zur Akzeptanz der eigenen Sterblichkeit und negative Zusammenhänge zu den Angstdimensionen mit entsprechender Vorzeichenumkehr bei den Risikofaktoren der Persönlichkeit. Dies mit Ausnahme von Neurotizismus und der Akzeptanzdimension, wobei es sich lediglich um einen sehr geringen Zusammenhang handelte. Bei den protektiven Persönlichkeitsfaktoren zeigten sich bei der internalen Kontrollüberzeugung sowie der Resilienz signifikante Bezüge zu den EST-Variablen, bei den Risikofaktoren der Persönlichkeit trifft dies auf Neurotizismus und allgemeine Ängstlichkeit zu. Hohe Religiosität und Spiritualität hingen durchgängig negativ mit den Angstdimensionen der Einstellungen zu Sterben und Tod zusammen sowie durchgängig positiv mit der Akzeptanz. Bei der negativen Valenz des Glaubens zeigte sich die erwartungsgemäße Vorzeichenumkehr. Signifikante Zusammenhänge zeigten sich bei der religiösen Ideologie, der Gesamtskala für Religiosität sowie der Spiritualität.

Tabelle 16: Bivariate Korrelationen der Einstellungen zu Sterben und Tod mit den unabhängigen Variablen

Variable	**ANGES**	**ANGET**	**AKEST**
Prädiktorebene			
Persönlichkeit: Protektive Faktoren			
Extraversion	-.11	-.09	.02
Generativität	-.08	-.07	$.19^{+}$
Internale KÜZ	$-.18^{+}$	$-.40^{***}$	$.20^{*}$
Resilienz	$-.26^{**}$	$-.26^{*}$	.11
Persönlichkeit: Risikofaktoren			
Neurotizismus	$.47^{***}$	$.19^{+}$	.07
Trait-Angst	$.33^{***}$	$.21^{*}$	$-.17^{+}$
Externale KÜZ	$.19^{+}$	.11	-.00
Religiosität und Spiritualität			
Kognitives Interesse	$-.17^{+}$	-.06	.10
Religiöse Ideologie	-.16	$-.27^{**}$	$.29^{**}$
Persönliche Praxis	-.11	-.09	.07
Öffentliche Praxis	-.15	$-.17^{+}$	$.16^{+}$
Religiöse Erfahrung	$-.18^{+}$	$-.19^{+}$	.15
Religiosität Gesamtskala	$-.22^{*}$	$-.21^{*}$	$.19^{+}$
Positive Valenz	.07	-.07	$.21^{*}$
Negative Valenz	.02	.06	-.01
Spiritualität	-.04	$-.18^{+}$	$.27^{**}$
Funktionale Gesundheit			
Activities of Daily Living	.12	$.19^{+}$	-.14

Variable	ANGES	ANGET	AKEST
Funktionale Limitationen	.00	.01	-.01
Sturzhäufigkeit	.09	-.02	-.03
Handkraftstärke	.03	-.00	-.04
Sitz-Steh-Test	.00	.15	-.19*
Sehschärfetest	.14	.24*	-.04

Anmerkung: ANGES=Angst vor dem eigenen Sterben, ANGET=Angst vor dem eigenen Tod, AKEST=Akzeptanz des eigenen Sterbens und Todes, KÜZ=Kontrollüberzeugung. $^{+}p \leq .10$ (zweiseitig), $^{*}p \leq .05$ (zweiseitig), $^{**}p \leq .01$ (zweiseitig), $^{***}p \leq .001$ (zweiseitig). Rangkorrelationen nach Spearman-Rho. *N* zwischen 88 und 109.

Schließlich ergaben sich für die Variablen des körperlichen Funktionsniveaus die insgesamt schwächsten Korrelationen, so dass mit zwei Ausnahmen von keinem Zusammenhang ausgegangen werden kann. Dabei zeigten sich negative, wenn auch sehr geringe, Zusammenhänge zur Akzeptanzdimension. Dieser Zusammenhang wurde im Fall einer schlechten Leistung beim (intervallskalierten) Funktionstest für die unteren Extremitäten signifikant, ebenso zeigte sich eine signifikant positive Korrelation der Sehschärfe mit der Angst vor dem eigenen Tod.

5.2.3 F5a: Explorative Korrelationsanalysen der theoretisch angenommenen Mediatorebene und der Prädiktorebene (unabhängige Variablen)

Um einen ersten Einblick in das Zusammenwirken der theoretisch postulierten Mediatoren mit den unabhängigen und abhängigen Variablen (s. Punkt 5.2.5) zu bekommen, wurden deren bivariate Korrelationen berechnet, wobei neben den Gesamtskalen auch die Subdimensionen – falls zutreffend – aufgeführt sind (Tab. 17 bis 19). Tab. 17 gibt Auskunft über die Zusammenhänge zwischen den unabhängigen Variablen und der sozialen Einbindung.

Tabelle 17: Bivariate Korrelationen der unabhängigen Variablen und des theoretisch angenommenen Mediators soziale Einbindung

Variable	Soziale Einbindung:			
	LONEG	LONSI	LONEI	LONGES
Prädiktorebene				
Persönlichkeit: Protektive Faktoren				
Extraversion	-.26**	-.39***	-.22*	-.32***

Variable	Soziale Einbindung:			
	LONEG	LONSI	LONEI	LONGES
Generativität	-.48***	-.58***	-.54***	-.59***
Internale KÜZ	-.24*	-.22*	-.31**	-.27***
Resilienz	-.37***	-.45***	-.50***	-.46***
Persönlichkeit: Risikofaktoren				
Neurotizismus	.41***	.28**	.25*	.38***
Trait-Angst	.61***	.42***	.36***	.57***
Externale KÜZ	.36***	.16	.27**	.33***
Religiosität und Spiritualität				
Kognitives Interesse	-.22*	-.16	-.32**	-.24*
Religiöse Ideologie	-.26*	-.16	-.28**	-.24*
Persönliche Praxis	-.16	-.23*	-.40***	-.25*
Öffentliche Praxis	-.13	-.20*	-.31**	-.20*
Religiöse Erfahrung	-.16	-.22*	-.24*	-.20^{+}
Religiosität Gesamtskala	-.25*	-.27*	-.40***	-.30**
Positive Valenz	-.05	-.17	-.33*	-.14
Negative Valenz	.18	.14	.12	.18
Spiritualität	-.23*	-.21^{+}	-.39***	-.26*
Funktionale Gesundheit				
Activities of Daily Living	.00	-.12	.05	-.02
Funktionale Limitationen	.09	.13	-.06	.08
Sturzhäufigkeit	.28**	.18^{+}	.11	.25*
Handkraftstärke	.06	.00	.02	.04
Sitz-Steh-Test	.17^{+}	.19^{+}	.03	.19^{+}
Sehschärfetest	-.17	-.11	-.14	-.15

Anmerkung: LONEG=Einsamkeitsgefühle, LONSI=soziale Isolation, LONEI=Emotionale Isolation, LONGES=Einsamkeit Gesamtskala. $^{+}p \leq .10$ (zweiseitig), $^{*}p \leq .05$ (zweiseitig), $^{**}p \leq .01$ (zweiseitig), $^{***}p \leq .001$ (zweiseitig). Rangkorrelationen nach Spearman-Rho. *N* zwischen 81 und 99.

Die protektiven Persönlichkeitsfaktoren wiesen durchgängig negative signifikante Korrelationen auf. Entsprechend bestanden durchgängig positive signifikante Zusammenhänge der Risikofaktoren der Persönlichkeit mit den Einsamkeitsvariablen, mit Ausnahme des Bezugs zwischen externaler Kontrollüberzeugung und sozialer Isolation. Für Religiosität und Spiritualität zeigten sich durchgängig negative Bezüge zur Einsamkeit, die mit wenigen Ausnahmen signifikant wurden.

Lediglich die negative Valenz des Glaubens erreichte, bei erwartungsgemäßer Vorzeichenumkehr, keine signifikanten Zusammenhänge. Schließlich ergaben sich für die Variablen der funktionalen Gesundheit die insgesamt schwächsten Bezüge, wobei Sturzhäufigkeit und eine gute Leistung im Sitz-Steh-Test mit höheren, ein guter Visus-Wert dagegen mit geringeren Einsamkeitswerten einhergingen. Die Zusammenhänge von Sturzhäufigkeit und Sitz-Steh-Test rangierten weitgehend im marginalen bis hoch signifikanten Bereich, die der Sehschärfe zeigten sich dagegen nur tendenziell.

Die Beziehungen der Zeit- und Zukunftsperspektive mit den unabhängigen Variablen sind in Tab. 19 dargestellt. Dabei muss zwischen den unterschiedlichen Zeitvariablen dahingehend unterschieden werden, dass eine hohe Kontrollierbarkeit der Zukunft sowie eine hohe positiv-affektive Valenz der Zukunftsperspektive als protektiv, eine hohe Vergangenheitsorientierung sowie erlebte Obsoleszenz dagegen als negativ bzw. riskant zu betrachten sind. Entsprechend zeigten sich für die protektiven Persönlichkeitsfaktoren ein positiver Zusammenhang zu den positiven sowie ein negativer Zusammenhang zu den negativen Zukunftsvariablen. Die schwächsten Beziehungen ergaben sich für die internale Kontrollüberzeugung, bei den verbliebenen drei Persönlichkeitsvariablen zeigten sich signifikante Bezüge.

Tabelle 18: Bivariate Korrelationen der unabhängigen Variablen und des theoretisch angenommenen Mediators Zeit- und Zukunftsperspektive

Variable	**Zeit- und Zukunftsperspektive:**			
	ZUKKTR	**ZUKAFF**	**ZUKOBS**	**ZUKVGO**
Prädiktorebene				
Persönlichkeit: Protektive Faktoren				
Extraversion	$.21^{*}$	.09	$-.28^{**}$	-.16
Generativität	$.38^{***}$	$.33^{***}$	$-.19^{+}$	-.14
Internale KÜZ	$.17^{+}$	.15	-.15	-.09
Resilienz	$.47^{***}$	$.35^{***}$	$-.32^{***}$	$-.19^{+}$
Persönlichkeit: Risikofaktoren				
Neurotizismus	$-.32^{***}$	$-.33^{***}$	$.49^{***}$	.16
Trait-Angst	$-.40^{***}$	$-.52^{***}$	$.63^{***}$	$.39^{***}$
Externale KÜZ	$-.26^{**}$	-.10	$.38^{***}$	$.35^{***}$
Religiosität und Spiritualität				
Kognitives Interesse	$.22^{*}$	.11	-.06	.01
Religiöse Ideologie	$.21^{*}$	$.29^{**}$	.00	.09

Variable	Zeit- und Zukunftsperspektive:			
	ZUKKTR	ZUKAFF	ZUKOBS	ZUKVGO
Persönliche Praxis	$.26^{*}$	$.22^{*}$	.00	$.17^{+}$
Öffentliche Praxis	.16	$.26^{**}$	.04	$.24^{*}$
Religiöse Erfahrung	.14	$.20^{+}$	.15	.14
Religiosität Gesamtskala	$.26^{*}$	$.28^{**}$	.00	.14
Positive Valenz	.10	$.23^{*}$	$.21^{+}$	.12
Negative Valenz	-.03	.03	$.19^{+}$	.00
Spiritualität	$.22^{*}$	.17	-.03	$.17^{+}$
Funktionale Gesundheit				
Activities of Daily Living	$.40^{***}$	$.17^{+}$	-.06	-.11
Funktionale Limitationen	$-.42^{***}$	$-.29^{**}$	.13	.05
Sturzhäufigkeit	-.14	$-.17^{+}$	$.29^{**}$	.16
Handkraftstärke	$.20^{+}$	.11	-.10	-.11
Sitz-Steh-Test	-.15	-.16	.06	$.18^{+}$
Sehschärfetest	.08	.04	-.04	$-.27^{**}$

Anmerkung: ZUKKTR=Kontrollierbarkeit der Zukunft, ZUKAFF=affektive Valenz der Zukunftsperspektive, ZUKOBS=erlebte Obsoleszenz, ZUKVGO=Vergangenheitsorientierung, KÜZ= Kontrollüberzeugung. $^{+}p \leq .10$ (zweiseitig), $^{*}p \leq .05$ (zweiseitig), $^{**}p \leq .01$ (zweiseitig), $^{***}p \leq .001$ (zweiseitig). Rangkorrelationen nach Spearman-Rho. *N* zwischen 83 und 99.

Die Risikofaktoren der Persönlichkeit standen in negativer Beziehung zu den protektiven und positiver Beziehung zu den riskanten Zukunftsvariablen. Mit zwei Ausnahmen wurden alle Korrelationskoeffizienten signifikant. Religiosität und Spiritualität zeigten bis auf eine Ausnahme – diese jedoch nahe an der Nullkorrelation – durchgängig positive Zusammenhänge zu den protektiven Zukunftsvariablen auf, die bis auf die religiöse Erfahrung und die negative Valenz des Glaubens für zumindest eine der beiden protektiven Zeitskalen signifikante Bezüge erreichten. Für die negativen Zukunftsskalen zeigten sich durchgängig sehr geringe, überwiegend positive Zusammenhänge. Lediglich der Zusammenhang zwischen der Vergangenheitsorientierung und der öffentlichen Praxis der Religiosität wurde signifikant. Schließlich wiesen die Variablen für das körperliche Funktionsniveau insgesamt nur sehr geringe Zusammenhänge zu den Zukunftsvariablen auf. Ein hohes Ausmaß an *Activities of Daily Living* hatte signifikante Bezüge mit der Kontrollierbarkeit der Zukunft, ein hohes Ausmaß an funktionalen Limitationen signifikant negative Bezüge mit der Kontrollierbarkeit sowie der positiv-affektiven Valenz der Zukunftsperspektive. Die Häufigkeit von Stürzen stand in signifikant positiver Beziehung mit der erlebten Obsoleszenz und eine hohe Sehschärfe in signifikant negativer Beziehung mit der Vergangenheitsorientierung.

Die korrelativen Beziehungsmuster der subjektiven Gesundheit mit den unabhängigen Variablen sind in Tab. 19 dargestellt und werden nachfolgend erläutert. Auch hier ist zu unterscheiden zwischen der subjektiven Gesundheitseinschätzung und der Veränderung der Gesundheit, bei denen ein hoher Wert für eine gute Einschätzung steht, und den restlichen Gesundheitsvariablen, bei denen ein hoher Wert eine eingeschränkte subjektive Gesundheit anzeigt. Entsprechend zeigten sich bei den protektiven Persönlichkeitsvariablen positive Beziehungen zu den positiv gepolten sowie negative Beziehungen zu den negativ gepolten Gesundheitsvariablen. Extraversion und Resilienz korrelieren signifikant mit der subjektiven Gesundheitseinschätzung, dagegen ließen sich keinerlei signifikante Bezüge zu den Variablen der Veränderung der Gesundheit und der körperlichen Schmerzen finden. Die Sturzangst hing signifikant negativ mit der Generativität und der Resilienz zusammen, die Depressivität signifikant negativ mit allen protektiven Persönlichkeitsvariablen. Die Risikofaktoren der Persönlichkeit zeigten durchgängig signifikant negative Bezüge mit der subjektiven Gesundheitseinschätzung und der Veränderung der Gesundheit auf, zudem durchgängig positiv Bezüge mit den restlichen Variablen der subjektiven Gesundheit – mit zwei Ausnahmen wurden diese signifikant.

Tabelle 19: Bivariate Korrelationen der unabhängigen Variablen und des theoretisch angenommenen Mediators subjektive Gesundheit

Variable	**Subjektive Gesundheit:**				
	SUBGES	**VERGES**	**PAIN**	**FALLSANX**	**DSSUM**
Prädiktorebene					
Persönlichkeit: Protektive Faktoren					
Extraversion	.20*	-.01	-.09	-.16	-.35***
Generativität	.16	.11	.15	-.30**	-.37***
Internale KÜZ	.13	.04	-.01	-.15	-.27***
Resilienz	.31***	.14	-.13	-.26**	-.53***
Persönlichkeit: Risikofaktoren					
Neurotizismus	-.25**	-.19*	.29**	.26**	.44***
Trait-Angst	-.45***	-.33***	.38***	.30**	.64***
Externale KÜZ	-.35***	-.21*	.29**	.12	.29**
Religiosität und Spiritualität					
Kognitives Interesse	.23*	.06	.00	-.02	-.23*
Religiöse Ideologie	.09	.26**	-.09	.13	-.29**

Variable	Subjektive Gesundheit:				
	SUBGES	VERGES	PAIN	FALLSANX	DSSUM
Persönliche Praxis	.14	.18^{+}	-.07	.00	-.11
Öffentliche Praxis	.10	.25**	.00	.06	-.12
Religiöse Erfahrung	.04	.07	.08	.10	-.16
Religiosität Gesamtskala	.15	.22*	-.03	.08	-.23*
Positive Valenz	.15	.11	.03	.06	-.13
Negative Valenz	-.06	.03	.00	.01	.07
Spiritualität	.26**	.18^{+}	.04	-.05	-.24*
Funktionale Gesundheit					
Activities of Daily Living	.25*	.00	-.07	-.15	-.39**
Funkt. Limitationen	-.41***	-.22*	.33***	.25**	.36***
Sturzhäufigkeit	-.10	-.05	.26**	.25**	.21*
Handkraftstärke	.06	-.15	-.01	-.20*	-.15
Sitz-Steh-Test	-.19*	-.09	.31***	.16^{+}	.34***
Sehschärfetest	.10	.12	-.15	-.12	-.27**

Anmerkung: SUBGES=subjektive Gesundheitseinschätzung, VERGES=Veränderung der Gesundheit, PAIN=körperliche Schmerzen, FALLSANX=Sturzangst, GDSSUM=Depressivität (Summenscore), KÜZ=Kontrollüberzeugung. $^{+}p \leq .10$ (zweiseitig), $^{*}p \leq .05$ (zweiseitig), $^{**}p \leq .01$ (zweiseitig), $^{***}p \leq .001$ (zweiseitig). Rangkorrelationen nach Spearman-Rho. *N* zwischen 85 und 111.

Religiosität und Spiritualität hingen bis auf die negative Valenz des Glaubens durchgängig negativ mit der subjektiven Gesundheitseinschätzung und der Veränderung der Gesundheit zusammen, signifikante Bezüge ergaben sich für kognitives Interesse der Religiosität, religiöse Ideologie, öffentliche Praxis der Religiosität, Gesamtskala der Religiosität, Zentralität sowie Spiritualität. Dagegen zeigten sich nur sehr geringe Korrelationen der Religiositätsvariablen zu den körperlichen Schmerzen und der Sturzangst. Auch bei der Depressivität ergaben sich lediglich für religiöse Ideologie, kognitives Interesse sowie Spiritualität signifikant negative Beziehungen. Schließlich zeigten sich insgesamt nur sehr geringe Zusammenhänge zwischen den Variablen des körperlichen Funktionsniveaus und der subjektiven Gesundheit: Ein hohes Ausmaß an Alltagskompetenz korrelierte signifikant mit der subjektiven Gesundheitseinschätzung, entsprechend war der Zusammenhang einer hohen Anzahl funktionaler Limitationen signifikant negativ in Bezug auf die subjektive Gesundheitseinschätzung sowie die Veränderung der Gesundheit. Eine signifikant negative Beziehung bestand weiterhin zwischen einer schlechten Leistung beim Funktionstest der unteren Extremitäten zur subjektiven

Gesundheitseinschätzung. Bei den restlichen Variablen der subjektiven Gesundheit ergab sich vor allem bei Sturzhäufigkeit sowie bei funktionalen Limitationen ein durchgängig signifikant positiver Zusammenhang zu den negativen Variablen der subjektiven Gesundheit, ebenso bei einer schlechten Leistung im Sitz-Steh-Test. Signifikant negative Bezüge ließen sich bei einer hohen Sehschärfe sowie einer hohen Alltagskompetenz jeweils für Depressivität nachweisen.

5.2.4 F5b: Explorative Korrelationsanalysen der theoretisch angenommenen Mediatorebene und der Einstellungen zu Sterben und Tod (abhängige Variablen)

Nachfolgend werden die Zusammenhänge zwischen der postulierten Mediatorebene und den AVs berichtet. Wie in Tab. 20 aufgelistet, hingen die Einsamkeitsvariablen durchgängig negativ mit der Akzeptanz des eigenen Sterbens sowie positiv mit der Angst vor dem eigenen Tod und der Angst vor dem eigenen Sterben zusammen, wobei sich für Einsamkeitsgefühle und die Gesamtskala für Einsamkeit jeweils signifikante Bezüge ergaben. Für die Zeit- und Zukunftsperspektive zeigte sich bis auf eine Ausnahme (affektive Valenz der Zukunft) kein Zusammenhang zur Akzeptanzdimension sowie je nach Valenz der Zukunftsvariablen ein positiver bzw. negativer Zusammenhang zu den Angstdimensionen. So war eine positive affektive Valenz der Zukunft negativ, eine als hoch empfundene Obsoleszenz dagegen positiv mit der Angst vor dem eigenen Sterben und Tod korreliert.

Tabelle 20: Bivariate Korrelationen der theoretisch angenommenen Mediatorebene sowie der Einstellungen zu Sterben und Tod

Variable	ANGES	ANGET	AKEST
Mediatorebene			
Soziale Einbindung			
Einsamkeit Gesamtskala	.28**	.21*	-.20+
Einsamkeitsgefühle	.30**	.25*	-.21*
Soziale Isolation	.21*	.12	-.16
Emotionale Isolation	.17+	.05	-.14
Zeiterleben undZukunftsperspektive			
Kontrollierbarkeit der Zukunft	-.14	.02	.03
Affektive Valenz der Zukunftsperspektive	-.25*	-.15	.22*
Erlebte Obsoleszenz	.29**	.18+	-.07
Vergangenheitsorientierung	.12	.05	.00
Subjektive Gesundheit			

Variable	ANGES	ANGET	AKEST
Subjektive Gesundheitseinschätzung.	-.21*	.02	-.05
Veränderung der Gesundheit	-.19+	-.17+	.05
Körperliche Schmerzen	.29**	.19+	-.06
Sturzangst	.26**	.17+	-.09
Depressivität	.28**	.14	-.09

Anmerkung: ANGES=Angst vor dem eigenen Sterben, ANGET=Angst vor dem eigenen Tod, AKEST=Akzeptanz des eigenen Sterbens und Todes. +$p \leq .10$ (zweiseitig), *$p \leq .05$ (zweiseitig), **$p \leq .01$ (zweiseitig). Rangkorrelationen nach Spearman-Rho. *N* zwischen 96 und 109.

Bei der subjektiven Gesundheit zeigten sich keine Zusammenhänge zur Akzeptanzdimension und nur sehr geringe Bezüge zur Angst vor dem eigenen Tod. Allerdings ergaben sich für alle Gesundheitsvariablen bis auf die Veränderung der Gesundheit signifikante Zusammenhänge zur Angst vor dem Sterben, wobei diese bei den negativen Gesundheitsskalen positiver Art, bei einer hohen subjektiven Gesundheitseinschätzung dagegen negativer Art waren.

5.3 Fragestellungsblock 3: Überprüfung ausgewählter Prädiktoren und Mediatoren der Bereiche Persönlichkeit, Gesundheit und Religiosität des Rahmenmodells zur Erklärung der Einstellungen zu Sterben und Tod im hohen Alter

Für die multivariaten Analysen der simultanen Modellierung der im Rahmenmodell angenommenen Prädiktoren und Mediatoren aus den Bereichen Persönlichkeit, Gesundheit und Religiosität erfolgte eine Variablenauswahl, die eine sparsame Modellierung relativ zur geringen Stichprobengröße ermöglichte. Die für das Prozedere gewählten Auswahlkriterien – (1) Voraussetzungsverletzungen, (2) Effektgrößen und übergeordnet geltend (3) Parsimonität – wurden bereits beschrieben (Punkt 4.5.2), ebenso die hierfür benötigten Tabellen der bivariaten korrelativen Zusammenhänge. Anschließend erfolgte eine weitere Auswahl anhand von multiplen Regressionsanalysen.

(1) Da die zur Überprüfung von F6a bis F6c verwendeten Pfadmodelle die Aufnahme mindestens intervallskalierter (*ordered categorical*) oder kontinuierlicher abhängiger Variablen erfordern, wurden im Fall der potentiellen Mediatoren Sturzangst und Depressivität statt der kategorialen die auf Summenscores basierenden Variablen FALLSANX und GDSSUM einbezogen (vgl. Punkt 4.4.). Die Überprüfung der für die Anwendung des ML- oder FIML-Schätzalgorithmus'

geforderten Normalverteilungsannahme der zu analysierenden Variablen ergab für alle Prädiktor- und Mediatorvariablen sowie die Einstellungen zu Sterben und Tod als abhängige Variablen Verteilungswerte im akzeptablen Bereich nach West, Finch und Curran (1995). Lediglich bei der Sturzhäufigkeit (FALLSFREQ) zeigte sich eine extreme Abweichung der Normalverteilung (s. Anhang D.1). Im Falle der Multikollinearitäts-Prüfung ergab sich bei den Religiositätsvariablen, dass die Gesamtskala für intrinsische Religiosität (RELIGES) und die Spiritualitäts-Skala (TPV) höchst signifikant miteinander korrelierten (s. Anhang H.2). Aufgrund der häufigeren Verbreitung und besseren Validierung der Zentralitäts-Skala von Huber, die zudem die als sehr zentral angenommene Variable der intrinsischen Religiosität misst, wurde die Spiritualität zugunsten dieser zunächst aus den Modellberechnungen ausgeschlossen. Aufgrund einer hoch signifikanten Korrelation des TPV mit der Akzeptanz der eigenen Sterblichkeit im Vergleich zum lediglich marginalen Zusammenhang zwischen der Religiosität und AKEST wurde jedoch bei der regressions- wie pfadanalytischen Berechnung der Akzeptanzdimension je ein Modell mit diesen Variablen berechnet und miteinander verglichen. Multikollinearitäten zwischen Gesamtskalen und Subdimensionen der Skala, wie z. B. bei RELIGES, wurden nicht beachtet, da diese konzeptuell zu erwarten sind und zur Modellberechnung aus Parsimonitätsgründen jeweils der Gesamtskala der Vorzug gegeben wurde.

(2) Zur Auswahl der Variablen nach Vorliegen eines zumindest kleinen Effekts sensu Cohen wurden zunächst anhand Tab. 16 die Korrelationen der unabhängigen Variablen mit den EST-Variablen überprüft. Bei den protektiven Persönlichkeitsfaktoren erwiesen sich insbesondere Resilienz und internale Kontrollüberzeugung als geeignet. Aufgrund der konzeptuellen Ähnlichkeit zwischen internaler und externaler Kontrollüberzeugung (Vorzeichenumkehr) wurde erstere beibehalten, EXTKÜZ dagegen aus Sparsamkeitsgründen aus den weiteren Analysen ausgeschlossen. Aufgrund der insgesamt schwachen Zusammenhänge zu den EST-Dimensionen wurde zusätzlich Extraversion ausgeschlossen, die Generativität dagegen aufgrund der marginalen Signifikanz für die Endlichkeitsakzeptanz beibehalten. Bei den Risikofaktoren der Persönlichkeit wurde zusätzlich Neurotizismus aus den weiteren Berechnungen ausgeschlossen, da dieser mit der übergeordneten allgemeinen Ängstlichkeit (STAI) hoch korrelierte und letztere höhere Zusammenhänge zu den drei EST-Variablen aufwies. Beim Variablenblock Religiosität wurde aus Sparsamkeitsgründen auf die fünf Subskalen der Zentralitäts-Skala zugunsten der Gesamtskala (RELIGES) verzichtet, die zudem mit allen EST-Variablen marginal bis signifikante Bezüge aufwies. Wiederum wurde aufgrund der konzeptuellen Ähnlichkeit (Vorzeichenumkehr) nur eine der Va-

lenz-Skalen des Glaubens beibehalten, wobei der insgesamt höher korrelierenden positiven Valenz des Glaubens (PVAL) gegenüber der negativen Valenz (NVAL) der Vorzug gegeben wurde. Da diese jedoch in hohem Zusammenhang mit RELIGES stand, wurde auch diese aus den weiteren Berechnungen ausgeschlossen. Auf die Spiritualitäts-Skala (TPV) wurde aufgrund des Vorliegens der zuvor beschriebenen Multikollinearität mit RELIGES verzichtet. Beim Variablenblock für das körperliche Funktionsniveau wurden die Variablen Sitz-Steh-Test, ADL/IADL und Sehschärfe beibehalten, da diese die höchsten korrelativen Werte erzielten sowie ein breites Spektrum an Einschränkungen abdecken: Den als besonders bedrohlich empfundenen Sehverlust, ein reines Muskelstärkemaß für die unteren Extremitäten sowie einen Index für die Aktivitäten des täglichen Lebens. Aufgrund des spezifischeren Abstraktionsniveaus sowie nur geringer Zusammenhänge wurde Sturzhäufigkeit ausgeschlossen, weiterhin funktionale Limitationen und Handkraftstärke mit jeweils Koeffizienten um null.

Auch bei den postulierten Mediatoren erfolgte eine Reduktion mit besonderem Augenmerk auf Tab. 20, da die Annahme von Mediationseffekten nur zu halten ist, wenn die postulierten Mediatoren mit den EST-Variablen ausreichend korrelieren. Aus Parsimonitätsgründen sowie aufgrund der korrelativen Zusammenhänge wurde die Gesamtskala der Einsamkeit (LONGES) beibehalten; aus dem Mediator-Block Zeit- und Zukunftsperspektive wurden weiterhin die Variablen affektive Valenz der Zukunftsperspektive (ZUKAFF) sowie erlebte Obsoleszenz (ZUKOBS) ausgewählt, da diese bis auf einen Wert mindestens kleine Effekte erreichten. Aufgrund der hypothetisch angenommenen Wichtigkeit der Rolle der subjektiven Gesundheit wurden hier alle Variablen bis auf die Sturzangst (FALLSANX) beibehalten. Letztere erzielt zwar ausreichende Effektstärken, ist aber auf einem spezifischeren Abstraktionsniveau anzusiedeln als die restlichen, breiter gefassten Variablen und wurde daher aus Parsimonitätsgründen aus den weiteren Berechnungen ausgeschlossen. Somit gingen aus diesem Block die allgemeine Gesundheitswahrnehmung (SUBGES), die Veränderung der Gesundheit (VERGES), körperliche Schmerzen (PAIN) und der Summenscore der Depressivität (GDSSUM) in die Modellberechnungen mit ein.

Zusammenfassend wurden internale Kontrollüberzeugung, Resilienz, intrinsische Religiosität, (*Instrumental*) *Activities of Daily Living*, Trait-Angst, Einsamkeit, affektive Valenz der Zukunftsperspektive und Depressivität als Prädiktoren für alle Einstellungen zu Sterben und Tod überprüft, die Variablen Generativität, Sitz-Steh-Test, Sehschärfe, erlebte Obsoleszenz, subjektive Gesundheitseinschätzung, Veränderung der Gesundheit und körperliche Schmerzen dagegen nur bei einzelnen EST-Dimensionen. Mit den so gekürzten Variablen erfolgte anschließend die Überprüfung prädiktiver Effekte anhand von multiplen Regressionsanalysen, aufgeteilt nach den drei untersuchten Einstellungen zu Sterben und Tod.

5.3.1 Untersuchung prädiktiver Effekte und Auswahl der postulierten Prädiktoren und Mediatoren des Rahmenmodells für die Angst vor dem eigenen Sterben

An dieser Stelle wird kurz auf das allgemeine Prozedere für die unter Punkt 5.3.1 bis 5.3.3 berichteten Regressionsanalysen eingegangen: Wie unter Punkt 4.5.2 dargestellt, sollten gemäß Green (1991) bei einem *N* von 113 maximal 13 Prädiktoren in die Analysen mit aufgenommen werden, um verzerrte Schätzungen zu vermeiden. Diese Restriktion hatte zur Folge, dass zunächst Regressionsanalysen mit den Kontroll- und Modell-Prädiktorvariablen, anschließend den Kontroll- und Modell-Mediatorvariablen und abschließend zusammenfassende Analysen mit den jeweilig signifikanten Prädiktor- und Mediatorvariablen gerechnet wurden. Zwar stellen alle ausgewählten Variablen im Rahmen der Regressionsanalysen Prädiktoren dar – die statistische Unterscheidung in eine zusätzliche Mediatorebene erfolgte verfahrensbedingt erst bei den Pfadanalysen – jedoch werden zur besseren konzeptuellen Unterscheidung in der Prädiktorebene des Rahmenmodells zur Erklärung der Einstellungen zu Sterben und Tod im hohen Alter angesiedelte Variablen als Modell-Prädiktorvariablen bezeichnet. Ebenso entstammen Modell-Mediatorvariablen der im Rahmenmodell postulierten Mediatorebene.

Um die relevanten Kontrollvariablen zu bestimmen, wurden die unter Anhang F und G berichteten Korrelationstabellen im Hinblick auf die ausgewählten Variablen und deren Zusammenhang zu zentralen Kontrollvariablen überprüft. Hierbei zeigte sich, dass sowohl Alter, Geschlecht, Bildung als auch der kognitive Status – letzterer gemessen anhand des MMST-Gesamtscores – bei allen berichteten Regressionsanalysen aufzunehmen waren. Die signifikanten Zusammenhänge zwischen den körperlichen Funktionsvariablen *Activities of Daily Living*, Sitz-Steh-Test und Sehschärftetest mit institutionalisiertem Wohnen wurden vernachlässigt, da die Funktionseinbußen als ursächlich für eine Pflegebedürftigkeit und somit einen Umzug in Betreutes Wohnen oder ein Heim gelten dürfen. Auf Einbezug der Einkommensvariable wurde generell verzichtet, da hier einerseits sehr viele *missing values* vorlagen (*N*=72 im Vergleich zu *N* zwischen 110 und 113 bei den restlichen Kontrollvariablen) und diese andererseits hoch mit den Bildungsjahren korrelierte. Im ersten Schritt erfolgte somit die Aufnahme der Kontrollvariablen, dann die Aufnahme der Modell-Prädiktor- oder Modell-Mediatorvariablen als Prädiktoren des Kriteriums. Die Kollinearitätsstatistiken – VIF (*variance inflation factor*) und Toleranz (1/VIF) – zeigten keine bedeutsamen Multikollinearitäten (vgl. Bowerman & O'Connell, 1990). Zudem konnte anhand der *Durbin-Watson*-Statistik in allen Fällen eine Voraussetzungsverletzung durch Autokorrelation der Fehler verneint werden (Werte zwischen 1.43–2.00, vgl. Field, 2009, S. 200f.).

In Tab. 21 finden sich die Ergebnisse der Regressionsanalyse für die Angst vor dem eigenen Sterben (sowie die beiden anderen EST-Dimensionen) und die Modell-Prädiktorvariablen internale Kontrollüberzeugung, Resilienz, allgemeine Ängstlichkeit, Religiosität, *Activities of Daily Living* sowie Visus. Die insgesamt zehn aufzunehmenden Prädiktoren 'benötigen' gemäß der zuvor beschriebenen Daumenregeln von Green (1991) ein gefordertes *N* von 114 bzw. 130, was mit *N*=89 trotz Variableneingrenzung nur annäherungsweise erreicht werden konnte.

Tabelle 21: Ergebnisse der multiplen hierarchischen linearen Regressionsanalysen für die Variablen der Modell-Prädiktorebene und die Einstellungen zu Sterben und Tod

Prädiktor	**Kriterium (β-Werte)**			
	ANGES (*N*=89)	**ANGET** (*N*=89)	**AKEST 1** (*N*=92)	**AKEST 2** (*N*=89)
Step 1: Kontrollvariablen (Einschluss)				
Alter	.19⁺	.20⁺	.10	.09
Geschlecht	-.02	.16	-.12	-.14
Bildungsjahre	-.18⁺	-.17⁺	.10	.10
Kogn. Status	.30**	.25*	.09	.08
ΔR²	.11*	.12*	.04	.04
R²	.11	.12	.04	.04
adjR²	.06	.08	.00	.00
Step 2: Modell-Prädiktor-Variablen (Einschluss)				
Alter	.14	.18	.14	.13
Geschlecht	-.08	.18⁺	-.05	-.08
Bildungsjahre	-.08	-.09	.00	.01
Kogn. Status	.18	.11	.27*	.24⁺
Generativität	—	—	.16	.11
Internale KÜZ	-.03	-.23⁺	.30*	.33**
Resilienz	-.05	-.03	-.31*	-.33*
Trait-Angst	.27*	.08	-.31*	-.33**
Religiosität	-.11	-.01	.11	—
Spiritualität	—	—	—	.20⁺

Prädiktor	Kriterium (β-Werte)			
	ANGES (N=89)	ANGET (N=89)	AKEST 1 (N=92)	AKEST 2 (N=89)
ADL	.14	.18	-.23^{+}	-.20
Sitz-Steh-Test	—	.31**	-.11	-.10
Sehschärfetest	.04	.24*	—	—
ΔR^2	.11^{+}	.19**	.19**	.22***
R^2	.22	.31	.23	.26
$adjR^2$	.18	.21	.12	.16

Anmerkung: ANGES=Angst vor dem eigenen Sterben, ANGET=Angst vor dem eigenen Tod, AKEST=Akzeptanz des eigenen Sterbens und Todes. Für AKEST wurden zwei Varianten berechnet, AKEST 1 (mit Religiosität) und AKEST 2 (mit Spiritualität). Trait-Angst=allgemeine Ängstlichkeit, ADL=*Activities of Daily Living*. $^{+}p\leq.10$ (zweiseitig), $^{*}p\leq.05$ (zweiseitig), $^{**}p\leq.01$ (zweiseitig), $^{***}p\leq.001$ (zweiseitig). b=standardisierter Beta-Koeffizient, R^2=Bestimmtheitsmaß, ΔR^2=Änderung in R^2, $adjR^2$=korrigiertes R^2.

Durch die Kontrollvariablen wurden 11% (p=.05) der Gesamtvarianz der Angst vor dem eigenen Sterben aufgeklärt. Die Hinzunahme der Prädiktorvariablen erbrachte weitere 11% (p=.10), so dass sich ein Gesamt-R^2 von .22 ergab. Das adjustierte R^2 lag bei 18%. Von den Kontrollvariablen erwiesen sich Alter (positiv) und Bildungsjahre (negativ) als marginal signifikante Prädiktoren, weiterhin kognitiver Status als hoch signifikant positiver Prädiktor. Durch Hinzunahme der Modell-Prädiktorvariablen verschwand der Einfluss der Kontrollvariablen, nun prädizierte lediglich die allgemeine Ängstlichkeit das Kriterium signifikant positiv. Der mittels ANOVA berechnete Modell-Fit des initialen Modells (nur Kontrollvariablen) war signifikant (F=2.51, p=.05), ebenfalls der Fit des zweiten Modells (plus Modell-Prädiktorvariablen) mit F=2.17, p=.03.

In Tab. 22 sind die Ergebnisse der Regressionsanalyse für die Modell-Mediator- und alle EST-Variablen dargestellt. Für die Angst vor dem eigenen Sterben wurden die Prädiktoren Einsamkeit, affektive Valenz der Zukunftsperspektive, erlebte Obsoleszenz, allgemeine Gesundheitswahrnehmung, Veränderung des Gesundheitszustands, körperliche Schmerzen und Depressivität aufgenommen. Somit ergaben sich insgesamt elf Prädiktoren und gemäß Green (1991) ein gefordertes N von 115 bzw. 138, was mit N=91 trotz Variableneingrenzung nur annäherungsweise erreicht werden konnte. Durch die Kontrollvariablen wurden 8% (p=.13) der Gesamtvarianz der Angst vor dem eigenen Sterben aufgeklärt. Dabei lässt sich der unterschiedlich erzielte R^2-Wert der Kontrollvariablen im Vergleich zu den zuvor berichteten Modell-Prädiktorvariablen über die unterschiedliche

Stichprobengröße erklären, da es zum Ausschluss von Datensätzen mit fehlenden Werten kam. Die Hinzunahme der Modell-Mediatorvariablen erbrachte weitere 20% (p=.01), so dass sich insgesamt ein R^2 von .28 ergab. Das adjustierte R^2 lag bei 18%. Von den Kontrollvariablen erwies sich kognitiver Status als hoch signifikant positiver Prädiktor. Auch bei Hinzunahme der Modell-Mediatorvariablen blieb dieser Einfluss bestehen, zusätzlich prädizierten körperliche Schmerzen signifikant positiv die Angst vor dem eigenen Sterben. Der mittels ANOVA berechnete Modell-Fit des initialen Modells (nur Kontrollvariablen) wurde nicht signifikant (F=1.83, p=.13), der Fit des zweiten Modells (plus Modell-Mediatorvariablen) hoch signifikant (F=2.78, p=.00).

Tabelle 22: Ergebnisse der multiplen hierarchischen linearen Regressionsanalysen für die Variablen der Modell-Mediatorebene und die Einstellungen zu Sterben und Tod

Prädiktor	**Kriterium (β-Werte)**		
	ANGES (N=91)	**ANGET** (N=91)	**AKEST** (N=93)
Step 1: Kontrollvariablen (Einschluss)			
Alter	.16	.23*	.11
Geschlecht	-.03	.14	-.12
Bildungsjahre	-.10	-.15	.10
Kognitiver Status	.29**	.26*	.09
ΔR^2	.08	.12*	.04
R^2	.08	.12	.04
$adjR^2$	.04	.08	-.01
Step 2: Modell-Mediatorvariablen (Einschluss)			
Alter	-.01	.15	.15
Geschlecht	-.07	.14	-.06
Bildungsjahre	.05	-.07	.07
Kognitiver Status	.25*	.25*	.08
Einsamkeit	.16	.04	-.16
Affektive Valenz der Zukunftspers.	.02	.04	.21
Erlebte Obsoleszenz	.13	.02	—
Subj. Gesundheitseinsch.	-.02	—	—
Veränderung der Ges.	-.06	-.04	—
Körperliche Schmerzen	.27*	.16	—

Prädiktor	Kriterium (β-Werte)		
	ANGES (*N*=91)	ANGET (*N*=91)	AKEST (*N*=93)
Depressivität	.11	.13	.01
ΔR^2	.20**	.06	.09*
R^2	.28	.18	.13
$adjR^2$	.18	.07	.06

Anmerkung: ANGES=Angst vor dem eigenen Sterben, ANGET=Angst vor dem eigenen Tod, AKEST=Akzeptanz des eigenen Sterbens und Todes. $^+p \leq .10$ (zweiseitig), $^*p \leq .05$ (zweiseitig), $^{**}p \leq .01$ (zweiseitig), $^{***}p \leq .001$ (zweiseitig). β=standardisierter Beta-Koeffizient, R^2=Bestimmtheitsmaß, ΔR^2=Änderung in R^2, $adjR^2$=korrigiertes R^2.

Schließlich findet sich unter Tab. 23 eine zusammenfassende Darstellung der Ergebnisse nach Aufnahme sowohl der jeweils in Tab. 21 und 22 dargestellten relevanten Modell-Prädiktor- als auch Mediatorvariablen in einer gemeinsamen Regressionsanalyse. Für die Angst vor dem eigenen Sterben handelte es sich dabei lediglich um die Modell-Prädiktor-variable allgemeine Ängstlichkeit sowie die Modell-Mediatorvariable körperliche Schmerzen. Somit ergaben sich insgesamt sechs aufzunehmende Prädiktoren und somit ein gefordertes *N* von 98 bzw. 110 (Green, 1991), was mit *N*=95 annähernd erreicht wurde.

Tabelle 23: Ergebnisse der multiplen hierarchischen linearen Regressionsanalysen für die Variablen der Modell-Prädiktor/-Mediatorebene und die Einstellungen zu Sterben und Tod

Prädiktor	Kriterium (β-Werte)		
	ANGES (*N*=95)	ANGET (*N*=89)	AKEST (*N*=89)
Step 1: Kontrollvariablen (Einschluss)			
Alter	.13	.20+	.09
Geschlecht	-.02	.16	-.14
Bildungsjahre	-.01	-.17+	.10
Kognitiver Status	.25*	.25*	.08
ΔR^2	.05	.12*	.04
R^2	.05	.12	.04
$adjR^2$	.01	.08	.00
Step 2: Modell-Prädiktor- und Modell-Mediatorvariablen (Einschluss)			
Alter	.01	.14	.12

Prädiktor	**Kriterium (β-Werte)**		
	ANGES (N=95)	**ANGET** (N=89)	**AKEST** (N=89)
Geschlecht	-.04	.23*	-.08
Bildungsjahre	.05	-.07	.03
Kognitiver Status	.19^{+}	.14	.25^{+}
Internale KÜZ	—	-.28**	.35**
Resilienz	—	—	-.34*
Trait-Angst	.27**	—	-.25^{+}
Spiritualität	—	—	.23*
Activities of Daily Living	—	—	-.18
Sitz-Steh-Test	—	.21*	—
Visus	—	.29**	—
Affektive Valenz der Zukunftspers.	—	—	.20
Körperliche Schmerzen	.27**	.22*	—
ΔR^2	.19***	.20***	.23***
R^2	.24	.32	.27
$adjR^2$	.19	.25	.18

Anmerkung: ANGES=Angst vor dem eigenen Sterben, ANGET=Angst vor dem eigenen Tod, AKEST=Akzeptanz des eigenen Sterbens und Todes, KÜZ=Kontrollüberzeugung. $^{+}p \leq .10$ (zweiseitig), $^{*}p \leq .05$ (zweiseitig), $^{**}p \leq .01$ (zweiseitig), $^{***}p \leq .001$ (zweiseitig). β =standardisierter Beta-Koeffizient, R^2=Bestimmtheitsmaß, ΔR^2=Änderung in R^2, $adjR^2$=korrigiertes R^2.

Durch die Kontrollvariablen wurden 5% (p=.28) der Gesamtvarianz der Angst vor dem eigenen Sterben aufgeklärt. Auch hier lässt sich das unterschiedliche R^2 der Kontrollvariablen im Vergleich zu den beiden zuvor berichteten Regressionsanalysen über die unterschiedliche Stichprobengröße erklären, da es zum Ausschluss von Datensätzen mit fehlenden Werten kam. Die Hinzunahme der Prädiktor-Variablen erbrachte weitere 19% (p=.00), so dass sich ein Gesamt-R^2 von .24 ergab. Das adjustierte R^2 lag bei 19%. Von den Kontrollvariablen erwies sich kognitiver Status erneut als marginal signifikanter Prädiktor. Durch Hinzunahme der eigentlichen Prädiktoren verringerte sich dieser Einfluss, allgemeine Angst und körperliche Schmerzen erreichten jeweils einen hoch signifikant positiven Einfluss. Der mittels ANOVA berechnete Modell-Fit des initialen Modells (nur Kontrollvariablen) wurde nicht signifikant (F=1.28, p=.28), der Fit des zweiten

Modells (plus Modell-Prädiktor- und Modell-Mediatorvariablen) höchst signifikant (*F*=4.59, *p*=.00).

5.3.2 Untersuchung prädiktiver Effekte und Auswahl der postulierten Prädiktoren und Mediatoren des Rahmenmodells für die Angst vor dem eigenen Tod

Als Prädiktoren für die Angst vor dem eigenen Tod wurden internale Kontrollüberzeugung, Resilienz, allgemeine Ängstlichkeit, Religiosität, *Activities of Daily Living*, Sitz-Steh-Test sowie Visus aufgenommen. Somit ergaben sich insgesamt elf Prädiktoren und gemäß Green (1991) ein gefordertes *N* von 115 bzw. 138, was mit *N*=89 trotz Variableneingrenzung auch hier nur annäherungsweise erreicht werden konnte. Wie in Tab. 21 ersichtlich, wurde durch die Kontrollvariablen 12% (*p*=.03) der Gesamtvarianz der Angst vor dem eigenen Tod aufgeklärt. Die Hinzunahme der Prädiktoren erbrachte weitere 19% (*p*=.01), so dass sich insgesamt ein R^2 von .31 ergab. Das adjustierte R^2 lag bei 21%. Von den Kontrollvariablen erwiesen sich Alter (positiv) und Bildungsjahre (negativ) als marginal signifikante Prädiktoren, weiterhin kognitiver Status als signifikant positiver Prädiktor. Durch Hinzunahme der Modell-Prädiktorvariablen verschwand der Einfluss der zuvor genannten Kontrollvariablen, allerdings erreichte nun die Geschlechtsvariable (positiv) marginale Signifikanz – das bedeutet, dass weibliche Teilnehmer (Kodierung 0) höhere Werte für die Angst vor dem eigenen Tod erreichten, als Männer (Kodierung 1). Zusätzlich prädizierten internale Kontrollüberzeugung (marginal signifikant negativ) sowie Sitz-Steh-Test (hoch signifikant positiv) und Visus (signifikant positiv) das Kriterium. Der mittels ANOVA berechnete Modell-Fit des initialen Modells (nur Kontrollvariablen) wurde signifikant (*F*=2.88, *p*=.03), der Fit des zweiten Modells (plus Modell-Prädiktor-Variablen) höchst signifikant (*F*=3.16, *p*=.00).

Für die Angst vor dem eigenen Tod wurden die Modell-Mediatorvariablen Einsamkeit, affektive Valenz der Zukunftsperspektive, erlebte Obsoleszenz, Veränderung des Gesundheitszustands, körperliche Schmerzen und Depressivität als Prädiktoren aufgenommen. Somit ergaben sich insgesamt zehn Prädiktoren, was einem geforderten *N* von 114 bzw. 130 entspricht (Green, 1991) und mit *N*=91 trotz Variableneingrenzung nur annäherungsweise erreicht werden konnte. Wie in Tab. 22 ersichtlich, wurde durch die Kontrollvariablen 12% (*p*=.03) der Gesamtvarianz der Angst vor dem eigenen Tod aufgeklärt. Die Hinzunahme der Prädiktoren erbrachte lediglich weitere 6% (*p*=.50), so dass sich ein Gesamt-R^2 von .18 ergab. Das adjustierte R^2 lag bei 7%. Von den Kontrollvariablen erwiesen sich Alter sowie kognitiver Status als signifikant positive Prädiktoren. Nach Hinzunahme der Modell-Mediatorvariablen blieb der Einfluss des kognitiven Status' bestehen, keiner der weiteren Prädiktoren erreichte Signifikanz. Der mittels ANOVA berechnete Modell-Fit des initialen Modells (nur Kontrollvariablen) wurde signifikant (F=2.91, p=.03), der Fit des zweiten Modells (plus Modell-Mediatorvariablen) nur marginal signifikant (F=1.70, p=.10). Dennoch wurde für die weiteren Analysen mit den körperlichen Schmerzen derjenige Mediator beibehalten, der den höchsten Beta-Wert aufwies, um so diesen Teil der aufgeklärten Gesamtvarianz für die nachfolgende Modellierung nicht zu verlieren.

Unter Tab. 23 findet sich die zusammenfassende Darstellung nach Aufnahme sowohl der relevanten Modell-Prädiktor- als auch Mediatorvariablen in einer Regressionsanalyse (Tab. 21 und 22). Für die Angst vor dem eigenen Tod handelte es sich dabei um die Modell-Prädiktorvariablen internale Kontrollüberzeugung, Sitz-Steh-Test und Visus sowie die Modell-Mediatorvariable körperliche Schmerzen. Somit ergaben sich insgesamt acht aufzunehmende Prädiktoren und gemäß Green (1991) ein gefordertes N von 112 bzw. 114, was mit N=89 nur annähernd erreicht wurde. Durch die Kontrollvariablen wurden 12% (p=.03) der Gesamtvarianz der Angst vor dem eigenen Tod aufgeklärt. Die Hinzunahme der Prädiktoren erbrachte weitere 20% (p=.00), so dass sich insgesamt ein R^2 von .32 ergab. Das adjustierte R^2 lag bei 25%. Von den Kontrollvariablen erwiesen sich Alter (positiv) und Bildungsjahre (negativ) als marginale Prädiktoren sowie kognitiver Status als signifikant positiver Prädiktor. Durch Hinzunahme der Prädiktorvariablen verschwand dieser Einfluss teilweise, allerdings kam Geschlecht als signifikant positiver Prädiktor hinzu. Weiterhin erwiesen sich der Sitz-Steh-Test sowie körperliche Schmerzen als signifikant positive, internale KÜZ (negativ) und Visus (positiv) als hoch signifikante Prädiktoren. Der mittels ANOVA berechnete Modell-Fit des initialen Modells (nur Kontrollvariablen) wurde signifikant (F=2.88, p=.03), der Fit des zweiten Modells (plus Modell-Prädiktor- und Modell-Mediatorvariablen) höchst signifikant (F=4.73, p=.00).

5.3.3 Untersuchung prädiktiver Effekte und Auswahl der postulierten Prädiktoren und Mediatoren des Rahmenmodells für die Akzeptanz des eigenen Sterbens und Todes

Als Prädiktoren für die Akzeptanz des eigenen Sterbens und Todes wurden Generativität, internale KÜZ, Resilienz, allgemeine Ängstlichkeit, Religiosität, *Activities of Daily Living* sowie der Sitz-Steh-Test aufgenommen. Somit ergaben sich insgesamt elf Prädiktoren und somit ein gefordertes N von 115 bzw. 138 (Green, 1991), was mit N=92 trotz Variableneingrenzung wiederum nur annäherungsweise erreicht werden konnte. Wie in Tab. 21 dargestellt, wurde durch die Kontrollvariablen 4% (p=.50) der Gesamtvarianz der Akzeptanz des eigenen

Sterbens und Todes aufgeklärt. Die Hinzunahme der Prädiktoren erbrachte weitere 19% (p=.01), so dass sich ein Gesamt-R^2 von .23 ergab. Das adjustierte R^2 lag bei 12%. Die Kontrollvariablen erklärten im ersten Schritt kaum Gesamtvarianz des Kriteriums, allerdings wurde nach Hinzunahme der Prädiktoren der kognitive Status (positiv) signifikant. Als zusätzliche signifikante Prädiktoren erwiesen sich internale KÜZ (positiv), Resilienz (negativ), allgemeine Ängstlichkeit (negativ) und ADL (marginal negativ). Der mittels ANOVA berechnete Modell-Fit des initialen Modells (nur Kontrollvariablen) wurde nicht signifikant (F=.85, p=.50), der Fit des zweiten Modells (plus Modell-Prädiktorvariablen) erreichte Signifikanz (F=2.16, p=.03).

Aufgrund des unter Punkt 5.3 beschriebenen Bestehens einer Multikollinearität zwischen Religiosität (RELIGES) und Spiritualität (TPV) konnte nur eine der beiden Variablen in die Regression mit aufgenommen werden. Allerdings zeigte sich, dass die Religiosität keinen signifikanten Prädiktor für die Akzeptanz des eigenen Sterbens und Todes darstellte (AKEST 1). Da Spiritualität bei den bivariaten Korrelationen (Tab. 16) einen höheren Zusammenhang mit der Akzeptanz des eigenen Sterbens und Todes aufwies, wurde alternativ eine Regression mit TPV anstelle der Religiositätsskala berechnet, die ebenfalls in Tab. 21 als AKEST 2 aufgeführt ist. Bezüglich der Stichprobengröße ergaben sich zwar weiterhin elf aufzunehmende Prädiktoren, jedoch ein leicht verschlechtertes N von 89 Personen. Dennoch wurde diesem Modell der Vorzug gegeben, da es ein insgesamt höheres Bestimmtheitsmaß erzielte. Durch Hinzunahme der Modell-Prädiktorvariablen zuzüglich der Spiritualität wurde ein R^2 von .26 erreicht, das adjustierte R^2 lag bei 16%. Auch hier erreichte der kognitive Status erst im zweiten Schritt einen höheren und marginal positiven Einfluss. Als weitere Prädiktoren erwiesen sich internale Kontrollüberzeugung (hoch signifikant positiv), Resilienz (signifikant negativ), allgemeine Ängstlichkeit (hoch signifikant negativ) und Spiritualität (marginal signifikant positiv), *Activities of Daily Living* wurden in diesem Modell nicht mehr signifikant. Der mittels ANOVA berechnete Modell-Fit des initialen Modells (nur Kontrollvariablen) wurde nicht signifikant (F=.85, p=.50), der Fit des zweiten Modells (plus Modell-Prädiktorvariablen) erreichte dagegen Signifikanz (F=2.50, p=.00).

In der zweiten Regressionsanalyse wurden für die Akzeptanz des eigenen Sterbens und Todes die Modell-Mediatorvariablen Einsamkeit, affektive Valenz der Zukunftsperspektive und Depressivität aufgenommen. Somit ergaben sich insgesamt sieben Prädiktoren, was einem geforderten N von 106 bzw. 111 entspricht (Green, 1991), was mit N=93 annähernd erreicht werden konnte. Wie in Tab. 22 ersichtlich, wurden durch die Kontrollvariablen 4% (p=.50) der Gesamtvarianz der Akzeptanz des eigenen Sterbens und Todes aufgeklärt. Die Hinzunahme der Modell-Mediatorvariablen erbrachte weitere 9% (p=.04), so dass sich insgesamt ein-R^2 von .13 ergab. Das adjustierte R^2 lag bei 6%. Keine der Kontrollvariablen erwies sich im ersten Block als Prädiktor, allerdings auch keine der als Prädiktoren hinzugenommenen Modell-Mediatorvariablen. Der mittels ANOVA berechnete Modell-Fit des initialen Modells (nur Kontrollvariablen) wurde nicht signifikant (F=.85, p=.50), der Fit des zweiten Modells (plus Modell-Mediatorvariablen) marginal signifikant (F=1.77, p=.10). Aufgrund dieser Tatsache sowie des signifikant verbesserten Delta-R^2 wurde mit der affektiven Valenz der Zukunftsperspektive derjenige Prädiktor für die weiteren Analysen beibehalten, der den höchsten Beta-Wert aufwies, auch wenn dieser nur tendenziell marginale Signifikanz erzielte.

Unter Tab. 23 findet sich die zusammenfassende Darstellung nach Aufnahme sowohl der relevanten Modell-Prädiktor- als auch -Mediatorvariablen (Tab. 21 und 22) in einer Regressionsanalyse. Für die Akzeptanz des eigenen Sterbens und Todes handelte es sich dabei um die Modell-Prädiktorvariablen internale Kontrollüberzeugung, Resilienz, allgemeine Ängstlichkeit, transpersonales Vertrauen bzw. Spiritualität (TPV) und *Activities of Daily Living*, weiterhin um die Modell-Mediatorvariable affektive Valenz der Zukunftsperspektive. Letztere erreichte zwar zuvor keine Signifikanz, war jedoch für eine signifikante Modellverbesserung maßgeblich. Somit ergaben sich insgesamt elf Prädiktoren und gemäß Green (1991) ein gefordertes N von 115 bzw. 138, was mit N=89 nur annähernd erreicht werden konnte. Durch die Kontrollvariablen wurden 4% (p=.50) der Gesamtvarianz der Akzeptanz des eigenen Sterbens und Todes aufgeklärt. Die Hinzunahme der Prädiktoren erbrachte weitere 23% (p=.00), so dass sich ein Gesamt-R^2 von .27 ergab. Das adjustierte R^2 lag bei 18%. Keine der Kontrollvariablen erwies sich als Prädiktor, dagegen wurde nach Hinzunahme der Prädiktoren der kognitive Status marginal signifikant (positiv). Trait-Angst erreichte ebenfalls marginale Signifikanz (negativ), Spiritualität (positiv) sowie Resilienz (negativ) erwiesen sich als signifikante Prädiktoren, schließlich eine internale KÜZ als hoch signifikant positiver Prädiktor. Der mittels ANOVA berechnete Modell-Fit des initialen Modells (nur Kontrollvariablen) wurde nicht signifikant (F=.89, p=.48), der Fit des zweiten Modells (plus Modell-Prädiktor- und Modell-Mediatorvariablen) höchst signifikant (F=2.94, p=.00).

5.3.4 F6a: Simultane Überprüfung ausgewählter Prädiktoren und Mediatoren des Rahmenmodells für die Angst vor dem eigenen Sterben

Basierend auf der unter Punkt 5.3 erfolgten kriteriengeleiteten Variablenauswahl sowie den unter 5.3.1 bis 5.3.3 berichteten Ergebnissen der Regressionsanalysen werden nachfolgend die zentralen Determinanten der Einstellungen zu Sterben und Tod mittels pfadanalytischer Strukturgleichungsmodelle überprüft. Wie unter Punkt 4.5.2 erläutert, kann eine Überprüfung des Gesamtmodells aufgrund der kleinen Stichprobengröße nicht vorgenommen werden, so dass die Pfadanalysen jeweils für die einzelnen Einstellungen zu Sterben und Tod berechnet werden. Wie im Rahmenmodell zur Erklärung der Einstellungen zu Sterben und Tod hypothetisch angenommen, wurden hierbei die zuvor reduzierte Prädiktor- und Mediatorebene simultan modelliert. Aufgrund des explorativen Charakters des theoriegeleitet erstellten Rahmenmodells erfolgte eine zusätzliche Aufnahme der Kontrollvariablen Alter, Geschlecht, Bildung und kognitiver Status, um zu gewährleisten, dass die gefundenen Effekte auf die postulierten Prädiktoren und Mediatoren rückzuführen sind. Die zufriedenstellende Überprüfung des Vorliegens einer multivariaten Normalverteilung der abhängigen Variablen (Mediatoren und Einstellungen zu Sterben und Tod) erfolgte bereits unter Punkt 5.3. Bis auf die dichotom skalierte Geschlechtsvariable (0=weiblich, 1=männlich) sind alle Variablen mindestens intervallskaliert. Eine zusammenfassende Darstellung aller getesteten Modelle sowie deren Fit-Indizes ist unter Punkt 5.3.6 in Tab. 30 aufgeführt.

In die Pfadanalyse wurden die Modell-Prädiktorvariablen allgemeine Ängstlichkeit (STAI) und die Modell-Mediatorvariable Schmerz (PAIN) aufgenommen. Aufgrund inhaltlicher Überlegungen und der in Tab. 22 und 23 berichteten Regressionsgewichte erfolgte weiterhin trotz Verfehlens der Signifikanz zusätzlich die Aufnahme der *Activities of Daily Living* (ADL) sowie Depressivität (GDSSUM). STAI und ADL stellen somit zusammen mit den Kontroll- und den Residualvariablen die exogenen, unabhängigen Variablen des Modells dar, wogegen PAIN und GDSSUM als Mediatorvariablen zusammen mit der Angst vor dem eigenen Sterben als endogene, abhängige Variablen konzipiert sind. Aufgrund der regressionsanalytischen (Tab. 23) sowie der in Tab. 15 und Anhang E berichteten korrelativen Befunde wurde angenommen, dass der Einfluss der Kontrollvariablen mediiert wird, wobei der starke Einfluss der Kognition sich auch in einem direkten Effekt auf die Angst vor dem eigenen Sterben äußern sollte. Das Pfaddiagramm in Abb. 17 bildet das Zusammenhangsgefüge grafisch ab.

Abbildung 17: Pfaddiagramm des Modells für Angst vor dem eigenen Sterben. Angabe der standardisierten Regressionsgewichte sowie R^2-Werte, die Korrelationen der exogenen Variablen sowie die Residuen der endogenen Variablen sind nicht dargestellt. Die aus dem Rahmenmodell abgeleiteten Variablen der Prädiktor- und Mediatorebene sind dick, die Kontrollvariablen einfach umrandet, die Zielvariable ist grau hinterlegt. Gestrichelte Pfeile kennzeichnen mediierte Pfade.

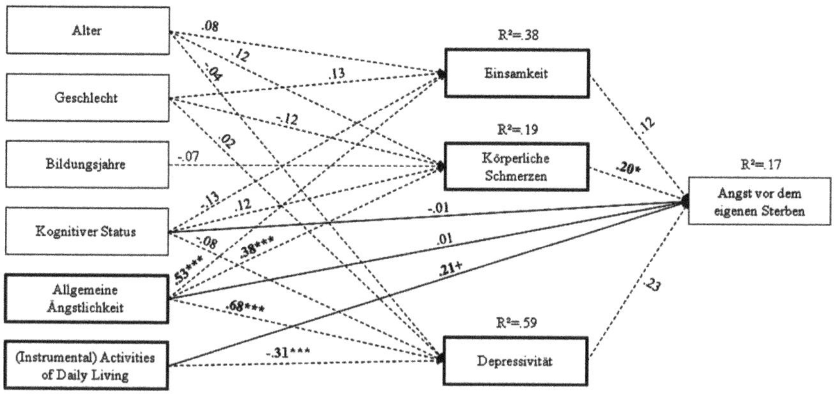

Die Modellpassung stellte sich wie folgt dar: Basierend auf dem χ^2-Modelltest erreichte das Modell einen guten Fit, der Index wurde nicht signifikant (χ^2=14.14, p=.59, df=16). Entsprechend zeigte auch der relativierte χ^2-Wert eine gute Passung (χ^2/df=.88). Der RMSEA als Punktschätzung lag mit .00 im guten, sogar optimalen Bereich, das 90-prozentige Konfidenzintervall schloss den Wert 0 für die untere Grenze ein, die obere CI-Grenze lag bei .08 und somit nahe am RMSEA-Wert. Weiterhin zeigte sich, dass der RMSEA nicht signifikant von einem RMSEA von .05 abwich, was mit PCLOSE=.81 einem guten Fit entsprach. Der CFI erreichte mit 1.00 einen optimalen Wert.

Die unstandardisierten sowie standardisierten Regressionsgewichte sind in Tab. 24 aufgeführt. Direkte Effekte ergaben sich mit höchster Signifikanz zwischen allgemeiner Ängstlichkeit und körperlichen Schmerzen, weiterhin für die Pfade zwischen Einsamkeit und Schmerzen, Depressivität und *Activities of Daily Living* sowie Depressivität und allgmeiner Ängstlichkeit. Zusätzlich zeigte sich für die Pfade Angst vor dem eigenen Sterben und Schmerzen ein signifikanter sowie für Angst vor dem eigenen Sterben und den *Activities of Daily Living* ein marginal signifikanter Effekt. Für den Mediator Depressivität ergab sich 59% an aufgeklärter

Gesamtvarianz, für Einsamkeit 38%, Schmerzen 19% und für die Angst vor dem eigenen Sterben 17%.

Tabelle 24: Standardisierte und unstandardisierte Regressionsgewichte der Pfade für das Modell für Angst vor dem eigenen Sterben

Pfad	***b***	***β***	***SE***	***z***
Schmerzen ← Alter	.04	.12	.03	.30
Schmerzen ← Bildungsjahre	-.02	-.07	.03	-.77
Schmerzen ← Trait-Angst	.57	.38***	.14	4.03
Schmerzen ← kognitiver Status	.04	.12	.03	1.30
Schmerzen ← Geschlecht	-.27	-.12	.21	-1.30
Einsamkeit ← Alter	.02	.08	.02	.92
Einsamkeit ← Geschlecht	.21	.13	.13	1.56
Einsamkeit ← kognitiver Status	-.03	-.13	.02	-1.55
Einsamkeit ← Trait-Angst	.56	.53***	.09	6.41
Depressivität ← ADL	-.49	-.31***	.13	-3.77
Depressivität ← Trait-Angst	3.37	.68***	.33	10.25
Depressivität ← Alter	-.05	-.04	.08	-.58
Depressivität ← Geschlecht	.13	.02	.50	.27
Depressivität ← kognitiver Status	-.10	-.08	.10	-.95
ANGES ← Schmerzen	.19	.20*	.09	2.03
ANGES ← Trait-Angst	.02	.01	.22	.07
ANGES ← kognitiver Status	-.00	-.01	.04	-.07
ANGES ← Einsamkeit	.17	.12	.16	1.05
ANGES ← Depressivität	.07	.23	.04	1.59
ANGES ← ADL	.10	.21+	.06	1.69

Anmerkung: ADL=*Activities of Daily Living*, ANGES=Angst vor dem eigenen Sterben. *b*=unstandardisiertes Pfadgewicht, β=standardisiertes Pfadgewicht, *SE*=Standardfehler, *z*=*z*-Statistik, $^{+}p \leq .10$ (zweiseitig), $^{*}p \leq .05$ (zweiseitig), $^{***}p \leq .001$ (zweiseitig).

Modellmodifikation, Alternative 1. Das gut fittende Modell wurde durch Ausschluss aller marginalen Effekte, also beim Vorliegen lediglich sehr kleiner standardisierter Koeffizienten, weiter reduziert, um so ein möglichst sparsames Modell mit maximaler Teststärke zu erhalten (s. Abb. 18). Eine Eliminierung aller nicht-signifikanten Pfade erfolgte dagegen nicht, da diese bei einem sparsamen Modell potentiell Signifikanz erreichen können. Da bei Pfadgewichten um Null von keinem Einfluss auf das Wirkungsgefüge ausgegangen werden kann und dies insbesondere für die Pfade der exogenen Variable Bildungsjahre galt, wurde diese gänzlich entfernt. Weiterhin traf dies für die Pfade zwischen Geschlecht und Depressivität (β=.02), Alter und Depressivität (β=.04), kognitiver Status und Angst vor dem eigenen Sterben (β=.01) sowie allgemeine Ängstlichkeit und Angst vor dem eigenen Sterben (β=-.01) zu. Letzterer wurde durch die Depressivität fast vollständig mediiert.

Abbildung 18: Modifiziertes Pfaddiagramm des Modells für Angst vor dem eigenen Sterben, Alternative 1. Angabe der standardisierten Regressionsgewichte sowie R^2-Werte, die Korrelationen der exogenen Variablen sowie die Residuen der endogenen Variablen sind nicht dargestellt. Die aus dem Rahmenmodell abgeleiteten Variablen der Prädiktor- und Mediatorebene sind dick, die Kontrollvariablen einfach umrandet, die Zielvariable ist grau hinterlegt. Gestrichelte Pfeile kennzeichnen mediierte Pfade.

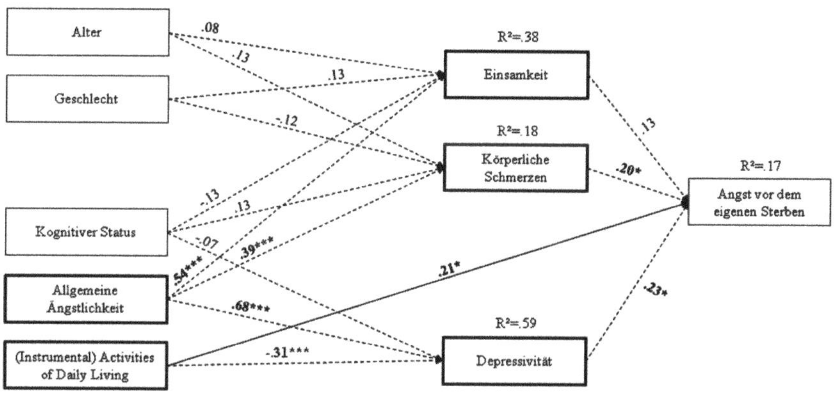

Bei der Modellschätzung ergaben sich die in Tab. 25 berichteten unstandardisierten und standardisierten Regressionsgewichte. Im Vergleich zum nicht-modifizierten Modell stellte sich ein weiter verbesserter Modell-Fit mit χ^2=12.55, *p*=.71, *df*=16, χ^2/df=.78, RMSEA=.00 (CI-Grenzen: .00 – .07, PCLOSE=.88) und CFI=1.00 dar. Im Vergleich zum vorherigen Modell blieben die signifikanten direkten Effekte bestehen, jedoch erreichten nun zusätzlich Depressivität (*β*=.23, *p*=.04) und *Activities of Daily Living* (*β*=.21, *p*=.03) einen signifikanten Einfluss auf die Angst vor dem eigenen Sterben. Die R^2-Werte blieben ebenfalls vergleichbar: Während das Entfernen der Bildungsjahre eine Reduktion von einem Prozent nach sich zog, kam dieses bei der Einsamkeit hinzu. Der Anteil aufgeklärter Varianz bei Depressivität und Angst vor dem eigenen Sterben blieb identisch.

Tabelle 25: Standardisierte und unstandardisierte Regressionsgewichte der Pfade für das modifizierte Modell für Angst vor dem eigenen Sterben

Pfad	*b*	*β*	*SE*	*z*
Schmerzen ← Alter	.05	.13	.03	1.40
Schmerzen ← Trait-Angst	.58	.39***	.14	4.14
Schmerzen ← kognitiver Status	.05	.13	.03	1.37
Schmerzen ← Geschlecht	-.27	-.12	.21	-1.29
Einsamkeit ← Alter	.02	.08	.02	.92
Einsamkeit ← Geschlecht	.21	.13	.13	1.55
Einsamkeit ← kognitiver Status	-.03	-.13	.02	-1.55
Einsamkeit ← Trait-Angst	.55	.54***	.09	6.42
Depressivität ← ADL	-.48	-.31***	.13	-3.72
Depressivität ← Trait-Angst	3.34	.68***	.31	10.65
Depressivität ← kognitiver Status	-.08	-.07	.10	-.82
ANGES ← Schmerzen	.19	.20*	.09	2.13
ANGES ← Einsamkeit	.17	.13	.14	1.21
ANGES ← Depressivität	.07	.23*	.03	2.10
ANGES ← ADL	.10	.21*	.05	2.13

Anmerkung: ADL=*Activities of Daily Living*, ANGES=Angst vor dem eigenen Sterben. *b*=unstandardisiertes Pfadgewicht, *β*=standardisiertes Pfadgewicht, *SE*=Standardfehler, *z*=*z*-Statistik, $^{+}p \leq .10$ (zweiseitig), $^{*}p \leq .05$ (zweiseitig), $^{***}p \leq .001$ (zweiseitig).

Modellmodifikation, Alternative 2 und 3. Die nachfolgenden Modellmodifikationen beruhten auf dem explorativen Vorgehen der Arbeit einerseits und dem auffälligen Befund der zuvor berichteten zwei Modelle, das ein hohes Ausmaß an instrumenteller und alltäglicher Alltagskompetenz (Skala ADL/IADL) sich zwar höchst signifikant negativ auf Depressivität auswirkte, jedoch signifikant positiv auf die Angst vor dem eigenen Sterben. Um diesen Befund zu validieren, wurde für Modellalternative 1 testweise statt der ADL- die LIMIT-Skala verwendet, bei der eine hohe Ausprägung einem hohen Grad an funktionalen Limitationen und damit körperlicher Einschränkung bis hin zu Behinderung entspricht. Zusätzlich wurde ein direkter Pfad zwischen LIMIT und körperlichen Schmerzen eingefügt (vgl. Tab. 19). Allerdings zeigte sich ein deutlich schlechterer Fit der Daten mit χ^2=27.49, *p*=.03, *df*=15, χ^2/df=1.83, RMSEA=.09 (CI-Grenzen: .03 – .14, PCLOSE=.12) und CFI=.93. Der Fit lag damit nicht mehr im akzeptablen Bereich, so dass dem ersten Alternativmodell der Vorzug gegeben wurde. Bei den Pfadgewichten zeigte sich dagegen wie erwartet die entsprechende Vorzeichenumkehr, das heißt, der Einfluss von LIMIT auf GDSSUM war positiv, jedoch nicht signifikant (β=.10, *p*=.17), der Einfluss von LIMIT auf ANGES wurde mit β=.-21, *p*=.02 dagegen negativ signifikant, ebenso ergab sich ein positiver, höchst signifikanter Pfad zwischen LIMIT und körperlichen Schmerzen mit β=.29, *p*=.001. Im Vergleich zum ersten Alternativmodell erhöhte sich das R^2 für Angst vor dem eigenen Sterben von .17 auf .20, wogegen der Wert für Depressivität von .59 auf .53 sank, LONGES unverändert blieb und bei PAIN von .18 auf .19 erhöhte.

Für die Modellalternative 2 wurde zusätzlich zum nicht-modifizierten-Modell die Mediatorvariable erlebte Obsoleszenz aufgenommen, da sich bei der regressionsanalytische Prüfung unter Punkt 5.3.2, Tab. 23, ein vergleichsweise hoher Beitrag zur Varianzaufklärung zeigte. Es ergab sich ein schlechterer, wenn auch guter Fit der Daten mit χ^2=27.10, *p*=.17, *df*=21, χ^2/df=1.29, RMSEA=.05 (CI-Grenzen: .00 – .10, PCLOSE=.45) und CFI=.98, so dass auch dieses Modell zugunsten des ersten Alternativmodells verworfen wurde. Bei den Pfadgewichten ergab sich, dass die Obsoleszenz mit β=.10, *p*=.38 keinen relevanten Prädiktor für die Angst vor dem eigenen Sterben (R^2=.17) darstellte, wenn auch die Varianz der Obsoleszenz selbst mit R^2=.43 und somit einem *r* von .66 vorwiegend durch die allgemeine Ängstlichkeit (β=.54, *p*=.00), aber auch Bildungsjahre (β=-.22, *p*=.01) und Alter (β=.14, *p*=.07) zu einem sehr beträchtlichen Anteil aufgeklärt werden konnte.

5.3.5 F6b: Simultane Überprüfung ausgewählter Prädiktoren und Mediatoren des Rahmenmodells für die Angst vor dem eigenen Tod

In die Pfadanalyse für die Angst vor dem eigenen Tod wurden die Modell-Prädiktorvariablen internale Kontrollüberzeugung (INTKÜZ), Sitz-Steh-Test (CHAIR), Visus (VISUS) sowie die Modell-Mediatorvariable körperliche Schmerzen (PAIN) aufgenommen, wobei erstere zusammen mit den Kontroll- und den Residualvariablen die exogenen, unabhängigen Variablen des Modells darstellten. Der Mediator Schmerz wurde zusammen mit Angst vor dem eigenen Tod als endogene, abhängige Variable konzipiert. Aufgrund der regressionsanalytischen

(Tab. 23) sowie der in Tab. 15 und Anhang E berichteten korrelativen Befunde wurde angenommen, dass die Kontrollvariablen mittels direkter Effekte auf das Kriterium wirken, wobei Bildung und Alter zusätzlich durch die körperliche Schmerzvariable mediiert werden. Weiterhin wurde ein mediierender Einfluss der Schmerzen auf die exogenen Variablen Visus und Sitz-Steh-Test vermutet. Die Beziehungen der exogenen Variablen untereinander wurden anhand der unter Anhang F dargestellten Tabelle eingegrenzt, um eine Überparametrisierung (in Anlehnung an die Empfehlung eines 10:1-Verhältnisses gemäß Kline, 2005, S. 110f.) des Modells zu vermeiden. Das Pfaddiagramm in Abb. 19 bildet das Zusammenhangsgefüge grafisch ab.

Abbildung 19: Pfaddiagramm des Pfadmodells für Angst vor dem eigenen Tod. Angabe der standardisierten Regressionsgewichte sowie R^2-Werte, die Korrelationen der exogenen Variablen sowie die Residuen der endogenen Variablen sind nicht dargestellt. Die aus dem Rahmenmodell abgeleiteten Variablen der Prädiktor- und Mediatorebene sind dick, die Kontrollvariablen einfach umrandet, die Zielvariable ist grau hinterlegt. Gestrichelte Pfeile kennzeichnen mediierte Pfade.

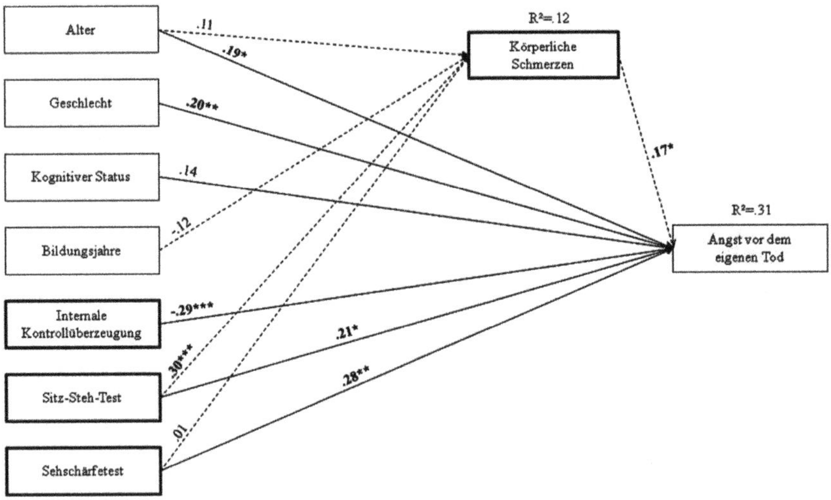

Die Modellpassung stellte sich wie folgt dar: Basierend auf dem χ^2-Modelltest erreichte das Modell einen guten Fit, der Index wurde nicht signifikant (χ^2=12.46, *p*=.64, *df*=15). Der relativierte χ^2-Wert zeigte ebenfalls eine gute Passung (χ^2/*df*=.83). Der RMSEA lag mit .00 im optimalen Bereich, das 90-prozentige Konfidenzintervall schloss den Wert 0 für die untere Grenze ein, die obere CI-Grenze lag bei .08 und somit nahe am RMSEA-Wert. Weiterhin zeigte sich, dass der RMSEA nicht signifikant von einem RMSEA von .05 abweicht, was mit PCLOSE=.84 einem guten Fit entspricht. Der CFI erreichte mit 1.00 einen optimalen Wert.

Die unstandardisierten sowie standardisierten Regressionsgewichte sind in Tab. 26 aufgeführt. Direkte Effekte ergaben sich mit höchster Signifikanz zwischen dem Sitz-Steh-Test und körperlichen Schmerzen sowie internaler Kontrollüberzeugung und der Angst vor dem eigenen Tod, weiterhin für die Pfade zwischen Visus und Angst vor dem eigenen Tod (ANGET), Geschlecht und ANGET (jeweils hoch signifikant) sowie ANGET und Schmerz, ANGET und Sitz-Steh-Test, ANGET und Alter (jeweils signifikant). Für die Mediatorvariable körperliche Schmerzen ergab sich 12 % an aufgeklärter Gesamtvarianz, für die Angst vor dem eigenen Tod 31%.

Tabelle 26: Standardisierte und unstandardisierte Regressionsgewichte der Pfade für das Modell für Angst vor dem eigenen Tod

Pfad	*b*	*β*	*SE*	*z*
Schmerzen ← Bildungsjahre	-.03	-.12	.03	-1.28
Schmerzen ← Sehschärfetest	.04	.01	.42	.09
Schmerzen ← Alter	.04	.11	.03	1.17
Schmerzen ← Sitz-Steh-Test	.01	.30***	.00	3.09
ANGET ← Schmerzen	.13	.17*	.06	1.99
ANGET ← Sitz-Steh-Test	.01	.21*	.00	2.24
ANGET ← Sehschärfetest	.81	.28**	.29	2.82
ANGET ← Geschlecht	.35	.20**	.14	2.50
ANGET ← Alter	.05	.19*	.02	2.08
ANGET ← internale KÜZ	-.28	-.29***	.08	-3.50
ANGET ← kognitiver Status	.04	.14	.03	1.58

*Anmerkung: ANGET=Angst vor dem eigenen Tod, KÜZ=Kontrollüberzeugung. b=unstandardisiertes Pfadgewicht, β=standardisiertes Pfadgewicht, SE=Standardfehler, z=z-Statistik, *p≤.05 (zweiseitig), **p≤.01 (zweiseitig), ***p≤.001 (zweiseitig).*

Modellmodifikation. Auch hier wurde das gut fittende Modell durch Ausschluss aller marginalen Effekte weiter reduziert, um so ein möglichst sparsames Modell mit maximaler Teststärke zu erhalten. Eine Eliminierung aller nicht-signifikanten Pfade erfolgte dagegen nicht, da diese bei einem sparsamen Modell potentiell Signifikanz erreichen können. Somit wurde der Pfad zwischen Sehschärfe und Schmerzen, der sich mit einem β von .01 als unbedeutend erwies, aus dem Modell genommen; ebenso wurde mit den Korrelationen zwischen internaler

Kontrollüberzeugung ↔ Bildungsjahre sowie Sehschärfetest ↔ MMST verfahren, die jeweils unter .10 blieben. Zusätzlich wurde hier explorativ der Einfluss der *Activities of Daily Living* sowie Depressivität überprüft. Dies ist einerseits inhaltlich begründet (vgl. Punkt 3.2.2) und wird weiterhin durch die regressionsanalytischen Befunde zumindest tendenziell nahegelegt, bei denen die *Activities of Daily Living* zwar keine Signifikanz, jedoch einen vergleichsweise substantiellen Beitrag zur Varianzaufklärung der Angst vor dem eigenen Tod lieferten (s. Tab. 21) sowie Depressivität, wie unter Tab. 22 berichtet, ebenfalls ein hohes, wenn auch nicht signifikantes Beta erzielte. Das so modifizierte, sparsamere Modell ist in Abb. 20 dargestellt.

Abbildung 20: Modifiziertes Pfaddiagramm des Pfadmodells für Angst vor dem eigenen Tod. Angabe der standardisierten Regressionsgewichte sowie R^2-Werte, die Korrelationen der exogenen Variablen sowie die Residuen der endogenen Variablen sind nicht dargestellt. Die aus dem Rahmenmodell abgeleiteten Variablen der Prädiktor- und Mediatorebene sind dick, die Kontrollvariablen einfach umrandet, die Zielvariable ist grau hinterlegt. Gestrichelte Pfeile kennzeichnen mediierte Pfade.

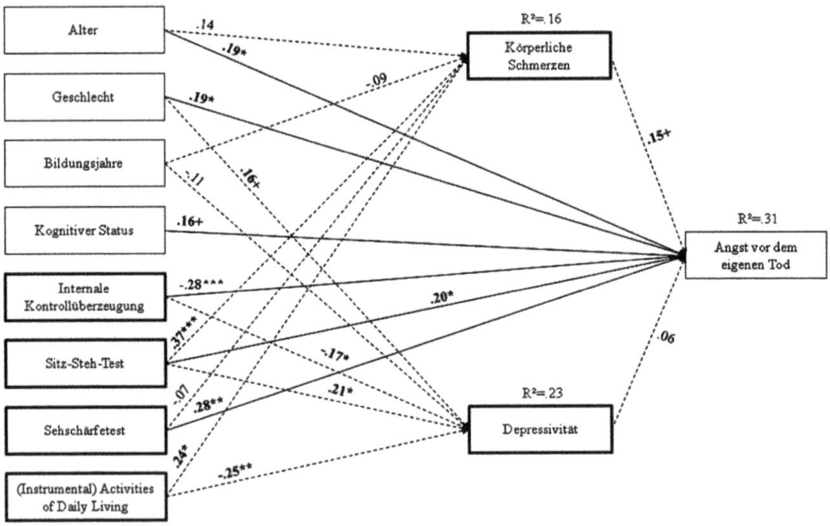

Bei der Modellschätzung ergaben sich die folgenden unstandardisierten sowie standardisierten Regressionsgewichte (Tab. 27).

Tabelle 27: Standardisierte und unstandardisierte Regressionsgewichte der Pfade für das modifizierte Modell für Angst vor dem eigenen Tod

Pfad	***b***	***β***	***SE***	***z***
Schmerzen ← Bildungsjahre	-.03	-.09	.03	-1.01
Schmerzen ← Sehschärfetest	-.27	-.07	.43	-.63
Schmerzen ← Alter	.05	.14	.03	1.44
Schmerzen ← Sitz-Steh-Test	.02	.37***	.00	3.74
Schmerzen ← ADL	.12	.24*	.05	2.28
Depressivität ← ADL	-.40	-.25**	.15	-2.63
Depressivität ← Sitz-Steh-Test	.03	.21*	.01	2.18
Depressivität ← internale KÜZ	-.74	-.17*	.38	-1.96
Depressivität ← Bildungsjahre	-.11	-.11	.08	-1.29
Depressivität ← Geschlecht	1.21	.16+	.67	1.81
ANGET ← Schmerzen	.11	.15+	.06	1.76
ANGET ← Depressivität	.01	.06	.02	.64
ANGET ← Sitz-Steh-Test	.01	.20*	.00	2.05
ANGET ← Sehschärfetest	.81	.28**	.29	2.82
ANGET ← Geschlecht	.33	.19*	.14	2.33
ANGET ← Alter	.05	.19*	.02	2.11
ANGET ← internale KÜZ	-.27	-.28***	.08	-3.27
ANGET ← kognitiver Status	.04	.16+	.03	1.72

Anmerkung: ADL=*Activities of Daily Living*, KÜZ=Kontrollüberzeugung, ANGET=Angst vor dem eigenen Tod. *b*=unstandardisiertes Pfadgewicht, *β*=standardisiertes Pfadgewicht, *SE*=Standardfehler, *z*=*z*-Statistik, *$p \leq .05$ (zweiseitig), **$p \leq .01$ (zweiseitig), ***$p \leq .001$ (zweiseitig).

Der Modell-Fit blieb weitgehend identisch; während sich χ^2 mit 18.29, p=.57, df=20 und χ^2/df=.91 verschlechterte, verbesserten sich bei gleichbleibendem CFI und RMSEA die Konfidenzintervall-Grenzen des RMSEA (.00 – .07, PCLOSE=.82). Im Vergleich zum nicht-modifizierten Modell zeigten sich die dort gefundenen direkten Effekte auch im Alternativmodell weitgehend unverändert, wobei sich der Einfluss von Schmerzen und Geschlecht auf Angst vor dem eigenen Tod etwas abgemildert darstellte. Die *Activities of Daily Living* hatten einen signifikanten Einfluss auf körperliche Schmerzen (β=.24, p=.02), weiterhin wurden die Pfade zwischen Depressivität und ADL (β=-.25, p=.10), Sitz-Steh-Test (β=.21, p=.03), internaler Kontrollüberzeugung (β=-.17, p=.05) und Geschlecht (*β*=.16, *p*=.07) marginal bis hoch signifikant. Das R^2 für die körperlichen Schmerzen verbesserte sich von .12 auf .16, für die neu hinzugenommene endogene Variable Depressivität wurden aufgerundet 24 Prozent erreicht. Mit 31% aufgeklärter Varianz blieb das R^2 für die Angst vor dem eigenen Tod allerdings gleich. Da somit weder durch die Hinzunahme von ADL noch Depressivität ein zusätzlicher Beitrag zur Varianzaufklärung der Zielvariablen erfolgte, wurde das erste Modell beibehalten. Der Zuwachs von 4% im R^2 des Mediators PAIN entspricht nach Cohen zwar einem kleinen bis mittleren Effekt (Korrelationskoeffizient *r*=.20), jedoch schwächt sich der direkte Effekt von Schmerzen auf ANGET leicht ab und erreicht so nur noch marginale Signifikanz. Der zusätzliche direkte Effekt von Depressivität ist mit einem *β* von .06 und *p*=.52 gänzlich irrelevant.

5.3.6 F6c: Simultane Überprüfung ausgewählter Prädiktoren und Mediatoren des Rahmenmodells für die Akzeptanz des eigenen Sterbens und Todes

Für die Pfadanalyse der Akzeptanz des eigenen Sterbens und Todes erfolgte die Aufnahme der Modell-Prädiktorvariable internale Kontrollüberzeugung (INTKÜZ) und *Activities of Daily Living* (ADL) sowie die Modell-Mediatorvariable affektive Valenz der Zukunftsperspektive (ZUKAFF). Aufgrund der hohen, fast identischen Regressionsgewichte von Resilienz (RES) und allgemeiner Ängstlichkeit (STAI) im Vergleich zu den *Activities of Daily Living* (ADL) wurden auch diese zusätzlich in das Modell integriert. Die Modell-Prädiktorvariablen stellten zusammen mit den Kontroll- und den Residualvariablen die exogenen, unabhängigen Variablen des Modells dar. ZUKAFF war als Mediatorvariable zusammen mit der Akzeptanz des eigenen Sterbens und Todes als endogene, abhängige Variable konzipiert. Aufgrund der regressionsanalytischen (Tab. 23) sowie der in Tab. 15 berichteten korrelativen Befunde wurde angenommen, dass der Einfluss der Kontrollvariablen mediiert wird, sich also nicht in direkten Effekten auf die Akzeptanz des eigenen Sterbens und Todes niederschlägt. Die Beziehungen der exogenen Variablen untereinander wurden anhand der unter Anhang F dargestellten Tabelle eingegrenzt, um eine Überparametrisierung des Modells zu vermeiden (Kline, 2005). Das Pfaddiagramm in Abb. 21 bildet das Zusammenhangsgefüge grafisch ab.

Abbildung 21: Pfaddiagramm des Pfadmodells für Akzeptanz des eigenen Sterbens und Todes. Angabe der standardisierten Regressionsgewichte sowie R^2-Werte, die Korrelationen der exogenen Variablen sowie die Residuen der endogenen Variablen sind nicht dargestellt. Die aus dem Rahmenmodell abgeleiteten Variablen der Prädiktor- und Mediatorebene sind dick, die Kontrollvariablen einfach umrandet, die Zielvariable ist grau hinterlegt. Gestrichelte Pfeile kennzeichnen mediierte Pfade.

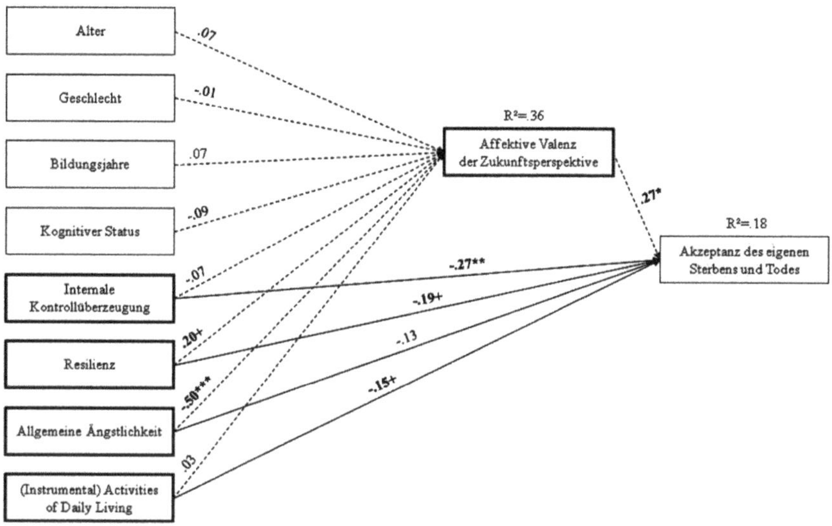

Die Modellpassung stellte sich wie folgt dar: Basierend auf dem χ^2-Modelltest erreichte das Modell einen noch guten Fit und wurde nicht signifikant (χ^2=23.98, *p*=.16, *df*=18). Der relativierte χ^2-Wert zeigte eine gute Passung (χ^2/df=1.33). Der RMSEA als Punktwert lag mit .05 noch im guten Bereich, das 90-prozentige Konfidenzintervall schloss den Wert 0 für die untere Grenze ein, die obere CI-Grenze lag bei .11 und somit nahe am RMSEA-Wert. Weiterhin zeigte sich, dass der RMSEA nicht signifikant von einem RMSEA von .05 abweicht, was mit PCLOSE=.41 noch einem guten Fit entspricht. Der CFI erreichte mit .96 einen akzeptablen Wert.

Die unstandardisierten sowie standardisierten Regressionsgewichte sind in Tab. 28 aufgeführt. Direkte Effekte ergaben sich mit höchster Signifikanz zwischen allgemeiner Ängstlichkeit und affektiver Valenz der Zukunftsperspektive, weiterhin Akzeptanz des eigenen Sterbens und Todes mit internaler Kontrollüberzeugung (hoch signifikant), Akzeptanz des eigenen Sterbens und Todes mit affektiver Valenz der Zukunftsperspektive (signifikant) sowie für die Pfade zwischen Resilienz und affektiver Valenz der Zukunftsperspektive, *Activities of Daily Living* und Akzeptanz des eigenen Sterbens und Todes sowie Resilienz und Akzeptanz des eigenen Sterbens und Todes (jeweils marginal signifikant). Für die Mediatorvariable affektive Valenz der Zukunftsperspektive ergab sich 36% an aufgeklärter Gesamtvarianz, für die Akzeptanz des eigenen Sterbens und Todes 18%.

Tabelle 28: Standardisierte und unstandardisierte Regressionsgewichte der Pfade für das Modell für Akzeptanz des eigenen Sterbens und Todes

Pfad	*b*	*β*	*SE*	*z*
ZUKAFF ← internale KÜZ	-.08	-.07	.11	-.76
ZUKAFF ← Resilienz	.37	.20⁺	.19	1.89
ZUKAFF ← Trait-Angst	-.66	-.50***	.13	-5.13
ZUKAFF ← ADL	.01	.03	.05	.28
ZUKAFF ← Alter	.02	.07	.03	.79
ZUKAFF ← Geschlecht	-.02	-.01	.17	-.12
ZUKAFF ← kognitiver Status	.02	.07	.03	.70
ZUKAFF ← Bildungsjahre	-.02	-.09	.02	-1.03
AKEST ← ZUKAFF	.13	.27*	.05	2.41
AKEST ← Trait-Angst	-.08	-.13	.08	-1.09
AKEST ← ADL	-.03	-.15⁺	.02	-1.65
AKEST ← Resilienz	-.16	-.19⁺	.10	-1.65
AKEST ← internale KÜZ	.15	.27*	.05	2.69

Anmerkung: ZUKAFF=affektive Valenz der Zukunftsperspektive, KÜZ=Kontrollüberzeugung, ADL= *Activities of Daily Living*, AKEST=Akzeptanz des eigenen Sterbens und Todes. *b*=unstandardisiertes Pfadgewicht, *β*=standardisiertes Pfadgewicht, *SE*=Standardfehler, *z*=*z*-Statistik, ⁺$p \leq .10$ (zweiseitig), *$p \leq .05$ (zweiseitig), ***$p \leq .001$ (zweiseitig).

Modellmodifikation. Wie zuvor wurde das gut fittende Modell durch Ausschluss aller marginalen Effekte weiter reduziert, um ein möglichst sparsames Modell mit maximaler Teststärke zu erhalten (s. Abb. 22). Eine Eliminierung aller nichtsignifikanten Pfade erfolgte nicht, da diese bei einem sparsamen Modell potentiell Signifikanz erreichen können. So wurde aufgrund ihres geringen Einflusses die Geschlechtsvariable aus dem Modell ausgeschlossen (dies betrifft den Pfad Geschlecht und ZUKAFF mit β=-.01, p=.90 sowie die Kovarianzen zu den anderen exogenen Variablen), zusätzlich wurden der Pfad zwischen ADL und ZUKAFF (β=.03, p=.78) sowie die Kovarianzen zwischen ADL und Alter sowie internaler Kontrollüberzeugung und Bildungsjahren entfernt.

Die wesentliche Änderung des Modells bestand jedoch in der Aufnahme der Spiritualität (TPV) als zusätzliche exogene Variable. Bereits unter Punkt 5.3.2

zeigte sich, dass diese stärker mit der Akzeptanzdimension korrelierte als Religiosität. Dies bestätigte sich regressionsanalytisch, wie unter Punkt 5.3.5 dargestellt. Dennoch wurden die beiden Variablen testweise gegenüber gestellt: Nur das Modell mit TPV wird nachfolgend ausführlich berichtet, da sich für das Modell mit intrinsischer Religiosität ein schlechterer Fit ergab mit χ^2=32.67, *p*=.07, *df*=22, χ^2/*df*=1.49, RMSEA=.07 (CI-Grenzen: .00 – .11, PCLOSE=.27) und CFI=.94, zudem erwies sich Religiosität nicht als Prädiktor für AKEST (β=.08, *p*=.36). Die Passung des Modells mit TPV war dagegen weitgehend identisch zum ersten Modell mit χ^2=29.21, *p*=.14, *df*=22, χ^2/*df*=1.33, RMSEA=.05 (CI-Grenzen: .00 – .10, PCLOSE=.41) und CFI=.96. Zusätzlich erreichte das Pfadgewicht für die Spiritualität hohe Signifikanz, wie unter Tab. 29 dargestellt, so dass insgesamt von einem verbesserten Modell gesprochen werden kann. Da sich die allgemeine Ängstlichkeit in den vorausgegangenen Modellen unter Punkt 5.3.4 und 5.3.5 als stärkster Prädiktor für körperliche Schmerzen erwiesen hatte, wurde PAIN als zusätzlicher Mediator in das Modell mit aufgenommen. Zudem ergab sich so eine Vergleichsmöglichkeit des Mediators zu den Modellen für die Angstdimensionen.

Abbildung 22: Modifiziertes Pfaddiagramm des Pfadmodells für Akzeptanz des eigenen Sterbens und Todes. Angabe der standardisierten Regressionsgewichte sowie R^2-Werte, die Korrelationen der exogenen Variablen sowie die Residuen der endogenen Variablen sind nicht dargestellt. Die aus dem Rahmenmodell abgeleiteten Variablen der Prädiktor- und Mediatorebene sind dick, die Kontrollvariablen einfach umrandet, die Zielvariable ist grau hinterlegt. Gestrichelte Pfeile kennzeichnen mediierte Pfade.

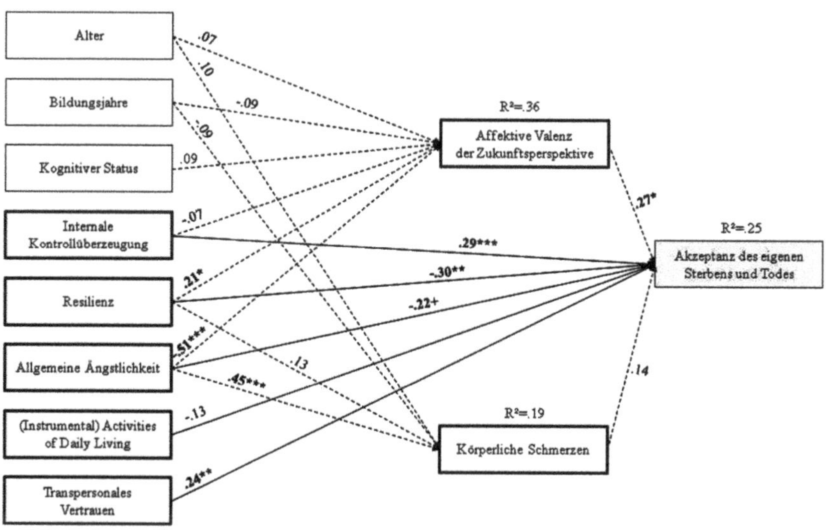

Bei der Modellschätzung ergaben sich die folgenden unstandardisierten sowie standardisierten Regressionsgewichte (Tab. 29).

Tabelle 29: Standardisierte und unstandardisierte Regressionsgewichte der Pfade für das modifizierte Modell für Akzeptanz des eigenen Sterbens und Todes

Pfad		***b***	***β***	***SE***	***z***
ZUKAFF	← internale KÜZ	-.09	-.07	.11	-.80
ZUKAFF	← Resilienz	.37	.21*	.19	1.99
ZUKAFF	← Trait-Angst	-.67	-.51***	.12	-5.43
ZUKAFF	← Alter	.02	.07	.03	.80
ZUKAFF	← kognitiver Status	.03	.09	.03	1.16
ZUKAFF	← Bildungsjahre	-.02	-.09	.02	-1.07
Schmerzen	← Trait-Angst	.67	.45***	.16	4.33
Schmerzen	← Resilienz	.27	.13	.21	1.30
Schmerzen	← Alter	.04	.10	.03	1.14
Schmerzen	← Bildungsjahre	-.03	-.09	.03	-.97
AKEST	← ZUKAFF	.12	.27*	.05	2.44
AKEST	← Trait-Angst	-.13	-.22+	.08	-1.76
AKEST	← ADL	-.03	-.13	.02	-1.48
AKEST	← Resilienz	-.26	-.30**	.10	-2.62
AKEST	← internale KÜZ	.16	.29***	.05	2.96
AKEST	← Spiritualität	.09	.24**	.04	2.60
AKEST	← Schmerzen	.06	.14	.04	1.45

Anmerkung: ZUKAFF=affektive Valenz der Zukunftsperspektive, KÜZ=Kontrollüberzeugung, AKEST=Akzeptanz des eigenen Sterbens und Todes, ADL=*Activities of Daily Living*. *b*=unstandardisiertes Pfadgewicht, *β*=standardisiertes Pfadgewicht, *SE*=Standardfehler, *z*=*z*-Statistik, $^{+}p\leq.10$ (zweiseitig), $^{*}p\leq.05$ (zweiseitig), $^{**}p\leq.01$ (zweiseitig), $^{***}p\leq.001$ (zweiseitig).

Als signifikanter Prädiktor für den Mediator ZUKAFF erwiesen sich Resilienz (*β*=.21, *p*=.05) und allgemeine Ängstlichkeit (*β*=-.51, *p*=.00), der Mediator Schmerzen wurde erwartungsgemäß durch allgemeine Ängstlichkeit (*β*=.45, *p*=.00) prädiziert. Direkte Effekte auf die Akzeptanz des eigenen Sterbens und Todes ergaben sich für ZUKAFF mit *β*=.27, *p*=.02, allgemeine Ängstlichkeit (*β*=-.22, *p*=.08), Resilienz (*β*=-.30, *p*=.01), internale KÜZ (*β*=.29, *p*=.00) und Spiritualität (*β*=.24, *p*=.01). Das R^2 für ZUKAFF blieb im Vergleich zum nicht-modifizierten

Modell mit 36% gleich, für die Mediator-Variable körperlicher Schmerz konnten 19% und für die Akzeptanz des eigenen Sterbens und Todes 25% der Varianz aufgeklärt werden.

Abschließend werden in Tab. 30 sämtliche getesteten Modelle sowie deren nach Tab. 8 interpretierten Fit-Indizes überblicksartig dargestellt.

Tabelle 30: Darstellung der Fit-Indizes der getesteten Pfadmodelle für die Einstellungen zu Sterben und Tod im hohen Alter

Modell	χ^2, p, df, χ^2/df	**CFI**	**RMSEA, PCLOSE, LO 90 - HI 90**
Angst vor dem eigenen Sterben			
Modell 1	14.14, .59, 16, .88	1.00	.00, .81, .00 – .08
Modell2	12.55, .71, 16, .78	1.00	.00, .88, .00 – .07
Modell 3	27.49, .03, 15, 1.83	.93	.09, .12, .03 – .14
Modell 4	27.10, .17, 21, 1.29	.98	.05, .45, .00 – .10
Angst vor dem eigenen Tod			
Modell 1	12.46, .64, 15, .83	1.00	.00, .84, .00 – .08
Modell 2	18.29, .57, 20, .91	1.00	.00, .82, .00 – .07
Akzeptanz des eigenen Sterbens und Todes			
Modell 1	23.98, .16, 18, 1.33	.96	.05, .41, .00 – .10
Modell 2	29.21, .14, 22, 1.33	.96	.05, .41, .00 – .10

Anmerkung: Modell 1=Ausgangs-Modell, Modell 2=modifiziertes Modell, Modell 3 und 4=modifiziertes Modell, Alternative 1 und 2; die beibehaltenen Modelle sind fettgedruckt. RMSEA=*Root Mean Square Error of Approximation*, χ^2=χ^2-Modelltest, p-Wert=Signifikanzwert, χ^2/df=relativierter χ^2-Modelltest, df=Freiheitsgrade, PCLOSE=p-Wert für den *test of close fit* des RMSEA, LO 90 und HI 90=obere und untere Intervallgrenze des 90-prozentigen Konfidenzintervalls für den RMSEA, CFI=*Comparative Fit Index.*

5.4 Fragestellungsblock 4: Ergänzende deskriptiv-explorative Überprüfung des Zusammenhangs von Einstellungen zu Sterben und Tod im hohen Alter sowie subjektivem Wohlbefinden

5.4.1 F7a: Deskriptiv-explorative Analyse der Variablen des subjektiven Wohlbefindens

In dieser Fragestellung werden analog zu Fragestellung F3 deskriptive Kennwerte berichtet (Tab. 31), um zunächst das Ausmaß des subjektiven Wohlbefindens der hier vorliegenden Stichprobe Hochaltriger zu bestimmen.

Tabelle 31: Kennwerte für die Skalen des subjektiven Wohlbefindens

Skala	N_P	N_I	*Min*	*Max*	*M*	*SD*
Hedonistische SWB-Skalen						
Positive Lebensbewertung	113	13	1.92	4.85	3.70	.66
Lebenszufriedenheit	101	5	1.00	5.00	3.66	.85
Eudämonistische SWB-Skalen						
Autonomie	111	9	2.33	5.00	3.96	.56
Selbstakzeptanz	110	9	2.56	5.00	4.08	.58
Alltagsbewältigung	110	9	2.25	5.00	4.07	.58
Lebensziele	111	9	1.63	5.00	3.21	.68

Anmerkung: *NP*=Anzahl der Personen, *NI*=Itemanzahl, *Min*=Minimum, *Max*=Maximum, Skalenrange von 1 „trifft überhaupt nicht zu“ bis 5 „trifft genau zu“, *M*=Mittelwert, *SD*=Standardabweichung der Skalen des subjektiven Wohlbefindens.

Z-Standardisierungen der Schiefe- und Kurtosis-Maße ergaben das Vorliegen von Normalverteilung bei den Variablen Lebenszufriedenheit, Autonomie und Lebensziele. Bei der positiven Lebensbewertung, Alltagsbewältigung und Selbstakzeptanz zeigten sich dagegen signifikante Abweichungen in Form einer leicht rechtssteilen Verteilung. Insgesamt waren eher geringe Standardabweichungen bei hohen Skalenmittelwerten zu verzeichnen. Weiterhin wurden zwecks einheitlicher Darstellung (vgl. Punkt 4.5.2) bivariate Rangkorrelationen der SWB-Variablen untereinander berichtet (Tab. 32). Erwartungsgemäß wiesen alle Variablen positive Bezüge zueinander auf, jedoch zeigte sich auch, dass diese durchaus unterschiedliche Aspekte des Wohlbefindens abdeckten. Erwähnenswert erscheint der ausbleibende Zusammenhang der Ryff-Skalen Lebensziele und Autonomie, die in keinerlei Bezug zueinander standen sowie die generell weniger stark ausgeprägten Zusammenhänge von Autonomie mit den anderen Variablen des subjektiven Wohlbefindens.

Tabelle 32: Bivariate Korrelationen der Variablen des subjektiven Wohlbefindens

Variable	1	2	3	4	5	6
Hedonistische SWB-Skalen						
1. Positive Lebensbewertung	1.00					
2. Lebenszufriedenheit	.69***	1.00				
Eudämonistische SWB-Skalen						
3. Autonomie	.21*	.16	1.00			
4. Selbstakzeptanz	.60***	.64***	.28**	1.00		

Variable	1	2	3	4	5	6
5. Alltagsbewältigung	.61***	.59***	.26**	.69***	1.00	
6. Lebensziele	.53***	.38***	.06	.29**	.33***	1.00

Anmerkung: *$p \leq .05$ (zweiseitig), **$p \leq .01$ (zweiseitig), ***$p \leq .001$ (zweiseitig). Rangkorrelationen nach Spearman-Rho. *N* zwischen 101 und 111.

5.4.2 F7b: Explorative Korrelations- sowie Regressionsanalysen der Einstellungen zu Sterben und Tod sowie des subjektiven Wohlbefindens

Abschließend werden die im Rahmenmodell angenommenen Zusammenhänge der Einstellungen zu Sterben und Tod sowie den Variablen des subjektiven Wohlbefindens illustriert. Zunächst wurden aufgrund der unter Punkt 4.5.2 erläuterten Vorgehensweise auch hier aus Einheitlichkeitsgründen bivariate Rangkorrelationen berechnet (s. Tab. 33). Bei den eudämonistischen Skalen ließen sich für die Lebensziele keine Bezüge zu den EST-Variablen nachweisen, dagegen erwiesen sich für die übrigen Ryff-Skalen signifikante Zusammenhänge mit allen EST-Variablen (Autonomie, Alltagsbewältigung) bzw. zwei von drei EST-Variablen (Selbstakzeptanz). Bezüglich der hedonistischen SWB-Variablen erzielte die Lebenszufriedenheit höhere Zusammenhangsstärken als die positive Lebensbewertung, die jeweils mit zwei bzw. einer EST-Skala signifikant korrelierten. Die insgesamt geringsten Korrelationen zu den Wohlbefindens-Variablen wies die Akzeptanz der eigenen Sterblichkeit auf. Alle Wohlbefindens-Variablen korrelierten positiv mit der Akzeptanz des eigenen Sterbens und des eigenen Todes sowie negativ mit der Angst vor dem eigenen Sterben und der Angst vor dem eigenen Tod.

Tabelle 33: Bivariate Korrelationen der Einstellungen zu Sterben und Tod sowie der Variablen des subjektiven Wohlbefindens

	Hedonistische SWB-Skalen		Eudämonistische SWB-Skalen			
Variable	**PVOL**	**SWLS**	**AUT**	**SAC**	**EMA**	**PIL**
ANGES	-.20*	-.34***	-.20*	-.26**	-.32***	-.18+
ANGET	-.14	-.20*	-.33***	-.27**	-.25*	-.07
AKEST	.16	.04	.22*	.13	.19*	-.01

Anmerkung: SWB=subjektives Wohlbefinden, PVOL=positive Lebensbewertung, SWLS= Lebenszufriedenheit, AUT=Autonomie, SAC=Selbstakzeptanz, EMA=Alltagsbewältigung, PIL=Lebensziele, KLE=kritische Lebensereignisse, ANGES=Angst vor dem eigenen Sterben, ANGET=Angst vor dem eigenen Tod, AKEST=Akzeptanz des eigenen Sterbens und Todes. $^{+}p \leq .10$ (zweiseitig), *$p \leq .05$ (zweiseitig), **$p \leq .01$ (zweiseitig), ***$p \leq .001$ (zweiseitig). Rangkorrelationen nach Spearman-Rho. *N* zwischen 98 und 109.

Weiterhin wurden multiple hierarchische lineare Regressionsanalysen berechnet, um abzuschätzen, inwieweit die Einstellungen zu Sterben und Tod über die Kontrollvariablen hinaus und jeweils relativ zueinander die Wohlbefindens-Variablen prädizieren. Auch hier wurden zur Bestimmung der minimal benötigten Stichprobengröße die Heuristiken gemäß Green (1991) angewendet. Zur Eingrenzung der Kontrollvariablen wurden diese mit den jeweiligen SWB-Variablen korreliert, um nur Variablen mit einem kleinen Effekt, also $r>.10$ (Cohen, 1988), auszuwählen (Tab. 34). Aus Parsimonitätsgründen wurde die Wohnsituation als dichotome Variable aufgenommen (privates versus institutionalisiertes Wohnen), ein Einbezug der korrelierenden Einkommensvariable erfolgte aufgrund der *missing values* erneut nicht, ebenso wurde auf Einbezug der Geschlechtsvariablen verzichtet, da alle Koeffizienten unter .10 lagen. Die dummykodierte Konfessionsvariable wurde wegen der ansonsten geringen Bezüge nur bei den Skalen Autonomie und Lebensziele kontrolliert. Nach Aufnahme der Kontrollvariablen erfolgte im zweiten Schritt der Regression die Hinzunahme der Einstellungen zu Sterben und Tod per Einschluss (Tab. 35).

Tabelle 34: Bivariate Korrelationen der Kontroll- und der Variablen des subjektiven Wohlbefindens

Variable	Hedonistische SWB-Skalen		Eudämonistische SWB-Skalen			
	PVOL	**SWLS**	**AUT**	**SAC**	**EMA**	**PIL**
Kontrollvariablen						
Alter	-.11	-.15	-.13	.00	-.07	-.25**
Geschlecht	-.07	-.08	-.04	-.05	-.01	.04
Einkommen	.16	.26*	-.05	-.02	.09	.18
Bildungsjahre	.12	.26**	.16+	.05	.08	.29**
Konfession	.07	.04	-.20*	.07	.07	.12
Kogn. Status	.15	.04	-.15	-.09	.08	.15
Wohnen	-.19*	-.15	.03	-.08	-.10	-.03
KLE	-.14	-.04	.06	-.15	-.04	.03

Anmerkung: SWB=subjektives Wohlbefinden, PVOL=positive Lebensbewertung, SWLS= Lebenszufriedenheit, AUT=Autonomie, SAC=Selbstakzeptanz, EMA=Alltagsbewältigung, PIL= Lebensziele, KLE=kritische Lebensereignisse $^{+}p\leq.10$ (zweiseitig), $^{*}p\leq.05$ (zweiseitig), $^{**}p\leq.01$ (zweiseitig). Rangkorrelationen nach Spearman-Rho. N zwischen 72 und 113. Die Variable Einkommen wurde aufgrund des geringen N aus der weiteren Analyse ausgeschlossen.

Dabei wurden aufgrund des theoriegeleiteten, jedoch explorativen Vorgehens in Bezug auf den bislang unbekannten Einfluss der EST auf die Wohlbefindens-Variablen stets alle Einstellungen zu Sterben und Tod als Prädiktoren beibehalten, unabhängig davon, wie groß ihr Beitrag war. Die Kollinearitätsstatistiken – VIF (*variance inflation factor*) und Toleranz (1/VIF) – zeigten keine bedeutsamen Multikollinearitäten (vgl. Bowerman & O'Connell, 1990), auch eine Abhängigkeit der Residuen konnte anhand der *Durbin-Watson*-Statistik ausgeschlossen werden (Werte zwischen 1.64 – 2.09, vgl. Field, 2009, S. 200f.). Die Ergebnisse der Regressionsberechnungen für alle SWB-Variablen als zu erklärendes Kriterium finden sich in Tab. 35.

Tabelle 35: Berechnung multipler hierarchischer linearer Regressionsanalysen für die Variablen des subjektiven Wohlbefindens

Prädiktor	**Kriterium (β-Werte)**					
	Hedonistische SWB-Skalen		Eudämonistische SWB-Skalen			
	PVOL (N=104)	**SWLS** (N=95)	**AUT** (N=102)	**SAC** (N=103)	**EMA** (N=107)	**PIL** (N=102)
Step 1: Kontrollvariablen (Einschluss)						
Alter	.04	-.06	-.11	—	—	-.09
Bildungsjahre	.11	$.19^{+}$	.01	—	—	$.27^{**}$
Kogn. Status	.15	—	-.15	—	—	.17
Konfession:	—	—	—	—	—	—
- kath. vs. ath.	—	—	-.16	—	—	$.38^{*}$
- prot. vs. ath.	—	—	$-.32^{*}$	—	—	$.45^{**}$
- sonst. vs. ath.	—	—	.02	—	—	$.25^{*}$
Wohnen	$-.22^{*}$	-.15	—	—	-.15	—
KLE	-.13	—	—	$-.16^{+}$	—	—
ΔR^2	$.11^{*}$	$.07^{+}$	.08	$.03^{+}$	.02	$.19^{***}$
R^2	.11	.07	.08	.03	.02	.19
$adjR^2$	.06	.04	.02	.02	.01	.14
Step 2: EST-Variablen (Einschluss)						
Alter	.03	-.05	-.10	—	—	-.09
Bildungsjahre	.11	$.18^{+}$	.00	—	—	$.27^{**}$
Kogn. Status	.17	—	-.11	—	—	.17
Konfession:	—	—	—	—	—	—

Prädiktor	**Kriterium (β-Werte)**					
	Hedonistische SWB-Skalen		Eudämonistische SWB-Skalen			
	PVOL (N=104)	**SWLS** (N=95)	**AUT** (N=102)	**SAC** (N=103)	**EMA** (N=107)	**PIL** (N=102)
- kath. vs. ath.	—	—	-.15	—	—	.37*
- prot. vs. ath.	—	—	-.36*	—	—	.42**
- sonst. vs. ath.	—	—	-.01	—	—	.23*
Wohnen	-.21*	-.16	—	—	-.13	—
KLE	-.16	—	—	-.16^{+}	—	—
ANGES	-.28**	-.35***	-.22*	-.22*	-.29**	-.13
ANGET	.10	-.01	-.06	-.12	-.07	.04
AKEST	.24*	.07	.27*	.08	.20*	-.01
ΔR^2	.10**	.13***	.13***	.10**	.16***	.02
R^2	.20	.20	.21	.13	.19	.20
$adjR^2$	.14	.14	.14	.09	.16	.13

Anmerkung: SWB=subjektives Wohlbefinden, PVOL=positive Lebensbewertung, SWLS= Lebenszufriedenheit, AUT=Autonomie, SAC=Selbstakzeptanz, EMA=Alltagsbewältigung, PIL= Lebensziele, KLE=kritische Lebensereignisse, ANGES=Angst vor dem eigenen Sterben, ANGET=Angst vor dem eigenen Tod, AKEST=Akzeptanz des eigenen Sterbens und Todes. Dummy-Kodierung der Konfession: kath. vs. ath.=katholisch vs. atheistisch, prot. vs. ath.=protestantisch vs. atheistisch, sonst. vs. ath.=sonstige Konfessionszugehörigkeit vs. atheistisch. $^{+}p \leq .10$ (zweiseitig), $^{*}p \leq .05$ (zweiseitig), $^{**}p \leq .01$ (zweiseitig), $^{***}p \leq .001$ (zweiseitig). β=standardisierter Beta-Koeffizient, R^2=Bestimmtheitsmaß, ΔR^2=Änderung in R^2, $adjR^2$=korrigiertes R^2.

Hedonistisches SWB. Für das Kriterium positive Lebensbewertung ergaben sich mit den Kontroll- und EST-Variablen insgesamt acht aufzunehmende Prädiktoren, was gemäß Green (1991) einem geforderten N von 114 bzw. 112 Personen entspricht, welches mit N=104 annähernd erreicht wurde. Durch die Kontrollvariablen wurden 11% (p=.05) der Gesamtvarianz aufgeklärt, die Hinzunahme der Einstellungen zu Sterben und Tod erbrachte weitere 10% (p=.01), was insgesamt ein R^2 von .20 ergab (aufgrund der Aufrundungen). Das adjustierte R^2 lag bei 14%. Von den Kontrollvariablen erwies sich die Wohnsituation als signifikanter Prädiktor – d.h. dass privat wohnende Personen (Kodierung 0) höhere Werte auf dem Kriterium erzielten, als in einem institutionalisierten Rahmen lebende Personen (Kodierung 1). Weiterhin stellten sich Angst vor dem eigenen Sterben als hoch signifikanter sowie Akzeptanz der eigenen Sterblichkeit als signifikanter Prädiktor dar. Der mittels ANOVA berechnete Modell-Fit des initialen Modells (nur Kontrollvariablen) wurde signifikant (F=2.30, p=.05), der Fit des zweiten Modells (plus EST-Variablen) hoch signifikant (F=3.01; p=.01).

Für das Kriterium allgemeine Lebenszufriedenheit ergaben sich mit den Kontroll- und EST-Variablen insgesamt sechs aufzunehmende Prädiktoren und somit gemäß Green (1991) ein gefordertes N von 98 bzw. 110 Personen, welches mit N=95 annähernd erreicht wurde. Durch die Kontrollvariablen wurden 7% (p=.10) der Gesamtvarianz aufgeklärt, die Hinzunahme der Einstellungen zu Sterben und Tod erbrachte weitere 13% (p=.00), so dass sich auch hier ein Gesamt-R^2 von .20 ergab. Das adjustierte R^2 lag bei 14%. Die Kontrollvariablen zeigten keinen signifikanten Einfluss auf das Kriterium, wobei die Bildungsjahre noch als marginal signifikant beurteilt werden können. Dagegen erwies sich die Angst vor dem eigenen Sterben erneut als negativer und hoch signifikanter Prädiktor. Der mittels ANOVA berechnete Modell-Fit des initialen Modells (nur Kontrollvariablen) wurde mit F=2.16 und p=.10 marginal signifikant, der Fit des zweiten Modells (plus EST-Variablen) hoch signifikant (F=3.57; p=.00).

Eudämonistisches SWB. Für die Ryff-Skala Autonomie als Kriteriums-Variable wurden mit den Kontroll- sowie den EST-Variablen insgesamt neun Prädiktoren in die Regression aufgenommen, wobei die nominalskalierte, vier Kategorien umfassende Variable für Konfession[17] in drei Dummy-Variablen zerlegt wurde. Die Gruppe der Atheisten stellte hierbei die *baseline group* dar, gegen die die anderen, religiösen Gruppen kontrastiert wurden. Somit lagen die Ausprägungen 'katholisch vs. atheistisch', 'protestantisch vs. atheistisch' und 'sonstige Konfessionen vs. atheistisch' vor. Gemäß der Daumenregeln von Green (1991) war ein gefordertes N von 122 bzw. 113 Personen nötig, welches mit N =102 annähernd erreicht wurde. Durch die Kontrollvariablen wurden 8% (p=.22) der Kriteriums-Varianz aufgeklärt, wobei sich die Dummy-Variable 'protestantisch vs. atheistisch' als negativer Prädiktor erwies. Somit unterschieden sich protestantische und atheistische Teilnehmer signifikant voneinander dahingehend, dass Atheisten (Kodierung 0) höhere Autonomie-Werte erreichten als Protestanten. Die Hinzunahme der Einstellungen zu Sterben und Tod erbrachte weitere 13% (p=.00), was einem R^2 von .21 entsprach. Das adjustierte R^2 lag bei 14%. Angst vor dem Sterben erwies sich als signifikant negativer, Akzeptanz des eigenen Sterbens und

17 Im Fragebogen wurden insgesamt zehn Kategorien abgefragt. Da die vorliegende Stichprobe sich jedoch als in deutlichem Ausmaß christlich erwies, erfolgte eine Reduktion auf vier Kategorien.

Todes als hoch signifikant positiver Prädiktor. Der mittels ANOVA berechnete Modell-Fit des initialen Modells (nur Kontrollvariablen) wurde nicht signifikant (F=1.41, p=.22), der Fit des zweiten Modells (plus EST-Variablen) hoch signifikant (F=2.79; p=.01).

Für die Ryff-Skala Selbstakzeptanz als Kriterium ergaben sich mit den Kontroll- und EST-Variablen insgesamt vier aufzunehmende Prädiktoren, was gemäß Green (1991) einem geforderten N von 82 bzw. 108 Personen entspricht und mit N =103 annähernd erreicht wurde. Die Kontrollvariable kritische Lebensereignisse erwies sich als marginal signifikanter Prädiktor und klärte 3% (p=.10) der Gesamtvarianz auf, die Hinzunahme der Einstellungen zu Sterben und Tod erbrachte weitere 10% (p=.01), so dass sich ein Gesamt-R^2 von .13 ergab. Das adjustierte R^2 lag bei 9%. Angst vor dem Sterben erwies sich erneut als signifikant negativer Prädiktor. Der mittels ANOVA berechnete Modell-Fit des initialen Modells (nur Kontrollvariablen) wurde marginal signifikant (F=2.73, p=.10), der Fit des zweiten Modells (plus EST-Variablen) hoch signifikant (F=3.75; p=.01).

Für die Ryff-Skala Alltagsbewältigung als Kriteriums-Variable ergaben sich insgesamt vier aufzunehmende Prädiktoren, was gemäß der Daumenregeln von Green (1991) einem geforderten N von 82 bzw. 108 Personen entspricht, welches mit N =107 annähernd erreicht wurde. Die Kontrollvariable Wohnsituation klärte 2% (p=.11) der Kriteriums-Varianz auf, die Hinzunahme der Einstellungen zu Sterben und Tod erbrachte weitere 16% (p=.00), so dass sich insgesamt ein R^2 von .19 ergab. Das adjustierte R^2 lag bei 16%. Wiederum erwiesen sich Angst vor dem Sterben als hoch signifikant negativer und Akzeptanz der eigenen Sterblichkeit als signifikant positiver Prädiktor. Der mittels ANOVA berechnete Modell-Fit des initialen Modells (nur Kontrollvariablen) erreichte keine Signifikanz (F=2.55, p=.11), der Fit des zweiten Modells (plus EST-Variablen) wurde höchst signifikant (F=5.90; p=.00).

Schließlich ergaben sich für die Ryff-Skala Lebensziele als Kriterium insgesamt neun aufzunehmende Prädiktoren und somit gemäß der Daumenregeln von Green (1991) ein gefordertes N von 122 bzw. 113 Personen, welches mit N=102 zumindest annähernd erreicht wurde. Durch die Kontrollvariablen wurden 19% (p=.00) Varianz aufgeklärt, wobei sich Bildungsjahre als hoch signifikant positiver sowie sämtliche Dummy-Variablen als (hoch) signifikant positive Prädiktoren erwiesen. Somit erreichten Katholiken, Protestanten sowie Angehörige sonstiger Konfessionen höhere Werte auf der Lebensziele-Skala als Atheisten. Die Hinzunahme der Einstellungen zu Sterben und Tod erbrachte lediglich weitere 2% (p=.63), so dass sich ein Gesamt-R^2 von .20 ergab. Das adjustierte R^2 lag bei

13%. Keine der EST-Variablen erwies sich als prädiktiv. Der mittels ANOVA berechnete Modell-Fit des initialen Modells (nur Kontrollvariablen) wurde hoch signifikant(F=3.67, p=.00), ebenso der des zweiten Modells (F=2.61, p=.01).

Im nachfolgenden Kapitel werden zusammenfassend die vorgestellten Ergebnisse in Bezug auf die jeweiligen Fragestellungen interpretiert und diskutiert.

Der Gedanke an die Vergänglichkeit aller irdischen Dinge
ist ein Quell unendlichen Leids –
und ein Quell unendlichen Trostes.

Marie von Ebner-Eschenbach, Aphorismen

6. Diskussion und Ausblick

Im nachfolgenden Kapitel werden die Ergebnisse zunächst unter Punkt 6.1 zusammengefasst und anschließend interpretiert. Unter Punkt 6.2 erfolgt die Diskussion der Stärken und Schwächen der vorliegenden Arbeit mit Einordnung des theoretischen und empirischen Beitrags der Studie sowie methodologischen Überlegungen zur Entwicklung und Überprüfung des Rahmenmodells zur Erklärung der Einstellungen zu Sterben und Tod im hohen Alter. Unter Punkt 6.3 erfolgt die Ableitung von Handlungsempfehlungen. Die Arbeit schließt mit dem unter Punkt 6.4 gegebenen Ausblick auf zukünftige Forschung sowie einem Fazit.

6.1 Zusammenfassung und Interpretation der Ergebnisse

Ausgehend von der anfangs beschriebenen Problemstellung des demografischen Wandels bei abnehmender Geburtenrate und zunehmender Lebenserwartung richtete sich der Fokus der vorliegenden Arbeit auf das am stärksten wachsende Bevölkerungssegment Deutschlands, die Hochaltrigen. Just für diese chronologisch mit dem Tod am unmittelbarsten konfrontierte Personengruppe fehlt es bislang weitgehend an Erkenntnissen zu deren Einstellungen gegenüber ihrer eigenen Sterblichkeit. Diese könnten aber zusätzliche Determinanten eines erfolgreichen Alterns darstellen und einen wichtigen Beitrag zum subjektiven Wohlbefinden leisten. Denkbar ist jedoch im umgekehrten Fall auch deren Beteiligung an der Entstehung von Beeinträchtigungen der psychischen Gesundheit, wie etwa der Entwicklung von Altersdrepression oder einer insgesamt verminderten Lebenszufriedenheit. Dabei interessierten vor allem die folgenden Aspekte:

- *Ist ein gängiges Messinstrument zur Erfassung der Einstellungen zu Sterben und Tod auch auf Hochaltrige anwendbar?*
- *Wie gehen hochbetagte Personen mit der Konfrontation mit der eigenen Sterblichkeit als letzte große Entwicklungsaufgabe des Lebens um?*
- *Welche Rolle spielen Persönlichkeit, Gesundheit und Religiosität als hypothetisch angenommene Determinanten der Einstellungen zu Sterben und Tod?*
- *Wie hängen die Einstellungen zu Sterben und Tod mit dem subjektiven Wohlbefinden zusammen?*

Um diese Fragen zu beantworten, verfolgte die vorliegende Arbeit eine mehrfach gestufte Herangehensweise, um sich dem bislang recht unsystematischen und wenig untersuchten Forschungsfeld anzunähern: (1) Zunächst erfolgte die theoriegeleitete Entwicklung eines integrativen Rahmen- und Arbeitsmodells zur Überprüfung der Einstellungen zu Sterben und Tod im hohen Alter, wobei letztere die als zentral erachteten Dimensionen Angst vor dem eigenen Tod, Angst vor dem eigenen Sterben sowie Akzeptanz des eigenen Sterbens und Todes umfassten. Weiterhin wurde (a) auf psychometrischer Ebene ein renommiertes Verfahren zur Messung von Einstellungen zu Sterben und Tod (FIMEST-E, Wittkowski, 1996) erstmalig bei Hochaltrigen eingesetzt und dessen Anwendbarkeit in dieser Altersgruppe anhand psychometrischer Standardverfahren überprüft (*Fragestellungsblock 1*). Für die so erhobenen Einstellungen zu Sterben und Tod im hohen Alter wurden nachfolgend (b) in einer grundlegenden, explorativen Annäherung deskriptive Werte für die FIMEST-Dimensionen sowie weitere Modellvariablen berichtet (*Fragestellungsblock 2*). Anschließend erfolgte (c) die empirische Überprüfung des Rahmenmodells mittels regressions- (*Fragestellungsblock 3*) und pfadanalytischer Verfahren (*Fragestellungsblock 3*). Hierbei wurden die Regressionsanalysen zur grundlegenden Testung und Reduktion der Modellvariablen durchgeführt, um so sparsame Teilmodelle für die einzelnen Dimensionen der Einstellungen zu Sterben und Tod abzuleiten. Die Pfadanalysen ermöglichten die zusätzliche Modellierung der hypothetisch als Mediatoren angenommenen Variablen und abschließende Überprüfung der Teilmodelle der Einstellungen zu Sterben und Tod. Schließlich wurde (d) die Darstellung des Zusammenhangs zwischen den Einstellungen zu Sterben und Tod und dem subjektiven Wohlbefinden mittels deskriptiver sowie regressionsanalytischer Analyse überprüft (*Fragestellungsblock 4*).

Anhand der oben aufgestellten Leitfragen werden nachfolgend die Ergebnisse zusammenfassend berichtet und diskutiert.

6.1.1 Ist ein gängiges Messinstrument zur Erfassung der Einstellungen zu Sterben und Tod auch auf Hochaltrige anwendbar (F1 – F3)?

Die Einstellungen zu Sterben und Tod im hohen Alter sind nicht nur kaum beforscht, es fehlt auch an Verfahren, die für diese spezielle Lebensphase validiert wurden. Zwar zeichnet sich das etablierte *Fragebogeninventar zur mehrdimensionalen Erfassung des Erlebens gegenüber Sterben und Tod* (FIMEST-E, Wittkowski, 1996) als einziges deutsches Messinstrument der todbezogenen Einstellungen dadurch aus, dass in der Validierungsstichprobe Personen aller Altersgruppen aufgenommen wurden, jedoch erfolgte bei der Auswertung eine Alterskonfundierung durch die Einteilung in eine gemeinsame Altersgruppe für die 65- bis 93-jährigen Teilnehmer. Eine Anwendbarkeit der Skalen auf Hochaltrige erscheint jedoch potentiell gegeben und wurde daher für die Skalen Angst vor dem eigenen Sterben, Angst vor dem eigenen Tod und Akzeptanz des eigenen Sterbens und Todes erstmalig für eine Stichprobe ausschließlich hochaltriger Personen psychometrisch überprüft. Hierzu wurden eine konfirmatorische Faktorenanalyse (*Fragestellung F1*) sowie die interne Konsistenz der Skalen (*Fragestellung F2*) berechnet. Auch über den korrelativen Zusammenhang der Einstellungen zu Sterben und Tod (*Fragestellung F3*) wird kurz eingegangen. Ergänzend wird die Reaktion der befragten Hochaltrigen auf die direkte Ansprache des sehr sensiblen Untersuchungsthemas beleuchtet. Diese Thematik wurde zwar nicht explizit als Fragestellung aufgenommen, aufgrund der bisher weitgehenden Unkenntnis hierüber erscheint es jedoch naheliegend, Erfahrungswerte der vorliegenden Studie zu berichten.

Die konfirmatorische Faktorenanalyse ist als grundlegend für die vorliegende Arbeit zu betrachten, da alle Fragestellungen auf der Annahme der Gültigkeit der FIMEST-Faktorenstruktur auch für hochbetagte Personen basieren. Die Ergebnisse konnten die theoretisch angenommene dreifaktorielle Struktur bei einem guten bis akzeptablen Fit bestätigen. Allerdings waren die R^2-Werte der beobachteten Indikatoren relativ niedrig (.21–.57), was zu einer Reduktion des Modell-Fits durch die hohen Messfehlervarianzanteile der Skalen-Items geführt haben kann. Zudem konnte durch die kleine Stichprobengröße nur eine geringe Testpower erreicht sowie ein potentieller Bias beim *Maximum-Likelihood*-Schätzverfahren begünstigt werden, da dieses nur asymptotisch Erwartungstreue erreicht. Da das Vorliegen einer Normalverteilungs-Verletzung bei den Dimensionen Angst vor dem eigenen Tod und Akzeptanz des eigenen Sterbens und Todes zu verzerrten bzw. unterschätzten Standardfehlern führen kann, fallen die für die Faktorladungen berichteten Signifikanzen möglicherweise zu hoch aus und sind somit mit Vorsicht zu interpretieren (Bühner, 2011; Byrne, 2010). Allerdings handelt es sich gemäß West et al. (1995) um keine extrem abweichenden Verteilungswerte, zudem gilt das hier angewandte ML-Schätzverfahren als relativ robust gegenüber der Verletzung der Normalverteilungsannahme, so dass dieser Umstand im vorliegenden Fall vernachlässigbar ist (Bühner, 2011; Schermelleh-Engel et al., 2003). Die Befunde deuten auf eine vergleichsweise geringere Variabilität des Faktors Akzeptanz des eigenen Sterbens und Todes hin, was mit einem Deckeneffekt einhergeht. D.h. insgesamt akzeptieren die untersuchten Hochbetagten ihre eigene Sterblichkeit und unterscheiden sich diesbezüglich weniger als in den Angstdimensionen. Unter Berücksichtigung dieser Einschränkungen erscheint die Faktorenstruktur in der Anwendung auf die hier vorliegende Hochaltrigen-Stichprobe gerechtfertigt.

Sowohl für die konfirmatorische Faktorenanalyse als auch die Reliabilitätsberechnung ist anzumerken, dass sich Einschränkungen der direkten Vergleichbarkeit zu den Original-FIMEST-Skalen ergeben, da verkürzte Skalen verwendet wurden. Dies war aufgrund des unbekannten *Commitments* der befragten Hochaltrigen in Bezug auf die Sterblichkeitsfragen einerseits sowie deren geringere Belastbarkeit notwendig, so dass zwei Varianten im Fragebogen realisiert wurden: Die Abfrage der Original-Skalen sowie die Abfrage jeweils leicht verkürzter Skalen unter Weglassung derjenigen Items, die in der FIMEST-Validierungsstichprobe die jeweils schwächsten Faktorladungen aufwiesen. Dieses Prozedere wurde nach Durchführung der Pilotstudie entwickelt, da sich die im mittleren bis höheren Lebensalter befindlichen Teilnehmer der Vorstudie über das ähnliche *wording* einiger Items verwundert bis verärgert zeigten sowie der Umfang der insgesamt abzufragenden Konstrukte für das LateLine-Projekt, in die die vorliegende Arbeit integriert war, beträchtlich war. Aus Gründen der Zumutbarkeit und um stress- oder ermüdungsbedingte Abbrüche auf Seiten der hochaltrigen Teilnehmer der LateLine-Studie zu vermeiden, entschieden die Interviewer daher im Einzelfall, ob bei den Einstellungen zu Sterben und Tod lediglich die gekürzten Skalen zum Einsatz kamen. Dies war in 20.4% der Befragungen, also bei 22 Personen, der Fall, so dass für beide Skalenvarianten die jeweilige Homogenität berechnet wurde. Die verkürzten Skalen wurden beibehalten, da sich neben einem höheren *N* fast identische Cronbachs Alpha-Werte im guten bis sehr guten Bereich ergaben und damit im Vergleich zur FIMEST-Validierungsstichprobe mit höherem *N* und höherer Item-Anzahl nur eine geringfügig geringere Reliabilität ergab. Beim reinen Vergleich mit der Altersgruppe ≥65 Jahre der Validierungsstichprobe wird dieser Unterschied noch geringer. Wie von Wittkowski (1996) berichtet, repliziert dies auf den ersten Blick den Befund, dass die FIMEST-Subtests für die Altersgruppe der über 65jährigen weniger homogen erscheinen, als bei den jüngeren Altersgruppen (20–39 und 40–64 Jahre). Unklar bleibt allerdings, ob dies tatsächlich auf einen Alterseffekt zurückzuführen ist, da in der Validierungsstichprobe keine Unterscheidung zwischen jungen und alten Alten gemacht wurde. Da für LateLine ausschließlich Personen des Vierten Lebensalters erhoben wurden, lässt sich auch hier keine altersdifferenzierende Aussage treffen, zudem die Differenzen in der internen Konsistenz minimal sind. Da es sich weiterhin um verkürzte Skalen handelt, sind verschlechterte Reliabilitätswerte zu erwarten, was durch eine ungünstige Item-Auswahl zusätzlich bedingt sein und daher nicht ursächlich als Beleg dafür gelten kann, dass die Homogenität bzw. interne Struktur der FIMEST-Skalen mit höherem Alter generell sinkt. Vielmehr sprechen die hohen Alpha-Werte insbesondere im Hinblick auf die hier verwendeten sehr sparsamen Skalen dafür, dass deren Abfrage bei Hochbetagten als reliabel gelten kann. Die interne Konsistenz der Einstellungen zu Sterben und Tod lag mit Cronbachs Alpha-Werten zwischen .73 und .85 per Konvention im guten bis sehr guten Bereich.

Weiterhin bestätigte sich durch bivariate Korrelationsanalysen (*Fragestellung F3*) anschaulich die grundlegende Forderung der mehrdimensionalen Operationalisierung der Einstellungen zu Sterben und Tod (Neimeyer & Van Brunt, 1995): So zeigten sich zwar ein stark positiver Zusammenhang der beiden Angstdimensionen sowie ein stark negativer Bezug der Akzeptanzdimension mit der Angst vor dem eigenen Tod, jedoch kein Zusammenhang für die Akzeptanz der eigenen Sterblichkeit mit der Angst vor dem eigenen Sterben. Es ist somit möglich und logisch erklärbar, dass man einerseits hoch akzeptierend dem baldigen eigenen Lebensende entgegensehen kann und andererseits vor dem Sterbeprozess, der möglicherweise mit Schmerzen und Kontrollverlust verbunden ist, Angst hat. Dies steht teilweise im Einklang mit der von Wittkowski konzeptuell angenommenen Unabhängigkeit der FIMEST-Skalen sowie gänzlich im Einklang mit der durch ihn bestätigten diskriminanten Validität der Skalen. Er beschreibt seine Annahmen zur statistischen Beziehung zwischen den Dimensionen wie folgt:

> Akzeptieren von Sterben und Tod ist eine Art der Bewertung des Erlebens gegenüber Sterben und Tod, die weder mit deutlich positiven noch mit deutlich negativen Emotionen verbunden ist. Akzeptieren von Sterben und Tod weist schwache Korrelationen mit Angst vor Sterben und Tod auf [Wittkowski differenziert hier nicht explizit zwischen der Angst vor dem Sterben als Prozess und dem Tod als Ereignis]; beide Bewertungsarten können unabhängig voneinander variieren. Aufgrund empirischer Befunde kann ein deutlich positiver Zusammenhang zwischen Angst vor Sterben und Tod und Akzeptieren von Sterben und Tod ausgeschlossen werden. Unklar ist allerdings, ob zwischen den beiden Bewertungsarten gar kein statistischer Zusammenhang besteht oder ob es sich um eine negative Beziehung derart handelt, dass ausgeprägtes Akzeptieren von Sterben und Tod mit schwacher Angst vor Sterben und Tod einhergeht und vice versa (1996, S. 6f.).

Zudem entspricht dies bisherigen Befunden der wenigen Studien, die eine differenzierte Untersuchung der Angstdimensionen für hochaltrige Personen vornahmen und zeigen konnten, dass eine geringe Angst vor dem Tod mit größerer Angst vor dem eigenen Sterben einherging (Johnson & Barer, 1997; Tobin, 1991, 1996). Neu an den vorliegenden Befunden ist jedoch die Erweiterung der Befundlage durch Hinzunahme der Akzeptanzdimension. Zudem handelt es sich bei den zuvor erwähnten Studien zumeist um qualitative Forschungsdesigns, so dass hier eine sinnvolle Ergänzung durch quantitative Daten wichtig ist.

Hinsichtlich der Anwendbarkeit des hier untersuchten Instruments ist ergänzend zu erwähnen, dass zu Beginn der Studie aufgrund fehlender Erfahrungswerte fraglich war, ob die Studienteilnehmer überhaupt auf dieses hochsensible Thema in einer Weise reagieren, die eine sinnvolle Anwendung des Verfahrens ermöglicht.

Zunächst lässt sich dazu sagen, dass sich von der Gesamtstichprobe (N=113) des LateLine-Projekts, in dessen Rahmen die vorliegende Arbeit erhoben wurde, mit rund 96% die klare Mehrheit auf die Fragen einließ, was vor allem für eine große Offenheit der Teilnehmer spricht. Auch die Etablierung eines vertrauensvollen Gesprächsrahmens und hier insbesondere die speziell geschulten Interviewer und deren behutsame Einführung in die Thematik dürften dazu beigetragen haben. Zudem erfolgte die Positionierung der Fragen in den mittleren Teil des ersten Hausbesuchs, so dass bereits ein gewisses Vertrauen zum Interviewer aufgebaut werden konnte. Um das Induzieren negativer Stimmung und eine dadurch evtl. bedingte Verzerrung der Antworten zu vermeiden, erfolgte die Abfrage von positivem und negativem Affekt (PANAS, wurde in der vorliegenden Arbeit nicht berücksichtigt), Depressivität sowie der Trait-Angst erst beim zweiten Hausbesuch. Auch wurden die Items zu den Einstellungen zu Sterben und Tod so eingebettet, dass sich mit dem Sitz-Steh-Test ein körperlich aktivierender und zur evtl. erforderlichen Ablenkung geeigneter Fragebogenteil anschloss. Die inhaltlichen Reaktionen auf die Thematik verliefen von nüchtern-abgeklärt, emotional und betroffen bis hin zur Interpretation der Items als Denkanregungen durch Aspekte, die die betreffende Person bis dahin noch nicht erfasst hatte. Bei Anzeichen emotionaler Reaktionen der Teilnehmer wurde, falls es nicht zum Abbruch kam, in 20.4% der Fälle die Abfrage der Kurzskalen der Einstellungen zu Sterben und Tod durchgeführt sowie bei Bedarf mittels eines kurzen Gesprächs im Anschluss oder einer Pause versucht, die Reaktion aufzufangen. Somit kann, basierend auf den Erfahrungen der vorliegenden Studie, zur Abfrage der Thematik Sterben und Tod in einem verantwortungsvollen Rahmen auch bei hochaltrigen und somit dem Tod zeitlich nahestehenden Personen ermutigt werden.

Zusammenfassend zeigte sich, dass (1) die a priori angenommene Faktorenstruktur der Einstellungen zu Sterben und Tod für eine Stichprobe Hochaltriger zufriedenstellend und (2) bei guter interner Konsistenz trotz Skalenverkürzung der FIMEST-Dimensionen bestätigt werden konnte. Für (3) die mehrdimensionale Operationalisierung der Einstellungen zu Sterben und Tod spricht zudem der korrelative Zusammenhang der Skalen.

6.1.2 Wie gehen hochbetagte Personen mit der Konfrontation mit der eigenen Sterblichkeit als letzte große Entwicklungsaufgabe des Lebens um (F3)?

Der bisherige Kenntnisstand über die Einstellungen zu Sterben und Tod im hohen Alter ist gering und weitgehend unsystematisch. Somit bietet ein explorativer Blick auf die erhobenen Daten die Möglichkeit eines ersten Erkenntnisgewinns für die

Gruppe Hochaltriger. Daher wird nachfolgend berichtet, welche Ausprägungen sich in den erfassten Dimensionen Angst vor dem eigenen Sterben und Tod sowie Akzeptanz des eigenen Sterbens und Todes generell für die vorliegende Stichprobe Hochaltriger beobachten ließen. Insbesondere zur selten operationalisierten Akzeptanzdimension liegen bislang praktisch keine Informationen vor. Die Skalen-Mittelwerte zeigten deutliche Unterschiede: Der geringste Mittelwert zeigte sich für die Angst vor dem eigenen Tod, der tendenzielle Bodeneffekt weist darauf hin, dass die Befragten eher oder überhaupt nicht den Items zustimmten. Mit der durchschnittlichen Skalenmitte zeigte sich die Angst vor dem eigenen Sterben dagegen eher im mittleren Bereich. Weiterhin wurde ein deutlicher Deckeneffekt für die Akzeptanz des eigenen Sterbens und Todes ersichtlich, im Durchschnitt empfanden die Teilnehmer die Items als eher oder genau zutreffend. Insbesondere bei den extremen Werten der Akzeptanz-Dimension stellt sich die Frage, ob es sich um ein inhaltliches oder ein methodologisches Phänomen handelt. Im Falle einer unzureichenden Operationalisierung der Skala ließe sich die geringe Varianz als methodisches Artefakt erklären, die Skala wäre in diesem Fall nicht geeignet, ausreichend zwischen der wahren Varianz zu differenzieren. Dies erscheint jedoch aus mehreren Gründen unplausibel: So wies die Sterblichkeitsakzeptanz als latenter Faktor in der konfirmatorischen Strukturgleichungsmodellierung statistisch signifikante Varianz auf, zudem ergab sich eine gute Reliabilität der Skala. Darüber hinaus stellt das FIMEST ein psychometrisch solide konstruiertes und gut validiertes Messinstrument dar. Denkbar wäre allerdings, dass die Befragten sozial erwünscht geantwortet haben und eine hohe Akzeptanz der eigenen Sterblichkeit für ihr hohes Alter als angemessen erachteten.

Möglicherweise zeigen die Werte jedoch schlichtweg die tatsächlich vorliegende breite Zustimmung der Studienteilnehmer zur neutralen Sterblichkeitsakzeptanz, aufgrund derer die geringe interindividuelle Variabilität bezüglich des Merkmals vorliegt. Dafür sprechen die Befunde bisheriger Literatur, die die hohen Akzeptanzwerte der eigenen Sterblichkeit im (hohen) Alter bestätigen. So begründete Cicirelli (1999, 2003) in seinem *Transition Model of Older Adults' Fear and Acceptance of Death* (vgl. Punkt 2.2.1.2) die abnehmende Angst vor dem Tod im Alter durch eine zunächst erhöhte Bewusstheit des nahenden Todes oder Mortalitätssalienz, die durch Coping-Strategien letztlich zur höheren Akzeptanz der Sterblichkeit führt (s. Abb. 9). Da sich im FIMEST-Manual (1996) keine Aussagen über die Verteilungswerte der Subdimensionen finden, ist ein direkter Vergleich zu den in der vorliegenden Arbeit gefundenen Ausprägungen leider nicht möglich – zumal die Skalierung verändert sowie die Item-Anzahl verkürzt wurden. Letztlich bleibt die Erklärung spekulativ, da im Rahmen einer querschnittlichen Studie nur Aussagen für die einmalige Erhebung und die konkrete Stichprobe gemacht werden können. Wenn jedoch die hohen Akzeptanzwerte nicht auf soziale Erwünschtheit oder ein Methodenartefakt zurückzuführen sind, so stellt dies einen starken Indikator für das Erreichen der Ich-Integrität der Studienteilnehmer dar, also der höchsten Stufe des psychosozialen Entwicklungsmodells sensu Erikson. Da die Ich-Integrität explizit erst in späteren Messzeitpunkten des längsschnittlich angelegten Forschungsprojekts LateLine erfasst wurde, ist eine Validierung sowie Kausalmodellierung des vermuteten Zusammenhangs für nachfolgende Datenauswertungen wünschenswert – bedingt die Ich-Integrität eine hohe Akzeptanz der eigenen Sterblichkeit oder vice versa? Gemäß der in der vorliegenden Arbeit eingenommenen theoretischen Sichtweise würde ersteres vermutet. Problematisch am Vorliegen von Decken- und Bodeneffekten ist, dass durch die geringe Streuung bzw. mangelnde intraindividuelle Differenzierung bezüglich des zu messenden Merkmals Effekte in späteren Berechnungen ausbleiben können; eine Tatsache, die für die vorliegende Arbeit hingenommen werden muss.

Zusammenfassend lässt sich aus deskriptiver Sicht schließen, dass insbesondere die Angst vor dem eigenen Sterben als auch die Akzeptanz der eigenen Sterblichkeit von Interesse bei der Untersuchung von Endlichkeits-Fragestellungen im Vierten Lebensalter sind.

6.1.3 Welche Rolle spielen Persönlichkeit, Gesundheit und Religiosität als hypothetisch angenommene Determinanten der Einstellungen zu Sterben und Tod (F4 – F6c)?

Im integrativen Arbeits- und Rahmenmodell zur Erklärung der Einstellungen zu Sterben und Tod im hohen Alter wurden theoriegeleitet Modellkomponenten auf einer Prädiktor- sowie einer Mediatorebene formuliert, die Persönlichkeits-, Gesundheits- und Religiositätsvariablen gruppieren, welche als Determinanten der Angst vor Sterben und Tod sowie der Akzeptanz des eigenen Sterbens und Todes angenommen wurden. Nachfolgend werden die Befunde der *Fragestellungen F4 – F6c*, die sozusagen das Herzstück der vorliegenden Arbeit darstellen, zusammengefasst und interpretiert, wobei der Schwerpunkt auf die Ergebnisse der pfadanalytischen Analysen gelegt wird.

Persönlichkeit. Zur Auswahl der Persönlichkeitsvariablen zählten nicht nur die in den Modellkomponenten explizit als protektive Persönlichkeits- und Risikofaktoren der Persönlichkeit benannten Konstrukte, sondern auch der Mediator soziale Einbindung (Einsamkeit) sowie Zeit- und Zukunftsperspektive. Allerdings wurde für die Variablen der Prädiktorebene ein basalerer Einfluss angenommenen, da diese als lebensgeschichtlich früh entwickelte und weitgehend stabile Persönlichkeitskomponenten anzusehen sind. Für die Mediatorvariablen wurde somit eine ontogenetisch spätere Entwicklung zugrundegelegt, die somit durch die hierarchisch vorgeschalteten Variablen beeinflusst werden. Dies trifft beispielsweise im Fall der globaleren internalen Kontrollüberzeugung versus die domänenspezifische Überzeugung der Kontrollierbarkeit der eigenen Zukunft zu. Die zugrundeliegende Annahme war, dass ressourcenorientierte Persönlichkeitsvariablen positive Zusammenhänge zur Akzeptanz- und negative Bezüge zu den Angstdimensionen der Einstellungen zu Sterben und Tod aufweisen, was in umgekehrter Wirkrichtung für die Risikofaktoren angenommen wurde. Dies ließ sich weitgehend bestätigen, ebenso das Vorliegen von Mediationseffekten, jedoch waren die Befunde im Einzelnen durchaus uneinheitlich.

Zusammenfassend zeigte sich bei den explorativ-korrelativen Befunden, dass die protektiven Persönlichkeitsfaktoren Extraversion, Generativität, internale Kontrollüberzeugung und Resilienz durchgängig negativ mit den Angstdimensionen sowie durchgängig positiv mit der Akzeptanzdimension zusammenhingen. Die Risikofaktoren der Persönlichkeit, Neurotizismus, allgemeine oder Trait-Ängstlichkeit sowie externale Kontrollüberzeugung, standen zwar in durchgängig positiver Beziehung mit den Angstdimensionen, wiesen jedoch uneinheitliche Bezüge mit der Akzeptanzdimension auf. Als Maß für den Grad der sozialen Einbindung dienten die Subskalen Einsamkeitsgefühle, emotionale und soziale Isolation sowie die daraus resultierende Einsamkeits-Gesamtskala im Sinne der Trait-Einsamkeit. Diese hingen durchgängig positiv mit den Angstdimensionen und negativ mit der Akzeptanz der eigenen Sterblichkeit zusammen. Schließlich wurde die Zeit- und Zukunftsperspektive anhand der Kontrollierbarkeit der Zukunft, der affektiven Valenz der Zukunftsperspektive, der erlebten Obsoleszenz sowie der Vergangenheitsorientierung erfasst. Hier zeigten sich nur für die affektive Valenz der Zukunft und die Obsoleszenz bivariate Zusammenhänge zu den Einstellungen zu Sterben und Tod. Die optimistische Sicht der affektiven Valenz-Skala hatte dabei einen positiven Bezug zur Akzeptanz der Sterblichkeit sowie negative Bezüge zur Angst vor Sterben und Tod, wogegen sich bei der Obsoleszenz die Vorzeichen jeweils umkehrten.

Bei den hypothesentestenden pfadanalytischen Strukturgleichungsmodellen ergaben sich folgende Befunde für die Einstellungen zu Sterben und Tod im hohen Alter: Bei der Angst vor dem eigenen Sterben erwiesen sich von den Persönlichkeitsvariablen insgesamt lediglich die allgemeine Ängstlichkeit sowie die Trait-Einsamkeit als prädiktiv, wobei der Einfluss der Einsamkeit insgesamt gering war. Die als deutlich stärker angenommene allgemeine Ängstlichkeit zeigte keinen direkten Effekt auf die spezifischere Angstdimension des Sterbens, allerdings lässt sich dies darüber erklären, dass die Trait-Angst über Einsamkeit, körperliche Schmerzen und Depressivität deutlich mediiert wurde. Hier zeigte sich die Wichtigkeit einer zusätzlichen Modellüberprüfung durch Pfadanalysen: Bei der regressionsanalytischen Betrachtung erwies sich die allgemeine Ängstlichkeit als direkter Prädiktor, weil die Mediatorvariablen durch die Verfahrenslogik ebenfalls als Prädiktoren überprüft wurden und somit der eigentlich hierarchisch angenommene Effekt nicht berücksichtigt werden konnte. Somit kann der vermutete Einfluss der Trait-Angst und der Einsamkeit bestätigt werden, allerdings ist der über alle Einstellungen zu Sterben und Tod hinweg geringe Einfluss der Einsamkeit insofern verwunderlich, da Hochaltrige durch Verringerung ihrer Sozialkontakte, z. B. durch Mobilitätseinschränkungen und dem Versterben von Freunden und Verwandten, ein altersspezifisch erhöhtes Einsamkeitsrisiko tragen (Tesch-Römer, 2012; M. Wagner et al., 2010). Dies gilt insbesondere für alleinlebende Personen mit funktionalen Einschränkungen, was in der vorliegenden Studie überwiegend der Fall war (Heyl, Wahl, & Mollenkopf, 2005; Mollenkopf, Falk, & Tacken, 2004; Ruoppila & Raitanen, 2004). So zeigten sich entsprechend positive Zusammenhänge zwischen einer schlechten Sehkraft und erhöhten Sturzgefahr als Ausdruck eines eingeschränkten Aktionsradius' mit einer höheren Einsamkeit. Zu prüfen wäre, ob die Verwendung einer Subskala statt der Gesamtskala ein differenzierteres Bild liefern kann – so deuten die unter Punkt 6.1.3.2.4 diskutierten Befunde auf die besondere Wichtigkeit der Subskala Einsamkeitsgefühle hin. Allerdings ergaben sich in bisherigen Studien uneinheitliche Befunde darüber, ob einsame Hochaltrige in Zusammenhang mit hohen Depressivitätswerten ein gesteigertes Mortalitätsrisiko haben (Rapp et al., 2008; Stek et al., 2005).

Überraschenderweise zeigte keiner der defizitorientierten Persönlichkeitsprädiktoren und -mediatoren einen bedeutsamen Einfluss auf die Angst vor dem eigenen Tod, dagegen war die internale Kontrollüberzeugung ein starker negativer Prädiktor. Der Befund, dass sich diese angstsenkend auf ein so unkontrollierbares Ereignis wie den Tod auswirkt, gibt Aufschluss über die unter Punkt 2.5.2.2.1 und 2.5.2.2.2 beschriebene Möglichkeit, dass die personale Ressource eines subjektiven Kontrollerlebens im Angesicht des Todes sich ins Gegenteil verkehren und stattdessen eine externale Kontrollüberzeugung zu schicksalsergebeneren, gelassenen Reaktionen führen könnte (Specht et al., 2011a). Das Gegenteil ist der Fall, wie korrelative Befunde der externalen Kontrollüberzeugung zeigten: Neben einem positiven Zusammenhang auf die Angst vor Sterben und Tod stand diese in keiner Relation mit der Sterblichkeitsakzeptanz. Bisherige Befunde zur internalen wie externalen Kontrollüberzeugung waren sehr uneinheitlich, bezogen sich jedoch zumeist auch nicht explizit auf das hohe Alter (Tomer & Eliason, 2000b).

Bezüglich der internalen Kontrollüberzeugung fiel auf, dass die konzeptuell ähnliche Resilienz im Vergleich keinerlei Einfluss auf die Angst vor dem eigenen Tod hatte, obwohl beide Variablen mit .49 höchst signifikant korrelierten.

Dies führt zu einem paradoxen Phänomen bei der Akzeptanz des eigenen Sterbens und Todes: Hier trafen sowohl die internale Kontrollüberzeugung als auch die Resilienz in einem Modell aufeinander, erwartet wurde ein jeweils positives Pfadgewicht, da beide als protektiv wirkende Persönlichkeitsfaktoren im integrativen Modell zur Erklärung der Einstellungen zu Sterben und Tod im hohen Alter postuliert wurden und zahlreiche empirische Befunde den schützenden Einfluss bestätigten (Labouvie-Vief, Hakim-Larson, DeVoe, & Schoeberlein, 1989; Leppert et al., 2005; Staudinger, Freund, Linden, & Maas, 1999). Während dies für die internale Kontrollüberzeugung zutraf, erwies sich die psychische Widerstandsfähigkeit jedoch als negativer Prädiktor. Das heißt, dass eine hoch ausgeprägte internale Kontrollüberzeugung zwar mit höheren Akzeptanzwerten der eigenen Endlichkeit einherging, hoch resiliente Menschen jedoch geringere Akzeptanzwerte aufwiesen. Dies überrascht insbesondere dahingehend, da ein möglicherweise negativer Einfluss im Sinne einer durch den unkontrollierbaren Tod ausgelösten paradoxen Umkehrwirkung eher für die internale Kontrollüberzeugung als möglich erachtet wurde, wie bereits erwähnt.

Liegt der widersprüchliche Befund möglicherweise an der Operationalisierung der Resilienz? Inhaltlich spricht dagegen, dass sich für alle weiteren Zusammenhänge der Resilienz mit den übrigen Prädiktor- und Mediator-Variablen der Persönlichkeit die angenommenen Zusammenhänge ergaben. So hing die psychische Widerstandsfähigkeit beispielsweise negativ mit den Risikofaktoren der Persönlichkeit, Einsamkeit und einer negativen Zukunftserwartung zusammen. Auch das verwendete Messinstrument, die Kurzform RS-11 der Resilienzskala RS-25 (Leppert, 2003; J. Schumacher et al., 2005) als deutsche Übersetzung der *Resilience Scale* von Wagnild und Young (1993), stellt ein etabliertes Verfahren dar und erzielte in der vorliegenden Stichprobe mit .73 eine gute Reliabilität. Vergleichsweise war die psychometrische Güte der internalen Kontrollüberzeugung nicht optimal: Bei der drei Items umfassenden Kurzskala musste eines aufgrund der schlechten internen Konsistenz entfernt werden, was einer Verbesserung von Cronbachs Alpha von .41 auf .64 entsprach. Möglicherweise würde sich der gefundene Effekt der internalen Kontrollüberzeugung bei einer besseren Operationalisierung also weiter verstärken.

Aus konzeptueller Sicht ist denkbar, dass trotz großer inhaltlicher Ähnlichkeit es diejenigen Anteile sind, die beide Konstrukte im Sinne einer diskriminanten Validität unterscheiden und somit ausschlaggebend für die unterschiedliche

Wirkweise sind. So ist die internale Kontrollüberzeugung möglicherweise maßgeblich an dem bei der Bewältigung der Konfrontation mit der eigenen Sterblichkeit so wichtigen kognitiven Umstrukturierungsprozess der bewussten Auseinandersetzung mit der Thematik beteiligt (Cicirelli, 2003; Wittkowski, 2005). Eine internal kontrollierte Person erwartet, auch über kommende Ereignisse subjektive Einwirkmöglichkeiten zu haben, agiert also proaktiv und handlungsorientiert, ist stärker kognitiv ausgerichtet (Jakoby & Jacob, 1999; Rotter, 1966). Die beiden Skalenitems zeigen dies deutlich: „Bei Problemen und Widerständen finde ich in der Regel Mittel und Wege, um mich durchzusetzen", „Es hat sich für mich als gut erwiesen, selbst Entscheidungen zu treffen, anstatt mich auf das Schicksal zu verlassen". Resilienz dagegen drückt vor allem die Fähigkeit aus, aus geschehenen belastenden und die eigene Entwicklung und Funktionsfähigkeit gefährdenden Ereignissen, Umständen, Risiken und Beeinträchtigungen wie einem erlittenen Trauma oder einem dysfunktionalen sozialen Milieu psychisch unversehrt hervorzugehen (Brandtstädter & Greve, 1994; Filipp & Mayer, 2005; Leppert et al., 2005). Dies gelingt, indem das bereits Geschehene durch Anpassungsleistungen, wie z.B. emotionsregulative Strategien, bewältigt wird (Rutter, 1987). Resilienz dient somit der Aufrechterhaltung, aber auch Wiederherstellung einer psychischen Funktionsfähigkeit, ist eher reaktiv (ebd.). Dies betont möglicherweise, dass die Akzeptanz der eigenen Sterblichkeit eine aktive, kognitive Auseinandersetzung mit Sterben und Tod erfordert oder dadurch zumindest gefördert wird, wie Cicirelli (2003) und Wittkowski (2005) in ihren jeweiligen Modellen andeuten. Dennoch ließe sich so nur ein geringerer, nicht aber der negative Zusammenhang der Resilienz mit der Akzeptanz erklären. Möglicherweise bestehen auch Unterschiede für den Zusammenhang der Resilienz mit unterschiedlichen Akzeptanzformen – in der vorliegenden Studie wurde die als wichtigste Form angenommene neutrale Akzeptanz operationalisiert, so dass hierzu keine Überprüfung möglich ist. Die Einordnung dieses Befundes muss somit insgesamt mit einem Fragezeichen versehen bleiben und kann nicht zufriedenstellend geklärt werden.

Erwartungsgemäß zeigte sich jedoch die Mediatorvariable affektive Valenz der Zukunftsperspektive, die eine emotional-optimistische Erwartungshaltung gegenüber der persönlichen Zukunft ausdrückt, als Prädiktor für die Akzeptanz der eigenen Sterblichkeit, die vor allem den stark negativen Einfluss der allgemeinen Ängstlichkeit und – hier wieder positiven – Einfluss der Resilienz mediierte.

Zusammenfassend ist festzustellen, dass sich sowohl auf der im hierarchischen Rahmenmodell zur Erklärung der Einstellungen zu Sterben und Tod im hohen Alter postulierten Prädiktor- als auch Mediatorebene Persönlichkeitsvariablen als bedeutsam für alle drei Einstellungen zu Sterben und Tod erwiesen. Während sich für die basalen Konstrukte Resilienz und internale Kontrollüberzeugung jeweils direkte, jedoch gegenläufige Effekte ergaben, wurde der Einfluss der allgemeinen Ängstlichkeit überraschenderweise ausschließlich mediiert. Die persönlichkeitsnahe Trait-Einsamkeit erwies sich als Mediator der Angst vor dem eigenen Sterben, erreichte jedoch keinen signifikanten Einfluss. Allerdings zeigte sich an anderer Stelle, dass Männer bei der Subskala Einsamkeitsgefühle deutlich höhere Werte aufwiesen und so möglicherweise deren stärkere Angst vor dem eigenen Tod bedingten (vgl. hierzu ausführlich Punkt 6.1.3.2.4). Somit muss für die Einsamkeit möglicherweise zukünftig eine differenziertere Betrachtung eingenommen werden.

Funktionale und subjektive Gesundheit. Gesundheit als solche umfassend zu messen, ist im Rahmen einer Fragebogenstudie nicht möglich. Daher wurden für die vorliegende Arbeit stellvertretend zwei Bereiche abgedeckt, die funktionale sowie die subjektive Gesundheit. Die Funktionalität des Körpers als ein Aspekt objektiver Gesundheit nimmt im integrativen Rahmenmodell zur Erklärung der Einstellungen zu Sterben und Tod im hohen Alter innerhalb der Modell-Prädiktorebene eine gesonderte Stellung ein, da diese ansonsten ausschließlich persönlichkeitsnahe Konstrukte enthält. Allerdings wurde angenommen, dass die funktionale Gesundheit im hohen Alter einerseits eine besonders wichtige und die Mortalitätssalienz aktivierende Rolle spielt, sich bei deren Ausprägung jedoch auch lebensspannenübergreifende Aspekte wie Lebensstilfaktoren sowie der individuelle Genotyp niederschlagen (A.-C. Saß et al., 2009; Wurm, 2012; Wurm & Tesch-Römer, 2005). Studien zur subjektiven und objektiven Gesundheit zeigten, dass eine schlechte Gesundheit allerdings nicht automatisch mit einer als schlecht empfundenen Gesundheitseinschätzung der betroffenen Person einhergeht (Faltermaier, 2005b; Lehr, 2007; Müters, Lampert, & Maschewsky-Schneider, 2005). Dies kann in der Tradition des *Altersinvarianz-Paradoxons* erklärt werden, dass davon ausgeht, dass die Diskrepanz zwischen objektiver (hier nur aspektweise in Form der funktionalen Gesundheit erhoben) und subjektiver Gesundheit im Alter sogar am größten ist, statt linear zuzunehmen, da persönliche und soziale Variablen an Bedeutsamkeit zunehmen (Wurm & Tesch-Römer, 2005). Da somit aber die Berücksichtigung der subjektiven Einschätzung eine vermittelnde Rolle zu spielen scheint, wurde diese in das Modell auf der Mediatorebene integriert.

Die Variablen der funktionalen Gesundheit umfassten *Activities of Daily Living* bzw. instrumentelle und alltägliche funktionale Kompetenzen (positiv gepolt), funktionale Limitationen (negativ gepolt), Sturzhäufigkeit sowie die Funktionstests der oberen (Handkraftstärke), unteren (Sitz-Steh-Test) Extremitäten sowie der Sehschärfe (Visus). Zusammenfassend zeigte sich bei den explorativ-korrelativen

Befunden, dass diese insgesamt nur schwache Bezüge zu den Einstellungen zu Sterben und Tod aufwiesen. Auffällig war, dass eine hohe Selbstständigkeit, Sehkraft und Funktionalität der unteren Extremitäten mit einer höheren Angst vor dem eigenen Sterben und einer geringeren Akzeptanz der eigenen Sterblichkeit einhergingen. Unter der subjektiven Gesundheit wurden die Variablen Depressivität, körperliche Schmerzen, Sturzangst, subjektive Gesundheitseinschätzung sowie subjektive Einschätzung der Veränderung des Gesundheitszustands zusammengefasst. Hier zeigten sich die insgesamt geringsten Zusammenhänge zu den Einstellungen zu Sterben und Tod, insbesondere für die Akzeptanz der eigenen Sterblichkeit. Die stärksten Relationen bestanden für die Angst vor dem eigenen Sterben. Insgesamt waren hohe Werte auf den Schmerzskalen, Sturzhäufigkeit und Depressivität positiv mit den Angstdimensionen korreliert, dagegen negativ mit der Akzeptanz. Hohe Werte der subjektiven Gesundheit und der wahrgenommenen Veränderung des Gesundheitszustands korrelierten dagegen negativ mit den Angstdimensionen.

Der anhand hypothesentestender Pfadmodelle ermittelte Einfluss der postulierten Determinanten der funktionalen und subjektiven Gesundheit auf die Einstellungen zu Sterben und Tod im hohen Alter stellte sich wie folgt dar: Sowohl die funktionale Selbstständigkeit in Form der instrumentellen und grundlegenden Alltagskompetenzen sowie die subjektiv gesundheitsrelevanten Mediatoren körperliche Schmerzen und Depressivität erwiesen sich als relevante Einflussfaktoren der Ausprägung der Angst vor dem eigenen Sterben. Tatsächlich vermittelte die Depressivität als Mediator in erster Linie die Einwirkung der Trait-Angst und nur teilweise den Einfluss der ADL-/IADL-Skala; die körperlichen Schmerzen mediierten dagegen ausschließlich die Wirkung anderer Prädiktoren, auch hier wieder hauptsächlich die allgemeine Ängstlichkeit. Für die subjektive Gesundheit zeigte sich der erwartete Einfluss, d.h. hohe Depressivitätswerte sowie ein hohes Ausmaß an körperlichen Schmerzen gingen mit höherer Angst vor dem eigenen Sterben einher. Auch für eine schlechte funktionale Gesundheit wurde durch den Mortalitätssalienz erhöhenden Einfluss hypothetisch von einer angststeigernden Wirkung ausgegangen, genau das Gegenteil war jedoch der Fall: Je weniger funktionale Einschränkungen vorlagen, desto höher war die Angst vor dem eigenen Sterben, wie sich in einem direkten Effekt zeigte. Dies entspricht auch den korrelativen und regressionsanalytischen Befunden, sicherheitshalber wurde an dieser Stelle dennoch zur Validierung des paradoxen Befundes und zum Ausschluss eines Methodenartefakts ein Alternativmodell berechnet, bei dem statt der positiv gepolten ADL-/IADL-Skala – je höher die Werte, desto höher das Ausmaß an funktionaler Selbstständigkeit – die LIMIT-Skala überprüft wurde, bei der ein hoher Wert dem Vorliegen funktionaler Limitationen entspricht, wie z. B. Gleichgewichts- und Koordinationsproblemen, Mobilitäts-, Visus- und Hörfähigkeitseinschränkungen. Es zeigte sich die erwartete Vorzeichenumkehr, so dass ein hohes Ausmaß funktionaler Beeinträchtigungen mit einer signifikant geringeren Angst vor dem eigenen Sterben einherging. Insgesamt sprechen die vorhergehenden Befunde sowie die hier erfolgte Überprüfung durch alternative Pfadmodelle dafür, dass es sich nicht um ein Methodenartefakt, sondern einen tatsächlich vorliegenden, zumindest für die hier erhobene Stichprobe Hochaltriger gültigen Effekt handelt.

Dieses auffallende Befundmuster wiederholte sich durchgängig: So zeigte sich bei der Angst vor dem eigenen Tod, dass ein gute Sehschärfe und Leistung beim Sitz-Steh-Test deren Ausprägung als direkte Prädiktoren erhöhten. Auch hier fungierten die körperlichen Schmerzen als Mediator, insbesondere für den Sitz-Steh-Test. Unerwarteterweise hing demnach eine gute Funktionsfähigkeit der unteren Extremitäten mit erhöhten Schmerzwerten zusammen, wobei eine denkbare, wenn auch eher spekulative Erklärung zu diesem Zusammenhang darin liegen mag, dass die Personen mit schlechter Leistung im Sitz-Steh-Test – also auch solche, bei denen der Test abgebrochen werden musste oder gar nicht erst durchgeführt werden konnte (vgl. Punkt 4.4) – aufgrund der durch die eingeschränkte Bewegung erzielten Schonung weniger Schmerzen empfanden als diejenigen, die möglicherweise trotz Schmerzen in den Beinen nicht auf ihre Mobilität verzichten wollten.

Schließlich zeigte sich auch bei der Akzeptanz des eigenen Sterbens und Todes ein direkter, wenn auch recht geringer Einfluss der *Activities of Daily Living*, wiederum in der nicht erwarteten Richtung: Je höher das Ausmaß an funktionaler Selbstständigkeit war, desto geringer fielen die Akzeptanzwerte der eigenen Endlichkeit aus. Der Mediatoreffekt für körperliche Schmerzen konnte hier nur teilweise bestätigt werden, da der Einfluss der Schmerzen auf die abhängige Variable nicht signifikant wurde. Allerdings zeigte sich eine weitgehend identische Konstellation wie bei beiden Angstdimensionen, so dass kein Zusammenhang zur ADL-/IADL-Komponente bestand, sondern die Schmerzen überwiegend die Trait-Angst mediierten, hohe allgemeine Ängstlichkeit also auch mit subjektiv höheren Schmerzangaben in Verbindung stand. Waren die körperlichen Schmerzen jedoch zuvor mit einer Zunahme an Angst vor dem eigenen Sterben und Tod einhergegangen, zeigte sich hier der unerwartete Zusammenhang einer tendenziell erhöhten Akzeptanz durch das subjektiv wahrgenommene Ausmaß an Schmerzen und den dadurch erlebten Grad an Beeinträchtigung.

Auf die beschriebenen paradoxen Wirkungen der funktionalen Gesundheit sowie der körperlichen Schmerzen wird nachfolgend eingegangen. Zunächst interessiert, warum eine gute funktionale Gesundheit mit geringerer Akzeptanz der Endlichkeit und höheren Werten der Angst vor Sterben und Tod einhergeht – ein Effekt, der sich über alle Einstellungen zu Sterben und Tod hinweg zeigte und z. B. der vielzitierten Review von Fortner und Neimeyer (1999) widerspricht. Eine potentielle Erklärung hierfür ist, dass das Vorliegen einer hohen funktionalen Gesundheit, wie sie hier operationalisiert wurde, im hohen Alter äußerst selten ist (BMFSFJ, 2002; J. Smith & Baltes, 1997) – ein Umstand, der auch den Teilnehmern, die kognitiv weitgehend unbeeinträchtigt waren, bewusst sein dürfte. Wie in Anhang C.1 ersichtlich, ist die vorliegende Stichprobe Hochaltriger mit einem Mittelwert von rund 7 bei der ADL/IADL-Skala (9 entspricht einer uneingeschränkten Selbstständigkeit) altersuntypisch körperlich fit, was jedoch bei der Selektivität der längsschnittlichen Stichprobe andererseits nicht verwundert. Möglicherweise steigern eben dieses Bewusstsein und der Vergleich mit anderen, z. B. im Pflegeheim lebenden Hochaltrigen die Angst vor dem Verlust dieser Selbstständigkeit, die das hohe Alter jedoch mit deutlich erhöhter Wahrscheinlichkeit mit sich bringt. Dabei gilt dies nicht nur für den Verlust der somatischen, sondern auch der kognitiven Gesundheit, die auch mit einem hohen subjektiven Wohlbefinden verbunden wird (Lawton et al., 1999). Beispielhaft sei hier das Forschungsfeld zu *terminal drop* und *terminal decline* genannt, welches den Zusammenhang zwischen einem Nachlassen des kognitiven Funktionsniveaus, aber auch des subjektiven Wohlbefindens und einen daraufhin beschleunigten körperlichen Verfall und in zeitlicher Nähe eintretenden Tod untersuchen (Bäckman & MacDonald, 2006; Gerstorf et al., 2010; Gerstorf, Ram, Röcke, et al., 2008; Gerstorf, Ram, Schupp, et al., 2008; Palmore & Cleveland, 1976; R. S. Wilson et al., 2003). Im Umkehrschluss hieße das, dass eine bereits beeinträchtigte funktionale Gesundheit zunächst die Auseinandersetzung mit der eigenen Sterblichkeit und somit auch die Angst erhöht, jedoch, wie in Abb. 9 dargestellt und Cicirellis Argumentation folgend, letztlich zu einem Bewältigungs- oder Copingprozess führt, was sich wiederum in geringerer Angst vor Sterben und Tod sowie einer erhöhten Akzeptanz der eigenen Endlichkeit äußert. Da dieses Resultat nur im Falle einer gelungenen Bewältigung eintreten würde, wäre es interessant, bei zukünftigen Forschungsvorhaben zu erfassen, wie sich die in ihrer funktionalen Gesundheit Beeinträchtigten unterscheiden, die erfolgreich zu einer erhöhten Akzeptanz der Endlichkeit gelangen konnten im Vergleich zu denjenigen, bei denen möglicherweise durch Verdrängung oder dysfunktionales Coping eine Zunahme der Angst eingetreten ist.

Im Vergleich zur Wirkweise der funktionalen Gesundheit kann für den angst- wie akzeptanzsteigernden Effekt der körperlichen Schmerzen eine ähnliche Erklärung vermutet werden: Die erhöhte Salienz der eigenen Sterblichkeit durch eine funktional wie subjektiv durch Schmerzen eingeschränkte Gesundheit scheint durch die kognitiven Bewältigungsprozesse, möglicherweise vergleichbar mit Modellen der Krankheitsverarbeitung (Faller, 1998; Faltermaier, 2005b; Hoffmann, 2008; Merriam, Courtenay, & Reeves, 1997; Radley, 1994), zu einem gelasseneren Umgang mit dem Unausweichlichen zu führen. Dabei scheint von allen hier untersuchten Variablen der subjektiven Gesundheit das Ausmaß körperlicher Schmerzen sowie der damit verbundene Beeinträchtigungsgrad von besonderer Wichtigkeit zu sein. Dies überrascht insofern, da hypothetisch zumindest eine ähnliche Stärke des Einflusses bei der Depressivität vermutet worden wäre, für die jedoch nur bei der Angst vor dem eigenen Sterben ein erwartungsgemäß angststeigernder Einfluss gefunden wurde. Möglicherweise zeigt sich hier eine wichtige Unterscheidung beider Variablen: Beide zeigten höhere Werte durch höhere Trait-Angst und korrelierten zwar signifikant miteinander, jedoch wies Depressivität mit allen anderen subjektiven Krankheitsvariablen höhere Bezüge auf. Vergleicht man die Korrelationsmuster mit den Variablen der Modell-Prädiktorebene fällt auf, dass Depressivität von allen subjektiven Gesundheitsvariablen als einzige sehr deutliche, negative Bezüge zu den ressourcenorientierten Variablen aufwies. Im Gegensatz dazu zeigte sich keinerlei Zusammenhang zwischen positiven Persönlichkeitsressourcen, Religiosität und Spiritualität für die Schmerzskalen. Die Vermutung liegt also nahe, dass Personen, die durch ihre Persönlichkeit und ihre spirituelle bzw. religiöse Einstellung über Ressourcen verfügen, diese auch im Umgang mit Schmerzen anwenden und über Anpassungsleistungen wie kognitive Umstrukturierungsprozesse deren Einfluss besser bewältigen können als Personen mit wenig Ressourcen und hohen Depressivitätswerten (Jopp & Smith, 2006; M. Martin, 2001).

In dieser Hinsicht verwundert es allerdings, dass eine hohe psychische Widerstandsfähigkeit bei der Endlichkeitsakzeptanz zwar positiv mit einer optimistischen Sicht auf die persönliche Zukunft, jedoch auch positiv mit einer subjektiv höheren Schmerzeinschätzung einherging. Wie bereits für die Persönlichkeitsvariablen beschrieben, kann die widersprüchliche Rolle der Resilienz in den vorliegenden Modellen jedoch nicht zufriedenstellend erklärt werden. Aufschluss über die Rolle der Depressivität können auch die Befunde von Gerstorf und Kollegen (Gerstorf et al., 2010; Gerstorf, Ram, Röcke, et al., 2008; Gerstorf, Ram, Schupp, et al., 2008) geben. Hier zeigte sich mittels *distance-to-death*-Maßen, dass ein sinkendes geringes subjektives Wohlbefinden zu einem Anstieg der Mortalität im hohen Alter führte. Das subjektive Wohlbefinden korrelierte in der vorliegenden Studie signifikant negativ mit den Angstdimensionen vor Sterben und Tod, die wiederum entsprechend positive Zusammenhänge zur Depressivität aufwiesen, so dass hier eine gewisse Verbindung zu einer erhöhten Mortalität vermutet werden kann. Dass Depressivität im Vergleich zur Wirkung in jüngeren Lebensjahren im Vierten Lebensalter generell differentiell betrachtet werden sollte, demonstriert eine Studie von Rapp, Gerstorf, Helmchen und Smith (2008). Die Autoren fanden anhand von Survivalraten der Teilnehmer der BASE-Studie, dass eine erhöhte Depressivität im jungen Alter zwar einen mortalitätssteigernden Einfluss hatte, dies jedoch nicht für die Hochaltrigen (85–101 Jahre bei der Baseline-Messung) zutraf, wobei dieser Zusammenhang noch nicht zufriedenstellend erklärt werden kann.

Zusammenfassend zeigte sich für die Einstellungen zu Sterben und Tod bei der funktionalen Gesundheit jeweils ein relevanter Einfluss, der jedoch in seiner Wirkrichtung überraschte: Je besser der funktionale Status, desto höher die Angst vor Sterben und Tod und desto geringer die Akzeptanz des eigenen Sterbens und Todes. Auch die angenommenen Mediationseffekte ließen sich weitgehend bestätigen, hier erwiesen sich die körperlichen Schmerzen als zentrale Komponente. Doch auch diese zeigte unerwartete Effekte, da sie zu allen drei Einstellungen zu Sterben und Tod in positiver Relation stand und somit sowohl angst- als auch akzeptanzsteigernd wirkte. Hier wird das Zusammenspiel der basaleren und persönlichkeitsnahen Variablen der Modell-Prädiktorebene als bedeutsam erachtet, das genauer erforscht werden sollte. Es bleibt zu konstatieren, dass sich die Ergebnisse bezüglich der funktionalen Gesundheit insgesamt uneinheitlich darstellten, ein Problem, dass schon unter Punkt 2.3.2.2.4 in der Zusammenschau bisheriger Forschung zum Zusammenhang von Gesundheitsstatus und den Einstellungen zu Sterben und Tod berichtet wurde.

Religiosität und Spiritualität. Hierunter wurden neben der intrinsischen Religiosität oder Zentralität als Ausdruck tief empfundenen christlichen Glaubens die konfessions-unabhängige Spiritualität sowie die Valenz des Glaubens im Sinne eines negativen oder positiven Verhältnisses zu Gott erfasst. Dabei bestanden die Variablen der Religiosität im Einzelnen aus den Subdimensionen kognitives Interesse, religiöse Ideologie, private bzw. persönliche Praxis, öffentliche Praxis und religiöse Erfahrung sowie der daraus gebildeten Gesamtskala, wogegen Spiritualität anhand des transpersonalen Vertrauens erhoben wurde. Aufgrund der kohortentypisch überwiegend christlichen Konfessionszugehörigkeit der Studienteilnehmer (86.5%) wurde ursprünglich von einem stärkeren Einfluss der Zentralitätsskala als der Spiritualität ausgegangen, da letztere einen freieren Rahmen der

Glaubensrichtung zugesteht. Zudem wurden die Zentralitätsfragen auch Atheisten und Agnostikern gestellt, da diese ein breites Spektrum an religionsbezogenen Einstellungs-, Erfahrungs- und Verhaltensaspekten beinhalten.

Obwohl sich die grundlegende Annahme eines potentiell angstsenkenden und akzeptanzsteigernden Einflusses sämtlicher glaubensbezogener Skalen bestätigte, zeigte sich dieser zumeist nur auf korrelativer Ebene. Hier fiel auf, dass sich insbesondere die Spiritualität als stark positiv zusammenhängend mit der Akzeptanz der eigenen Endlichkeit erwies, wogegen die intrinsische Religiosität vor allem deutlich negative Bezüge zu den Angstdimensionen aufzeigte. Eine Erklärung liegt möglicherweise in der Art der hier gemäß Wittkowski (1996) operationalisierten neutralen Akzeptanz der eigenen Sterblichkeit begründet. Vergleicht man diese mit der von Wong et al. (1994) in ihrem *Drei-Komponenten-Modell der Todesakzeptanz* unterteilten Formen der *neutral*, *approach* und *escape acceptance*, so wären hohe Zusammenhänge der Zentralität und des damit verbundenen christlichen Erlösungs- und Auferstehungsglaubens mit der annäherungsorientierten *approach*-Akzeptanz zu erwarten, die eine Vereinigung mit Gott bzw. den Zutritt zum Himmel beinhaltet. Dagegen erfasst die neutrale Akzeptanz ein Annehmen der Sterblichkeit als integralen und natürlichen Bestandteil allen biologischen Lebens, was wiederum der deutlich pantheistisch geprägten Spiritualitätsskala des transpersonalen Vertrauens (Belschner & Krischke, 2007) konzeptuell nähersteht. Für einen Zusammenhang der intrinsischen Religiosität mit der annäherungs- und vermeidungsorientierten, nicht aber der neutralen Akzeptanz sprechen auch die Befunde von Ardelt (2008). Allerdings erfasst ein Item der Spiritualitätsskala durchaus den Gedanken an ein Leben nach dem Tod, jedoch losgelöst von der christlichen Auferstehungsidee: „Meine Seele lebt auch nach meinem Tod weiter". Somit ist hier eine pantheistische, aber auch hinduistische oder buddhistische Interpretation des Lebenskreislaufs, z.B. im Sinne des leidvollen *Samsaras* und des erlösenden *Nirvanas* denkbar. Zudem umfasst das transpersonale Vertrauen weniger die Intensität, als vielmehr die Funktionalität der Spiritualität, die als Bewältigungsverhalten in Krisen aller Art, wie etwa einer schweren Erkrankung, helfen kann (Belschner & Krischke, 2007). Das wiederum passt zum kognitiven Anteil der neutralen Akzeptanzdimension, in der, wie Cicirelli (2003) schreibt, „the individual comes to terms with the inevitable reality of personal mortality by accepting it at the cognitive level and adjusting to it affectively" (S.67).

Sowohl die Zentralität oder intrinsische Religiosität als auch das transpersonale Vertrauen als Maß der Spiritualität korrelierten zu .81 so stark, dass aufgrund des Vorliegens von Multikollinearität nicht beide gleichzeitig in regressionsanalytische Verfahren aufgenommen werden konnten. Hier zeigte sich die konzeptuelle

Nähe beider Skalen, die sich hauptsächlich durch den Ausdruck eines 'neutralen' versus eines kirchlich-weltlichen Glaubens unterscheiden. Bei den jeweils gerechneten regressionsanalytischen Alternativmodellen erwies sich jedoch immer die Spiritualität als stärkerer Prädiktor für die Akzeptanz, was auch pfadanalytisch bestätigt werden konnte: Ein hohes Maß an Gottvertrauen und spiritueller Durchlässigkeit, etwa als Verbundenheitsgefühl mit dem Kosmos oder dem Glauben daran, durch eine höhere Macht geführt zu werden, führte zu einer höheren Akzeptanz. In Modellen zur Erklärung der Angstdimensionen konnten sich dagegen weder Zentralität noch transpersonales Vertrauen gegenüber den anderen Prädiktoren durchsetzen.

Weiterhin zeigte sich korrelativ, dass die Valenz des Glaubens, die das Verhältnis zu Gott oder einer höheren Macht als positiv bzw. negativ kennzeichnet, bis auf einen deutlich positiven Zusammenhang der positiven Valenz mit der Akzeptanzdimension keinerlei Bezüge zu den Einstellungen zu Sterben und Tod aufwies. Dies überrascht dahingehend, da ein als bestrafend und zornig empfundener Gott vermuten lassen würde, dass die Angst insbesondere vor dem Tod – im christlichen Glauben verbunden mit dem sprichwörtlichen Vortreten vor den Schöpfer – mit erhöhten Werten einhergehen sollte. Allerdings wurde in der vorliegenden Studie nicht kontrolliert, ob ein eher negativ geprägter Glaube an Gott mit einem entsprechenden Schuldgefühl einhergeht, also dem subjektiven Empfinden, sich zu Lebzeiten durch Sünden schuldig gemacht zu haben, für die man im Himmel nach dem Tod zur Verantwortung gezogen wird. Zudem sei an dieser Stelle erwähnt, dass vor allem die negative Valenz des Glaubens bei vielen Teilnehmern auf Verständnisschwierigkeiten gestoßen ist und als schwierig zu beantworten galt. Dies zeigte sich auch an der erhöhten Abbruchquote: Während die Religiositäts- und Spiritualitätsitems von 111 bzw. 103 Personen beantwortet wurden, war dies bei der positiven und negativen Valenz nur bei 93, respektive 92 Personen möglich; letztere erreichte außerdem mit .62 die zweitschlechteste interne Konsistenz.

Zusammenfassend ließ sich ein protektiver Einfluss der intrinsischen Religiosität, Spiritualität und positiven Valenz des Glaubens an bzw. des Verhältnisses zu Gott auf die Einstellungen zu Sterben und Tod bestätigen. Allerdings erwies sich nach der kriterien-geleiteten Variablenreduktion letztlich nur die Spiritualität als starker Prädiktor der Akzeptanzdimension, obwohl die Studienteilnehmer weitgehend christliche Konfessionszugehörigkeiten aufwiesen. Für die Wirkung der Spiritualität konnte kein Mediationseffekt gefunden werden.

Effekte der Kontrollvariablen. Alle zuvor berichteten Effekte der Prädiktor- und Mediatorvariablen ergaben sich nach Kontrolle der soziodemografischen

Variablen Alter, Geschlecht, Bildungsjahre und kognitiver Status sowie teilweise weiterer Variablen. Dennoch werden der Vollständigkeit halber nachfolgend insbesondere pfadanalytische Befunde der Kontrollvariablen berichtet und diskutiert. Insgesamt ergaben sich bei den prüfungsweise berechneten bivariaten Korrelationsmustern zwischen den soziodemografischen Variablen und den Einstellungen zu Sterben und Tod nur sehr geringe Zusammenhänge, wie auch bei Tesch-Römer (2005) beschrieben. Tentativ konnten dabei die preliminären Befunde von Myska und Pasewark (1978) bestätigt werden, da institutionalisiertes Wohnen mit einer höheren Angst vor dem eigenen Tod einherging.

Bei der pfadanalytischen Berechnung der Angst vor dem eigenen Sterben als endogene Variable wurden anhand der vorherigen Ergebnisse keine direkten Effekte der Kontrollvariablen vermutet, es zeigte sich jedoch, dass Alter, Geschlecht und das kognitive Funktionsniveau (MMST-Score) zur Aufklärung der Gesamtvarianz der Mediatorvariablen Einsamkeit, körperliche Schmerzen und Depressivität beitrugen. Auch bei der Akzeptanz des eigenen Sterbens und Todes wurden keine direkten Effekte vermutet, allerdings trugen auch hier Alter, Bildungsjahre und kognitiver Status zur Aufklärung der Mediatorvariablen affektive Valenz der Zukunftsperspektive sowie körperliche Schmerzen bei. Ein gänzlich anderes Bild zeigte sich bei der Angst vor dem eigenen Tod. Hier wurden aufgrund der vorausgegangenen Analysen überwiegend direkte Einflusspfade vermutet, was sich bestätigen ließ. So zeigte sich ein deutlicher Alters- und Geschlechtseffekt, auch der kognitive Status erreichte ein vergleichsweise hohes, wenn auch nicht signifikantes Betagewicht. Das heißt, Männer hatten mehr Angst vor dem Tod, diese stieg ebenso mit höherem Alter sowie tendenziell mit höherer kognitiver Gesundheit. Wie lassen sich diese Befunde erklären?

Zunächst fiel auf, dass zwar keine Geschlechtsunterschiede für die Angst vor dem eigenen Sterben gefunden wurden, jedoch zeigten Männer höhere Angst vor dem eigenen Tod. Der Effekt erscheint auch insofern bedeutsam, da er Signifikanz erreicht, obwohl bei der an sich geringen Stichprobengröße der Anteil der Männer mit 22.1% entsprechend klein ausfällt. Ein Umstand, der allerdings die zur Zeit reale Geschlechtsverteilung im hohen Alter wiedergibt (vgl. Punkt 1.2). Wie unter Punkt 2.3.2.2.8 beschrieben, gibt es bislang keine einheitliche Befundlage zur Rolle der Geschlechtsvariablen in Bezug auf die Einstellungen zu Sterben und Tod, insbesondere nicht für das hohe Alter. So zeigten sich zwar für jüngere Altersgruppen Unterschiede dahingehend, dass Frauen höhere Angstwerte hatten, allerdings wurde oft nicht explizit zwischen der Angst zwischen Sterben und Tod unterschieden (Fortner & Neimeyer, 1999; Wittkowski, 2005). Zudem ließen sich für das höhere und hohe Lebensalter zumeist keine Geschlechtsunterschiede mehr finden (Fortner & Neimeyer, 1999; Fortner et al., 2000; Wittkowski, 2002, 2005). Tatsächlich zeigten sich Unterschiede erst bei einer differenzierten Betrachtung und Unterscheidung der Angstdimensionen – so etwa bei Cicirelli (1999) und Neimeyer und Moore (1994), die für Frauen eine höhere Angst vor dem Sterbeprozess fanden.

Dieser Befund ließe sich anhand der nüchternen gesellschaftlichen Tatsache erklären, dass Frauen ihre Ehepartner vielfach überleben und diese oft bis zum Tode pflegen (Statistische Ämter des Bundes und der Länder, 2010; Statistisches Bundesamt, 2009). Ein vielfach diskutierter, auch volkswirtschaftlich relevanter Aspekt, da sowohl Kostenersparnis durch die enorm hohen Pflegekosten, die durch private Pflege geschultert werden, aber auch Kostensteigerung für das Gesundheitssystem miteinander verbunden sind, da die Pflege eines Angehörigen mit psychischen Belastungen bis hin zu einem erhöhten Burnout-Risiko einhergehen kann (Dibelius & Uzarewicz, 2006; Döhner & Kohler, 2012; Kruse, 1991, 1995, 2007; Robert, 1992; Schneekloth & Wahl, 2009; Schulz-Nieswandt, 2006; Wiesli, 2011). Es wäre mithin möglich, dass Männer weniger Angst vor dem Sterben und der damit verbundenen Gefahr, alleine gelassen zu werden, empfinden. Die überlebende Frau dagegen ist eher auf die Pflege möglicher Angehöriger wie evtl. berufstätiger Kinder angewiesen und läuft somit höhere Gefahr, allein zu sterben. Die vorliegenden Befunde bestätigen diese Annahmen allerdings nicht, auch wenn sich durch die Vorzeichenumkehr der Betagewichte bei der regressionsanalytischen Überprüfung abzeichnete, dass Frauen minimal mehr Angst vor dem Sterben hatten. Bei Werten um null ist jedoch auch bei größeren Stichproben fraglich, ob der Geschlechtseffekt signifikant würde, was andererseits nicht ausschließt, dass es zumindest zu einer tendenziellen Bestätigung kommen könnte, dass Frauen mehr Angst vor dem Sterben aufweisen.

Wodurch kann jedoch die gefundene geschlechtlich bedingte unterschiedliche Angstausprägung vor dem Tod begründet sein? Ein Ansatz gemäß Neimeyer und Moore (1994) – hier zeigten Frauen weniger Angst vor dem Unbekannten, einer Subdimension der Angst vor dem eigenen Tod nach Collett und Lester (1969) – liegt in der Erklärung, dass Frauen insgesamt religiöser waren. Allerdings korrelierte in der vorliegenden Studie zwar Religiosität jeweils signifikant negativ mit der Angst vor dem Sterben und der Angst vor dem Tod, Religiosität und Geschlecht jedoch lediglich zu .09 miteinander. Auch in einer mittels allgemeinem linearen Modell berechneten Kovarianzanalyse ließ sich kein Effekt auf die unterschiedliche Ausprägung von Männern und Frauen auf die Angst vor dem eigenen Tod durch die Religiosität nachweisen. Explorativ wurden daher alle signifikant korrelierenden Modell-Prädiktor- und -Mediator-Variablen aus Tab.

16 und 20 mittels t-Tests auf signifikante Mittelwertsunterschiede bezüglich des Geschlechts überprüft. Geschlechtsunterschiede fanden sich für die allgemeine Ängstlichkeit, die Gesamtskala der Einsamkeit sowie die Subskala Einsamkeitsgefühle, Sturzangst und Veränderung des Gesundheitszustands, wobei Männer marginal signifikant eine höhere Trait-Angst zeigten, signifikant weniger Sturzangst und Gesundheitsveränderung aufwiesen sowie einsamer waren. Ein höchst signifikanter Unterschied ergab sich für die UCLA-Subskala, Männer zeigten deutlich mehr Einsamkeitsgefühle. Diese emotionale Einsamkeitskomponente bezieht sich, wie unter Punkt 4.4. definiert, auf das Fehlen enger, intimer Beziehungen und Interaktionen, die „durch Vertrauen, Zuverlässigkeit, Unterstützung und Erreichbarkeit gekennzeichnet sind" (Döring & Bortz, 1993, S. 230ff.). Items wie "Ich fühle mich niemandem nah" oder „Niemand kennt mich wirklich" veranschaulichen dies. Tatsächlich wurde bei einer weiteren Kovarianzanalyse mit der Kovariaten Einsamkeitsgefühle der vorher marginal signifikante Geschlechtseffekt auf die Angst vor dem eigenen Tod nicht mehr signifikant, wohl aber für die Einsamkeits-Subdimension (p=.05).

Das spricht dafür, dass die Männer der vorliegenden Stichprobe aufgrund ihrer stärkeren Einsamkeitsgefühle mehr Angst vor dem Tod hatten. Der Grund ist naheliegend: Männer verfügen über kleinere soziale Netzwerke als Frauen, somit über weniger Möglichkeiten zum Austausch über beängstigende Gedanken an den Tod. Ein landläufiges Klischee wäre zudem, dass Männer ungern über emotionale Themen und somit insbesondere Ängste reden. Auch hier erscheint ein Rückbezug auf Cicirellis (2003) *Transition Model of Older Adults' Fear and Acceptance of Death* sinnvoll: Eine kognitive Umstrukturierung oder zumindest bewusste Auseinandersetzung mit der eigenen Endlichkeit wird hier als hilfreich zur Bewältigung der Angst und nachfolgendem Sinnhaftigkeitserleben angesehen. Eine mangelnde Möglichkeit zum Austausch durch wenige oder wenig intensive, vertrauensvolle Sozialkontakte mag diesem Prozess entsprechend hinderlich entgegenstehen. Interessant ist, dass die Autoren der deutschen UCLA-Skala (Döring & Bortz, 1993) einen gegenläufigen Geschlechtsunterschied fanden: Hier äußerten Frauen signifikant häufiger Einsamkeitsgefühle, wobei als Grund jedoch vermutet wurde, dass Männer „aufgrund ihrer Geschlechtsrolle weniger dazu bereit sind, Einsamkeit zuzugeben" (Borys & Perlman, 1985; zitiert nach Döring & Bortz, 1993; Saklofske, Yackulic, & Kelly, 1986). Allerdings zeigte sich eine generelle Zunahme der Einsamkeitsgefühle im Alter.

Theoretisch wäre auch ein gänzlich anderer Zusammenhang der Einsamkeit mit der eigenen Sterblichkeit denkbar gewesen, nämlich dass ein im Leben einsamer Mensch den Tod eher herbeisehnt, um der Isolation zu entfliehen. In diesem

Fall würde der Tod im Sinne einer *escape acceptance* als Erlösung gesehen (Wong et al., 1994), denn „death is viewed as more attractive than the continued pain and suffering of earthly life" (Cicirelli, 2003, S. 67). Der vorliegende Befund spricht allerdings dagegen. Konzeptuell unklar und weiter zu überprüfen bleibt jedoch die Tatsache, dass die Einsamkeit von Thanatosforschern bislang der Angst vor dem eigenen Sterben, nicht der vor dem Tod, zugeordnet wurde (Collett & Lester, 1969; Wittkowski, 1990, 1996; vgl. Punkt 2.1 sowie 4.4) und beispielsweise durch Wittkowski als Teil der entsprechenden und hier operationalisierten FIMEST-Skala explizit erwähnt wird (vgl. Punkt 4.4). Während die UCLA-Skala allerdings die breiter gefasste Trait-Einsamkeit erfasst, beschreibt Wittkowski eher eine domänenspezifischere Form der Einsamkeit, die als Konsequenz von Krankheit, Schmerz und körperlichem Verfall gesehen wird. Einschränkend sei angemerkt, dass es sich bei der vorliegenden Interpretation des Geschlechtseffekts um Ergebnisse einer ad hoc-Kovarianzanalyse eines eingeschränkten Modells handelt und dieser Effekt sich in den zuvor berichteten Analysen nicht zeigte, so dass hier die Betonung auf einem Interpretationsversuch liegt und weitere Untersuchungen vonnöten sind.

Beim kognitiven Status fiel ein korrelativ marginaler sowie pfadanalytisch schwacher, jedoch direkter und positiver Effekt auf die Angst vor dem eigenen Tod auf, was im Lichte von Cicirellis (2003) *Transition Model of Older Adults' Fear and Acceptance of Death* wie folgt interpretiert werden kann: Die durch das Alter (hier ab 75 Jahren) bedingten Abbauprozesse tragen im Sinne der Mortalitätssalienz bei den jungen Alten dazu bei, dass diese „a greater awareness of their own nearness to death or limited survival time" haben, was insbesondere „fears concerned with annihilation or the extinction of self-identity" steigert (S. 69f.). Der Autor spricht also eindeutig eine der Angst vor dem eigenen Tod, nicht vor dem eigenen Sterben zugehörige Komponente an. Die gesteigerte Angst vor dem eigenen Tod initiiert eine Transitionsphase „involving cognitive and emotional reorganization, including reinterpretation of views on life and death, to find ways to reduce the fears of death and eventually increase the acceptance of death" (S.70), wobei der Autor eine Parallele zu dem unter Punkt 2.2.3 vorgestellten Stress-Modell von Lazarus und Folkman (1984) sieht. Da Cicirellis Modell einen Entwicklungsprozess darstellt, erfüllt die Kognition also zweierlei Funktionen: Am Beginn der Konfrontation mit der eigenen Endlichkeit eine angststeigernde, während der Transition bzw. der Bewältigungs- und Sinnfindungsphase jedoch eine akzeptanzsteigernde und angstsenkende, vorausgesetzt, die kognitive Umstrukturierung gelingt. Empirisch zeigte sich in früheren Studien ein non-linearer Zusammenhang dahingehend, dass diese Übergangsperiode vorwiegend bei Personen in ihren späten Siebzigern und frühen Achtzigern, nicht jedoch bei Jüngeren und den Hochaltrigen zu finden war (Cicirelli, 2002b).

In Bezug auf die vorliegenden Daten lässt sich dies zunächst bestätigen: Die Angst vor dem eigenen Tod war sehr gering, die Akzeptanz der eigenen Sterblichkeit dagegen sehr hoch ausgeprägt. Somit betrifft es möglicherweise nur noch eine Restgruppe von „Nachzüglern", die – wie im Modell ersichtlich – aufgrund ihres relativ hohen funktionalen Gesundheitsniveaus zu einer verzögerten Auseinandersetzung mit der Angst vor dem eigenen Tod gelangen. Somit ließe sich der positive Einfluss der Kognition, der die Transitionsphase markiert, erklären, da für diese das Vorliegen kognitiver Kompetenzen wichtig ist: Es handelt sich um „cognitive strategies for dealing with fears of death, diminished fears of death, and increased death acceptance" (S. 77). Diese Annahmen finden einen ähnlichen Ausdruck in Wittkowskis (2005) *integrativer Theorie der Einstellungen zum Tod im höheren und hohen Lebensalter*, in der ein durch Sterblichkeitsbewusstsein ausgelöster kognitiver Umstrukturierungsprozess beschrieben wird, in dessen Verlauf es zur Sinnhaftigkeit und -vermittlung kommt.

Bei beiden Modellen geht es letztlich um die Beschreibung eines prozesshaften Geschehens, was eine Beobachtung über die Zeit erfordert. Dies kann die vorliegende querschnittliche Arbeit nicht leisten, jedoch wäre der Theorie nach zu erwarten, dass mit zunehmender Zeit und körperlichen Gebrechen die Angst vor dem eigenen Tod der hier untersuchten Stichprobe Hochaltriger weiter sinkt und sich auch der leichte Einfluss der Kognition weiter abmildert. Denkbar ist jedoch auch, dass die erfolgreiche Bewältigung der stresshaften Situation gemäß Lazarus und Folkman (1984) aufgrund von Verdrängung oder Überforderung nicht, vielleicht auch noch nicht geschafft wurde. In diesem Fall wäre es interessant, die Gruppe der Nachzügler möglicherweise über das Vorliegen eines geminderten subjektiven Wohlbefindens oder das Nicht-Erreichen der Ich-Integrität gemäß Erikson herauszufiltern und gesondert zu betrachten.

Schließlich zeigte sich für das Alter ein direkter und positiver Einfluss auf die Angst vor dem eigenen Tod, d.h. ältere Personen zeigten mehr Angst vor dem eigenen Tod. Dies widerspricht nicht nur den zur Kognition gemachten Erklärungen, sondern auch dem bisherigen Forschungskorpus, bei dem sich über die Lebensspanne hinweg eine kurvilineare Entwicklung abzeichnete, so dass die Angst vor dem Tod im höheren Lebensalter ein stabiles Niveau erreichte (Cicirelli, 1999; Fortner et al., 2000; Wittkowski, 1993) bzw. querschnittlich gesehen kein Zusammenhang mehr zwischen höherem Alter und der Angst vor dem Tod bestand (Fortner & Neimeyer, 1999). Allerdings kann die vorliegende Stichprobe keinen Vergleich zu jungen Alten ziehen, wohl aber innerhalb der alten Alten differenzieren. So scheint es, dass es auch im Kontinuum der Hochaltrigkeit – hier einen Altersrange von 87 bis 97 Jahren umfassend – noch zu Veränderungen in der Angst vor dem eigenen Tod kommen kann. Ob die hier beobachtete Zunahme der Angst im hohen Alter quer- wie längsschnittlich und über verschiedene Kohorten hinweg replizier- und somit verallgemeinerbar ist, bleibt allerdings zu überprüfen. Unklar bleibt zudem, warum die mit zunehmendem Alter steigende Angst sich nur auf den eigenen Tod, nicht aber das eigene Sterben bezieht. Dies gilt insbesondere im Hinblick auf die vormals berichteten Befunde, dass vor allem die Dimensionen der Akzeptanz und der Angst vor dem eigenen Sterben starke Ausprägungen zeigten. Die Beantwortung, warum sich ein Alters- oder Kohorteneffekt bezüglich der Angst vor dem eigenen Tod zeigte, ist somit nicht zufriedenstellend zu gewährleisten. Möglicherweise ließe sich dieser über zusätzliche vermittelnde Variablen erklären, die jedoch bei den realisierten Mediatoren in der vorliegenden stark explorativen Untersuchung nicht abgedeckt waren (Neimeyer et al., 2003b).

Zusammenfassend zeigte sich, dass der Einbezug der Kontrollvariablen zur Untersuchung der Einstellungen zu Sterben und Tod im hohen Alter bei der Angst vor dem eigenen Sterben und der Akzeptanz des eigenen Sterbens und Todes zwar eine insgesamt untergeordnete Rolle spielte, jedoch bei der Angst vor dem eigenen Tod neben einem Alters- und Geschlechtseffekt auch ein leicht prädiktiver Einfluss des kognitiven Status' zu verzeichnen war. Bis auf den Geschlechtseffekt ließen sich diese Befunde nicht eindeutig und zufriedenstellend erklären. Durch das querschnittliche Forschungsdesign bleibt zudem unklar, ob es sich um einen einmaligen Befund handelt, so dass der Einbezug längsschnittlicher Daten sowie weiterer Drittvariablen für zukünftige Forschung anzuraten ist.

6.1.4 Wie hängen die Einstellungen zu Sterben und Tod mit dem subjektiven Wohlbefinden zusammen (F7a – F7b)?

Abschließend wurde explorativ der Zusammenhang der Einstellungen zu Sterben und Tod mit dem subjektiven Wohlbefinden aus deskriptiver und regressionsanalytischer Sicht untersucht (*Fragestellung F7a – F7b*), wobei zusätzlich Aspekte des hedonistischen und eudämonistischen SWB berücksichtigt wurden. Als Hintergrund diente die im Rahmenmodell postulierte weiterführende Annahme, dass die Konfrontation mit der eigenen Endlichkeit als Mortalitätssalienz gerade im hohen Alter relevant ist und ein Einfluss der individuellen Haltung gegenüber der Sterblichkeit auf das subjektive Wohlbefinden vermutet wurde (Kalish, 1985b). Handelt es sich bei den Einstellungen zu Sterben und Tod um bislang unberücksichtigte Determinanten des erfolgreichen Alterns (Rowe & Kahn, 1998)? Aus deskriptiver Sicht ließ sich die Annahme des *Wohlbefindens-Paradoxons*, also einer non-linearen Abnahme des Wohlbefindens bei Zunahme altersbedingter Defizite, bestätigen, da sich für alle Wohlbefindens-Skalen eine durchschnittlich positive Ausprägung und hohe Zustimmung zu den Items ergab. Obwohl hochaltrige Personen am stärksten von körperlichen und sozialen Beeinträchtigungen betroffen sind, zeigen die hohen Ausprägungen der Wohlbefindens-Skalen das psychische und emotionsregulative Anpassungspotenzial im Vierten Lebensalter, wie beispielsweise von Jopp und Rott (2006) und Jopp et al. (2008) gefunden. Dass dies nicht nur auf Selektivität der kognitiv weitgehend unbeeinträchtigten und zu großen Teilen alleinlebenden Überlebenden der ursprünglich 2003 akquirierten ENABLE-AGE-Stichprobe, z. B. durch eine außerordentlich gute Gesundheit, zurückzuführen ist, zeigte die Berechnung eines Multimorbiditäts-Index', der das durchschnittliche Vorliegen von fünf zumeist chronischen Krankheiten ergab[18]. Allerdings ist durch die querschnittliche Analyse nur eine Momentaufnahme des Wohlbefindens gewährleistet, so dass über die zeitliche Stabilität keinerlei Aussage getroffen werden kann. Da teilweise nicht der ganze Umfang der Wohlbefindens-Skalen ausgenutzt wurde und sich insgesamt eine geringe Streuung ergab, stellt sich auch hier die Frage nach einer Tendenz sozial erwünschter Antworten. Explizit kann diese nicht ausgeschlossen werden, allerdings lassen andere Ergebnisse der LateLine-Studie, so z. B. dass epidemiologisch realistische Verteilungsmuster der Depressivität (s. Anhang C.1) sowie die nach jedem Hausbesuch abgefragte Einschätzung der Interviewer zur Reliabilität der Daten auf eine hohe Güte des Datensatzes schließen.

Korrelativ zeigten sich durchgängig ein negativer Zusammenhang der Skalen mit der Angst vor dem eigenen Sterben und der Angst vor dem eigenen Tod sowie ein positiver Bezug zur Akzeptanz der eigenen Sterblichkeit. Die für alle Einstellungen zu Sterben und Tod höchsten Zusammenhänge erreichten dabei die eudämonistischen Ryff-Skalen Autonomie sowie Alltagsbewältigung, d. h. Personen mit hohen Werten in diesen Bereichen zeigten weniger Angst und mehr Akzeptanz der eigenen Endlichkeit. Interessanterweise bestand keinerlei Beziehung zwischen der Akzeptanzdimension und der allgemeinen Lebenszufriedenheit sowie der Skala

18 Krankheitsliste aus dem ENABLE-AGE-Projekt, Abfrage von Vorliegen und Diagnosezeitpunkt von Infektionskrankheiten, Tumoren, Blutkrankheiten, Hormon- und Stoffwechselerkrankungen, psychischen oder Suchterkrankungen, Erkrankungen des Nervensystems, Augen- und Ohrerkrankungen, Erkrankungen des Kreislaufsystems, der Atemwege, des Verdauungssystems, der Haut und des Unterhautgewebes, des Bewegungsapparates, der Harnwege, genetische Erkrankungen, Verletzungen, Schmerz- sowie sonstigen Erkrankungen.

der Lebensziele. Letztere zeigte auch mit den Angstdimensionen die schwächsten Korrelationen. Dies entspricht allerdings der Replikation eines von Staudinger (2008) berichteten Befundes, demgemäß für die Ryff-Skalen gefunden wurde, dass es bei Alltagsbewältigung, Selbstakzeptanz und Autonomie zu einer „altersgebundenen Zunahme im Erwachsenenalter" kommt, was einem Wachstum an sozialer Kompetenz entspricht. „Hingegen", so Staudinger weiter, „zeigen persönliches Wachstum und Lebenssinn mit dem Alter Abfall und entsprechen der […] abnehmenden Wahrscheinlichkeit für Persönlichkeitswachstum im Sinne von Reife und Weisheit" (S. 87f.). Staudinger deutet dies dahingehend, dass eine sozial kompetentere und anpassungsfähigere Persönlichkeitsstruktur unterstützend bei der Bewältigung der Entwicklungsaufgaben des Erwachsenenalters hilft, es jedoch nicht automatisch zu einer Zunahme an Reife und Weisheit kommen muss (vgl. auch Ryff & Keyes, 1995). Zumindest für die vorliegende Stichprobe Hochaltriger kann dies somit bestätigt werden. Tatsächlich lässt sich dies auch mit einem Blick auf die unter Tab. 34 berichteten Korrelationskoeffizienten bestätigen: Nur die Lebensziele standen in hoch signifikant negativem Zusammenhang mit dem Alter, was einer geringeren Zustimmung zu den positiv rekodierten Lebensziele-Items (ein hoher Wert entspricht z. B. der Planung und aktiven Umsetzung zukünftiger Ziele) mit zunehmendem Alter entspricht. Anhand eines Beispiel-Items lässt sich dies leicht nachvollziehen: „Manchmal fühle ich mich, als ob ich schon alles getan hätte, was es im Leben zu tun gibt." Eine Bejahung dieser Aussage im mittleren bis höheren Lebensalter mag bedenklich stimmen, für eine fast 100jährige Person ist dies jedoch sehr realistisch. Dem gegenüber steht allerdings der hoch signifikante Zusammenhang der Lebensziele-Skala mit Bildungsjahren: So mag zunehmendes Alter prinzipiell die Zukunftsplanung in den Hintergrund treten lassen, muss dies aber nicht. Ein hohes Bildungsniveau, wenig verwunderlich auch ein gutes Einkommen, tragen möglicherweise dazu bei, auch dann noch aktiv zu bleiben.

In der regressionsanalytischen Überprüfung der hedonistischen Wohlbefindens-Skalen erwies sich für die positive Lebensbewertung neben der Wohnsituation (institutionalisiert versus privatlebend) die Angst vor dem eigenen Sterben als negativer, die Akzeptanz der eigenen Sterblichkeit als positiver Prädiktor, wogegen die Angst vor dem eigenen Tod keinen Einfluss hatte. Insbesondere hohe Ängstlichkeit bezüglich des Sterbens wirkte sich einschränkend auf die Lebensbewertung aus, jedoch zeigte sich auch, dass privat lebende Personen eine positivere Lebensbewertung aufzeigten als Personen, die im Heim oder im Betreuten Wohnen lebten. Die Kombination aus hoher Angst vor dem Sterben und institutionalisiertem Wohnen dürfte somit eine Gefahr für die psychische Gesundheit bergen, die die Betroffenen möglicherweise zu einer gesondert zu betrachtenden

Risikogruppe macht, auf die ein spezielles interventions-bezogenes Augenmerk gerichtet werden sollte. Weiterhin zeigte sich in der Überprüfung der allgemeinen Lebenszufriedenheit, die sowohl emotional-affektive als auch kognitiv-evaluative Anteile des subjektiven Wohlbefindens aufweist, dass weder die Angst vor dem eigenen Tod noch die Akzeptanz der eigenen Endlichkeit einen Einfluss auf diese hatten, dagegen zeigte sich die Angst vor dem eigenen Sterben erneut als starker Prädiktor, ebenso ein hohes Bildungsniveau.

Die Überprüfung der als eudämonistisch angenommenen Ryff-Skalen ergab, dass sich für Autonomie erneut die Angst vor dem eigenen Sterben sowie die Akzeptanzdimension als Prädiktoren identifizieren ließen, nicht hingegen die Angst vor dem Tod. D.h. Personen, die sich als unabhängig und selbstbestimmt sehen und durch sozialen Druck wenig beeinflussen lassen, waren auch eher akzeptierend gegenüber der eigenen Sterblichkeit eingestellt, wogegen Angst vor dem Sterben das Autonomie-Erleben minderte. Dies ist naheliegend, da der Sterbeprozess die Möglichkeit des Kontrollverlusts durch Schmerzen und Abhängigkeit von lebenserhaltenden Maschinen beinhaltet, was einem selbstbestimmten Leben diametral entgegensteht. Hierzu passen die während der Interviews geäußerten Kommentare einiger Teilnehmer, die bei der Abfrage der Angst vor dem eigenen Sterben kommentierten, dass sie dieser durch das Unterzeichnen einer Patientenverfügung entgegengewirkt hätten und sich somit indirekt ihr Autonomieerleben aufrecht erhalten haben. Leider wurde das Vorliegen von Patientenverfügungen nicht erfasst, die Überprüfung eines potentiellen Einflusses auf die Bewertung der subjektiven Kontrollierbarkeit des eigenen Sterbens steht somit noch aus. Außerdem zeigten Atheisten im Vergleich zu Protestanten höhere Werte auf der Autonomie-Skala, wobei dies nicht für Katholiken und Personen sonstiger Konfessionszugehörigkeit zutraf. Es verwundert nicht, dass Atheisten, die sich nicht an eine weltliche Kirche oder eine Glaubensform binden wollen, ein hohes Autonomiestreben und -erleben haben – die Ryff-Skala erfasst unter anderem das sich Durchsetzen und Beibehalten der eigenen Meinung auch gegenüber einer anderweitigen sozialen Meinung. Warum der Unterschied insbesondere im Hinblick auf die protestantischen Teilnehmer der Studie signifikant wird, ist dagegen aus dem Kontext heraus nicht ersichtlich. Auf die allgemeine Bedeutung der Autonomie-Dimension im Alter weisen u.a. Kruse (2005), Diehl und Wahl (2010) sowie Diehl (2012) hin.

Eine hohe Selbstakzeptanz zeichnet Personen aus, die sich selbst sowie ihrer Vergangenheit positiv gegenüberstehen und die verschiedenen guten, aber auch weniger guten Seiten ihres Wesens kennen und akzeptieren (Staudinger, 1992). Diese sank mit zunehmender Angst vor dem Sterben, wogegen die Angst vor dem eigenen Tod sowie die Akzeptanz-Dimension keinen Einfluss hatten. Allerdings ergab sich für die Angst vor dem eigenen Tod ebenfalls eine negative partielle Korrelation. Durch die konzeptuelle Verwandtschaft der Selbst- sowie der Sterblichkeitsakzeptanz, die beide einen Ausdruck von Gelassenheit gerade zum Ende des Lebens hin darstellen, wäre ein deutlich positiver Bezug zu erwarten gewesen, was nicht bestätigt werden kann. Stattdessen ergab sich, dass die Selbstakzeptanz sank, je mehr kritische Lebensereignisse seit der letzten *ENABLE AGE*-Befragung (ca. 5–6 Jahre) genannt wurden. Neben freien Benennungen standen dabei die Optionen des Todes eines Angehörigen oder Partners, eines Umzugs oder eines längeren, mindestens dreiwöchigen Krankenhausaufenthaltes zur Verfügung, so dass die Variable entsprechend hoch mit der Wohnsituation – privat versus institutionalisiert – korrelierte (vgl. Anhang E sowie Anhang C.1 zur prozentualen Verteilung der kritischen Lebensereignisse). Warum dieser Zusammenhang? Kritische Lebensereignisse sind vor allem durch ihren oft situativen, unvorhersehbaren Charakter gekennzeichnet – wird beispielsweise nach einem Sturz mit anschließendem Krankenhausaufenthalt eine Kurzpflege oder sogar ein dauerhafter Umzug in ein Heim unumgänglich, so stellt dies Ereignisse dar, die bedrohend für das Selbstbild sind und zunächst bewältigt und in das Selbstkonzept integriert werden müssen.

Auch bei der Alltagsbewältigung prädizierte die Angst vor dem eigenen Sterben das Wohlbefinden, außerdem die Akzeptanzdimension; erneut wurde kein Zusammenhang zur Angst vor dem eigenen Tod gefunden. Diese Ryff-Skala beschreibt Personen, die es verstehen, die an sie gestellten Anforderungen geschickt zu bewältigen, indem sie die ihren Bedürfnissen entsprechende Umgebung aussuchen oder schaffen (ebd.). Nicht nur, aber im Besonderen auf das hohe Alter bezogen stellt die Alltagsbewältigung eine Anpassungsleistung dar, was auch für die Akzeptanz der eigenen Sterblichkeit gilt.

Schließlich zeigte sich bei den Lebenszielen erneut die oben erwähnte gesonderte Position: Keine der Einstellungen zu Sterben und Tod erwies sich als prädizierend, wohl aber wieder die Bildungsjahre sowie zusätzlich die Konfessionszugehörigkeit. So scheint nicht nur ein hohes Bildungsniveau, sondern auch die Zugehörigkeit zu einer Kirche oder Glaubensgemeinschaft dazu beizutragen, einen Sinn im bisherigen und gegenwärtigen Dasein zu sehen sowie auch im hohen Alter weiterhin aktiv Absichten zu verfolgen und Überzeugungen zu vertreten, die dem Leben einen Sinn geben (ebd.).

Zusammenfassend ist somit nicht nur die Erforschung der Determinanten zur Erklärung der Einstellungen zu Sterben und Tod, sondern auch deren Auswirkung auf das theoretisch als übergeordnet angenommene subjektive Wohlbefinden von

Bedeutung – dies auch im Hinblick auf die gemäß Cohen (1988) annähernd großen Effektgrößen der Regressionsanalysen. Anhand der Befunde zeigte sich, dass die Angst vor dem eigenen Sterben und die Akzeptanz der eigenen Endlichkeit als zusätzliche Komponenten des erfolgreichen Alterns berücksichtigt werden sollten: Während Angst vor dem eigenen Sterben mit einer geringeren Ausprägung auf den Wohlbefindens-Skalen einherging, standen hohe Akzeptanzwerte der Endlichkeit in Verbindung mit hohem subjektiven Wohlbefinden. Dies weist auf einen interessanten 'Zielkonflikt' hin, da in der vorliegenden Stichprobe die Teilnehmer durchschnittlich sehr hohe Werte der Akzeptanz-, jedoch auch im mittleren Bereich liegende Werte für die Angst vor dem eigenen Sterben aufzeigten. Bezüglich der explorativ getroffenen Unterscheidung zwischen hedonistischem und eudämonistischem Wohlbefinden zeigten sich keinerlei Unterschiede.

6.2 Stärken und Limitationen der Arbeit

Im nachfolgenden Kapitel wird auf Stärken und Schwächen der vorliegenden Arbeit eingegangen, wobei dies anhand der Einordnung des theoretischen und empirischen Beitrags der Arbeit sowie mittels methodologischer Anmerkungen zur Entwicklung und Überprüfung des integrativen Rahmenmodells zur Erklärung der Einstellungen zu Sterben und Tod im hohen Alter vorgenommen wird.

6.2.1 Einordnung des theoretischen und empirischen Beitrags der Arbeit

Die vorliegende Arbeit ist in das Gebiet der Thanatospsychologie einzuordnen und verfolgte unter einer ressourcen- und *life span*-orientierten Perspektive das Ziel, die bislang weitgehend unberücksichtigten Einstellungen zu Sterben und Tod im hohen Alter aus psychogerontologischer Sicht zu untersuchen. Als besondere Schwierigkeit gestaltete sich dabei die Tatsache, dass die theoretische Befundlage dünn und oft widersprüchlich ist, was ganz besonders für das hohe Alter gilt. So stehen einerseits die existierenden thanatostheoretischen Ansätze zumeist unverbunden nebeneinander, was die Vergleichbarkeit von Ergebnissen erschwert. Zudem existieren bislang überwiegend Befunde, die über die unklar definierte Gruppe der *older adults* berichten, in der Personen des mittleren, höheren und höchsten Lebensalters nicht getrennt betrachtet wurden. Auch erfolgte teilweise die Messung unidimensionaler Konstrukte, so dass nicht zwischen der Angst vor dem Sterben als Prozess und der Angst vor dem Tod als die Nicht-Existenz oder Auslöschung der eigenen Person unterschieden wurde. Die Akzeptanz der Sterblichkeit fand bislang weitgehend keine Beachtung in Bezug auf das hohe

Alter. Zudem gestaltet sich die bisherige Befundlage teilweise uneinheitlich, da eine Kontrolle potentieller Moderator- oder Mediationseffekte häufig nicht erfolgte. Somit erforderte das Vorgehen der vorliegenden Arbeit einerseits eine grundlegende Zusammenschau bestehender Theorien und Befunde sowie die daraus erfolgende Ableitung und Entwicklung eines integrativen Rahmen- und Arbeitsmodells zur Erklärung der Einstellungen zu Sterben und Tod im hohen Alter, aus welchem dann die empirisch zu überprüfenden Fragestellungen der Arbeit generiert wurden.

Der theoretische Beitrag der vorliegenden Arbeit liegt entsprechend in erster Linie darin, ein umfassendes hierarchisches Modell speziell für die Lebensphase der Hochaltrigkeit aufzustellen, dass sich theoretisch nicht nur aus den bisher existierenden thanatospsychologischen Konzepten speist, sondern auch auf etablierte Theorien der Entwicklungspsychologie der Lebensspanne (P. B. Baltes & Smith, 2004) sowie auf Theorien verschiedener psychologischer Disziplinen, wie der Sozial-, Gesundheits-, klinischen und differentiellen Psychologie zurückgreift. Damit folgte die Autorin der Forderung führender Thanatosforscher nach einem interdisziplinärem Theoriengebrauch für dieses Forschungsfeld (Cicirelli, 2002b; Kastenbaum, 2006; Neimeyer, 1994b; Wittkowski, 1990). Zudem wurde das Modell in einen übergeordneten Rahmen positioniert, indem über die Formulierung von potentiellen Determinanten der Einstellungen zu Sterben und Tod im hohen Alter hinausgehend deren Einfluss auf das subjektive Wohlbefinden theoretisch angenommen und empirisch überprüft wurde. Dies implizierte die erweiterte Sicht der Einstellungen zu Sterben und Tod als bislang unberücksichtigte Komponenten des *successful ageings* (Wilkening, 2003; Wittkowski, 1980; Wong, 2000).

Der empirische Beitrag der Arbeit ist insofern bedeutsam, da häufig kritisierte Fehler in der Operationalisierung bisheriger thanatospsychologischer Studien vermieden wurden sowie die erstmalige empirische Überprüfung des integrativen Rahmenmodells zur Erklärung der Einstellungen zu Sterben und Tod im hohen Alter durchgeführt wurde. Im Einzelnen

1. erfolgte die psychometrische Überprüfung der Anwendbarkeit eines etablierten Messverfahrens für die Einstellungen zu Sterben und Tod auf Personen des Vierten Lebensalters
2. wurde die Alterskonfundierung zwischen jungen und alten Alten durch Untersuchung einer rein hochaltrigen Stichprobe umgangen
3. wurden die Einstellungen zu Sterben und Tod mehrdimensional erfasst sowie zusätzlich
4. die bislang weitgehend vernachlässigte positive Einstellung zu Sterben und Tod, die Akzeptanzdimension, explizit mit aufgenommen

5. zusätzlich Mediatoreffekte überprüft, die einen differenzierteren Einblick auf die Wirkweise der Modelldeterminanten durch Aufteilung in eine Prädiktor- und eine Mediatorebene ermöglichen

Sowohl der theoretische als auch der empirische Beitrag der Arbeit erhalten durch die seit Jahren bestehende und sich anhaltend fortsetzende demografische Entwicklung in Deutschland ein spezielles Gewicht, da die Gruppe der Hochaltrigen das zur Zeit am stärksten wachsende Segment der Bevölkerung darstellt. Somit kann sich die Gesellschaft nicht nur auf langfristige Sicht eine Vernachlässigung der besonderen Bedürfnisse, die das Vierte Lebensalter mit sich bringt, nicht leisten. Eine der markantesten Herausforderungen des hohen Alters ist allerdings die Konfrontation mit dem baldigen Lebensende, so dass ein Verständnis der Determinanten, die zu einer guten, auch interventionsbezogenen Bewältigung dieser letzten großen Entwicklungsaufgabe beitragen, dringend benötigt werden. Ein integratives Modell, dass die Ableitung von Fragestellungen nicht nur zu den defizitbetondenden Angstdimensionen zu Sterben *und* Tod, sondern zusätzlich *auch* der ressourcenorientierten Akzeptanzdimension der Sterblichkeit ermöglicht, existiert nach Wissensstand der Autorin aktuell noch nicht.

Eine weitere Stärke des hier vorgestellten Modells besteht darüber hinaus im Rückgriff auf bestehende, sehr etablierte Theorien, so dass neben einem soliden theoretischen Grundgerüst auch die Nutzung von Synergieeffekten erfolgte, was den Forschungsdesiderata führender Thanatosforscher entspricht (Kastenbaum, 1987, 2006; Tesch-Römer, 2005; Wittkowski, 1990). Die theoretischen Paradigmata wurden dabei im Hinblick auf deren Erklärungspotenzial für die besonderen Gegebenheiten des Vierten Lebensalter ausgewählt. Andererseits bringt dieses explorative Vorgehen einer subjektiv vorgenommenen Auswahl mit sich, möglicherweise wichtige weitere theoretische Modelle auszuklammern. Weiterhin musste eine Auswahl der Einstellungen zu Sterben und Tod getroffen werden, so dass die Komponenten, die sich auf Sterben und Tod wichtiger Bezugspersonen konzentrieren, nicht berücksichtigt wurden. Auch konnte das Rahmenmodell nicht in seiner Gesamtheit unter simultaner Aufnahme aller Dimensionen der Einstellungen zu Sterben und Tod überprüft werden, was in erster Linie durch die geringe Stichprobengröße bedingt ist. Schließlich leitet sich aus der bisher unsystematischen Theorie- und Befundlage wie oben dargestellt unmittelbar her, dass die vorliegende Arbeit im Rahmen der Modellentwicklung und -überprüfung einen explorativen Ansatz verfolgte, der als klassische Grundlagenforschung der weiteren Validierung und optimierenden Weiterentwicklung durch zukünftige Forschung bedarf.

6.2.2 Entwicklung und Überprüfung des integrativen Rahmenmodells zur Erklärung der Einstellungen zu Sterben und Tod im hohen Alter: Methodologische Anmerkungen

Studiendesign. Das nicht-experimentelle, rein korrelative Studiendesign der vorliegenden Arbeit beinhaltet gewisse Schwächen, die in erster Linie durch die Beschränkung auf eine querschnittliche Auswertung des längsschnittlichen Late-Line-Datensatzes zurückzuführen sind. Diese war allerdings eine Notwendigkeit aufgrund der Anwendung multivariater Verfahren zur simultanen Überprüfung des komplexen Rahmenmodells mit Prädiktor- und Mediatorebene. Dies setzte als Minimalkriterium einen Stichprobenumfang von 100 Personen voraus, der somit nur zur Baseline-Messung des LateLine-Projekts erreicht werden konnte. Durch die Nicht-Beachtung der zeitlichen Beobachtungskomponente durch Messwiederholung oder einer experimentellen Intervention mit anschließender reaktiver Messung der Experimental- versus Kontrollgruppe können jedoch keine kausalanalytischen Aussagen getroffen, sondern lediglich diesbezügliche theoriegleitete Vermutungen angestellt werden. Betrachtet man jedoch den Untersuchungsgegenstand, die Einstellungen zu Sterben und Tod, so verbietet sich eine experimentelle Manipulation im Rahmen eines privaten Hausbesuches rein aus ethischen Gründen. Zudem liegt hierzu bereits ein breiter Forschungskörper an standardisierten Laborstudien, basierend auf der *Terror Management Theory*, vor, bei dem mittels impliziter und expliziter Einstellungsmessung Erkenntnisse generiert wurden (Bashir, 2008; J. Greenberg, Solomon, Arndt, Shah, & Gardner, 2008; J. Hayes, Schimel, Arndt, & Faucher, 2010; Kastenbaum, 2009). Somit erscheint das korrelative Versuchsdesign als geeignetes Mittel der Wahl einer explorativen Studie, die zum Ziel hatte, ein theoriegeleitet erstelltes Modell erstmalig empirisch zu überprüfen. Dieses sollte jedoch durch den Einbezug der weiteren Messzeitpunkte des aktuell noch laufenden LateLine-Projekts erweitert werden, um so Verläufe und zeitliche Entwicklungen abbilden zu können (Schilling, Wahl, & Reidick, 2013; Wettstein, Schilling, Reidick, & Wahl, 2015).

Stichprobenumfang. Die Einbettung der vorliegenden Arbeit in das DFG-Forschungs-projekt LateLine brachte Vor- wie Nachteile mit sich, wenn auch die Vorteile klar überwiegen. So war keine gesonderte Rekrutierung der hochaltrigen Teilnehmer nötig, da es sich um die Überlebenden der für das ENABLE-AGE-Projekt über die Meldeämter generierten Zufallsstichprobe handelte. Andererseits war der Stichprobenumfang somit nicht mehr erweiterbar. Dennoch konnte von den zum Zeitpunkt der letzten ENABLE-AGE-Befragung noch 252 lebenden Teilnehmern nach einem Zeitintervall von vier Jahren mit 160 Teilnehmern, davon 113 kognitiv Gesunden, ein beträchtlicher Teil des verbliebenen Teilnehmer-Pools für LateLine gewonnen werden. Deutlich zeigte sich hier auch die gesteigerte Mortalität und letztlich Konfrontation mit der eigenen Sterblichkeit, die bei der Durchführung von Studien mit Hochaltrigen kennzeichnend ist (Ghisletta & Spini, 2004): 36.1% der Befragten waren binnen des letzten Messzeitpunkts des ENABLE-AGE-Projekts verstorben. Ein Nachteil der Integration in ein bestehendes längsschnittliches Forschungsprojekt ist zudem die eingeschränkte Möglichkeit, für das eigene Subprojekt optimierte oder ausführlicherere Instrumente einzubringen.

Selektivität. Die Fortführung einer bestehenden Stichprobe ist zudem per se selektiv, auch wenn diese ursprünglich per Zufallsstichprobe gezogen und für Alter und Geschlecht stratifiziert wurde, wie im vorliegenden Fall – wobei auch dann schon eine motivationsbedingte Selektivität durch *Response* und *Non-Response* entsteht. Diese wurde zudem dadurch erhöht, dass nur kognitiv weitgehend Gesunde in die sehr anspruchsvolle Studie eingeschlossen werden konnten. In einer Selektivitätsanalyse (Schilling et al., 2013), in der die LateLine-Teilnehmer mit den Drop-outs der Baseline-Erhebung des ENABLE-AGE-Projekts verglichen wurden, zeigte sich entsprechend, dass die Überlebenden über einen höheren Bildungsstatus (46% versus 31% mit mindestens Abitur) und über weniger depressive Symptome (durchschnittlich 3.0 versus 3.3) zur Baseline-Messung verfügten, keine Unterschiede zeigten sich dagegen in Einkommen, Geschlecht, funktionalen Kompetenzen (ADL/IADL) und Sehschärfe. Selektivität und ein geringer Stichprobenumfang stellen jedoch ein generelles Problem in der Hoch- und Höchstaltrigen-Forschung dar. Dies liegt in der Natur der Sache begründet, da auf eine wesentlich kleinere Grundgesamtheit zurückgegriffen werden muss, was mit einer höheren Ausschöpfungsquote verbunden ist. Die Überlebenden ihrer jeweiligen Alterskohorten stellen keine repräsentative Zufallsstichprobe der ursprünglichen Population dar, sondern unterscheiden sich beispielsweise aufgrund besonders guter physischer Gesundheit, adaptiv-kognitiver Ressourcen oder auch besonders vorsichtiger Einstellungen oder guten Lebensstilfaktoren und -umständen, was in der Literatur als Gegenüberstellung der Überlebens- versus Adaptations-Hypothese überprüft wird (Ghisletta et al., 2006; Neimeyer et al., 2004; V. Schumacher & Martin, 2011). Als selektiv erwies sich auch die ungleiche Geschlechtsverteilung der LateLine-Stichprobe, die jedoch schlichtweg eine demografische Tatsache darstellt: Frauen werden gegenwärtig immer noch älter als Männer. Die zusätzliche Rekrutierung weiterer Männer war dagegen, wie beschrieben, nicht möglich.

Die Selektivität Hochaltriger kann sich auch darin niederschlagen, dass einige Variablen durch Alters- und bzw. oder Kohorteneffekte bedingt sehr homogen verteilt sind und sich somit in Boden- oder Deckeneffekten äußern, wie z. B. das Vorliegen von Multimorbidität und Religiosität, was sich auch in der vorliegenden Arbeit zeigte. Somit besteht die Gefahr, dass diese Merkmale durch zu wenig Varianz nicht mehr ausreichend differenzieren, um statistische Bedeutsamkeit zu erreichen. Auch bei der Angst vor dem eigenen Tod und der Sterblichkeitsakzeptanz zeigten sich sehr homogene Ausprägungen, wie bereits unter Punkt 6.1.2 diskutiert. Auf interpretatorischer Ebene bedeutet dies, dass die Ergebnisse möglicherweise einem positiven Bias unterliegen, also einer Überschätzung z. B. des subjektiven Wohlbefindens, aber auch der objektiven Gesundheitsmaße wie dem Funktionstest der oberen und unteren Extremitäten. Andererseits ist eine Unterschätzung negativer Aspekte, wie z. B. der Angst vor dem eigenen Tod, denkbar. Allerdings ist das Vorliegen einer ausschließlich Hochaltrigen-Stichprobe in der vorliegenden Studie insgesamt als ein großes Plus zu werten, da damit die im thanatospsychologischen Bereich weitgehend vorherrschende unsaubere Operationalisierung der Altersgruppen und somit unzulässige Generalisierung der alterskonfundierten Ergebnisse auf die Phase des Vierten Lebensalters konsequent vermieden wurde.

Auswahl von Modell-Variablen und statistischen Verfahren. Aus dem geringen Stichprobenumfang ergaben sich für die vorliegende Studie auch konkrete methodologische Herausforderungen, da das hierfür entwickelte komplexe Modell zur Erklärung der Einstellungen zu Sterben und Tod im hohen Alter durch die Formulierung einer Mediatorebene nur anhand multivariater statistischer Verfahren berechnet werden konnte, was wiederum einer möglichst großen Stichprobe bedarf. Allerdings konnte das heuristische Mindestmaß von $N=100$ für die Pfadanalysen durch FIML-Schätzung erfüllt werden, da letztere den Einschluss von Fällen mit fehlenden Werten ermöglicht. Aufgrund des Ausschlusses beim Vorliegen fehlender Werte sank das N bei der Berechnung der multiplen Regressionen jedoch teilweise unter 100. Nach Berechnung des jeweilig erforderlichen Mindest-Stichprobenumfangs erfolgte daher eine Einschränkung der Prädiktorenanzahl, zudem wurde für alle Analysen konsequent auf das Vorliegen von Voraussetzungsverletzungen wie Skalenniveau, Multikollinearität und Normalverteilungsverletzungen geachtet.

Die Einschränkung der Prädiktoren führte zu einer weiteren methodologischen Besonderheit bei der Auswahl der Modell-Variablen, wozu nochmals auf die Einbettung der vorliegenden Arbeit in ein übergeordnetes Forschungsprojekt verwiesen sei: Die damit verbundene inhaltliche Fülle und somit Länge der Befragung, verteilt auf zwei bis maximal drei Hausbesuche bei den Teilnehmern durch die Interviewer, erforderte die unbedingte Berücksichtigung der psychischen, physischen und kognitiven Belastungsgrenze der teilnehmenden Hochaltrigen. Dies äußerte sich unter anderem in der Abfragemöglichkeit der ungekürzten sowie der verkürzten Skalen zu den Einstellungen zu Sterben und Tod sowie die Angleichung der ursprünglichen FIMEST-Skalierung von einer vier- auf eine fünfstufige Likert-Skala. Somit ergeben sich jedoch Einschränkungen in der Vergleichbarkeit zu den Original-Skalen bzw. ist ein Vergleich mit den Mittelwerten und Streuungen der Validierungsstichprobe ausgeschlossen. Dennoch ist die Abfrage der verkürzten Skalen insgesamt als eine große Stärke der Arbeit zu sehen: Nicht nur war es möglich, mit dieser sparsameren Version gute und mit den Originalskalen vergleichbare interne Konsistenzen zu erzielen, auch eine konfirmatorische Faktorenanalyse bestätigte die a priori angenommene Faktorenstruktur zufriedenstellend. Somit erscheint eine Anwendung der drei untersuchten FIMEST-Skalen auch im hohen Alter möglich. In Anbetracht der kleinen Stichprobe, der nicht ganz optimalen Ergebnisse der konfirmatorischen Faktorenanalyse sowie der erstmaligen empirischen Überprüfung des Modells zur Erklärung der Einstellungen zu Sterben und Tod im hohen Alter ist jedoch in jedem Fall eine Kreuzvalidierung der Ergebnisse wünschenswert.

Die Auswahl der Modell-Variablen erfolgte anhand der integrativen Auswertung bisheriger theoretischer wie empirischer Befunde und resultierte in der Inklusion der drei großen Bereiche Persönlichkeit, Gesundheit und Religiosität als Determinanten der Einstellungen zu Sterben und Tod. Statt gerichteter Hypothesen wurden hierzu ungerichtete Fragestellungen postuliert, da empirische Befunde zu den untersuchten Variablen entweder nicht vorlagen oder uneinheitlich waren. Die explorative Ableitung hypothetisch als bedeutsam angenommener Determinanten resultierte in einem konzeptuell notwendigerweise breit aufgestellten Modell, für das zur empirischen Prüfung eine kriteriengeleitete Variablenreduktion sowie das Herunterbrechen auf drei Teilmodelle für die Einstellungen zu Sterben und Tod erforderlich war. Obwohl in erster Linie inhalts- und theoriegeleitet, ließ sich hierbei ein methodengeleiteter Anteil im Vorgehen nicht umgehen, um die Komplexität in nicht-arbiträrer Weise zu reduzieren. Dieser erfolgte anhand von bivariaten Korrelationsmatrizen sowie multiplen Regressionsanalysen zur Auswahl der relevanten Prädiktoren und Mediatoren innerhalb der jeweiligen Modellkomponenten. Diese logisch resultierende Konsequenz einer explorativen Herangehensweise steht allerdings nicht nur in Einklang mit dem Grundsatz der Modellparsimonität, sondern erfüllt auch den explorativen Grundgedanken: Erkenntnisse in einem Gebiet zu erhalten, für das bislang wenig systematische Befunde vorliegen, auf die nachfolgende Forschung aufbauen und diese überprüfen sowie optimieren kann. Durch die erforderlichen Kürzungen konnte allerdings die

Differenziertheit der Messung mancher Konstrukte nicht mehr aufrechterhalten werden, was mit einem gewissen Informationsverlust einherging. So geschehen etwa bei der intrinsischen Religiosität oder der Einsamkeits-Skala, bei denen jeweils die Gesamtskala gegenüber den Subdimensionen bevorzugt wurde. Denkbar wäre auch die Bildung eines Index' gewesen, beispielsweise für die subjektive Gesundheit, allerdings wurde hierauf aufgrund der angenommenen konzeptuellen Wichtigkeit dieses Mediators verzichtet. Somit lässt sich nun eine differenzierte Aussage über die Komponenten Depressivität und körperliche Schmerzen treffen, die ansonsten nicht möglich gewesen wäre. Positiv zu werten ist weiterhin, dass die Operationalisierung der funktionalen Gesundheit die Inklusion objektiver Gesundheitsmaße in Form des Sehschärfe-, Sitz-Steh-Tests und der hydraulischen Handkraftmessung beinhaltete, zudem eine teilweise durch die Interviewer erfolgende Einschätzung der Alltagskompetenz bei den (instrumentellen) *Activities of Daily Living*. Somit wurde eine Konfundierung durch reine Selbstbeurteilungsmaße in diesem sensiblen Bereich vermieden.

Zur simultanen Überprüfung der angenommenen Prädiktor- und Mediatorebene des hierarchischen Modells zur Erklärung der Einstellungen zu Sterben und Tod im hohen Alter wurden Pfadmodelle berechnet, da eine latente Modellierung mittels Strukturgleichunsmodellen angesichts der geringen Stichprobengröße nicht möglich war. Dies führt dazu, dass die Residuen bei der Skalenmessung der exogenen Variablen nicht berücksichtigt, sondern die gemessenen Werte vereinfacht als wahre Werte angenommen werden. Konkret bedeutet dies, dass Zusammenhänge möglicherweise weniger deutlich zutage getreten sind, als dies bei einer latenten Modellierung der Fall wäre, da die Kovarianzen dann nicht mehr über die unsystematische Messfehlervarianz reduziert würden. Doch auch bei Anwendung der pfadanalytischen Vorgehensweise schränkte die kleine Stichprobe die Power der Modelle von vorneherein ein (MacCallum et al., 1996). Zudem konnte, anders als bei der noch sehr rigoros durchgeführten Prädiktor-Aufnahme in die Regressionsgleichungen, eine Überparametrisierung (in Anlehnung an die Empfehlung eines 10:1-Verhältnisses, also zehn Fällen pro geschätztem Parameter, gemäß Kline, 2005, S. 110f.) bei den Pfadanalysen nicht gänzlich vermieden werden. Auch geringfügige Modellmodifikationen ließen sich nicht umgehen; diese dienten jedoch dazu, ein möglichst sparsames Modell mit maximaler Teststärke zu erreichen und bezogen sich lediglich auf das Eliminieren unbedeutender Pfade, so dass das integrative Rahmenmodell nicht in seiner eigentlichen Form verändert wurde. Für sämtliche Modelle konnte dagegen ein guter bis sehr guter Fit der Daten erreicht werden. Nicht nur dies kann als deutliche Stärke der vorliegenden Arbeit gewertet werden, sondern vielmehr auch die Tatsache, dass die ursprüngliche Zielsetzung – die Entwicklung und anschließende Überprüfung eines Modells zur Erklärung der Einstellungen zu Sterben und Tod im hohen Alter – gelungen ist. Die drei Teilmodelle für die Angst vor dem eigenen Sterben, die Angst vor dem eigenen Tod und die Akzeptanz des eigenen Sterbens und Todes können somit als Basis für weitere Forschungsvorhaben sowie zur kreuzvalidierenden Modellüberprüfung anhand einer zweiten, unabhängigen Stichprobe herangezogen werden (Schumacker & Lomax, 2004).

Da Kausalität nicht durch die Methode, sondern nur durch das Versuchsdesign induziert und überprüft werden kann, ist hier generell Vorsicht bei der Interpretation der begrifflichen Verwendung von *Einfluss* und *Effekt* der Modellvariablen auf die Einstellungen zu Sterben und Tod und deren Zusammenhänge zu den Variablen des subjektiven Wohlbefindens geboten: Zwar prädizierten diese jeweils die als abhängige Variablen gesetzten Konstrukte und bestätigen somit die theoriegeleitete Annahme der Wirkrichtung, dürfen jedoch nicht als kausaler Nachweis dieser beurteilt werden, da eine umgekehrte Modellierung oder prinzipiell auch eine Bidirektionalität denkbar ist und möglicherweise statistisch bedeutsame Effekte generiert (Bühner, 2011; Steyer, 2002).

6.3 Praktischer Nutzen und Handlungsempfehlungen

Die vorliegende Arbeit stellt zwar einen Beitrag zur Grundlagenforschung dar, dies bedeutet jedoch nicht, dass die Erkenntnisse nur auf den wissenschaftlichen Kontext beschränkt bleiben sollten. Nachfolgend wird daher auf den praktische Nutzen der Arbeit eingegangen sowie Handlungsempfehlungen abgeleitet. Vorneweg gestellt sei zunächst die folgende Überlegung: Grundlegend stellt sich die Frage, welches Ausmaß an Angst vor der eigenen Endlichkeit als *normal* einzustufen ist und ab wann es sich empfiehlt, als Betroffener oder Angehöriger Hilfe zu suchen. Ist ein Leben ohne ein Mindestmaß an Angst vor dem Ende desselben überhaupt denkbar und bedingt das eine nicht das andere? Weder die Umstände des Alterns, des Sterbens noch des Todes sind normativ, sondern für jeden einzelnen Menschen spezifisch und individuell. Die Ableitung allgemeingültiger Handlungsempfehlungen erscheint somit schlichtweg unmöglich. Eine wichtige, wenn auch nicht unbedingt neue Empfehlung ergibt sich jedoch unmittelbar aus der Erfahrung mit dem überwiegenden Umgang der Studienteilnehmer mit ihrer eigenen Sterblichkeit:

1. *Eine Tabuisierung des baldigen Sterbens und Todes einer hochaltrigen Person erscheint übervorsichtig, in den meisten Fällen zeigte sich bei direkter Ansprache der Thematik vielmehr ein offener und toleranter Umgang der Betroffenen.*

Wollten Personen nicht über das Thema sprechen, so äußerten sie dies oder es war über Verhaltensbeobachtung der Interviewer nach wenigen Fragen ersichtlich. Allerdings handelte es sich um kognitiv weitgehend unbeeinträchtigte Personen, die somit einerseits der geistigen Auseinandersetzung mit den Fragen zu den Einstellungen zu Sterben und Tod gewachsen und sich andererseits der Tatsache der verbliebenen kurzen Lebenszeit sehr bewusst waren. Zur Erforschung der endlichkeitsbezogenen Einstellungen ist die direkte Ansprache hochaltriger Menschen zu ihrem baldigen Lebensende schlichtweg unumgänglich, denn:

> We are outsiders to the very people and phenomena we hope to understand. We can only assume what it is like to be old […]. This predicament creates challenges for theory and research. It also suggests that our knowledge base might itself have a questionable quality, especially if it is not firmly anchored in the voices and perspectives of old people who can, with great depth and texture, tell us firsthand what it is actually like (Settersten Jr. & Trauten, 2009, S. 468).

Warum ist es überhaupt von Interesse, mehr Erkenntnisse über die Einstellungen zu Sterben und Tod im hohen Alter zu erfahren? Der vorliegenden Arbeit wurde ein entwicklungspsychologischer Ansatz der Lebensspanne mit der damit verbundenen lebenslangen Entwicklung der eigenen Persönlichkeit zugrundegelegt. Dabei wurde angenommen, dass die Ausprägung der Einstellungen zu Sterben und Tod einen Einfluss auf das subjektive Wohlbefinden im hohen Alter hat, was sich bestätigen ließ. So prädizierten die Angstdimensionen schlechtere, die Akzeptanzdimension dagegen höhere Werte auf den Wohlbefindens-Skalen.

2. *Die Konfrontation mit der eigenen Sterblichkeit ist als bedeutsame Entwicklungsaufgabe des hohen Lebensalters zu sehen, die zum subjektiven Wohlbefinden unmittelbar beitragen kann. Erfolgreich zu altern heißt auch, sich erfolgreich mit der eigenen Endlichkeit auseinanderzusetzen.*

Erkenntnisse zu den Einstellungen zu Sterben und Tod im hohen Alter liegen bislang kaum vor, warum ist dies jedoch von Bedeutung?

3. *Aufgrund der anhaltenden demografischen Entwicklung und des starken Wachstums des Bevölkerungssegments der Hochaltrigen sowie der weitgehend fehlenden Kenntnis zu deren Umgang mit dem baldigen Lebensende wird dringend weitere Forschung benötigt.*

Dabei nimmt die Grundlagenforschung zunächst die Pionierrolle ein, muss aber durch darauf aufbauende interventionsbezogene Forschungsdesigns ergänzt werden. Wie kann die vorliegende Arbeit hierzu einen Beitrag leisten? Die Studie zeigte vor allem, dass eine hoch ausgeprägte neutrale Akzeptanz des eigenen

Sterbens und Todes im hohen Alter mit einer geringen Angst vor dem eigenen Tod einherging. Neimeyer et al. (2004, vgl. S. 331) halten für diesen Befund die Fähigkeit des Menschen verantwortlich, Sinn und Bedeutung in der Idee des Todes zu finden und diesen in einen übergeordneten Kontext stellen zu können. Als hypothetische, wenn auch bislang empirisch unbestätigte Wirkrichtung ist somit die Akzeptanzdimension ursächlich für die Angstreduktion. Anhand der vorliegenden Modellbefunde führt das zur vierten Handlungsempfehlung:

4. *Ziel interventionsbezogener thanatospsychologischer Forschung und beruflich mit hochbetagten Personen agierender Praktiker sollte sein, Maßnahmen der Förderung der Akzeptanz der eigenen Sterblichkeit zu entwickeln und zu implementieren:*
   a. *Förderung einer internalen Kontrollüberzeugung*
   b. *Behandlung generalisierter Angst*
   c. *Steigerung einer optimistischen Einschätzung der persönlichen Zukunft*
   d. *Schmerzmanagement / Palliativversorgung*
   e. *Spirituelle Bedürfnisse fördern*
   f. *Klärung der widersprüchlichen Rolle der Resilienz*

Aufgrund der sich in der vorliegenden Arbeit durchgängig zeigenden Bedeutsamkeit des wahrgenommenen Ausmaßes an Schmerzen sowie des damit verbundenen Beeinträchtigungsgrads scheint diese eine besonders aktivierende Rolle auf die Mortalitätssalienz auszuüben. Dabei führte eine hohe allgemeine Ängstlichkeit zu höheren Schmerzen, welche wiederum mit einer höheren Ausprägung auf den Angstdimensionen sowie – in geringerem Ausmaß – der Endlichkeitsakzeptanz einhergingen.

5. *In der vorliegenden Studie wurde der durch die körperlichen Schmerzen mediierte Einfluss der allgemeinen Ängstlichkeit auf die Einstellungen zu Sterben und Tod im hohen Alter deutlich. Es ist davon auszugehen, dass der Behandlung von Schmerzen innerhalb der Palliativmedizin und* end of life-*Pflege (Konzept des* good death*) somit eine besonders große Bedeutung zukommt.*

Von der Sterblichkeitsakzeptanz sowie der Angst vor dem eigenen Tod eher unabhängig zu betrachten ist die Angst vor dem eigenen Sterben, bei der auch bei hoher Akzeptanz kein gänzliches Verschwinden erwartet werden sollte. So zeigte sich in der vorliegenden Studie sowohl eine durchschnittlich sehr hohe Ausprägung der Akzeptanzdimension als auch eine im mittleren Bereich ausgeprägte Angst vor dem eigenen Sterben. Die in der neutralen Akzeptanz ausgedrückte Annahme des Todes als natürlichen Bestandteil des Lebens kann nicht der Möglichkeit eines qualvollen Sterbens Sinn geben. Wie jedes andere Lebewesen versucht der Mensch, Schmerzen, Krankheit und gefährliche, unbekannte Situationen zu vermeiden, so dass die Angst vor dem Sterbeprozess als eine sehr natürliche und rationale Form betrachtet werden sollte. Es ist somit nicht Ziel, diese gänzlich einzudämmen, jedoch sollte Menschen mit deutlicher Angst vor dem Sterben geholfen werden, diese auf ein erträgliches Maß zu reduzieren. Zunächst gilt daher:

6. *Die Angst vor dem eigenen Sterben nimmt eine gesonderte Rolle der Einstellungen zu Sterben und Tod im hohen Alter ein, auf die besonderes Augenmerk gelegt werden sollte.*
   a. *Ansprache konkreter mit dem Sterben verbundener bzw. befürchteter Probleme: Schmerzen, Kontrollverlust / Erhalt der menschlichen Würde, Einsatz lebenserhaltender Maßnahmen*
   b. *Informationen und Aufklärung zu Patientenverfügungen, Palliativversorgung, Hospize im Umkreis, Sterben im Krankenhaus, juristische Sprechstunden*
   c. *Rechtzeitiges Bestimmen eines Wunsch-Betreuers im Fall des Verlusts der Geschäftsfähigkeit*
   d. *Förderung von Kontroll- und Autonomieerleben zum Erhalt des subjektiven Wohlbefindens*
   e. Öffentlichkeitsarbeit, Kampagnen *und Broschüren zur Psychoedukation: Welche juristischen, therapeutischen und medizinischen Möglichkeiten gibt es, wer sind Kostenträger, wo erhält man welche Information?*

Hier stehen konkrete Probleme wie Schmerzen, der Kontrollverlust durch ein stetiges Nachlassen der physischen wie kognitiven Körperfunktionen oder das Alleingelassen werden während des Sterbens im Vordergrund. Dringend wird zu einer offenen Ansprache des Vorliegens von derartigen Befürchtungen durch nahestehende Personen, aber auch Ärzten und Pflegekräften geraten, da hier rechtzeitige Maßnahmen eingeleitet werden können, wenn es die betroffene Person wünscht. Hierzu kann das Unterschreiben einer Patientenverfügung zählen, die Besichtigung eines Hospizes oder einer Palliativpflegestation, das Beschaffen von Adressen ambulanter Palliativpflege- oder die Inanspruchnahme seelsorgerischer Dienste. Da Personen mit einer geringen Angst vor dem eigenen Sterben eine hohe Autonomieausprägung zeigten, kann eine Patientenverfügung möglicherweise als kontroll- und autonomieerhaltende Maßnahme helfen. Aus juristischer und medizinethischer Sicht wurde die Problematik bereits erörtert, erst vor kurzem erfolgte die Neufassung der Grundsätze zur ärztlichen Sterbebegleitung, so dass eine Ergänzung aus psychologischer Sicht auf ein reges gesellschaftliches wie sozialpolitisches Interesse stoßen dürfte und auch Betroffenen – Angehörigen, Patienten wie medizinischem Fachpersonal – möglicherweise Entscheidungshilfe leisten kann (Bundesärztekammer, 2011; Freudenberg, 2002; McNamara, 2004; McNamara & Rosenwax, 2007).

Was ist jedoch, wenn die Angst vor dem Unbekannten und der Nicht-Existenz der eigenen Persönlichkeit zu groß wird, wenn die Angst vor einem langen und qualvollen Sterbeprozess das Wohlbefinden beeinträchtigt oder sogar das Denken bestimmt? Wenn die Angst vor der eigenen Endlichkeit pathologische oder krankheitswertige Ausmaße annimmt, so besteht dringender professioneller Interventionsbedarf. Wie bereits zu Beginn des Kapitels beschrieben, ist eine Einordnung in die Kategorien *normales* versus *pathologisches* Ausmaß an Angst vor der eigenen Endlichkeit nicht möglich, wenn auch gängige psychometrische Verfahren zur Angstdiagnostik eine Orientierungshilfe darstellen können. Ausschlaggebend für das Suchen von Hilfe sollte jedoch der subjektiv empfundene Leidensdruck der Person sein. Ähnlich dem Vorliegen nicht explizit auf die eigene Endlichkeit bezogener affektiver und Belastungs-Störungen und potenziert durch die Sozialisation der heute Hochaltrigen, wird dies jedoch häufig aus eigener Kraft, Unwissenheit oder aufgrund von Schamgefühlen nicht geschehen. So ist auch hier Aufklärungsarbeit und ein gutes Informationsmanagement über bestehende Angebote, z.B. durch Krankenkassen oder Broschüren bei Arztpraxen sowie Kontaktherstellung durch behandelnde Ärzte, Pfleger oder Angehörige, von äußerster Wichtigkeit. Allerdings besteht sowohl für die Etablierung spezieller Therapiestrategien für das Alter als auch für den Umgang mit der eigenen Endlichkeit noch Forschungsbedarf. Vielversprechende Ansätze mehrerer therapeutischer Richtungen existieren jedoch bereits (Eckert & Biermann-Ratjen, 2008; Höhne, 2008; LeShan & LeShan, 1961; Opterbeck & Zank, 2012; Radebold & Schweizer, 2001), zudem erscheinen Anleihen aus der Behandlung von affektiven Störungen wie der Depression, Anpassungs- und Belastungsstörungen wie der posttraumatischen Belastungsstörung sowie der Krankheitsbewältigung, etwa im psychoonkologischen Bereich, hilfreich (Ahlsdorf, 2012; Ayers, Sorrell, Thorp, & Wetherell, 2007; Heuft, Kruse, & Radebold, 2006; Hirsch, 2011; Petzold & Petzold, 1993; Vogel, 2007, 2011).

Als riskante Kombination erwies sich in der vorliegenden Studie weiterhin der Zusammenhang einer hohen Angst vor dem Sterben und institutionalisiertem Wohnen, also Betreutem Wohnen oder einer Unterbringung im Pflegeheim. Die hiervon Betroffenen sollten möglicherweise als besondere Risikogruppe berücksichtigt werden, um eine Gefahr für die psychische Gesundheit in Form depressiver Entwicklungsverläufe präventiv abfangen zu können (Moreno, de la Fuente Solana, Rico, & Fernández, 2009; Mullins & Lopez, 1982). In diesen Kontexten bietet sich beispielsweise die Reminiszenz- oder Lebensrückblick-Therapie an (Butler, 1963, Leist, 2008), bei der eine Integration negativer, unverarbeiteter

Ereignisse in die Biographie des Betroffenen erarbeitet wird, was wiederum Sinnerleben fördern und zu einer gesteigerten Akzeptanz der Sterblichkeit führen kann. Weiterhin ist hier die *Meaning Therapy* von Wong (2010) zu benennen, die ebenso einen Ansatz der Lebensspanne verfolgt.

7. *Bei entsprechendem Leidensdruck ist eine altersspezialisierte Psychotherapie eine geeignete Intervention. Ein besonderes präventives Augenmerk sollte auf Personen mit hoher Angst vor dem Sterben liegen, die institutionalisiert wohnen. Als konkrete Aufgaben aus der vorliegenden Studie ergaben sich:*
   a. *Behandlung der Depressivität und generalisierten Ängstlichkeit*
   b. *Aufbau neuer oder Auffrischen bestehender sozialer Kontakte zur Senkung von Einsamkeitsgefühlen*
   c. *Schmerzmanagement*
   d. *Krankheitsverarbeitung*
   e. *Förderung einer internalen Kontrollüberzeugung*
   f. *Steigerung des Selbstwirksamkeitserlebens*

Schließlich ergibt sich eine letzte Handlungsempfehlung in der Etablierung präventiver und psychoedukativer Schulungen, Seminare und Programme gemäß der Forschungsevidenz der *death education* (Abengozar et al., 1999; Chan et al., 2010; Maglio & Robinson, 1994; Wass, 2004). Diese sollten jedoch nicht nur auf Ältere beschränkt sein, sondern gemäß des Lebensspannen übergreifenden Grundgedankens auch bereits für Kinder, Jugendliche sowie alle Gruppen des Erwachsenenalters angeboten werden. Dabei sollten analog zur Gesundheitsförderung primärpräventive Angebote für Interessierte existieren, so z. B. selbsterfahrungsbasierte und vorwiegend psychoedukative Seminare, sowie ferner spezialisierte sekundär- bzw. tertiärpräventive Optionen für terminal Erkrankte, aber auch begleitende Angehörige, wobei hier stärker therapeutische und palliative Konzepte zum Tragen kommen (McGee, 1981). Wichtig erscheint zudem die Integration solcher Fachseminare in die Ausbildungscurricula von psychologischem, medizinischem und pflegerischem Fachpersonal sowie ehrenamtlichen Betreuern (Koch, Lang, Mehnert, & Schmeling-Kludas, 2006; McClam, 1979; Mullins & Merriam, 1983). Wer beruflich mit der Sterblichkeit von Klienten konfrontiert ist, sollte in besonderem Maße auf diese Erfahrung vorbereitet sein, da empirische Befunde zeigen konnten, dass die eigenen Einstellungen zu Sterben und Tod sich auf den Umgang mit den betreuten Patienten unmittelbar auswirken (vgl. Punkt 2.3.2.2.11).

8. *Die weitere Etablierung präventiver und psychoedukativer Fortbildungsangebote (death education) für Interessierte, terminal Erkrankte, begleitende Angehörige*

und Trauernde aller Altersschichten sowie Integration in die Ausbildungscurricula von Personen, die beruflich mit Sterben und Tod konfrontiert sind, sollte als Maßnahme der (psychischen) Gesundheitsförderung angestrebt werden.

6.4 Ausblick und Fazit

Implikationen für weiterführende Forschung. Aus der vorliegenden Arbeit lassen sich Schlüsse für zukünftige Forschungsvorhaben ableiten, die nachfolgend dargestellt werden. Zunächst zeigte sich, dass ein Einbezug der Akzeptanzdimension bei der Untersuchung der Einstellungen zu Sterben und Tod im hohen Alter von großer Wichtigkeit ist. Allerdings wird im in der vorliegenden Arbeit verwendeten Messinstrument zur Erfassung der Sterblichkeitsakzeptanz lediglich eine unidimensionale Operationalisierung der neutralen Akzeptanz vorgenommen. Eine zusätzliche Überprüfung der Ausprägung der vermeidungs- wie annäherungsorientierten Akzeptanz gemäß Wong et al. (1994), aber auch deren Zusammenhang untereinander, zur neutralen Dimension sowie zur Angst vor Sterben und Tod ist somit anzuraten. Dennoch stellt sich dabei das Problem, dass im *Drei-Komponenten-Modell der Todesakzeptanz* lediglich die Akzeptanz des Todes erfasst wird, in Wittkowskis (1996) neutraler Akzeptanzdimension dagegen Sterben und Tod integriert sind. Somit wäre auch diesbezüglich eine konzeptuelle Weiterentwicklung wünschenswert. Ebenso fehlt es weitgehend an Erkenntnissen der erklärenden Variablen der Akzeptanzdimensionen. Obwohl in der vorliegenden Arbeit ein integratives Vorgehen mit explorativen, konfirmativen und Mediationseffekten modellierenden Anteilen gewählt wurde, war es aufgrund des geringen Stichprobenumfangs nicht möglich, eine Überprüfung des Gesamtmodells vorzunehmen. Somit reiht sich auch diese Arbeit ein Stück weit in die 'Tradition' ein, überwiegend Befunde zu Einzeldimensionen der Einstellungen zu Sterben und Tod zu berichten. Wie agieren die hier untersuchten Dimensionen der Angst vor dem eigenen Sterben und Tod sowie der neutralen Akzeptanz, wenn man sie mit den angenommenen Prädiktoren und Mediatoren simultan testet?

Zudem stellt sich die Frage, ob auch weitere Einstellungen zu Sterben und Tod im hohen Alter eine wichtige Rolle spielen. In der vorliegenden Stichprobe traf dies vor allem auf die Akzeptanz sowie die Angst vor dem eigenen Sterben zu, jedoch wurde beispielsweise die Angst und Akzeptanz des Sterbens und Todes wichtiger Bezugspersonen nicht abgefragt. Allerdings ist zu vermuten, dass aufgrund der traurigen Tatsache, dass viele Sozialkontakte in diesem Alter bereits überlebt wurden, diese Einstellung an Bedeutung verliert. Allerdings wäre es dann wiederum interessant, das Ausmaß an Erfahrung mit dem Sterben und Tod anderer Personen zumindest zu kontrollieren – hat dies einen die Akzeptanz oder die Angst steigernden Einfluss oder spielt es in Bezug auf die eigene Sterblichkeit keine Rolle? Ist eine Beeinflussung durch Religiosität als Drittvariable denkbar, so dass manche Personen sich beispielsweise auf ein Wiedersehen mit Verstorbenen im Jenseits freuen?

Die Kürzung der FIMEST-Skalen in der vorliegenden Studie war zunächst ein Kompromiss, stellte sich aber durch die hohe Reliabilität als geeignete und akzeptable Möglichkeit heraus. Ein Grund der Kürzung war das Feedback einiger Teilnehmer der Pilotstudie, die sich über die Länge und empfundene Redundanz der Skalen verwundert zeigten. Somit ist für zukünftige Forschung die Entwicklung und Validierung einer Kurzversion der FIMEST-Skalen, speziell für die Anwendung auf Personen mit vermuteter geringerer Belastungsgrenze durch Alter, kognitive Einschränkungen oder sonstige Umstände, zu empfehlen. Eine Validierung der hier bereits vorliegenden gekürzten Skalen (s. Anhang B) bietet sich an.

Die größte Forschungslücke, die es in diesem mit vielen kleine Lücken gespickten Gebiet zu schließen gilt, liegt im völligen Fehlen längsschnittlicher Designs, um Verlauf und Stabilität der Einstellungen zu Sterben und Tod im hohen Alter über die Zeit beurteilen zu können. Lässt sich die konzeptuelle Definition der Einstellungen zu Sterben und Tod als Trait durch eine relativ stabile Entwicklung über verschiedene Messzeitpunkte hinweg bestätigen? Bislang konnte lediglich gezeigt werden, dass das Angstniveau im hohen Alter im Vergleich zum mittleren Lebensalter ein konstantes Niveau einnimmt. Dennoch zeigte sich in der vorliegenden Studie erstmalig und bisherigen Befunden widersprechend ein Alterseffekt für die Angst vor dem eigenen Tod dergestalt, dass innerhalb einer Hochaltrigen-Stichprobe Ältere höhere Angstwerte erreichten. Die Begründung dieses Effekts muss vorerst offen gelassen werden, da durch die querschnittliche Momentaufnahme nicht geklärt werden kann, ob es sich um einen einmaligen, nur für diese Stichprobe und/oder Kohorte zutreffenden Befund, vielleicht aber auch um eine tatsächliche Entwicklung handelt. Gleiches gilt für den gefundenen Geschlechtseffekt. Beim Vorliegen einer größeren Stichprobe wäre neben den üblichen Mittelwertsvergleichen eine Aufteilung in zwei Altersgruppen innerhalb des hohen Alters in die Pfadanalysen oder Strukturgleichungsmodelle zur weiteren Überprüfung denkbar. Ebenso kann aus dem hier vorliegenden korrelationsstatistischen Versuchsplan nicht auf Kausalbeziehungen geschlossen werden, so dass die angenommenen Determinanten der Einstellungen zu Sterben und Tod in ihrer Wirkrichtung auf diese zwar theoretisch, nicht jedoch statistisch zufriedenstellend begründbar sind. Die Anwendung elaborierterer kausalanalytisch-längsschnittlicher Verfahren, (quasi-)experimenteller oder multimethodaler Designs, wie z.B. *latent growth curve models* aus der Familie der hierarchischen

Multilevel-Modellierungen oder *distance to death*-Analysen, wäre somit ein dringend erforderliches Novum auf dem Gebiet der thanatospsychologischen Einstellungsforschung. Auch wenn eine erste längsschnittliche Modellierung beim LateLine-Projekt aktuell bereits umgesetzt wird, ist es weiterhin wünschenswert, die hier vorgestellten Modelle zur Erklärung der Einstellungen zu Sterben und Tod im hohen Alter mit größeren und unabhängigen Stichproben zu validieren, um so auch Fragen der externalen Validität und Generalisierbarkeit anzugehen.

Auf eine äußerst spannende Erweiterung des hier operationalisierten Forschungsdesigns weisen Fortner und Neimeyer (1999) hin, die einen Einbezug der Einstellungen zu Sterben und Tod in interventionsbasierte klinische und psychotherapeutische Studien fordern, um so eine weitere Evaluationsoption der Auswirkungen pharmako- oder psychotherapeutischer Behandlungen zu etablieren. Gleiches schlagen sie für die Überprüfung des Interventionserfolgs von Programmen in Pflegeheimen vor, z. B. ob eine Einzel- versus eine Doppelzimmerbelegung die Angst vor dem Tod steigern.

Auch das generelle Problem der Trennung von Alters- und Kohorteneffekten lässt sich nur mit längsschnittlichem Design und Stichproben verschiedener Kohorten-zugehörigkeit annähernd lösen. Die Stichprobe der vorliegenden Studie (Jahrgänge 1912–1922) ist unter besonders widrigen Umständen aufgewachsen, hat neben zwei Weltkriegen Extreme wie die Wirtschaftskrise, aber auch das Wirtschaftswunder, die Technikentwicklung und schließlich den Wandel zur Informations- und tertiarisierten Dienstleistungsgesellschaft erlebt. Inwiefern haben sich im Vergleich zu jüngeren Generationen insbesondere das Miterleben von Leid, Tod, Vertreibung und Kriegsgefangenschaft während der Weltkriege auf die Einstellungen zu Sterben und Tod ausgeprägt? Liegen klinisch relevante Traumatisierungen bis zum heutigen Tag vor, die per se eine stark angststeigernde Wirkung und somit etwaigen Einfluss auf die Einstellungen zu Sterben und Tod haben könnten?

Neben quantitativen Ergänzungsmöglichkeiten ist jedoch zusätzlich eine qualitative Herangehensweise an die Erforschung der Einstellungen zu Sterben und Tod im hohen Alter unbedingt erstrebenswert: Die hier berichteten Befunde stellen über die Stichprobe gemittelte Ausprägungen der sterblichkeitsbezogenen Einstellungen dar, die weder bei der Befragung der Teilnehmer selbst noch bei der Auswertung Raum für individuelle Ansätze lassen. Diese überaus wichtige Grundlagenforschung muss jedoch in einem so individuell geprägten, schwierig zugänglichen und unerforschten Gebiet wie der Thanatospsychologie des hohen Alters durch qualitative Sichtweisen erweitert werden, so dass aus beiderlei Erkenntnissen eine Optimierung der Resultate möglich wird. Manche nicht zufriedenstellend geklärten Befunde der vorliegenden Studie lassen sich so möglicherweise unter neuem Licht betrachten.

Ein weiteres bislang wenig erforschtes Feld der Einstellungen zu Sterben und Tod im Vierten Lebensalter stellt neben der fehlenden längsschnittlichen Perspektive der interkulturelle Vergleich dar (Kim & A., 2009; Soeters et al., 2007; Tang et al., 2011) sowie Studien zum Einfluss unterschiedlicher Ethnizitäten auf die Beurteilung der eigenen Endlichkeit (Cicirelli, 1999; Cicirelli & Tomer, 2000; DePaola et al., 2003; Irish et al., 1993; Kalish & Reynolds, 1976). Durch die stark kulturell geprägten Einstellungen zur Sterblichkeit dürften hier große Unterschiede zu erwarten sein. Das hier verwendete Messinstrument FIMEST bietet sich für einen Vergleich an, da es neben der ursprünglichen deutschen Version auch in englischer und chinesischer Übersetzung vorliegt.

Eine mögliche Ergänzung der hier vorliegenden Studie bestünde darin, die Mortalitätssalienz, die hier als rahmengebendes theoretisches Konstrukt postuliert wurde, als (Kontroll-)Variable zu messen oder, wie bei den Forschungsdesigns der *Terror Management Theory*, experimentell zu manipulieren. Wie unterscheiden sich Personen, die eine höhere oder geringere Aktivierung der Mortalitätssalienz berichten, in ihrer Ausprägung auf die Einstellungen zu Sterben und Tod? Auch eine subjektive Gewichtung der Einstellungen zu Sterben und Tod durch die Befragten ist denkbar als weiterer Erkenntnisgewinn, wobei sich dieser über das Verfolgen über mehrere Messzeitpunkte hinweg potenzieren ließe. Wong et al. (1994) vermuteten hierzu etwa eine im Alter zunehmende Bedeutung der Akzeptanzdimensionen.

Ein interessanter Befund der vorliegenden Studie bestand darin, dass Personen mit einer geringen Angst vor dem eigenen Sterben eine hohe Autonomieausprägung aufzeigten. Hier stellt sich die Frage, ob die per definitionem mit einem schmerzvollen und würdelosen Sterbeprozess verbundene Angst vor dem eigenen Sterben durch das Abschließen einer Patientenverfügung und somit letztlich einer autonomieerhaltenden Maßnahme einen moderierenden oder mediierenden Einfluss auf die Angst ausübt. Leider wurde dieses einfach zu erhebende Item bei der Fragebogenkonstruktion nicht berücksichtigt, so dass dies für zukünftige Forschungsvorhaben empfohlen wird. Eine Aufnahme von Variablen wie das subjektiv empfundene Alter oder die subjektiv empfundene Nähe zum Tod stellen weitere mögliche Ergänzungen dar (Fortner & Neimeyer, 1999; Kotter-Grühn et al., 2010; Kotter-Grühn et al., 2009)

Aufgrund der extrem geringen Ausprägung der Angst vor dem eigenen Tod sowie der extrem hohen Ausprägung der Akzeptanz des eigenen Sterbens und Todes andererseits stellte sich in der vorliegenden Studie die Frage nach dem Vorliegen von sozialen Erwünschtheitstendenzen, welche sich durch die Integration einer entsprechenden Skala bei zukünftigen Studien leicht kontrollieren ließe, was auch im Hinblick auf die Skalen des subjektiven Wohlbefindens sowie stimmungserfassende Items wie positiven und negativem Affekt oder Depressivität von Interesse wäre. Statt des expliziten Maßes wäre auch eine implizite Einstellungsmessung der relevanten Skalen möglich, z. B. mittels des in der Sozialpsychologie häufig verwendeten *Implicit Association Tests* (Greenwald et al., 1998).

Teilweise enttäuschende Zusammenhänge der vorliegenden Studie könnten durch die theoriegeleitete, dennoch explorative Auswahl der Modell-Variablen bedingt sein, so z. B. im Falle von Extraversion und Neurotizismus. Welche Rolle spielen die restlichen *Big Five*, stellen diese möglicherweise geeignetere Prädiktoren dar? Liegt der paradoxe Befund zur Resilienz an einem ursächlichen Problem der Skalenformulierung, sind hier nahestehende Konzepte wie Selbstwirksamkeit oder *Sense of Coherence* adäquater (Schneider, Driesch, Kruse, Nehen, & Heuft, 2006)? Auch eine ausführlichere Erfassung der allgemeinen Kontrollüberzeugungen sowie weiterer, domänenspezifischer Kontrollüberzeugungen, wie in der vorliegenden Studie teilweise bereits umgesetzt, könnte hier möglicherweise Klarheit schaffen. Deutet der starke prädiktive Zusammenhang der bewältigungsorientierte, funktionale Strategien umfassenden Spiritualität im Gegensatz zur intrinsischen Religiosität darauf hin, dass die Aufnahme von Variablen des religiösen Copings insgesamt passender ist? So ähneln die Items des transpersonalen Vertrauens denen der Subskala *Spiritually Based Coping* der *Religious Coping Activities Scale* (Pargament et al., 1990). Muss demgemäß ein unmittelbarer Bezug zu einer zu bewältigenden Krise oder Herausforderung hergestellt werden, passend zu Cicirellis (2003) Annahme einer kognitiven Umstrukturierung? Spricht der Befund, dass sich die höhere Angst der Männer vor dem eigenen Tod durch höhere Einsamkeitsgefühle ergibt dafür, dass statt der Einsamkeits-Gesamtskala die Analyse zukünftig auf der subdimensionalen Ebene durchgeführt werden sollte?

Weiterhin wurden nur die funktionalen Aspekte der somatischen Gesundheit berücksichtigt, die Berechnung des Multimorbiditätsindex' beruhte auf subjektiven Krankheitsangaben. Daher ist eine Erweiterung durch objektive Daten zum Vorliegen von Krankheiten über behandelnde Ärzte bis hin zur laboranalytischen Testung von Biomarkern mittels Blut- und Speichelentnahme prinzipiell denkbar, wobei hier die *Compliance* der Teilnehmer im verstärkten Masse berücksichtigt werden muss. Das Einholen objektiver Gesundheitsdaten wurde in der LateLine-Studie bereits teilweise und unproblematisch realisiert, indem nach Einholung einer Schweigepflichtentbindung die Selbstauskünfte durch den jeweiligen Hausarzt bestätigt wurden.

Fazit. In der vorliegenden Arbeit ist es gelungen, basierend auf einer Synthese von Theorien der Disziplinen Thanatospsychologie, Entwicklungspsychologie der Lebensspanne sowie der klinischen, differentiellen und Sozial-Psychologie erstmalig ein integratives Rahmenmodell zur Erklärung der Einstellungen zu Sterben und Tod im hohen Alter zu entwickeln, in welchem sowohl die differenzierte Betrachtung der Angst vor dem eigenen Sterben, die Angst vor dem eigenen Tod sowie die Akzeptanz des eigenen Sterbens und Todes erfasst wurde. Somit wurde ein systematischer und theoriegeleiteter Ansatz zur empirischen Überprüfung eines weitgehend unerforschten Gebiets des Vierten Lebensalters ermöglicht, wobei die Modellkomponenten auf eine Prädiktor- und eine Mediatorebene aufgeteilt wurden und die Prädiktoren-Blöcke protektive Persönlichkeitsfaktoren, Risikofaktoren der Persönlichkeit, Religiosität und Spiritualität sowie körperliche Gesundheit umfassten. Bei den Mediator-Blöcken handelte es sich um soziale Einbindung, Zeit- und Zukunftsperspektive sowie subjektive Gesundheit. Die Determinanten der Einstellungen zu Sterben und Tod sowie die Einstellungen selbst wurden deskriptiv-explorativ, korrela- tions-, regressions- und pfadanalytisch überprüft.

Zusammenfassend sprechen die Ergebnisse dafür, dass hohe Werte der Angst vor dem eigenen Sterben mit hoher Trait-Angst sowie überraschenderweise einer guten funktionalen Alltagskompetenz (ADL und IADL) einhergingen, wobei der Einfluss der Trait-Angst durch Depressivität, Einsamkeit und körperliche Schmerzen mediiert wurde. Die Mediatorvariablen zeigten, wie angenommen, einen positiven Einfluss auf die Angstdimension. Eine hohe Angst vor dem eigenen Tod wurde durch direkte Effekte einer guten funktionalen Gesundheit (Sehschärfe und muskuläre Stärke der unteren Extremitäten) determiniert, wobei die internale Kontrollüberzeugung als protektiver Persönlichkeitsfaktor ein negatives direktes Pfadgewicht aufwies. Unerwarteterweise zeigten sich zusätzlich ein Alters- und Geschlechtseffekt sowie in geringerem Ausmaß ein Einfluss des kognitiven Status', so dass ältere Personen innerhalb der Stichprobe Hochaltriger, Männer und kognitiv Gesunde stärkere Angstausprägungen aufzeigten. Der Geschlechtseffekt ließ sich durch das Vorliegen erhöhter Einsamkeitsgefühle bei den Männern erklären. Auch für die Angst vor dem eigenen Tod ließ sich ein Mediatoreffekt nachweisen, erneut waren hohe körperliche Schmerzwerte mit einer höheren Angstausprägung assoziiert und vermittelten vorwiegend den Einfluss des Funktionstests für die unteren Extremitäten, wobei dieser dennoch einen direkten Effekt erzielte. Schließlich erbrachte die Modellierung der Akzeptanz des eigenen Sterbens und Todes, dass Spiritualität und eine internale Kontrollüberzeugung als direkte positive, Resilienz und allgemeine Ängstlichkeit dagegen als direkte negative Prädiktoren fungierten, wobei der negative Einfluss der psychischen Widerstandsfähigkeit nicht zufriedenstellend erklärt werden kann. Auch hier ließen sich Mediationseffekte nachweisen, so vermittelte die affektive Valenz der Zukunftsperspektive als optimistischer Blick auf die persönliche Zukunft den Einfluss von Resilienz (positiv) und Trait-Angst (negativ), wogegen körperliche Schmerzen den Einfluss der allgemeinen Ängstlichkeit positiv mediierten.

Ganz im Sinne von Wong (2010a; 1994; 2011), der für eine positive Psychologie der Sterblichkeitsakzeptanz plädiert, soll auch mit der vorliegenden Arbeit eine Lanze für den stärkeren Einbezug und die Wichtigkeit der Akzeptanz des eigenen Sterbens und Todes gebrochen werden:

> Death is like an unfathomable black hole, capable of destroying all our dreams, achievements, and happiness. But at the same time, the idea of death can save many lives by challenging us to fill the huge void by living a life of significance. The challenge for psychologists and death educators is to discover pathways to death acceptance (Wong, 2010a, S. 73).

So wichtig es ist, die Angstdimensionen zwischen Sterben als Prozess und dem Tod als Auflösung der eigenen Persönlichkeit zu differenzieren, so wichtig ist es andererseits, einen positiven Gegenpunkt zu setzen und zu erforschen, welche Determinanten es ermöglichen, eine neutrale, akzeptierende Sicht auf die Sterblichkeit zu erlangen. Die vorliegende Arbeit ermöglicht hierzu erste Einblicke für die dem Tod nahestehendste Bevölkerungsgruppe, die Hochaltrigen. Neben der allgemein äußerst hohen Zustimmung zur Akzeptanzdimension sollte die gezeigte Offenheit und Bereitschaft der Teilnehmer der LateLine-Studie gegenüber der stark tabuisierten Befragung zur eigenen Sterblichkeit im hohen Alter Forscher auf diesem Feld ausdrücklich zur Durchführung weiterer Studien ermutigen. Mit einer ironischen Bemerkung Kastenbaums (2006, S. viii) darüber, warum die Erforschung der Einstellungen zu Sterben und Tod sich insgesamt so schwierig gestaltet, möchte die Arbeit schließen:

„Most of the time most of us are not dying.“

Schlussstück

Der Tod ist groß,
wir sind die Seinen
lachenden Munds.
Wenn wir uns mitten im Leben meinen,
wagt er zu weinen
mitten in uns.

Rainer Maria Rilke, Das Buch der Lieder

Literaturverzeichnis

Abdel-Khalek, A. M., & Lester, D. (2009). Religiosity and death anxiety: No association in Kuwait. *Psychological Reports, 104*(3), 770–772.

Abdel-Khalek, A. M., & Maltby, J. (2008). The comparison of predictors of death obsession within two cultures. *Death Studies, 32*(4), 366–377.

Abengozar, M. C., Bueno, B., & Vega, J. L. (1999). Intervention on attitudes toward death along the life span. *Educational Gerontology, 25*(5), 435–447. doi: 10.1080/036012799267693.

Aday, R. H. (1984). Belief in afterlife and death anxiety: Correlates and comparisons. *Omega: Journal of Death and Dying, 15*, 67–75.

Aday, R. H., & Shahan, D. R. (1995). Elderly reactions to a death education program in a nursing home setting. *Gerontology & Geriatrics Education, 15*(3), 3–18.

Ahlsdorf, E. (2012). Wege ins höhere Lebensalter: Entwicklungsmöglichkeiten durch Psychotherapie. In P. Fiedler (Ed.), *Die Zukunft der Psychotherapie* (pp. 117–132). Heidelberg: Springer.

Akhtar, S. (2010a). *The wound of mortality: Fear, denial, and acceptance of death.* Lanham, MD: Jason Aronson.

Akhtar, S. (2010b). Freud's Todesangst and Ghalib's Ishrat-e-Qatra: Two perspectives on death. In S. Akhtar (Ed.), *The wound of mortality: Fear, denial, and acceptance of death.* (pp. 1–20). Lanham, MD: Jason Aronson.

Alfaro-Acha, A., Al Snih, S., Raji, M. A., Kuo, Y.-F., Markides, K. S., & Ottenbacher, K. J. (2006). Handgrip strength and cognitive decline in older Mexican Americans. *The Journal of Gerontology, Series A: Mecial Sciences, 61A*(8).

Allison, P. D. (2002). *Missing Data*. Thousand Oaks, CA: Sage.

Allport, G. W. (1959a). *The individual and his religion: A psychological interpretation* (10. pr. ed.). New York, NY: Macmillan.

Allport, G. W. (1959b). *Persönlichkeit. Struktur, Entwicklung und Erfassung der menschlichen Eigenart (2. Aufl.)*. Meisenheim: Hein.

Allport, G. W. (1970). *Gestalt und Wachstum in der Persönlichkeit*. Meisenheim: Hein.

Allport, G. W., & Ross, J. M. (1967). Personal religious orientation and prejudice. *Journal of Personality and Social Psychology, 5*(4), 432–443.

Amelang, M. (Ed.). (2006). *Differentielle Psychologie und Persönlichkeitsforschung (6., vollst. überarb. Aufl.)*. Stuttgart: Kohlhammer.

American Psychological Association. (2009). *APA college dictionary of psychology (1. ed.)* (American Psychological Association, Trans.). Washington, DC: American Psychological Association.

Anderheiden, M., Bardenheuer, H. J., & Eckart, W. U. (Eds.). (2008). *Ambulante Palliativmedizin als Bedingung einer ars moriendi*. Tübingen: Mohr Siebeck.

Anderson, K. A., Sielski, C. L., Miles, E. A., & Dunfee, A. V. (2011). Gardens of stone: Searching for evidence of secularization and acceptance of death in grave inscriptions from 1900–2009. *Omega: Journal of Death and Dying, 63*(4), 359–371. doi: 10.2190/OM.63.4.d.

Aner, K. (2008). Trauern um demenziell erkrankte Menschen. *Psychotherapie im Alter, 5*(3), 363–373.

Antonovsky, A. (1982). *Health, stress, and coping (1. ed.)*. San Francisco, CA: Jossey-Bass.

Antonovsky, A. (1987). *Unraveling the mystery of health: How people manage stress and stay well (1. ed.)*. San Francisco, CA: Jossey-Bass.

Antonovsky, A. (1988). *Unraveling the mystery of health: How people manage stress and stay well (2. ed.)*. San Francisco, CA: Jossey-Bass.

Antonovsky, A. (1997). *Salutogenese: Zur Entmystifizierung der Gesundheit* (Vol. 36). Tübingen: DGVT.

Arbuckle, J. L. (2005). *Amos 6.0 user's guide*. Chicago, IL: Small Waters Corporation.

Ardelt, M. (2008). Wisdom, religiosity, purpose in life, and death attitudes of aging adults. In A. Tomer, G. T. Eliason & P. T. P. Wong (Eds.), *Existential and spiritual issues in death attitudes.* (pp. 139–158). Mahwah, NJ: Lawrence Erlbaum Associates Publishers.

Ardiles-Acre, J. (o.J.): Fotografie einer Amphore mit Darstellung der göttlichen Zwillingsbrüder Hypnos und Thanatos. URL: http://de.wikipedia.org/w/index.php?title=Datei: Euphronios_krater_side_A_MET_L.2006.10.jpg&filetimestamp=20081007174510 [Stand: 20.08.2015].

Ariès, P. (1976). *Studien zur Geschichte des Todes im Abendland*. München: Hanser.

Ariès, P. (1981). *The hour of our death*. New York, NY: Knopf.

Ariès, P. (1984). *Bilder zur Geschichte des Todes*. München: Hanser.

Ariès, P. (2004). The hour of our death. In A. C. G. M. Robben (Ed.), *Death, mourning, and burial: A cross-cultural reader* (pp. 40–48). Oxford: Blackwell.

Ariès, P. (2009). *Geschichte des Todes (12. Aufl.)*. München: Deutscher Taschenbuch-Verlag.

Assmann, J. (2003). *Tod und Jenseits im alten Ägypten (brosch. Sonderausg.)*. München: Beck.

Ayers, C. R., Sorrell, J. T., Thorp, S. R., & Wetherell, J. L. (2007). Evidence-based psychological treatments for late-life anxiety. *Psychology and Aging, 22*(1), 8–17. doi: doi: 10.1037/0882-7974.22.1.8.

Azaiza, F., Ron, P., Shoham, M., & Tinsky-Roimi, T. (2011). Death and dying anxiety among bereaved and nonbereaved elderly parents. *Death Studies, 35*(7), 610–624. doi: 10.1080/07481187.2011.553325.

Bäckman, L., & MacDonald, W. S. (2006). Death and cognition. *European Psychologist, 11*(3), 224–235. doi: 10.1027/1016-9040.11.3.224.

Bakan, D. (1971). *Disease, pain, and sacrifice: Toward a psychology of suffering.* Boston, MA: Beacon Press.

Baltes-Götz, B. (2008). *Behandlung fehlender Werte in SPSS und Amos.* Trier: Zentrum für Informations-, Medien-und Kommunikationstechnologie (ZIMK), Universität Trier.

Baltes, M. M. (1984). Altern und Tod in der psychologischen Forschung. In H. P. Rosemeier & R. Winau (Eds.), *Tod und Sterben* (pp. 237–251). Berlin: de Gruyter.

Baltes, M. M., & Carstensen, L. L. (1996). The process of successful ageing. *Ageing and Society, 16*, 397–422.

Baltes, M. M., Carstensen, L. L., Staudinger, U. M., & Lindenberger, U. (2003). The process of successful aging: Selection, optimization and compensation *Understanding human development: Dialogues with lifespan psychology.* (pp. 81–104). Dordrecht Netherlands: Kluwer Academic Publishers.

Baltes, M. M., & Skrotzki, E. (1998). Tod im Alter: Eigene Endlichkeit und Partnerverlust. In R. Oerter & L. Montada (Eds.), *Entwicklungspsychologie. Ein Lehrbuch* (pp. 1137–1146). Weinheim: Psychologie Verlags Union.

Baltes, P. B. (1996). Über die Zukunft des Alterns: Hoffnung mit Trauerflor. In M. Baltes & L. Montada (Eds.), *Produktives Leben im Alter* (pp. 29–68). Frankfurt a. M.: Campus.

Baltes, P. B. (1997). On the incomplete architecture of human ontogeny: Selection, optimization, and compensation as foundation of developmental theory. *American Psychologist, 52*(4), 366–380. doi: 10.1037/0003-066x.52.4.366.

Baltes, P. B. (1999). Alter und Altern als unvollendete Architektur der Humanontogenese. *Zeitschrift für Gerontologie und Geriatrie, 32*(6), 433–448. doi: 10.1007/s003910050141.

Baltes, P. B. (2003). Das hohe Alter – mehr Bürde als Würde? *Max Planck Forschung, 2*, 15–19.

Baltes, P. B. (Ed.). (1990). *Successful aging. Perspectives from the behavioral sciences* (1. publ. ed. Vol. 4). Cambridge, MA: Cambridge University Press.

Baltes, P. B., & Baltes, M. M. (1980). Plasticity and variability in psychological aging: Methodological and theoretical issues. In E. Curski (Ed.), *Determining the effects of aging on the central nervous system* (pp. 41–66). Berlin: Schering.

Baltes, P. B., & Baltes, M. M. (1990). Psychological perspectives on successful aging: The model of selective optimization with compensation. In P. B. Baltes & M. M. Baltes (Eds.), *Successful aging. Perspectives from the behavioral sciences* (pp. 1–34). Cambridge, MA: Cambridge University Press.

Baltes, P. B., & Lindenberger, U. (1997). Emergence of a powerful connection between sensory and cognitive functions across the adult life span: A new window to the study of cognitive aging? *Psychology and Aging, 12*(1), 12–21. doi: 10.1037/0882-7974.12.1.12.

Baltes, P. B., & Smith, J. (1990). Toward a psychology of wisdom and its ontogenesis. In R. J. Sternberg (Ed.), *Wisdom: Its nature, origins, and development.* New York, NY: Cambridge University Press.

Baltes, P. B., & Smith, J. (1999). Multilevel and systemic analyses of old age. Theoretical and empirical evidence for a fourth age. In V. L. S. Bengtson, K. Warner (Ed.), *Handbook of theories of aging* (pp. 153–173). New York, NY: Springer.

Baltes, P. B., & Smith, J. (2003). New frontiers in the future of aging: From successful aging of the young old to the dilemmas of the Fourth Age. *Gerontology, 49*(2), 123–135.

Baltes, P. B., & Smith, J. (2004). Lifespan psychology: From developmental contextualism to developmental biocultural co-constructivism. *Research in Human Development, 1*(3), 123–144.

Baltes, P. B., & Staudinger, U. M. (2000). Wisdom: A meta-heuristic (pragmatic) to orchestrate mind and virtue toward excellence. *American Psychologist, 55*, 122–136.

Bamberg, E., Busch, C., & Ducki, A. (2003). *Stress- und Ressourcenmanagement: Strategien und Methoden für die neue Arbeitswelt (1. Aufl.).* Bern: Huber.

Bandura, A. (1970). *Principles of behavior modification.* London: Holt, Rinehart & Winston.

Bandura, A. (1977). Self-efficacy: Toward a unifying theory of behavior change. *Psychological Review, 84*, 191–215.

Bandura, A. (1978). Reflexions on Self-efficacy. *Advances in Behavior Research and Therapy, 1*, 237–269.

Bandura, A. (1979). *Sozial-kognitive Lerntheorie (1. Aufl.).* Stuttgart: Klett-Cotta.

Bandura, A. (Ed.). (1976). *Lernen am Modell: Ansätze zu einer sozial-kognitiven Lerntheorie (1. Aufl.).* Stuttgart: Klett.

Baron, R. M., & Kenny, D. A. (1986). The moderator-mediator variable distinction in social psychological research: Conceptual, strategic, and statistical considerations. *Journal of Personality and Social Psychology, 51*(6), 1173–1182.

Barr, P., & Cacciatore, J. (2008). Personal fear of death and grief in bereaved mothers. *Death Studies, 32*(5), 445–460. doi: 10.1080/07481180801974752.

Barrett, J. H. (1972). *Gerontological Psychology*. Springfield, IL: Thomas.

Bascue, L. O., & Lawrence, R. E. (1977). A study of subjective time and death anxiety in the elderly. *Omega: Journal of Death and Dying, 8*(1), 81–90.

Bashir, M. N. (2008). *An examination of Terror Management Theory with older adults.* 69, ProQuest Information & Learning, US.

Basler, H.-D., Hesselbarth, S., Kaluza, G., Schuler, M., Sohn, W., & Nikolaus, T. (2003). Komorbidität, Multimedikation und Befinden bei älteren Patienten mit chornischen Schmerzen. *Der Schmerz, 17*, 252–260.

Bassett, J. F., & Dabbs, J. M., Jr. (2003). Evaluating explicit and implicit death attitudes in funeral and university students. *Mortality, 8*(4), 352–371.

Bassett, J. F., McCann, P. A., & Cate, K. L. (2008). Personifications of personal and typical death as related to death attitudes. *Omega: Journal of Death and Dying, 57*(2), 163–172. doi: 10.2190/OM.57.2.c.

Baum, S. K. (1983). Older people's anxiety about afterlife. *Psychological Reports, 52*, 895–898.

Baum, S. K., & Boxley, R. L. (1984). Age denial: Death denial in the elderly. *Death Education, 8*, 419–423.

Baumeister, R. F. (1991). *Meanings of life*. New York, NY: Guilford Press.

Beauducel, A., & Wittmann, W. W. (2005). Simulation study on fit indices in confirmatory factor analysis based on data with slightly distorted simple structure. *Structural Equation Modeling, 12*, 41–75.

Beccaro, M., Di Leo, S., Morasso, G., & Costantini, M. (2008). Psychological distress during the last three months of life of Italian cancer patients. Results from the Italian Survey of the Dying of Cancer (ISDOC). *Minerva Psichiatrica, 49*(1), 1–8.

Becker, E. (1973). *The denial of death*. New York, NY: Free Press.

Becker, P. (1980). *Studien zur Psychologie der Angst: Ein interaktionistischer Ansatz zur Messung und Erklärung normaler und pathologischer Angst*. Weinheim: Beltz.

Becker, S., Kaspar, R., & Kruse, A. (2006). Die Bedeutung unterschiedlicher Referenzgruppen fur die Beurteilung der Lebensqualität demenzkranker Menschen – Kompetenzgruppenbestimmung mit HILDE. *Zeitschrift für Gerontologie und Geriatrie, 39*(5), 350–357.

Becker, S., & Kruse, A. (2005). Emotionaler Ausdruck – ein Zugang zum subjektiven Erleben Demenzkranker: Das Heidelberger Instrument zur Erfassung der Lebensqualität Demenzkranker (H.I.L.DE.). *Alzheimer Info – Nachrichten der Deutschen Alzheimer Gesellschaft, 4*(04).

Becker, S., Kruse, A., Schröder, J., & Seidl, U. (2005). Das Heidelberger Instrument zur Erfassung von Lebensqualität bei Demenz (H.I.L.D.E). Dimensionen von Lebensqualität und deren Operationalisierung. *Zeitschrift für Gerontologie und Geriatrie, 38*, 108–121. doi: 10.1007/s00391-005-0297-7.

Belschner, W., & Krischke, N. (2007). *Transpersonales Vertrauen: Manual zum TPV*. Hamburg: Lit Verlag.

Bengtson, V. L., Cuellar, J. B., & Ragan, P. K. (1977). Stratum contrasts and similarities in attitudes toward death. *Journal of Gerontology, 32*(1), 76–88.

Berger, A. S. (2010). Practicing death: Alternate views. *Journal of Transpersonal Psychology, 42*(1), 48–60.

Berger, I., & Rott, C. (2007). *Funktionskurztest der unteren Extremitäten (FKUE)*. Institut für Gerontologie. Heidelberg.

Berkun, M., Bialek, H., Kern, R., & Yagi, K. (1962). Experimental studies of psychological stress in man. *Psychological Monographs, 76*, 1–39.

Beshai, J. A. (2008). Are cross-cultural comparisons of norms on death anxiety valid? *Omega: Journal of Death and Dying, 57*(3), 299–313.

Bickel, H., & Weyerer, S. (2007). *Epidemiologie psychischer Erkrankungen im höheren Lebensalter (1. Aufl.)*. Stuttgart: Kohlhammer.

Biermann, C. (2008). Psychoanalytiker und Tod. *Psychotherapie im Alter, 5*(2), 183–200.

Bivens, A. J., Neimeyer, R. A., Kirchberg, T. M., & Moore, M. K. (1994). Death concern and religious belief among gays and bisexuals of variable proximity to AIDS. *Omega: Journal of Death and Dying, 30*, 105–120.

Blazer, D. G. (2003). Depression in late life: Review and commentary. *Journals of Gerontology Series A: Biological Sciences and Medical Sciences, 58*, 249–265.

Bloch, E. (1967). *Das Prinzip Hoffnung: In 3 Bänden (wiss. Sonderausg.)*. Frankfurt a. M.: Suhrkamp.

Block, S. D. (2001). Psychological considerations, growth, and transcendence at the end of life: The art of the possible. *JAMA: Journal of the American Medical Association, 285*(22), 2898–2905. doi: 10.1001/jama.285.22.2898.

Bluck, S., Dirk, J., Mackay, M. M., & Hux, A. (2008). Life experience with death: Relation to death attitudes and to the use of death-related memories. *Death Studies, 32*(6), 524–549.

BMFSFJ. (2002). *Vierter Bericht zur Lage der älterern Generationen: Risiken, Lebensqualität und Versorgung Hochaltriger – unter besonderer Berücksichtigung demenzieller Erkrankungen.* Berlin: Bundesministerium für Familie, Senioren, Frauen und Jugend.

Bode, S. (2004). *Die vergessene Generation: Die Kriegskinder brechen ihr Schweigen (5. Aufl.).* Stuttgart: Klett-Cotta.

Boerner, K., & Jopp, D. (2007). Improvement/maintenance and reorientation as central features of coping with major life change and loss: Contributions of three life-span theories. *Human Development, 50*(4), 171–195.

Bollen, K. A. (1989). *Structural equations with latent variables.* New York, NY: John Wiley & Sons.

Bollen, K. A., & Long, J. S. (1993). *Testing structural equation models.* Newbury Park, CA: Sage.

Bölsker-Schlicht, F. (1992). Trauerformen und Friedhofskultur im historischen Wandel. In J. Howe (Ed.), *Lehrbuch der psychologischen und sozialen Alternswissenschaft. Band 4: Sterben, Tod, Trauer* (pp. 11–34). Heidelberg: Asanger.

Bolwby, J. (1969). Psychopathology of anxiety: The role of affectional bonds. In M. H. Lader (Ed.), *Studies of Anxiety* (pp. 80–86). Ashford, CT: Headley.

Born, S., & Stuck, A. (2012). Präventive Hausbesuche. In H. W. Wahl, C. Tesch-Römer & J. P. Ziegelmann (Eds.), *Angewandte Gerontologie. Interventionen für ein gutes Altern in 100 Schlüsselbegriffen (2., vollst. überarb. und erw. Aufl.)* (pp. 200–204). Stuttgart: Kohlhammer.

Borys, S., & Perlman, D. (1985). Gender differences in loneliness. *Personality and Social Psychology Bulletin, 11*(1), 63–74.

Bowerman, B. L., & O'Connell, R. T. (1990). *Linear statistical models: An applied approach (2nd ed.).* Belmont, CA: Duxbury.

Bozo, Ö., Tunca, A., & Şimşek, Y. (2009). The effect of death anxiety and age on health-promoting behaviors: A terror-management theory perspective. *Journal of Psychology: Interdisciplinary and Applied, 143*(4), 377–389. doi: 10.3200/jrlp.143.4.377–389.

Braam, A. W., Klinkenberg, M., & Deeg, D. J. H. (2011). Religiousness and mood in the last week of life: An explorative approach based on after-death proxy interviews. *Journal of Palliative Medicine, 14*(1), 31–37. doi: 10.1089/jpm.2010.0262.

Brandtstädter, J. (2007a). Entwicklungspsychologie der Lebensspanne: Leitvorstellungen und paradigmatische Orientierungen. In J. Brandtstädter (Ed.), *Entwicklungspsychologie der Lebensspanne: ein Lehrbuch* (pp. 34–66). Stuttgart: Kohlhammer.

Brandtstädter, J. (2007b). Hartnäckige Zielverfolgung und flexible Zielanpassung als Entwicklungsressourcen: Das Modell assimilativer und akkomodativer

Prozesse. In J. Brandtstädter & U. Lindenberger (Eds.), *Entwicklungspsychologie der Lebensspanne. Ein Lehrbuch* (pp. 413–445). Stuttgart: W. Kohlhammer.

Brandtstädter, J. (2007c). Konzepte positiver Entwicklung. In J. Brandtstädter & U. Lindenberger (Eds.), *Entwicklungspsychologie der Lebensspanne. Ein Lehrbuch* (pp. 681–723). Stuttgart: W. Kohlhammer.

Brandtstädter, J., Baltes-Götz, B., Gräser, H., Greve, W., Krampen, G., Renner, G. … Wentura, D. (1991). *Veränderungen von Bewältigungsprozessen und subjektiver Lebensqualität im höheren Alter (VBL-Projekt): Das Erhebungsinstrument* (Vol. 39). Trier: Universität Trier.

Brandtstädter, J., & Greve, W. (1994). The aging self: Stabilizing and protective process. *Developmental Review, 14*(3), 52–80.

Brandtstädter, J., & Renner, G. (1990). Tenacious goal pursuit and flexible goal adjustment: Explication and age-related analysis of assimilative and accommodative strategies of coping. *Psychology and Aging, 5*(1), 58–67.

Brandtstädter, J., & Rothermund, K. (2002). The life-course dynamics of goal pursuit and goal adjustment: A two-process framework. *Developmental Review, 22*, 117–150.

Brandtstädter, J., & Wentura, D. (1994). Veränderungen der Zeit- und Zukunftsperspektive im Übergang zum höheren Erwachsenenalter: Entwicklungspsychologische und differentielle Aspekte. *Zeitschrift für Entwicklungspsychologie und Pädagogische Psychologie, XXVI*(1), 2–21.

Brandtstädter, J., & Wentura, D. (1995). Adjustment to shifting possibility frontiers in later life: Complementary adaptive modes In R. A. Dixon & L. Bäckman (Eds.), *Compensating for psychological deficits and and declines: Managing losses and promoting gains* (pp. 83–106). Hillsdale, NJ: Erlbaum.

Brandtstädter, J., Wentura, D., & Schmitz, U. (1997). Veränderungen der Zeit- und Zukunftsperpsektive im Übergang zum höheren Alter: Quer- und längsschnittliche Befunde. *Zeitschrift für Psychologie, 205*, 377–395.

Braun, H.-J. (1996). *Das Jenseits. Die Vorstellungen der Menschheit über das Leben nach dem Tod*. Zürich: Artemis & Winkler.

Braun, M., Gordon, D., & Uziely, B. (2010). Associations between oncology nurses' attitudes toward death and caring for dying patients. *Oncology Nursing Forum, 37*(1), E43-E49. doi: 10.1188/10.onf.e43-e49.

Braun, S. (1985). Über die Einstellung zu Tod und Sterben bei Patienten und Gesunden. Diplomarbeit (unveröffentlicht). Homburg, Saar.

Brown, N. O. (1985). *Life against death: The psychoanalytical meaning of history (2. ed.)*. Middletown, CT: Wesleyan University Press.

Bruggisser-Lanker, T. (2010). *Musik und Tod im Mittelalter: Imaginationsräume der Transzendenz*. Göttingen: Vandenhoeck & Ruprecht.

Brunner, C., & Spiegel, R. (1990). Eine Validierungsstudie mit der NOSGER (Nurses‘ Observation Scale for Geriatric Patients), einem neuen Beurteilungsinstrument für die Psychogeriatrie. *Zeitschrift für Klinische Psychologie, 19*(3), 211–229.

Buber, M. (1970). *I and thou* (Vol. 243). New York, NY: Scribner.

Bugen, L. A. (1980–1981). Coping: Effects of Death Education. *Omega: Journal of Death and Dying, 11*, 175–183.

Bühl, A. (2012). *SPSS 20: Einführung in die moderne Datenanalyse (13., aktual. Aufl.)*. München: Pearson Studium.

Bühner, M. (2011). Konfirmatorische Faktorenanalyse. In M. Bühner (Ed.), *Einführung in die Test- und Fragebogenkonstruktion (3., aktual. Aufl.)* (pp. 379–476). München: Pearson Studium.

Bullinger, M., & Kirchberger, I. (1998). *SF-36 Fragebogen zum Gesundheitszustand. Handanweisung*. Göttingen: Hogrefe.

Bullinger, M., Kirchberger, I., & Ware, J. E. (1995). Der deutsche SF-36 Health Survey. Übersetzung und psychometrische Testung eines krankheitsübergreifenden Instruments zur Erfassung der gesundheitsbezogenen Lebensqualität. *Zeitschrift für Gesundheitswissenschaften, 3*, 21–36.

Bundesärztekammer. (2011). Bekanntmachung der Neufassung der Grundsätze der Bundesärztekammer zur ärztlichen Sterbebegleitung. *Deutsches Ärzteblatt, Ausgabe B, 108*(7), 278–280.

Burgkart, R. (2007). Orthopädie. In W. Hansen (Ed.), *Medizin des Alterns und des alten Menschen* (pp. 267–281). Stuttgart: Schattauer.

Büssing, A., Ostermann, T., & Matthiessen, P. F. (2005). Role of religion and spirituality in medical patients: Confirmatory results with the SpREUK questionnaire. *Health and Quality of Life Outcomes, 10*(3), 1–10. doi: 10.1186/1477-7525-3-10.

Butler, R. N. (1963). The life review: An interpretation of reminiscence in the aged. *Psychiatry, 26*, 65–76.

Butler, R. N. (1995). Foreword: The Life Review. In B. K. Haight & J. D. Webster (Eds.), *The Art and Science of Reminiscing: Theory, Research, Methods and Applications* (pp. xvii-xxii). Washington, DC: Taylor & Francis.

Buxton, D. (2008). Redefining medical success and failure. *Journal of Palliative Medicine, 11*(10), 1343–1344. doi: 10.1089/jpm.2008.0175.

Buxton, D. (2011). The intern experience: Facing death. *Journal of Palliative Medicine, 14*(6), 784–785. doi: 10.1089/jpm.2010.0512.

Byrne, B. M. (2010). *Structural equations modeling using AMOS. Basic concepts, applications, and programming (2nd ed.)*. New York, NY: Routledge.

Carlsson, G., Schilling, O., Slaug, B., Fänge, A., Ståhl, A., Nygren, C., & Iwarsson, S. (2009). Towards a screening tool for housing accessibility problems: A reduced version of the Housing Enabler. *Journal of Applied Gerontology, 28*(1), 59–80.

Carr, D. (2003). A 'good death' for whom? Quality of spouse's death and psychological distress among older widowed persons. *Journal of Health and Social Behavior, 44*(2), 215–232. doi: 10.2307/1519809.

Carstensen, L. L. (1991). Selectivity Theory: Social Activity in Life-Span Context. *Annual Review of Gerontology and Geriatrics, 11*, 195–217.

Carstensen, L. L. (1992). Social and emotional patterns in adulthood: Support for Socioemotional Selectivity Theory. *Psychology and Aging, 7*(3), 331–338.

Carstensen, L. L., Isaacowitz, D. M., & Charles, S. T. (1999). Taking time seriously: A theory of socioemotional selectivity. *American Psychologist, 54*, 165–181.

Catania, J. A., Turner, H. A., Choi, K.-H., & Coates, T. J. (1992). Coping with death anxiety: Help-seeking and social support among gay men with various HIV diagnoses. *AIDS, 6*, 999–1005.

Catt, S., Blanchard, M., Addington-Hall, J., Zis, M., Blizard, R., & King, M. (2005). Older adults' attitudes to death, palliative treatment and hospice care. *Palliative Medicine, 19*(5), 402–410. doi: 10.1191/0269216305pm1037oa.

Cattell, R. B. (1957). *Personality and Motivation: Structure and Measurement*. New York, NY: World Book.

CERAD-Plus-Neuropsychological assessment battery 1.0. Manual for the German version, revised edition. (2005). Basel: Memory Clinic, University Hospital.

Chan, W. C. H., & Chan, C. L. W. (2011). Acceptance of spousal death: The factor of time in bereaved older adults' search for meaning. *Death Studies, 35*(2), 147–162. doi: 10.1080/07481187.2010.535387.

Chan, W. C. H., Tin, A. F., Chan, C. H. Y., Chan, C. L. W., & Tang, A. C. W. (2010). Introducing the 8A model in death education training: Promoting planning for end-of-life care for Hong Kong Chinese. *Illness, Crisis, & Loss, 18*(1), 49–62. doi: 10.2190/IL.18.1.e.

Chaturvedi, S. K. (2009). Acceptance, grief and meaning. *British Journal of Psychiatry, 194*(6). doi: 10.1192/bjp.194.6.561.

Cicirelli, V. G. (1999). Personality and demographic factors in older adults' fear of death. *The Gerontologist, 39*(5), 569–579. doi: 10.1093/geront/39.5.569.

Cicirelli, V. G. (2001). Personal meanings of death in older adults and young adults in relation to their fears of death. *Death Studies, 25*(8), 663–683. doi: 10.1080/713769896.

Cicirelli, V. G. (2002a). Fear of death in older adults: Predictions from terror management theory. *The Journals of Gerontology: Series B: Psychological Sciences and Social Sciences, 57*(4), P358-PP366.

Cicirelli, V. G. (2002b). *Older adults' views on death.* New York, NY: Springer.

Cicirelli, V. G. (2003). Older adults' fear and acceptance of death: A transition model. *Ageing International, 28*, 66–81.

Cicirelli, V. G. (2011). Religious and nonreligious spirituality in relation to death acceptance or rejection. *Death Studies, 35*(2), 124–146. doi: 10.1080/07481187.2011.535383.

Cicirelli, V. G., & Tomer, A. (2000). Older adults' ethnicity, fear of death, and end-of-life decisions *Death attitudes and the older adult: Theories, concepts, and applications.* (pp. 175–191). New York, NY: Brunner-Routledge.

Clark-Plaskie, M., & Lachman, M. E. (1999). The sense of control in midlife. In S. L. Willis & J. D. Reid (Eds.), *Life in the middle: Psychological and social development in middle age* (pp. 181–208). San Diego, CA: Academic Press.

Clements, R., & Rooda, L. A. (1999–2000). Factor structure, reliability, and validity of the death attitude profile-revised. *The Journal of Death and Dying, 40*(3), 453–463.

Cochrane, J. B., Levy, M. R., Fryer, J. E., & Oglesby, C. A. (1990–1991). Death anxiety, disclosure behaviors, and attitudes of oncologists toward terminal care. *Omega: Journal of Death and Dying, 22*, 1–12.

Cohen, J. (1988). *Statistical power analysis for the behavioural sciences (2nd ed.).* New York, NY: Academic Press.

Cohen, J. (1992). A power primer. *Psychological Bulletin, 112*(1), 155–159.

Cohen, R. (1965). Versuche zur Quantifizierung von Angst. In H. v. Ditfurth (Ed.), *Aspekte der Angst* (pp. 89–108). Stuttgart: Thieme.

Collett, L. J., & Lester, D. (1969). The fear of death and the fear of dying. *Journal of Psychology: Interdisciplinary and Applied, 72*(2), 179–181.

Collins, L. M. (2006). Analysis of longitudinal data: The integration of theoretical model, temporal design, and statistical model. *Annual Review of Psychology, 57*, 505–528. doi: 10.1146/annurev.psych.57.102904.190146.

Compas, B. E., Connor, J. K., Saltzman, H., Harding-Thomsen, A., & Wadsworth, M. (1999). Getting Specific About Coping: Effortful and Involuntary Responses to Stress in Development. In M. Lewis & D. Ramsay (Eds.), *Soothing and Stress* (pp. 229–256). New Jersey, NJ: Erlbaum.

Connelly, R. (2003). Living with death: The meaning of acceptance. *Journal of Humanistic Psychology, 43*(1), 45–63. doi: 10.1177/0022167802238813.

Conte, H. R., Weiner, M. B., & Plutchik, R. (1982). Measuring death anxiety. *Journal of Personality and Social Psychology, 43*, 775–785.

Corless, I. B. (Ed.). (2006). *Dying, death, and bereavement: A challenge for living (2nd ed.)*. New York, NY: Springer.

Corr, C. A., Corless, I., Germino, B. B., & Pittman, M. A. (2003). Death education for adults *Dying, death, and bereavement: A challenge for living (2nd ed.)*. (pp. 43–60). New York, NY: Springer.

Costa, P. T., Jr., & McCrae, R. R. (1985). *The NEO Personality Inventory Manual*. Odessa, FL: Psychological Assessment Resources.

Costa, P. T., Jr., & McCrae, R. R. (1994). Stability and change in personality from adolescence through adulthood. In C. F. Halverson, Jr., G. A. Kohnstamm & R. P. Martin (Eds.), *The developing structure of temperament and personality from infancy to adulthood* (pp. 139–155). Hillsdale, NJ: Erlbaum.

Costa, P. T., Jr., & McCrae, R. R. (1995). Domains and facets: Hierarchical personality assessment using the Revised NEO Personality Inventory. *Journal of Personality Assessment, 64*(1), 21.

Cox, C. R., Reid-Arndt, S. A., Arndt, J., & Moser, R. P. (2012). Considering the unspoken: The role of death cognition in quality of life among women with and without breast cancer. *Journal of Psychosocial Oncology, 30*(1), 128–139. doi: 10.1080/07347332.2011.633980.

Cramer, B. (2008). *Bist du jetzt ein Engel? Mit Kindern über Leben und Tod reden*. Tübingen: DGVT Deutsche Gesellschaft für Verhaltenstherapie.

Cronbach, L. J. (1951). Coefficient alpha and the internal structure of test *Psychometrika, 16*, 297–334.

Crowley, S. L., & Fan, X. (1997). Structural equation modeling: Basic concepts and applications in personality assessment research. *Journal of Personality Assessment, 68*(3), 508–831.

Crowther, M. R., Parker, M. W., Achenbaum, W. A., Larimore, W. L., & Koenig, H. G. (2002). Rowe and Kahn's Model of Successful Aging revisited: Positive spirituality – the forgotten factor. *Gerontologist, 42*(5), 613–620.

Crum, R. M., Anthony, J. C., S., B. S., & Folstein, M. F. (1993). Population-based norms for the Mini-Mental State Examination by age and educational level. *Journal of the American Medical Association, 269*, 2386–2391.

Csikszentmihalyi, M. (1995). *Dem Sinn des Lebens eine Zukunft geben: Eine Psychologie für das 3. Jahrtausend (1. Aufl.)*. Stuttgart: Klett-Cotta.

Cumming, E., & Henry, W. E. (1961). *Growing old: The process of disengagement*. New York, NY: Basic Books.

D'Attilio, J. P., & Campbell, B. (1990). Relationship between death anxiety and suicide potential in an adolescent population. *Psychological Reports, 67*, 975–978.

Daatland, S. O., & Motel-Klingebiel, A. (2007). Cross-cultural comparisons – separating the local and the general. In H.-W. Wahl, C. Tesch-Römer & A. Hoff (Eds.), *New dynamics in old age: Individual, environmental, and societal perspectives*. Amityville, NY: Baywood Publishing.

Daut, V., & Schöllhorn, C. (2012). Wie reflektieren Kinder das Thema Sterben und Tod? Ausgewählte Ergebnisse einer qualitativen Studie mit körperbehinderten und nicht behinderten Kindern. *Zeitschrift für Heilpädagogik, 63*(2), 62–69.

Davis, R. E., Thorson, J. A., & Copenhaver, J. H. (1990). Effects of a forced institutional relocation on the mortality and morbidity of nursing home residents. *Psychological Reports, 67*, 236–266.

Davis, S. F., Bremer, S. A., Anderson, B. J., & Tramill, J. L. (1983). The interrelationships of ego strength, self-esteem, death anxiety, and gender in undergraduate college students. *Journal of General Psychology, 108*, 55–59.

Dees, M. K., Vernooij-Dassen, M. J., Dekkers, W. J., Vissers, K. C., & van Weel, C. (2011). 'Unbearable suffering': A qualitative study on the perspectives of patients who request assistance in dying. *Journal of Medical Ethics: Journal of the Institute of Medical Ethics, 37*(12), 727–734. doi: 10.1136/jme.2011.045492.

DeNeve, K. M., & Cooper, H. (1998). The happy personality: A metaanalysis of 137 personality traits and subjective well-being. *Psychological Bulletin, 124*, 197–229.

DePaola, S. J., Griffin, M., Young, J. R., & Neimeyer, R. A. (2003). Death anxiety and attitudes toward the elderly among adults: The role of gender and ethnicity. *Death Studies, 27*(4), 335–354.

DePaola, S. J., Neimeyer, R. A., Lupfer, M. B., & Fiedler, J. (1992). Death concern and attitudes toward the elderly in nursing home personnel. *Death Studies, 16*(6), 537–555.

DePaola, S. J., Neimeyer, R. A., & Ross, S. K. (1994). Death concern and attitudes toward the elderly in nursing home personnel as a function of training. *Omega: Journal of Death and Dying, 29*(3), 231–248.

Deutsches Institut für Medizinische Dokumentation und Information (DIMDI). (2005). *ICF Internationale Klassifikation der Funktionsfähigkeit, Behinderung und Gesundheit*. Genf: World Health Organization (WHO).

Deutsches Zentrum für Altersfragen (Ed.). (2002a). *Das hohe Alter: Konzepte, Forschungsfelder, Lebensqualität* (Vol. 1). Hannover: Vincentz.

Deutsches Zentrum für Altersfragen (Ed.). (2002b). Ökonomische Perspektiven auf das hohe Alter (Vol. 2). Hannover: Vincentz.

Deutsches Zentrum für Altersfragen (Ed.). (2002c). *Hochaltrigkeit und Demenz als Herausforderung an die Gesundheits- und Pflegeversorgung* (Vol. 3). Hannover: Vincentz.

Di Gallo, A. (2002). Glaubst du, daß du eines Tages sterben wirst? Ein kurzer Beitrag zur Arbeit mit Kindern, die dem Tode nahe sind. *Kinderanalyse, 10*(1), 93–102.

Dias, N., Kempen, G. I. J. M., Todd, C. J., Beyer, N., Freiberger, E., Piot-Ziegler, C., … Hauer, K. (2006). Die Deutsche Version der Falls Efficacy Scale – International Version (FES-I). *Zeitschrift für Gerontologie und Geriatrie, 39*, 297–300. doi: 10.1007/s00391-006-0400-8.

Dibelius, O., & Uzarewicz, C. (2006). *Pflege von Menschen höherer Lebensalter (1. Aufl.).* Stuttgart: Kohlhammer.

Dickenson, D. (Ed.). (1995). *Death, dying & bereavement (repr. ed.).* London: Sage.

Diehl, M. (2012). Autonomie. In H. W. Wahl, C. Tesch-Römer & J. P. Ziegelmann (Eds.), *Angewandte Gerontologie. Interventionen für ein gutes Altern in 100 Schlüsselbegriffen (2., vollst. überarb. und erw. Aufl.)* (pp. 84–89). Stuttgart: Kohlhammer.

Diehl, M., & Wahl, H. W. (2010). Awareness of age-related change: Examination of a (mostly) unexplored concept. *The Journals of Gerontology Series B: Psychological and Social Sciences, 65*, 340–350.

Diener, E. (1984). Subjective well-being. *Psychological Bulletin, 95*(542–575).

Diener, E. (2000). Subjective well-being: The science of happiness and a proposal for a national index. *American Psychologist, 55*, 34–43.

Diener, E., & Suh, E. (1998). Age and subjective well-being: An international analysis. *Annual Review of Gerontology and Geriatrics, 17*, 304–324.

Diener, E., Suh, E., Lucas, R. E., & Smith, H. L. (1999). Subjective well-being: Three decades of progress. *Psychological Bulletin, 125*, 276–302.

Diener, E., Suh, E., & Oishi, S. (1997). Recent findings on subjective well-being. *Indian Journal of Clinical Psychology, 24*, 25–41.

Dilling, H. (Ed.). (2011). *Internationale Klassifikation psychischer Störungen: ICD-10 Kapitel V (F). Diagnostische Kriterien für Forschung und Praxis (5., überarb. Aufl. nach ICD-10-GM 2011).* Bern: Huber.

Dixon, R. D., & Kinlaw, B. J. R. (1983). Belief in the existence and nature of life after death: A research note. *Omega, 13*, 287–292.

Döhner, H., & Kohler, S. (2012). Pflegende Angehörige. In H. W. Wahl, C. Tesch-Römer & J. P. Ziegelmann (Eds.), *Angewandte Geronotologie. Interventionen für ein gutes Altern in 100 Schlüsselbegriffen (2., vollst. überarb. und erw. Aufl.)* (pp. 472–485). Stuttgart: Kohlhammer.

Donahue, M. J. (1985). Intrinsic and extrinsic religiousness: Review and meta-analysis. *Journal of Personality and Social Psychology, 48*(400–419).

Döring, N., & Bortz, J. (1993). Psychometrische Einsamkeitsforschung: Deutsche Neukonstruktion der UCLA Loneliness Scale. *Diagnostica, 39*(3), 224–239.

Downey, A. M. (1984). Relationship of religiosity to death anxiety in middle aged males. *Psychological Reports, 54*, 811–822.

Downey, L., Curtis, J. R., Lafferty, W., Herting, J. R., & Engelberg, R. A. (2010). The Quality of Dying and Death Questionnaire (QODD): Empirical domains and theoretical perspectives. *Journal of Pain and Symptom Management, 39*(1), 9–22. doi: 10.1016/j.jpainsymman.2009.05.012.

Drolet, J. L. (1990). Transcending death during early adulthood: Symbolic immortality, death anxiety, and purpose in life. *Journal of Clinical Psychology, 46*, 148–160.

Duhr, K. B. (2010). *Tod und Sterben in der modernen Kinder- und Jugendliteratur* (Vol. 65). Herzogenrath: Murken-Altrogge.

Durlak, J. A. (1994). Changing death attitudes through death education. In R. A. Neimeyer (Ed.), *Death anxiety handbook: Research, instrumentation, and application.* (pp. 243–260). Philadelphia, PA: Taylor & Francis.

Durlak, J. A., Horn, W., & Kass, R. A. (1990). A self-administering assessment of personal meanings of death: Report on the Revised Twenty Statements Test. *Omega: Journal of Death and Dying, 21*, 301–309.

Durlak, J. A., & Riesenberg, L. A. (1991). The impact of death education. *Death Studies, 15*(1), 39–58. doi: 10.1080/07481189108252408.

Ebner, N. C., Freund, A. M., & Baltes, P. B. (2006). Developmental changes in personal goal orientation from young to late adulthood: From striving for gains to maintenance and prevention of losses. *Psychology and Aging, 21*(4), 664–678. doi: 10.1037/0882-7974.21.4.664.

Ebrahim, S. (1996). Principles of epidemiology in old age. In S. Ebrahim & A. Kalache (Eds.), *Epidemiology in old age* (pp. 12–21). London: BMJ.

Eckert, J., & Biermann-Ratjen, E.-M. (2008). Die Gesprächspsychotherapie des alten Menschen. *Psychotherapie im Dialog, 9*(1), 33–37.

Eliott, J. A., & Olver, I. N. (2008). Dying cancer patients talk about euthanasia. *Social Science & Medicine, 67*(4), 647–656. doi: 10.1016/j.socscimed.2008.04.004.

Elsas, C. (2010). *Sterben, Tod und Trauer in den Religionen und Kulturen der Welt: Gemeinsamkeiten und Besonderheiten in Theorie und Praxis (3. Aufl.).* Berlin: EB-Verlag.

Emanuel, E. J., & Emanuel, L. L. (1998). The promise of a good death. *Lancet, 351*(2), 21–29.

Eppel, H. (2007). *Stress als Risiko und Chance: Grundlagen von Belastung, Bewältigung und Ressourcen (1. Aufl.)*. Stuttgart: Kohlhammer.

Epstein, S. (1967). Toward a unified theory of anxiety. In B. A. Maher (Ed.), *Progress in experimental personality research* (Vol. 4, pp. 2–89). New York, NY: Academic Press.

Epting, F. R., Rainey, L. C., & Weiss, M. J. (1979). Constructions of death and levels of death fear. *Death Education, 3*, 21–30.

Erikson, E. H. (1959). Identity and the life cycle: Selected papers. *Psychological Issues, 1*, 1–171.

Erikson, E. H. (1963). *Childhood and society (2nd ed.)*. New York, NY: Norton.

Erikson, E. H. (1980). *Jugend und Krise. Die Psychodynamik im sozialen Wandel (3. Aufl.)*. Stuttgart: Klett-Cotta.

Erikson, E. H. (2008). *Identität und Lebenszyklus: Drei Aufsätze* ([Nachdr.] ed. Vol. 16). Frankfurt am Main: Suhrkamp.

Erlemeier, N. (1972). Psychologische Forschungen zum Todesproblem. *Zeitschrift für Gerontologie, 5*, 32–49.

Erlemeier, N. (1978). Todesfurcht – Ergebnisse und Probleme. *Zeitschrift für Gerontologie, 11*, 681–692.

Ewers, M. (Ed.). (2005). *Am Ende des Lebens: Versorgung und Pflege von Menschen in der letzten Lebensphase (1. Aufl.)*. Bern: Huber.

Ewers, M., & Schaeffer, D. (2007). Dying in Germany – consequences of societal changes for palliative care and the health care system. Sterben in Deutschland – Folgen gesellschaftlichen Wandels für Palliativpflege und Gesundheitssystem. *Journal of Public Health, 15*(6), 457–465.

Eysenck, H. J. (1970). *The biological basis of personality* (2. pr. ed.). Springfield, IL: Thomas.

Eysenck, H. J. (1990). Biological dimensions of personality. In L. A. Pervin (Ed.), *Handbook of personality: Theory and research*. New York, NY: Guilford Press.

Eysenck, H. J., & Eysenck, M. W. (1985). *Personality and individual differences: A natural science approach*. New York, NY: Plenum Press.

Faller, H. (1998). *Krankheitsverarbeitung bei Krebskranken*. Göttingen: Hogrefe.

Faltermaier, T. (2005a). *Gesundheitspsychologie (1. Aufl)* (. ed.). Stuttgart: Kohlhammer Urban.

Faltermaier, T. (2005b). Subjektive Konzepte und Theorien von Gesundheit und Krankheit. In R. Schwarzer (Ed.), *Enzyklopädie der Psychologie: Gesundheitspsychologie* (pp. 31–53).

Faltermaier, T., Mayring, P., Saup, W., & Strehmel, P. (Eds.). (2002). *Entwicklungspsychologie des Erwachsenenalters (2., überarb. und erw. Aufl.).* Stuttgart: Kohlhammer.

Fan, X., Thompson, B., & Wang, L. (1999). Effects of sample size, estimation methods, and model specification on structural equation modeling fit indexes. *Structural Equation Modeling: A Multidisciplinary Journal, 6*(1), 56–83.

Farrar, D. E., & Glauber, R. R. (1967). Multicollinearity in regression analysis: The problem revisited. *The Review of Economics and Statistics, 49*, 92–107.

Faunce, W. A., & Fulton, R. L. (1958). The sociology of death: A neglected area of research. *Social Forces, 36*(3), 205–209.

Feifel, H. (1955). Attitudes of mentally ill patients toward death. *Journal of Nervous and Mental Disease, 122*, 375–380.

Feifel, H. (1956). Older persons look at death. *Geriatrics, 11*, 127–130.

Feifel, H. (1959a). *The meaning of death*. New York, NY: McGraw-Hill.

Feifel, H. (1959b). Attitudes toward death in some normal and mentally ill populations. In H. Feifel (Ed.), *The meaning of death* (pp. 114–130). New York, NY: McGraw-Hill.

Feifel, H. (1965). The function of attitudes toward death. In International Group for the Advancement of Psychiatry (Ed.), *Death and dying: Attitudes of patient and doctor* (pp. 632–641). New York, NY: Mental Health Materials Center.

Feifel, H. (1969). Attitudes toward death: A psychological perspective. *Journal of Consulting and Clinical Psychology, 33*(3), 292–295.

Feifel, H. (1969). Perceptions of death. *Annuals of New York Academy of Sciences, 164*, 669–677.

Feifel, H. (1974). Religious convictions and fear of death among the healthy and the terminally ill. *Journal for the Scientific Study of Religion, 13*, 353–360.

Feifel, H. (1977). *New meanings of death*. New York, NY: McGraw-Hill.

Feifel, H. (1990). Psychology and death: Meaningful rediscovery. *American Psychologist, 45*(4), 537–543. doi: 10.1037/0003-066x.45.4.537.

Feifel, H., & Branscomb, A. B. (1973). Who's afraid of death? *Journal of Abnormal Psychology, 81*, 38–45.

Feifel, H., Freilich, J., & Herman, L. J. (1973). Fear of death in dying heart and cancer patients. *Journal of Psychosomatic Research, 17*, 161–166.

Feifel, H., & Herman, L. J. (1973). Fear of death in the mentally ill. *Psychological Reports, 33*, 931–938.

Feifel, H., & Nagy, V. T. (1981). Another look at fear of death. *Journal of Consulting and Clinical Psychology, 49*(2), 278–286.

Fernandez, S., Castano, E., & Singh, I. (2010). Managing death in the burning grounds of Varanasi, India: A terror management investigation. *Journal of Cross-Cultural Psychology, 41*(2), 182–194. doi: 10.1177/0022022109354376.

Field, A. P. (2009). *Discovering statistics using SPSS (and sex and drugs and rock 'n roll) (3. ed.)*. Los Angeles, CA: Sage.

Figley, C., Bride, F., & Mazza, J. (1997). *Death and trauma*. Philadelphia, PA: Taylor & Francis.

Filipp, S.-H. (1981). Ein allgemeines Modell für die Analyse kritischer Lebensereignisse. In S.-H. Filipp (Ed.), *Kritische Lebensereignisse* (pp. 3–52). München: Urban & Schwarzenberg.

Filipp, S.-H., & Mayer, A. K. (2005). Selbstkonzept-Entwicklung. In J. B. Asendorpf & H. Rauh (Eds.), *Soziale, emotionale und Persönlichkeitsentwicklung. Enzyklopädie der Psychologie* (pp. 259–314). Göttingen: Hogrefe.

Firestone, R. W. (1994). Psychological defenses against death anxiety *Death anxiety handbook. Research, instrumentation, and application. Series in death education, aging, and health care* (pp. 217–241). Washington, DC: Taylor & Francis.

Firestone, R. W. (2000). Microsuicide an the elderly: A basic defense against death anxiety. In A. Tomer (Ed.), *Death attitudes and the older adult* (pp. 65–84). Philadelphia; PA: Taylor & Francis.

Firestone, R. W., & Catlett, J. (2009). *Beyond death anxiety: Achieving life-affirming death awareness*. New York, NY: Springer.

Fischer, T., & Kopke, K. (2012). Umgang mit Schmerzen. In H. W. Wahl, C. Tesch-Römer & J. P. Ziegelmann (Eds.), *Angewandte Gerontologie. Interventionen für ein gutes Altern in 100 Schlüsselbegriffen (2., vollst. überarb. und erw. Aufl.)* (pp. 413–418). Stuttgart: Kohlhammer.

Flammer, A. (2009). *Entwicklungstheorien: Psychologische Theorien der menschlichen Entwicklung (4., vollst. überarb. Aufl.)*. Bern: Huber.

Fliegel, S., Groeger, W. M., Künzel, R., Schulte, D., & Sorgatz, H. (Eds.). (1998). *Verhaltenstherapeutische Standardmethoden: Ein Übungsbuch (4. Aufl.)*. Weinheim: Beltz Psychologie Verlags Union.

Flint, G. A., Gayton, W. F., & Ozmon, K. L. (1983). Relationship between life satisfaction and acceptance of death by elderly persons. *Psychological Reports, 53*, 290.

Florian, V., & Kravetz, S. (1983). Fear of personal death: Attribution, structure, and relation to religious belief. *Journal of Personality and Social Psychology, 44*(3), 600–607.

Folkman, S., Lazarus, R. S., Dunkel-Schetter, C., DeLongis, A., & Gruen, R. J. (1986). Dynamics of a stressful encounter: Cognitive appraisal, coping, and encounter outcomes. *Journal of Personality and Social Psychology, 50*, 992–1003.

Folkman, S., Schaefer, C., & Lazarus, R. S. (1979). Cognitive processes as mediator of stress and coping. In V. Hamilton & P. M. Warburton (Eds.), *Human stress and cognition: An information processing approach* (pp. 265–298). New York, NY: Wiley.

Folstein, M. F., Folstein, S. E., & McHugh, P. R. (1975). Mini-Mental State: A practical method for grading the cognitive state of patients for the clinician. *Journal of Psychiatric Research, 12*(3), 189–198.

Forstmeier, S. Kuwert, P., Spitzer, C., Feyberger, H. J., & Maercker, A. (2009). Posttraumatic growth, social acknowledgment as survivors, and Sense of Coherence in former German child soldiers of World War II. *American Journal of Geriatric Psychiatry, 17*(12), 1030–1039.

Forstmeier, S., & Maercker, A. (2007). Comparison of two diagnostic systems for complicated grief. *Journal of Affective Disorders, 99*(1–3), 203–211.

Fortner, B. V., & Neimeyer, R. A. (1999). Death anxiety in older adults: A quantitative review. *Death Studies, 23*(5), 387–411.

Fortner, B. V., Neimeyer, R. A., Rybarczyk, B., & Tomer, A. (2000). Correlates of death anxiety in older adults: A comprehensive review. In A. Tomer (Ed.), *Death attitudes and the older adult: Theories, concepts, and applications.* (pp. 95–108). New York, NY: Brunner-Routledge.

Fraley, R. C., & Roberts, B. W. (2005). Patterns of continuity: A dynamic model for conceptualizing the stability of individual differences in psychological constructs across the life course. *Psychological Review, 112*, 60–74.

Frankl, V. E. (1963). *Man's search for meaning*. Boston, MA: Beacon Press.

Frankl, V. E. (1984). *Der leidende Mensch: Anthropologische Grundlagen der Psychotherapie (2., erw. Aufl.)*. Bern: Huber.

Frankl, V. E. (2005). *Der Wille zum Sinn* (5. Aufl. ed.). Bern: Huber.

Freud, S. (1915/1946). Zeitgemäßes über Krieg und Tod. In A. Freud, E. Bibring, W. Hofer, E. Kris & O. Isakower (Eds.), *Sigmund Freud. Gesammelte Werke. Band X* (pp. 323–356). London: Imago.

Freud, S. (1923). *Jenseits des Lustprinzips (3., durchges. Aufl.)*. Leipzig: Internationaler Psychoanalytischer Verlag.

Freud, S. (1926/1948). Hemmung, Symptom und Angst. In A. Freud, E. Bibring, W. Hofer, E. Kris & O. Isakower (Eds.), *Sigmund Freud. Gesammelte Werke. Band XIV* (pp. 111–205). London: Imago.

Freudenberg, D. (2002). Autonomie am Ende des Lebens!? Diskurs zum Umgang mit Vorsorgevollmachten, Betreuungsverfügungen und Patiententestamenten. *Sozialpsychiatrische Informationen, 32*(1), 34–40.

Friedman, A. W. (1997). Modernist attitudes toward death. In S. Strack (Ed.), *Death and the quest for meaning: Essays in honor of Herman Feifel* (pp. 109–133). Lanham, MD: Jason Aronson.

Fries, J. F. (1980). Aging, natural death, and the compression of morbidity. *New England Journal of Medicine, 303*, 130–135.

Fries, J. F. (2002). Aging, natural death, and the compression of morbidity. *Bulletin of the World Health Organization, 80*, 245–250.

Fry, P. S., & Debats, D. L. (2011). Perfectionism and other related trait measures as predictors of mortality in diabetic older adults: A six-and-a-half-year longitudinal study. *Journal of Health Psychology, 16*(7), 1058–1070. doi: 10.1177/1359105311398684.

Fuchs, T.-. (1992). Erinnerungstherapie im Alter. *Psychotherapie, Psychosomatik, medizinische Psychologie, 42*, 308–314.

Fulton, R. (2003). Prolog: Kurzgefasste Geschichte und etwas persönlicher Bericht über die Bewegung des Todesbewusstseins in den Vereinigten Staaten. In J. Wittkowski (Ed.), *Sterben, Tod und Trauer: Grundlagen, Methoden, Anwendungsfelder* (pp. 3–13). Stuttgart: Kohlhammer.

Gamliel, T. (2003). The macabre style: Death attitudes of old-age home residents in Israel. *Ethos, 31*(4), 495–512. doi: 10.1525/eth.2003.31.4.495.

Gasch, S. (2007). *Tod in Musik und Kultur: Zum 500. Todestag Philipps des Schönen* (Vol. 2). Tutzing: Schneider.

Gauggel, S., & Birkner, B. (1998). Diagnostik depressiver Störungen bei älteren Menschen: Eine Übersicht über die Entwicklung und Evaluation der Geriatric Depression Scale (GDS). *Zeitschrift für Gerontopsychologie & -psychiatrie, 11*, 159–171.

Gauggel, S., & Birkner, B. (1999). Validität und Reliabilität einer deutschen Version der Geriatrischen Depressionsskala (GDS). *Zeitschrift für Klinische Psychologie und Psychotherapie, 28*(1), 18–27. doi: 10.1026//0084-5345.28.1.18.

Gavlovski, T. & Lyons, J. A. (2004). Psychological sequelae of combat violence: A review of the impact of PTSD on the veteran's family and possible interventions. *Aggression and Violent Behavior, 9*, 477–501. doi: 10.1016/S1359-1789(0)00045-4.

Gerstorf, D., Ram, N., Mayraz, G., Hidajat, M., Lindenberger, U., Wagner, G. G., & Schupp, J. (2010). Late-life decline in well-being across adulthood in Germany, the United Kingdom, and the United States: Something is seriously wrong at the end of life. *Psychology and Aging, 25*(2), 477–485. doi: 10.1037/a0017543.

Gerstorf, D., Ram, N., Röcke, C., Lindenberger, U., & Smith, J. (2008). Decline in life satisfaction in old age: Longitudinal evidence for links to distance-to-death. *Psychology and Aging, 23*(1), 154–168. doi: 10.1037/0882-7974.23.1.154.

Gerstorf, D., Ram, N., Schupp, J., Estabrook, R., Wagner, G. G., & Lindenberger, U. (2008). Life satisfaction shows terminal decline in old age: Longitudinal evidence from the German Socio-Economic Panel Study (SOEP). *Developmental Psychology, 44*(4), 1148–1159. doi: 10.1037/0012-1649.44.4.1148.

Gessel, W. (1987). Bestattung und Todesverständnis in der Alten Kirche: Ein Überblick. In H. Becker, B. Einig & D.-O. Ullrich (Eds.), *Im Angesicht des Todes: Ein interdisziplinäres Kompendium* (pp. 535–568). St. Ottilien: EOS-Verlag.

Gesser, G., Wong, P. T. P., & Reker, G. T. (1987). Death attitudes across the life-span: The development and validation of the Death Attitude Profile (DAP). *Omega: Journal of Death and Dying, 18*(2), 113–128. doi: 10.2190/0dqb-7q1e-2ber-h6yc.

Ghisletta, P., McArdle, J. J., & Lindenberger, U. (2006). Longitudinal cognition-survival relations in old and very old age. 13-year data from the Berlin Aging Study. *European Psychologist, 11*(3), 204–223. doi: 10.1027/1016-9040.11.3.204.

Ghisletta, P., & Spini, D. (2004). An introduction to generalized estimating equations and an application to assess selectivity effects in a longitudinal study in very old individuals. *Journal of Educational and Behavioral Statistics, 29*(4), 421–437.

Gilbert, J. (2011). *Living death in medieval French and English literature* (Vol. 84). Cambridge: Cambridge University Press.

Gilliland, J. C., & Templer, D. I. (1985). Relationship of Death Anxiety Scale factors to subjective states. *Omega: Journal of Death and Dying, 16*(2), 155–167.

Glaesmer, H., Reichmann-Radulescu, A., Brähler, E., Kuwert, P., & Muhtz, C. (2011). Transgenerationale Übertragung traumatischer Erfahrungen. Wissensstand und theoretischer Rahmen und deren Bedeutung für die Erforschung transgenerationaler Folgen des Zweiten Weltkrieges in Deutschland. *Trauma & Gewalt, 4*, 330–343.

Glanzmann, P., & Laux, L. (1978). The Effects of trait anxiety and two kinds of stressors on state anxiety and performance. In C. D. Spielberger & I. G. Sarason (Eds.), *Stress and anxiety* (Vol. 5, pp. 145–164). Washington, DC: Hemisphere.

Glock, C. Y. (1962). On the study of religious commitment. *Religious Education, 57 (Suppl.)*, 98–110.

Glock, C. Y. (1969). Über die Dimensionen der Religiosität. In J. Matthes (Ed.), *Kirche und Gesellschaft. Einführung in die Religionssoziologie (Bd. 2)* (pp. 150–168). Reinbek: Rowohlt.

Goldberg, L. R. (1981). Developing a taxonomy of trait-descriptive terms. In D. W. Fiske (Ed.), *Problems with language imprecision: New directions for methodology of social and behavioral science, No. 9*. San Fancisco, CA: Jossey-Bass.

Goldsteen, M., Houtepen, R., Proot, I. M., Abu-Saad, H. H., Spreeuwenberg, C., & Widdershoven, G. (2006). What is a good death? Terminally ill patients dealing with normative expectations around death and dying. *Patient Education and Counseling, 64*(1–3), 378–386. doi: 10.1016/j.pec.2006.04.008.

Goltermann, S. (2009). *Die Gesellschaft der Überlebenden: Deutsche Kriegsheimkehrer und ihre Gewalterfahrungen im Zweiten Weltkrieg (1. Aufl.)*. München: Deutsche. Verlags-Anstalt.

Gould, R. (1978). *Transformations: Growth and Change in Adult Life*. New York, NY: Simon & Shuster.

Grant, A. M., & Wade-Benzoni, K. A. (2009). The hot and cool of death awareness at work: Mortality cues, aging, and self-protective and prosocial motivations. *Academy of Management Review, 34*(4), 600–622.

Green, S. B. (1991). How many subjects does it take to do a regression analysis? *Multivariate Behavioral Research, 26*, 499–510.

Greenberg, J., Pyszczynski, T., & Solomon, S. (1995). Towards a dual motive depth psychology of self and social behavior. In M. Kernis (Ed.), *Self-efficacy and self-regulation* (pp. 73–99). New York, NY: Plenum.

Greenberg, J., Pyszczynski, T. & Solomon, S. (1986). The causes and consequences of a need for self-esteem: A terror management theory. In R. F. Baumeister (Ed.), *Public Self and Private Self* (pp. 189–212). New York, NY: Springer.

Greenberg, J., Solomon, S., Arndt, J., Shah, J. Y., & Gardner, W. L. (2008). A basic but uniquely human motivation: Terror management *Handbook of motivation science* (pp. 114–134). New York, NY: Guilford Press.

Greenberg, J., Solomon, S., Pyszczynski, T., & Zanna, M. P. (1997). Terror management theory of self-esteem and cultural worldviews: Empirical assessments and conceptual refinements *Advances in experimental social psychology, Vol. 29.* (pp. 61–139). San Diego, CA: Academic Press.

Greenwald, A. G., McGhee, D. E., & Schwartz, J. L. K. (1998). Measuring individual differences in implicit cognition: The Implicit Association Test. *Journal of Personality and Social Psychology, 74*(6), 1464–1480.

Greve, W., & Staudinger, U. M. (1995). Resilience in later adulthood and old age: Resources and potentials for successful aging. In D. Cicchetti & D. Cohen (Eds.), *Developmental Psychopathology (2nd ed.)* (pp. 796–840). New York, NY: Wiley.

Gronemeyer, R. (2007). *Sterben in Deutschland: Wie wir dem Tod wieder einen Platz in unserem Leben einräumen können*. Frankfurt a. M.: Fischer.

Groß, D., Esser, A., Knoblauch, H., & Tag, B. (2007). *Tod und toter Körper: Der Umgang mit dem Tod und der menschlichen Leiche am Beispiel der klinischen Obduktion*, Kassel.

Guedj, M., Sastre, M. T. M., & Mullet, E. (2011). Donating organs: A theory-driven inventory of motives. *Psychology, Health & Medicine, 16*(4), 418–429. doi: 10.1080/13548506.2011.555770.

Guilford, J. P. (1959). *Personality*. New York, NY: McGraw Hill.

Guilford, J. P. (1975). Factors and factors of personality. *Pychological Bulletin, 82*, 802/814.

Gunzelmann, T., Oswald, W. D., Hagen, B., & Rupprecht, R. (2003). Bedingungen der Erhaltung und Förderung von Selbstständigkeit im höheren Lebensalter (SIMA). Teil XXI: Mortalitätsrisiken. *Zeitschrift für Gerontopsychologie und -psychiatrie, 16*(2), 47–61.

Guralnik, J. M., Simonsick, E. M., Ferruci, L., Glynn, R. J., Berkmann, L. F., Blazer, D. G., ... Wallace, R. B. (1994). A short physical performance battery assessing lower extremity function: Association with self-reported disability and prediction of mortality and nursing home admission. *Journal of Gerontology: Medical Sciences, 49*(2), M85-M94.

Gutmann, D. (1987). *Reclaimed powers*. New York, NY: Basic Books.

Häcker, H., Dorsch, F., & Becker-Carus, C. (Eds.). (2009). *Dorsch psychologisches Wörterbuch: 15000 Stichwörter, 800 Testnachweise, 5000 Literaturangaben (15., überarb. und erw. Aufl.)*. Bern: Huber.

Hall, G. S. (1915). Thanatophobia and immortality. *The American Journal of Psychology, 26*, 550–613.

Hamilton, A., Balnave, R., & Adams, R. (1994). Grip strength testing realiability. *Journal of Hand Therapy, 7*, 163–170.

Hammerstein, R. (1980). *Tanz und Musik des Todes: Die mittelalterlichen Totentänze und ihr Nachleben*. Bern: Francke.

Hank, K., Jürges, H., Schupp, J., & Wagner, G. G. (2009). Isometrische Greifkraft und sozialgerontologische Forschung. Ergebnisse und Analysepotentiale des SHARE und SOEP. *Zeitschrift für Gerontologie und Geriatrie, 42*, 117–126. doi: 10.1007/s00391-008-0537-8.

Harding, S. R., Flannelly, K. J., Weaver, A. J., & Costa, K. G. (2005). The influence of religion on death anxiety and death acceptance. *Mental Health, Religion & Culture, 8*(4), 253–261. doi: 10.1080/13674670412331304311.

Harmon-Jones, E., Simon, L., Greenberg, J., Pyszczynski, T., Solomon, S., & McGregor, H. (1997). Terror management theory and self-esteem: Evidence that increased self-esteem reduced mortality salience effects. *Journal of Personality and Social Psychology, 72*(1), 24–36.

Havighurst, R. J. (1965). *Developmental tasks and education (2.ed., repr.)*. New York, NY: MacKay.

Hayes, A. F. (2009). Beyond Baron and Kenny: Statistical mediaton analysis in the new millennium. *Communication Monographs, 76*(4), 408–420. doi: 10.1080/03637750903310360.

Hayes, J., Schimel, J., Arndt, J., & Faucher, E. H. (2010). A theoretical and empirical review of the death-thought accessibility concept in terror management research. *Psychological Bulletin, 136*(5), 699–739. doi: 10.1037/a0020524.

Hayslip, B., & Stewart-Bussey, D. (1986–1987). Locus of control-levels of death anxiety relationships. *Omega: Journal of Death and Dying, 17*, 41–50.

Heidelberger Lebensversicherung AG (2011). Werbekampagne *Lieber Länger leben*. URL: http://archive-de.com/page/159131/2012-07-19/http://www.heidelberger-leben.de/heidelberger-leben/werbekampagne-2011/ [Stand: 20.08.2015, nur für registrierte Mitglieder].

Hemleben, J. (1975). *Jenseits: Ideen der Menschheit über das Leben nach dem Tode vom Ägyptischen Totenbuch bis zur Anthroposophie Rudolf Steiners*. Reinbek (bei Hamburg): Rowohlt.

Hensle, U. (1975). *Todesfurcht – Überblick über den Forschungsstand und Entwicklung einer Fragebogenskala (unveröffentlichte Diplomarbeit)*. Universität Würzburg, Institut für Psychologie.

Hensle, U. (1977). Todesfurcht. Versuch einer Strukturierung und Entwicklung einer Fragebogenskala. *Psychologische Beiträge, 19*(4), 545–566.

Herschbach, P. (2002). The "Well-being paradox" in quality-of-life research. *Psychotherapie, Psychosomatik, Medizinische Psychologie, 52*(3–4), 141–150.

Hertel, B. R. (1980). Inconsistency of beliefs in the existence of heaven and afterlife. *Review of Religious Research, 21 (Spring)*, 171–183.

Hervé, C., Alaphilippe, D., Bailly, N., & Joulain, M. (2010). Content analysis of the fears of elderly people. *Psychological Studies, 55*(4), 308–312. doi: 10.1007/s12646-010-0031-4.

Heuft, G., Kruse, A., & Radebold, H. (2006). *Lehrbuch der Gerontopsychosomatik und Alerspsychotherapie (2., überarb. und erw. Aufl.)*. München: Ernst Reinhardt.

Heyl, V., Wahl, H. W., & Mollenkopf, H. (2005). Visual capacity, out-of-home activities and emotional well-being in old age: Basic relations and contextual variation. *Social Indicators Research, 74*(1), 159–189.

Hieber, A., Oswald, F., Rott, C., & Wahl, H.-W. (2006). Selbstbestimmt Älterwerden in Arheilgen. Abschlussbericht. Heidelberg: Psychologisches Institut und Institut für Gerontologie, Universität Heidelberg.

Hills, J. (2010). Facing down death: Short reflections on death, love and happiness. *Existential Analysis, 21*(1), 124–135.

Hintze, J., Templer, D. I., Cappelletty, G. G., & Frederick, W. (1994). Death depression and death anxiety in HIV-infected males. In R. A. Neimeyer (Ed.), *Death anxiety handbook. Research, instrumentation, and application. Series in death education, aging, and health care* (pp. 193–200). Washington, DC: Tylor & Francis.

Hirsch, R. D. (2011). Psychotherapie mit Hochbetagten. In H. G. Petzold, E. Horn & L. Müller (Eds.), *Hochaltrigkeit: Herausforderung für persönliche Lebensführung und biopsychosoziale Arbeit* (pp. 147–163). Wiesbaden: VS Verlag für Sozialwissenschaften.

Hoelter, J. W. (1979). Multidimensional treatment of fear of death. *Journal of Consulting and Clinical Psychology, 47*(5), 996–999.

Hofer, H.-G. (Ed.). (2011). *War, trauma and medicine in Germany and Central Europe (1914–1939)* (Vol. 26). Freiburg: Centaurus.

Hoffmann, M. (2008). *Mortalitätssalienz und Angstbewältigung im Kontext einer Krebserkrankung*. Lengerich: Pabst Science Publishers.

Höhne, D. (2008). Praxiserfahrungen in der Beratung und Therapie mit älteren Menschen. Auch Therapeuten werden älter. *Zeitschrift für systemische Therapie und Beratung, 26*(2), 119–130.

Holcomb, L. E., Neimeyer, R. A., & Moore, M. K. (1993). Personal meanings of death: A content analysis of free-response narratives. *Death Studies, 17*, 299–318.

Holmes, T. H., & Rahe, R. H. (1967). The social readjustment rating scale *Journal of Psychosomatic Research, 11*, 213–218.

Hölscher, L. (2007). *Das Jenseits: Facetten eines religiösen Begriffs in der Neuzeit.* Paper presented at the Geschichte der Religion in der Neuzeit; Bd. 1, Göttingen.

Honekamp-Yamamoto, N. (2008). Zum japanischen Umgang mit Leben, Sterben und Tod. *Psychologie & Gesellschaftskritik, 32*(2–3), 83–90.

Hood, R. W., & Morris, R. J. (1983). Toward a theory of death transcendence. *Journal of Scientific Study of Religion, 22*, 353–365.

Hooper, D., Coughlan, J., & Mullen, M. R. (2008). Structural equation modeling: Guidelines for determining model fit. *The Electronic Journal of Business Research Methods, 6*(1), 53–60.

Höpflinger, F. (2002). Generativität im höheren Lebensalter: Generationensoziologische Überlegungen zu einem alten Thema. *Zeitschrift für Gerontologie und Geriatrie, 35*(4), 328–334.

Horowitz, M. J., Siegel, B., Holen, A., Bonanno, G. A., Milbrath, C., & Stinson, C. H. (2003). Diagnostic criteria for complicated grief disorder. *FOCUS 1*, 290–298.

Howze, A. R. (2002). *Death anxiety and psychotherapy: An examination of counselor trainees' reactions to death-related issues.* 62, ProQuest Information & Learning, US.

Hu, L., & Bentler, P. M. (1995). Evaluating model fit. In R. H. Hoyle (Ed.), *Structural equation modeling. Concepts, issues, and applications* (pp. 76–99). London: Sage.

Hu, L., & Bentler, P. M. (1998). Fit indices in covariance structure analysis: Sensitivity to underparameterized model misspecification. *Psychological Methods, 3*(424–453).

Hu, L., & Bentler, P. M. (1999). Cutoff criteria for fit indexes in covariance structure analysis: Conventional criteria versus new alternatives. *Structural Equation Modeling: A Multidisciplinary Journal, 6*(1), 1–55. doi: 10.1080/10705519909540118.

Huber, S. (2003). *Zentralität und Inhalt: Ein neues multidimensionales Messmodell der Religiosität* (Vol. 9). Opladen: Leske und Budrich.

Huber, S. (2004). Zentralität und multidimensionale Struktur der Religiosität: Eine Synthese der theoretischen Ansätze von Allport und Glock zur Messung der Religiosität. In C. Zwingmann & H. Moosbrugger (Eds.), *Religiosität: Messverfahren und Studien zu Gesundheit und Lebensbewältigung. Neue Beiträge zur Religionspsychologie* (pp. 79–105). Münster: Waxmann.

Huber, S. (2008a). Der Religionsmonitor 2008: Strukturierende Prinzipien, operationale Konstrukte, Auswertungsstrategien. In B. Stiftung (Ed.), *Woran glaubt die Welt? Analysen und Kommentare zum Religionsmonitor 2008* (pp. 17–52). Bielefeld: Verlag Bertelsmann Stiftung.

Huber, S. (2008b). Kerndimensionen, Zentralität und Inhalt. Ein interdisziplinäres Modell der Religiosität. *Journal für Psychologie, 16*(3), 1–17.

Hughes, C. P., Berg, L., Danziger, W. L., Coben, L. A., & Martin, R. L. (1982). A new clinical scale for the staging of dementia. *The British Journal of Psychiatry, 140*, 566–572 doi: 10.1192/bjp.140.6.566.

Hulter-Åsberg, K., & Sonn, U. (1989). The cumulative structure of personal and instrumental ADL. A study of elderly people in a health service district. *Scandinavian Journal of Rehabilitation Medicine, 21*, 171–177.

Hunger, C. (2010). *Depression, religiousness and spirituality, and culture: Comparisons between Chile and Germany.* Dissertationsschrift, Universität Heidelberg, Heidelberg.

Hunt, D. M., Lester, D., & Ashton, N. (1988). Fear of death, locus of control, and occupation. *Psychological Reports, 53*, 1022.

Hunt, D. M., & Shehryar, O. (2011). Integrating terror management theory into fear appeal research. *Social and Personality Psychology Compass, 5*(6), 372–382. doi: 10.1111/j.1751-9004.2011.00354.x.

Ingram, B. J., & Leitner, L. M. (1989). Death threat, religiosity, and fear of death. *International Journal of Personal Construct Psychology, 2*, 199–214.

Innes, E. (1999). Handgrip strength testing: A review of the literature. *Australian Occupational Therapy Journal, 46*, 120–140.

Internationale Theologenkommission. (2007). *The hope of salvation for infants who die without baptism* (Vol. 36): Catholic News Service Documentary Service.

Irish, D. P., Lundquist, K. F., & Nelsen, V. J. (1993). *Ethnic variations in dying, death and grief. Diversity in universality*. Washington, DC: Taylor & Francis.

Ivemeyer, D., & Zerfaß, R. (2005). *Demenztests in der Praxis: Ein Wegweiser (2. Aufl.)*. München: Urban und Fischer.

Iverson, G. L. (1998). Interpretation of Mini-Mental State Examination scores in community-dwelling elderly and geriatric neuropsychiatry patients. *International Journal of Geriatric Psychiatry, 13*, 661–666.

Iwarsson, S., & Slaug, B. (2001). *Housing Enable. An instrument for assessing and analysing accessibility problems in housing*. Lund, Sweden: Studentlitteratur Lund.

Iwarsson, S., Slaug, B., Oswald, F., & Wahl, H. W. (2008). *Housing Enabler – deutsche Fassung*. Universität Lund, Schweden und Universität Heidelberg, Deutschland.

Iwarsson, S., Wahl, H.-W., & Nygren, C. (2004). Challenges of cross-national housing research with older persons: Lessons from the ENABLE-AGE project. *European Journal of Ageing, 1*(1), 79–88.

Iwarsson, S., Wahl, H.-W., Nygren, C., Oswald, F., Sixsmith, A., Sixsmith, J., … Tomsone, S. (2007). Importance of the home environment for healthy aging: Conceptual and methodological background of the European ENABLE–AGE project. *The Gerontologist, 47*(1), 78–84. doi: 10.1093/geront/47.1.78.

Jacobi, P., Ostheim, H.-L., Schneider, E., & Fischer, P. A. (1984). Todesfurcht bei chronisch Kranken und ihren Angehörigen. In J. Howe & R. Ochsmann (Eds.), *Tod – Sterben – Trauer: Bericht über die 1. Tagung zur Thanato-Psychologie vom 4.-6. November 1982 in Vechta* (pp. 391–399). Frankfurt a. M.: FFP-Verlagsabteilung.

Jacobs, C. M. H. P. S. (2000). Diagnostic criteria for traumatic grief. *Death Studies, 24*(3), 185–199. doi: 10.1080/074811800200531.

Jahn, D. R., & Cukrowicz, K. C. (2011). The impact of the nature of relationships on perceived burdensomeness and suicide ideation in a community sample of older adults. *Suicide and Life-Threatening Behavior, 41*(6), 635–649. doi: 10.1111/j.1943-278X.2011.00060.x.

Jakoby, N., & Jacob, R. (1999). Messung von internen und externen Kontrollüberzeugungen in allgemeinen Bevölkerungsumfragen. *ZUMA-Nachrichten, 45*(23), 61–71.

Jansen, H. H. (Ed.). (1989). *Der Tod in Dichtung, Philosophie und Kunst (2., neu bearb. und erw. Aufl.)*. Darmstadt: Steinkopff.

Janz, M. (1981). "Nehmen wir etwa den Sarg". *DER SPIEGEL, 12*, 237–245.

Jeffers, F. C., Nichols, C. R., & Eisdorfer, C. (1961). Attitudes of older persons toward death. A preliminary study. *Journal of Gerontology, 16*, 53–56.

Jeune, B., Skytthe, A., Cournil, A., Greco, V., Gampe, J., Berardelli, M., … Robine, J.-M. (2006). Handgrip strength among nonagenarians and centenarians in three European regions. *Journal of Gerontology: Medical Sciences, 61A*(707–712).

John, O. P. (1989). Towards a taxonomy of personality descriptors. In D. M. Buss & N. Cantor (Eds.), *Personality psychology: Recent trends and emerging directions* (pp. 261–271). New York, NY: The Guilford Press.

John, O. P. (1990). The "Big Five" factor taxonomy: Dimensions of personality in the natural language and in questionnaires. In L. A. Pervin (Ed.), *Handbook of personality: Theory and research* (pp. 66–100). New York, NY: Guilford Press.

John, O. P., & Srivastava, S. (1999). The Big-Five trait taxonomy: History, measurement, and theoretical perspectives. In L. Pervin & O. P. John (Eds.), *Handbook of personality theory and research (2nd ed.)* (pp. 102–109). New York: The Guilford Press.

Johnson, C. L. (1995). Determinants of adaptation of oldest-old black Americans. *Journal of Aging Studies, 9*, 231–244.

Johnson, C. L., & Barer, B. M. (1997). *Life beyond 85 years: The aura of survivorship*. New York, NY: Springer.

Jonas, E., & Fischer, P. A. (2006). Terror management and religion: Evidence that intrinsic religiousness mitigates worldview defense following mortality salience. *Journal of Personality and Social Psychology, 91*(3), 553–567. doi: 10.1037/0022-3514.91.3.553.

Jones, E., & Wessely, S. (2007). A paradigm shift in the conceptualization of psychological trauma in the 20th cenury. *Journal of Anxiety Disorders, 21*, 164–175. doi: 10.1016/j.janxdis.2006.09.009.

Jopp, D., & Rott, C. (2006). Adaptation in very old age: Exploring the role of resources, beliefs, and attitudes for centenarians' happiness. *Psychology and Aging, 21*(2), 266–280. doi: 10.1037/0882-7974.21.2.266.

Jopp, D., Rott, C., & Oswald, F. (2008). Valuation of life in old and very old age: The role of sociodemographic, social, and health resources for positive adaptation. *The Gerontologist, 48*(5), 646–658.

Jopp, D., & Smith, J. (2006). Resources and life-management strategies as determinants of successful aging: On the protective effect of selection, optimization, and compensation. *Psychology and Aging, 21*(2), 253–265.

Jørstad, E. C., Hauer, K., Becker, C., & Lamb, S. E. (2005). Measuring the psychological outcomes of falling: A systematic review. *Journal of the Amercian Geriatrics Society, 53*(3), 501–510.

Jox, R. (2011). *Sterben lassen: Über Entscheidungen am Ende des Lebens*. Hamburg: Edition Körber-Stiftung.

Junkers, G. (2008). "Wenn ich bin, ist der Tod nicht; wenn der Tod ist, bin ich nicht" – Gedanken zur Psychodynamik, Übertragung und Gegenübertragung angesichts des Todes. *Psychotherapie im Alter, 5*(2), 169–181.

Kahle-Wrobleski, K., Corrada, M. M., Li, B., & Kawas, C. H. (2007). Sensitivity and specificity of the mini-mental state examination for identifying dementia in the oldest-old: the 90+ study. *Journal of the American Geriatrics Society, 55*(2), 284-289. doi: 10.1111/j.1532-5415.2007.01049.x.

Kahneman, D., Diener, E., & Schwarz, N. (1999). *Well-being. The foundations of hedonic psychology*. New York, NY: Russell Sage Foundation.

Kalish, R. A. (1963a). An approach to the study of death attitudes. *The American Behavioral Scientist, 3*, 68–70.

Kalish, R. A. (1963b). Some variables in death attitudes. *Journal of Social Psychology, 59*, 137–145.

Kalish, R. A. (1985a). *Death, grief, and caring relationsships* (2 ed.). Monterey, CA: Brooks/Cole.

Kalish, R. A. (1985b). The social context of death and dying. In R. H. Binstock & E. Shanas (Eds.), *Handbook of aging and the social sciences (2nd ed.)* (pp. 149–170). New York, NY: Van Nostrand Reinhold.

Kalish, R. A., & Reynolds, D. K. (1976). *Death and ethnicity: A psychocultural study*. Los Angeles, CA: University of Southern California Press.

Kalish, R. A., & Reynolds, D. K. (1977). The role of age in death attitudes. *Death Education, 1*(2), 205–230. doi: 10.1080/07481187708252892.

Kanfer, F. H., & Phillips, J. S. (1975). *Lerntheoretische Grundlagen der Verhaltenstherapie*. München: Kindler.

Karlsson, M., Milberg, A., & Strang, P. (2012). Dying cancer patients' own opinions on euthanasia: An expression of autonomy? A qualitative study. *Palliative Medicine, 26*(1), 34–42. doi: 10.1177/0269216311404275.

Kastenbaum, R. (1984). Thanato-Psychologie in den Vereinigten Staaten: Vergangenheit, Gegenwart und Zukunft. In J. Howe & R. Ochsmann (Eds.), *Tod – Sterben – Trauer: Bericht über die 1. Tagung zur Thanato-Psychologie vom 4.-6. November 1982 in Vechta* (pp. 14–26). Frankfurt a.M.: FFP-Verlagsabteilung.

Kastenbaum, R. (1987). Theory, research, and application: Some critical issues for thanatology. *Omega: Journal of Death and Dying, 18*(4), 397–410.

Kastenbaum, R. (1989). *Encyclopedia of death*. Phoenix, AZ: Oryx Press.

Kastenbaum, R. (2006). *The psychology of death (3rd ed.)*. New York, NY: Springer.

Kastenbaum, R. (2009). Should we manage terror – if we could? *Omega: Journal of Death and Dying, 59*(4), 271–304.

Kastenbaum, R., & Aisenberg, R. (1972). *The psychology of death (concise ed.).* New York, NY: Springer.

Kastenbaum, R., & Costa, P. T. (1977). Psychological perspectives on death. *Annual Review of Psychology, 28*, 225–249.

Kastenbaum, R., Michelson, L., & Ascher, L. M. (1987). Death-related anxiety *Anxiety and stress disorders: Cognitive-behavioral assessment and treatment* (pp. 425–441). New York, NY: Guilford Press.

Kastenbaum, R., & Tomer, A. (2000). Death attitudes and aging in the 21st century *Death attitudes and the older adult: Theories, concepts, and applications.* (pp. 257–280). New York, NY US: Brunner-Routledge.

Katz, S., Ford, A. B., Moskowitz, R. W., Jackson, B. A., & Jaffe, M. W. (1963). Studies of illness in the aged. The index of ADL: A standardized measure of biological and psychological function. *Journal of the American Medical Association, 185*, 914–919.

Kaye, J., Gracely, E., & Loscalzo, G. (1994). Changes in students' attitudes following a course on death and dying: A controlled comparison. *Journal of Cancer Education, 9*(2), 77–81.

Keith, P. M. (1982). Perceptions of time remaining and distance from death. *Omega: Journal of Death and Dying, 12*, 307–318.

Kelly, G. A. (1955). *The psychology of personal constructs.* New York, NY: Norton.

Kenny, D. A., & McCoach, D. B. (2003). Effect of the number of variablens on measures of fit in structural equation modeling. *Structural Equation Modeling, 10*(3), 333–351.

Kessler, J., Markowitsch, H. J., & Denzler, P. E. (1990). *MMST: Mini-Mental-Status-Test.* Weinheim: Beltz Test GmbH.

Kettlewell, J. (1695). *Death made comfortable, or, The way to dye well consisting of directions for an holy and an happy death: together with an office for the sick and for certain kinds of bodily illness, and for dying persons, and proper prayers upon the death of friends.* EEBO Early English Books Online, URL: http://quod.lib.umich.edu/cgi/t/text/text-idx?c=eebo;idno=A47293 [Stand: 20.08.2015].

Kim, H. H., & A. (2009). *Impact of spirituality and religion on attitudes toward death and dying among Korean seniors living in Chicago.* 69, ProQuest Information & Learning, US.

Kimmel, H. D. (1975). Conditioned fear and anxiety. In C. D. Spielberger & I. G. Sarason (Eds.), *Stress and Anxiety* (pp. 189–210). New York, NY: Academic Press.

Kinlaw, B. J. R., & Dixon, R. D. (1980–1981). Fear of death and fertility reconsidered. *Omega: Journal of Death and Dying, 11*, 119–137.

Kirchberg, T. M., & Neimeyer, R. A. (1991). Reactions of beginning counselors to situations involving death and dying. *Death Studies, 15*, 603–610.

Kirchberg, T. M., Neimeyer, R. A., & James, R. (1998). Beginning counselors' death concerns and empathic responses to client situations involving death and grief. *Death Studies, 22*, 99–120.

Kirkpatrick, J. E. (1956). Evaluation of grip loss. *California Medicine, 85*(5), 314–319.

Kjølseth, l., Ekeberg, Ø., & Steihaug, S. (2010). Why suicide? Elderly people who committed suicide and their experience of life in the period before their death. *International Psychogeriatrics, 22*(2), 209–218. doi: 10.1017/s1041610209990949.

Kleiber, D. A., & Ray, R. O. (1993). Leisure and generativitiy. In J. R. Kelly (Ed.), *Activity and aging* (pp. 106–117). Newbury Park, CA: Sage.

Klenow, D. J., & Bolin, R. C. (1989). Belief in an afterlife: A national survey. *Omega: Journal of Death and Dying, 20*, 63–74.

Klicpera, C. (2007). *Psychopathologie und biologische Grundlagen der Klinischen Psychologie (1. Aufl.)*. Wien: Facultas.

Kliegel, M., Moor, C., & Rott, C. (2004). Cognitive status and development in the oldest old: a longitudinal analysis from the Heidelberg Centenarian Study. *Archives of Gerontology and Geriatrics, 39*, 143–156.

Kline, P. (2000). *The handbook of psychological testing (2nd ed.)*. London: Routledge.

Kline, R. B. (2005). *Principles and practice of structural equation modeling (2nd ed.)*. New York, NY: The Guilford Press.

Kline, R. B. (2011). *Principles and practice of structural equation modeling (3rd ed.)*. New York, NY: The Guilford Press.

Klug, A. (1997). *Einstellungen zu Sterben, Tod und Danach*. Aachen: Mainz.

Klug, L., & Boss, M. (1977). Further study of the validity of the Death Concern Scale. *Psychological Reports, 40*, 907–910.

Klug, L., & Sinha, A. (1987). Death acceptance: A two-component formulation and scale. *Omega: Journal of Death and Dying, 18*, 229–235.

Knight, K. H., & Elfenbein, M. H. (1993). Relationship of death education to the anxiety, fear, and meaning associated with death. *Death Studies, 17*(5), 411–425.

Koch, U., Lang, K., Mehnert, A., & Schmeling-Kludas, C. (2006). *Die Begleitung schwer kranker und sterbender Menschen: Grundlagen und Anwendungshilfen für Berufsgruppen in der Palliativversorgung*. Stuttgart: Schattauer.

Kojer, M. (2008). Demenzkranke alte Menschen und der Tod. *Psychotherapie im Alter, 5*(2), 159–167.

Kopp, S. W. (2009). The influence of death attitudes and knowledge of end of life options on attitudes toward physician-assisted suicide. *Omega: Journal of Death and Dying, 58*(4), 299–311. doi: 10.2190/OM.58.4.c.

Kotre, J. (1984). *Outliving the Self: Generativity and the Interpretation of Lives.* Baltimore, MD: John Hopkins University Press.

Kotter-Grühn, D., Grühn, D., & Smith, J. (2010). Predicting one's own death: The relationship between subjective and objective nearness to death in very old age. *European Journal of Ageing, 7*(4), 293–300. doi: 10.1007/s10433-010-0165-1.

Kotter-Grühn, D., Kleinspehn-Ammerlahn, A., Gerstorf, D., & Smith, J. (2009). Self-perceptions of aging predict mortality and change with approaching death: 16-year longitudinal results from the Berlin Aging Study. *Psychology and Aging, 24*(3), 654–667.

Krieger, S. R., Epting, F. R., & Leitner, L. M. (1974). Personal constructs, threat and attitudes toward death. *Omega: Journal of Death and Dying, 5*(4), 299–310.

Krohne, H. W. (1976). *Theorien zur Angst.* Stuttgart: Kohlhammer.

Krohne, H. W. (2010). *Psychologie der Angst: Ein Lehrbuch (1. Aufl.).* Stuttgart: Kohlhammer.

Kroll, L. E., & Ziese, T. (2009). Kompression oder Expansion der Morbidität? In K. Böhm, C. Tesch-Römer & T. Ziese (Eds.), *Gesundheit und Krankheit im Alter. Beiträge zur Gesundheitsberichterstattung des Bundes* (pp. 105–112). Berlin: Statistisches Bundesamt Deutschland, Deutsches Zentrum für Altersfragen, Robert Koch-Institut.

Kruse, A. (1988). Sterben und Tod – Beiträge aus Musik, Literatur, Theologie und Psychologie. In C. Rott & F. Oswald (Eds.), *Kompetenz im Alter* (pp. 81–110). Vaduz: Liechtenstein.

Kruse, A. (1991). Partnerschaft bei chronischer Erkrankung und im Prozeß des Sterbens. In F. Karl & I. Friedrich (Eds.), *Partnerschaft und Sexualität im Alter* (pp. 79–104). Darmstadt: Steinkopff.

Kruse, A. (1995). Menschen im Terminalstadium und ihre betreuenden Angehörigen als 'Dyade': Wie erleben sie die Endlichkeit des Lebens, wie setzen sie sich mit dieser auseinander? Ergebnisse einer Längsstudie. *Zeitschrift für Gerontologie und Geriatrie, 28*(4), 264–272.

Kruse, A. (2005). Selbstständigkeit, bewusst angenommene Abhängigkeit, Selbstverantwortung und Mitverantwortung als zentrale Kategorien einer ethischen Betrachtung des Alters. *Zeitschrift für Gerontologie und Geriatrie, 38*(4), 273–287.

Kruse, A. (2007). Das letzte Lebensjahr: Zur körperlichen, psychischen und sozialen Situation des alten Menschen am Ende seines Lebens. In C. Tesch-Römer, H.-W. Wahl, S. Weyerer & S. Zank (Eds.), *Grundriss Gerontologie (1. Aufl.)* (Vol. 21, pp. 1–274). Stuttgart: Kohlhammer.

Kruse, A., & Schmitt, E. (2012). Hospizbewegung und Sterbebegleitung. In H. W. Wahl, C. Tesch-Römer & J. P. Ziegelmann (Eds.), *Angewandte Gerontologie. Interventionen für ein gutes Altern in 100 Schlüsselbegriffen (2., vollst. überarb. und erw. Aufl.)* (pp. 242–247). Stuttgart: Kohlhammer.

Kübler-Ross, E. (2001). *Interviews mit Sterbenden*. München: Droemer Knaur.

Kurlychek, R. T. (1976). Assessment of death acceptance: A proposed scale. *Psychology, 13*(1), 19–20.

Kvale, J., Berg, L., Groff, J. Y., & Lange, G. (1999). Factors associated with residents' attitudes toward dying patients. *Family Medicine, 31*, 691–696.

Laager, J. (Ed.). (1996). *Ars moriendi: Die Kunst, gut zu leben und gut zu sterben. Texte von Cicero bis Luther*. Zürich: Manesse-Verlag.

Labouvie-Vief, G., Hakim-Larson, J., DeVoe, M., & Schoeberlein, S. (1989). Emotions and self-regulation: A life span view. *Human Development, 32*, 279–299.

Lander, N. R., & Nahon, D. (2010). A meaningful death as a function of a meaningful life: An Integrity Model perspective. *International Journal of Existential Psychology and Psychotherapy, 3*(2), 34–61.

Laslett, P. (1995). *Das dritte Alter: Historische Soziologie des Alterns*. Weinheim: Juventa-Verlag.

Lau, R. W. L., & Cheng, S.-T. (2011). Gratitude lessens death anxiety. *European Journal of Ageing, 8*(3), 169–175. doi: 10.1007/s10433-011-0195-3.

Laukkanen, P., Heikkinen, E., & Kauppinen, M. (1995). Muscle strength and mobility as predictors of survival in 75–84-year-old people. *Age and Ageing, 24*(6), 468–473. doi: 10.1093/ageing/24.6.468.

Laux, L., Glanzmann, P., Schaffner, P., & Spielberger, C. D. (1981). *STAI – Das State-Trait-Angstinventar. Theoretische Grundlagen und Handanweisung*. Weinheim: Beltz Test.

Lavoie, J., & de Vries, B. (2003). Identity and death: An empirical investigation. *Omega: Journal of Death and Dying, 48*(3), 223–243. doi: 10.2190/h2k9-15q7-u7q5-3cqa.

Lawton, M. P. (2001). Quality of life at the end of life. In J. E. Birren & K. W. Schaie (Eds.), *Handbook of the psychology of aging* (5 ed., pp. 592–616). Sand Diego, CA: Academic Press.

Lawton, M. P., Moss, M. S., Hoffman, C., Grant, R., Have, T. T., & Kleban, M. H. (1999). Health, valuation of life, and the wish to live. *The Gerontologist, 39*(4), 406–415.

Lawton, M. P., Moss, M. S., Hoffman, C., Kleban, M. H., Ruckdeschel, K., & Winter, L. (2001). Valuation of life: A concept and a scale. *Journal of Aging and Health, 13*(1), 3–31.

Lawton, M. P., Moss, M. S., Winter, L., & Hoffman, C. (2002). Motivation in laterlife: Personal projects and well-being. *Psychology and Aging, 17*, 539–547.

Lazarus, R. S. (1991a). Cognition and motivation in emotion. *American Psychologist, 46*(4), 352–367.

Lazarus, R. S. (1991b). Progress on a cognitive-motivational-relational theory of emotion. *American Psychologist, 46*(8), 819–834.

Lazarus, R. S. (1999). *Stress and emotion: A new synthesis*. New York, NY: Springer.

Lazarus, R. S., Averill, J. R., & Opton, E. M. (1974). The Psychology of coping: Issues in research and assessment. In G. V. Coelho, D. D. Hamburg & J. A. Adams (Eds.), *Coping and adaptation* (pp. 249–315). New York, NY: Basic Books.

Lazarus, R. S., & Folkman, S. (1984). *Stress, appraisal, and coping*. New York, NY: Springer.

Lazarus, R. S., Goldberger, L., & Breznitz, S. (1993). Why we should think of stress as a subset of emotion *Handbook of stress: Theoretical and clinical aspects (2nd ed.)*. (pp. 21–39). New York, NY: Free Press.

Le, B. H. C., & Watt, J. N. (2010). Care of the dying in Australia's busiest hospital: Benefits of palliative care consultation and methods to enhance access. *Journal of Palliative Medicine, 13*(7), 855–860. doi: 10.1089/jpm.2009.0339.

Lee, H. J., Jo, K. H., Chee, K. H., & Lee, Y. J. (2008). The perception of good death among human service students in South Korea: A Q-methodological approach. *Death Studies, 32*(9), 870–890. doi: 10.1080/07481180802359797.

Lehr, U. (2007). *Psychologie des Alterns (11., korr. Aufl.)*. Wiebelsheim: Quelle & Meyer.

Leist, A. (2008). Autobiographisches Erinnern kritischer Lebensereignisse. Die Stiftung von Kohärenz im Lebensrückblick.

Leppert, K. (2003). RS – Resilienzskala. In E. Brähler, J. Schumacher & B. Strauß (Eds.), *Diagnostische Verfahren in der Psychotherapie (Diagnostik für Klinik und Praxis, Bd. 1), 2. Aufl.* (pp. 295–298). Göttingen: Hogrefe.

Leppert, K., Gunzelmann, T., Schumacher, J., Strauß, B., & Brähler, E. (2005). Resilienz als protektives Persönlichkeitsmerkmal im Alter. *Psychotherapie Psychosomatik Medizinische Psychologie, 55*(8), 365–369.

LeShan, L. L., & LeShan, E. (1961). Psychotherapy and the patient with a limited life span. *Psychiatry, 24*, 318–323.

Lester, D. (1967a). Experimental and correlational studies of the fear of death. *Psychological Bulletin, 67*, 27–36.

Lester, D. (1967b). Fear of death of suicidal persons. *Psychological Reports, 20*, 1077–1078.

Lester, D. (2006). Can suicide be a good death? A reply. *Death Studies, 30*(6), 555–560. doi: 10.1080/07481180600742541.

Lester, D., & Abdel-Khalek, A. M. (2003). The Collett-Lester Fear of Death Scale: A correction. *Death Studies, 27*(1), 81–85.

Levitt, E. E. (1987). *Die Psychologie der Angst (5., völlig neue bearb. u. erw. Aufl.)* (Vol. 138). Stuttgart: Kohlhammer.

Lezak, M. D., Howieson, D. B., & Loring, D. L. (2004). *Neuropsychological assessment (4th ed.)*. New York, NY: Oxford University Press.

Lifton, R. J. (1979). *The Broken Connection*. New York, NY: Simon & Schuster.

Lifton, R. J. (1986). *Der Verlust des Todes: Über die Sterblichkeit des Menschen und die Fortdauer des Lebens*. München: Hanser.

Lindemann, U., Muche, R., Stuber, M., Zijlstra, W., Hauer, K., & Becker, C. (2007). Coordination of strength exertion during the chair-rise movement in very old people. *The Journals of Gerontology Series A: Medical Sciences, 62A*(6), 636–640.

Linden, M. (2011). Systematische Desensibilisierung. In M. Linden & M. Hautzinger (Eds.), *Verhaltenstherapiemanual* (pp. 287–293). Berlin: Springer.

Lindenberger, U. (Ed.). (2010). *Die Berliner Altersstudie (3., erw. Aufl.)*. Berlin: Akademie-Verlag.

Lindenberger, U., & Schaefer, S. (2008). Erwachsenenalter und Alter. In R. Oerter & L. Montada (Eds.), *Entwicklungspsychologie* (6 ed., pp. 366–409). Weinheim: Beltz PVU.

Ling, C. H. Y., Taekema, D., de Craen, A. J. M., Gussekloo, J., Westendorp, R. G. J., & Maier, A. B. (2010). Handgrip strength and mortality in the oldest old population: the Leiden 85-plus study. *Canadian Medical Association Journal, 182*(5), 429–435. doi: 10.1503/cmaj.091278.

Lloyd-Williams, M., Kennedy, V., Sixsmith, A., & Sixsmith, J. (2007). The end of life: A qualitative study of the perceptions of people over the age of 80 on issues surrounding death and dying. *Journal of Pain and Symptom Management, 34*(1), 60–66.

Lohmann, M. (1988). *Die Auswirkungen einer geleiteten Vorstellungsübung über Sterben und Tod im entspannten Zustand. Sterbemeditation*. Frankfurt a. M.: Peter Lang.

Lonetto, R., & Templer, D. I. (1986). *Death anxiety*. New York, NY: Hemisphere.

Loo, R. (1984). Personality correlates of the Fear of Death and Dying Scale. *Journal of Clinical Psychology, 40*(1), 120–122.

Lowey, S. E. (2008). Letting go before a death: A concept analysis. *Journal of Advanced Nursing, 63*(2), 208–215. doi: 10.1111/j.1365-2648.2008.04696.x.

Lüders, I. (2009). *Der Tod auf Samt und Seide: Todesdarstellungen auf liturgischen Textilien des 16. bis 19. Jahrhunderts im deutschsprachigen Raum* (Vol. 14). Kassel: Arbeitsgemeinschaft Friedhof und Denkmal.

MacCallum, R. C., Browne, M. W., & Sugawara, H. M. (1996). Power analysis and determination of sample size for covariance structurce modeling. *Psychological Methods, 1*(2), 130–149.

MacCallum, R. C., Roznowski, M., & Necowitz, L. B. (1992). Model modification in covariance structure analysis: The problem of capitalization on chance. *Psychological Bulletin, 111*, 490–504.

Macho, T. (Ed.). (2007). *Die neue Sichtbarkeit des Todes*. München: Fink.

Maciejewski, P. K., Zhang, B., Block, S. D., & Prigerson, H. G. (2007a). An empirical examination of the stage theory of grief. *JAMA: Journal of the American Medical Association, 297*(7), 716–723. doi: 10.1001/jama.297.7.716.

Maciejewski, P. K., Zhang, B., Block, S. D., & Prigerson, H. G. (2007b). 'An empirical examination of the stage theory of grief': Erratum. *JAMA: Journal of the American Medical Association, 297*(20). doi: 10.1001/jama.297.20.2200.

Magill, L. (2007). Coming home: Musiktherapie und Spiritualität im letzten Lebensabschnitt. *Musiktherapeutische Umschau, 28*(3), 238–249.

Maglio, C. J., & Robinson, S. E. (1994). The Effects of death education on death anxiety: A meta-analysis. *Omega: Journal of Death and Dying, 29*(4), 319 – 335.

Markides, K. S., & Black, S. A. (1996). Race, ethnicity, and aging: The impact of inequality. In R. H. Binstock & L. K. George (Eds.), *Handbook of aging and the social sciences* (4th ed., pp. 153–170). San Diego, CA: Academic Press.

Marshall, V. W. (1980). *Last chapters: A sociology of aging and dying*. Monterey, CA: Brooks & Cole.

Martin, I., & Levey, A. B. (1978). Evaluative conditioning. *Advances in Behaviour Research and Therapy, 1*(2), 57–101. doi: 10.1016/0146-6402(78)90013-9.

Martin, M. (2001). *Verfügbarkeit und Nutzung menschlicher Ressourcen im Alter: Kernpunkte eines gerontologischen Leitkonzeptes*. Idstein: Schulz-Kirchner-Verlag.

Martin, M., & Kliegel, M. (2010). *Psychologische Grundlagen der Gerontologie (3., überarb. und erw. Aufl.*. Stuttgart: Kohlhammer.

Massoudi, M. (2010). Reflections on dying, our last thought(s), and living a spiritual life. *Journal of Humanistic Psychology, 50*(2), 197–223. doi: 10.1177/0022167809342550.

Mathiowetz, V. (1991). Reliability and validity of grip and pinch strength measurements. *Critical Reviews in Physical and Rehabilitation Medicine, 2*, 201–212.

Mathiowetz, V., Weber, K., Volland, G., & Kashman, N. (1984). Reliability and validity of grip and pinch strength evaluations. *Journal of Hand Surgery, 9A*, 222–226.

Mauser, W. (1976). *Dichtung, Religion und Gesellschaft im 17. Jahrhundert: Die 'Sonnete' des Andreas Gryphius*. München: Fink.

Maxfield, M., Pyszczynski, T., Greenberg, J., Pepin, R., & Davis, H. P. (2012). The moderating role of executive functioning in older adults' responses to a reminder of mortality. *Psychology and Aging, 27*(1), 256–263. doi: 10.1037/a0023902.

May, R. (1996). *The Meaning of Anxiety* (revised ed.). New York, NY: W. W. Norton & Co.

Mayer, K. U. (Ed.). (1999). *Die Berliner Altersstudie: Ein Projekt der Berlin-Brandenburgischen Akademie der Wissenschaften. Das höhere Alter in interdisziplinärer Perspektive (2., korr. Aufl.)*. Berlin: Akademie-Verlag.

Mayer, K. U., & Baltes, P. B. (Eds.). (1996). *Die Berliner Altersstudie: Ein Projekt der Berlin-Brandenburgischen Akademie der Wissenschaften*. Berlin: Akademie-Verlag.

Mayer, K. U., Baltes, P. B., Baltes, M. M., Borchelt, M., Delius, J. A. M., Helmchen, H., ... Wagner, M. (2010). Wissen über das Alter(n:): Eine Zwischenbilanz der Berliner Altersstudie (3., erw. Aufl.). In U. Lindenberger, J. Smith, K. U. Mayer & P. B. Baltes (Eds.), *Die Berliner Altersstudie* (pp. 623–658). Berlin: Akademie Verlag.

McAdams, D. P., & de St. Aubin, E. (1992). A theory of generativity and its assessment through self-report, behavioral acts, and narrative themes in autobiography. *Journal of Personality and Social Psychology, 62*(6), 1003–1015.

McAdams, D. P., de St. Aubin, E., & Logan, R. L. (1993). Generativity among young, midlife, and older adults. *Psychology and Aging, 6*, 286–295.

McCaffery, M., & Pasero, C. (1999). *Pain. A clinical manual (2nd ed.)*. St. Louis: Mosby.

McClam, P. A. (1979). *The effects of death education on fear of death and death anxiety among health-care and helping professionals.* 39, ProQuest Information & Learning, US.

McCoy, S. K., Pyszczynski, T., Solomon, S., Greenberg, J., & Tomer, A. (2000). Transcending the self: A terror management perspective on successful aging *Death attitudes and the older adult: Theories, concepts, and applications.* (pp. 37–63). New York, NY: Brunner-Routledge.

McCrae, R. R. (2002). The maturation of personality psychology: Adult personality development and psychological well-being. *Journal of Research in Personality, 36*, 307–317.

McCrae, R. R., & Costa, P. T., Jr. (2008). The five-factor theory of personality. In L. A. Pervin & O. P. John (Eds.), *Handbook of personality: Theory and research* (pp. 159–181). New York, NY: The Guilford Press.

McCrae, R. R., Costa, P. T., Jr., Ostendorf, F., Angleitner, A., Hřebíčková, M., Avia, M. D., … Smith, P. B. (2000). Nature over nurture: Temperament, personality, and lifespan development. *Journal of Personality and Social Psychology, 78*(1), 173–186.

McGee, A. Y. (1981). *The impact of an educational intervention module on death and dying on death anxiety among middle-aged and older adults in North Carolina.* 41, ProQuest Information & Learning, US.

McIntosh, C. (2006). Rethinking fit assessment in structural equation modeling: A commentary and elaboration on Barrett (2007). *Personality and Individual Differences, 42*(5), 859–867.

McMordie, W. R. (1981). Religiosity and fear of death: Strength of belief system. *Psychological Reports, 49*, 921–922.

McMordie, W. R. (1982). Concurrent validity of Templer and Templer/McMordie death anxiety scales. *Psychological Reports, 51*(1), 265–266.

McNamara, B. (2004). Good enough death: Autonomy and choice in Australian palliative care. *Social Science & Medicine, 58*(5), 929–938. doi: 10.1016/j.socscimed.2003.10.042.

McNamara, B., & Rosenwax, L. (2007). The mismanagement of dying. *Health Sociology Review, 16*(5), 373–383.

Meacham, J. A. (1989). Autonomy, despair, and generativity in Erikson's theory. In P. S. Fry (Ed.), *Psychological perspectives of helplessness and control in the elderly* (pp. 63–98). Amsterdam: Elsevier.

Mehnert, A., Braack, K., & Vehling, S. (2011). Sinnorientierte Interventionen in der Psychoonkologie. *Psychotherapeut, 56*(5), 394–399. doi: 10.1007/s00278-011-0857-9.

Meller, I., Fichter, M. M., & Schröppel, H. (2004). Mortality risk in the octo- and nonagenarians according to psychic symptoms, cause and place of death. Longitudinal results of an epidemiological follow-up-community-study. *The European Journal of Psychiatry, 18*(1), 44–59.

Merriam, S., Courtenay, B., & Reeves, P. (1997). Ego development in the face of death: How being HIV positive affects movement through Erikson's adult stages of development. *Journal of Adult Development, 4*(4), 221–235. doi: 10.1007/bf02511413.

Merskey, H., & Bogduk, N. (1994). *Classification of chronic pain (2nd ed.).* Seattle, WA: IASP Press.

Miller, P. H. (1993). *Theorien der Entwicklungspsychologie* (3. ed.). Heidelberg: Spektrum Akademischer Verlag.

Minster, K. (1980). *Tiefenpsychologische Angsttheorien und ihre Bedeutung für angstprophylaktische Fragestellungen im Erziehungsprozeß.* Dissertatsionsschrift, Pädagogische Hochschule der Universität Dortmund, Dortmund. Ubhd-2554687 database.

Mischke, M. (1996). *Der Umgang mit dem Tod: Vom Wandel in der abendländischen Geschichte* (Vol. 25). Berlin: Reimer.

Mollenkopf, H., Falk, K., & Tacken, M. (2004). Mobility and social environment. In H. Mollenkopf, F. Marcellini, I. Ruoppila & M. Tacken (Eds.), *Ageing and outdoor mobility. A European study* (pp. 115–123). Amsterdam: IOS Press.

Moody, L. E., Beckie, T., Long, C., Edmonds, A., & Andrews, S. (2000). Assessing readiness for death in hospice elders and older adults. *Hospice Journal, 15*(2), 49–65.

Moreno, R. P., de la Fuente Solana, E. I., Rico, M. A., & Fernández, L. M. L. (2009). Death anxiety in institutionalized and non-institutionalized elderly people in Spain. *Omega: Journal of Death and Dying, 58*(1), 61–76.

Morgan, J. D. (2003). Der historische und gesellschaftliche Kontext von Sterben, Tod und Trauer. In J. Wittkowski (Ed.), *Sterben, Tod und Trauer: Grundlagen, Methoden, Anwendungsfelder* (pp. 14–30). Stuttgart: Kohlhammer.

Morgan, J. D. (2008). End-of-life care in UK critical care units: A literature review. *Nursing in Critical Care, 13*(3), 152–161. doi: 10.1111/j.1478-5153.2008.00274.x.

Morgan, J. D. (Ed.). (1996). *Ethical issues in the care of the dying and bereaved aged.* Amityville, NY: Baywood Publ.

Morgan, J. D. (Ed.). (1997). *Readings in thanatology.* Amityville, N.Y.: Baywood Pub. Co.

Morris, J. C., Heyman, A., Mohs, R. C., P., H. J., van Belle, G., Fillenbaum, G., … Clark, C. (1989). The Consortium to Establish a Registry for Alzheimer's Disease (CERAD). Part I. Clinical and neuropsychological assessment of Alzheimer's disease. *Neurology, 39*, 1159–1165.

Morris, J. C., Mohs, R. C., Rogers, H., Fillenbaum, G., & Heyman, A. (1988). Consortium to Establish a Registry for Alzheimer's Disease (CERAD) clinical and neuropsychological assessment of Alzheimer's disease. *Psychopharmacology Bulletin, 24*(4), 641–652.

Moss, M. S. (2003). How older adults view death. *Death Studies, 27*(8), 743–748.

Motel-Klingebiel, A., Tesch-Römer, C., & Kondratowitz, H.-J. v. (2003a). Die gesellschaftsvergleichende Studie OASIS: Familiale und wohlfahrtsstaatliche Determinanten der Lebensqualität im Alter. In F. Karl (Ed.), *Sozial- und verhaltenswissenschaftliche Gerontologie* (pp. 163–183). Weinheim: Juventa.

Motel-Klingebiel, A., Tesch-Römer, C., & Kondratowitz, H.-J. v. (2003b). Lebensqualität von Kinderlosen im Alter geringer: Verteilungen und Determinanten der Lebensqualität im Alter im internationalen Vergleich. *Informationsdienst Soziale Indikatoren*(30), 11–14.

Müller-Cyran, A. (2007). Krisenintervention bei Menschen nach der Konfrontation mit dem plötzlichen Tod – die peritraumatische Krisenintervention. *Psychotherapie in Psychiatrie, Psychotherapeutischer Medizin und Klinischer Psychologie, 12*(2), 250–255.

Mullins, L. C., & Lopez, M. A. (1982). Death anxiety among nursing home residents: A comparison of the young-old and the old-old. *Death Education, 6*, 75–86.

Mullins, L. C., & Merriam, S. (1983). The effects of a short-term death training program on nursing home nursing staff. *Death Education, 7*(4), 353–368.

Mundt, C. H., Backenstrass, M., Kronmüller, K. T., Fiedler, P., Kraus, A., & Stanghellini, G. (1997). Personality and endogenours/major depression: An empirical approach to typus melancholicus. 2. Validation of typus melancholicus core-properties by personality inventory scales. *Psychopathology, 30*(3), 130–139.

Munnichs, J. M. A. (1966). *Old age and finitude*. Basel: Karger.

Munnichs, J. M. A. (1995). Tod, Sterben und Endlichkeit. In A. Kruse & R. Schmitz-Scherzer (Eds.), *Psychologie der Lebensalter* (pp. 283–287). Darmstadt: Steinkopff.

Murphy, S. A., Johnson, L. C., Wu, L., Fan, J. J., & Lohan, J. (2003). Bereaved parents' outcomes 4 to 60 months after their children's death by accident, suicide, or homicide: A comparative study demonstrating differences. *Death Studies, 27*(1), 39–61. doi: 10.1080/07481180302871.

Müters, S., Lampert, T., & Maschewsky-Schneider, U. (2005). Subjektive Gesundheit als Prädiktor für Mortalität. *Gesundheitswesen, 67*(02), 129–136. doi: 10.1055/s-2005-857886.

Myers, R. (1990). *Classical and modern regression with applications (2nd ed.)*. Boston, MA: Duxbury.

Mykletun, A., Bjerkeset, O., Dewey, M., Prince, M., Overland, S., & Stewart, R. (2007). Anxiety, depression, and cause-specific mortality: The HUNT Study. *Psychosomatic Medicine, 69*(4), 323–331. doi: 10.1097/PSY.0b013e31803cb862.

Myska, M. J., & Pasewark, R. A. (1978). Death attitudes of residential and non-residential rural aged persons. *Psychological Reports, 43*, 1235–1238.

Nassehi, A., & Weber, G. (1989). *Tod, Modernität und Gesellschaft: Entwurf einer Theorie der Todesverdrängung*. Opladen: Westdeutscher Verlag.

Neimeyer, R. A. (1988). Death anxiety. In H. Wass, F. Berardo & R. A. Neimeyer (Eds.), *Dying: Facing the facts* (pp. 97–136). New York, NY: Hemisphere.

Neimeyer, R. A. (1994b). Death attitudes in adult life: A closing coda. In R. A. Neimeyer (Ed.), *Death anxiety handbook: Research, instrumentation, and application* (pp. 263–277). Washington: Taylor & Francis.

Neimeyer, R. A. (1997–1998). Death anxiety research: The state of the art. *Omega: Journal of Death and Dying, 36*(2), 97–120.

Neimeyer, R. A. (Ed.). (1994a). *Death anxiety handbook. Research, instrumentation, and application. Series in death education, aging, and health care*. Washington, DC: Taylor & Francis.

Neimeyer, R. A., Epting, F. R., & Krieger, S. R. (1983). Personal constructs in thanatology: An introduction and research bibliography. *Death Education, 7*, 299–320.

Neimeyer, R. A., & Fortner, B. V. (1995). Death anxiety in the elderly. In G. L. Maddox (Ed.), *The Encyclopedia of aging* (pp. 252–253). New York, NY: Springer.

Neimeyer, R. A., & Fortner, B. V. (1997). Death attitudes in contemporary perspective. In S. Strack (Ed.), *Death and the quest for meaning. Essays in honor of Herman Feifel* (pp. 3–29). Northvale, NJ: Jason Aronson.

Neimeyer, R. A., Fortner, B. V., & Melby, D. (2001). Personal and professional factors and suicide intervention skills. *Suicide and Life-Threatening Behavior, 31*, 71–82.

Neimeyer, R. A., & Moore, M. K. (1994). Validity and reliability of the Multidimensional Fear of Death Scale. In R. A. Neimeyer (Ed.), *Death anxiety handbook: Research, instrumentation, and application* (pp. 103–119). New York, NY: Taylor & Francis.

Neimeyer, R. A., Moser, R. P., & Wittkowski, J. (2003a). Assessing attitudes toward dying and death: Psychometric considerations. *Omega: Journal of Death and Dying, 47*(1), 45–76. doi: 10.2190/ep4r-tulm-w52g-l3ex.

Neimeyer, R. A., Moser, R. P., & Wittkowski, J. (2003b). Psychologische Forschung zu Einstellungen gegenüber Sterben und Tod. In J. Wittkowski (Ed.), *Sterben, Tod und Trauer: Grundlagen, Methoden, Anwendungsfelder* (pp. 108–131). Stuttgart: Kohlhammer.

Neimeyer, R. A., Moser, R. P., & Wittkowski, J. (2003c). Untersuchungsverfahren zur Erfassung der Einstellungen gegenüber Sterben und Tod. In J. Wittkowski

(Ed.), *Sterben, Tod und Trauer. Grundlagen, Methoden und Anwendungsfelder* (pp. 52–83). Stuttgart: Kohlhammer.

Neimeyer, R. A., & Van Brunt, D. (1995). Death anxiety. In H. Wass & R. A. Neimeyer (Eds.), *Dying: Facing the facts (3rd ed.)* (pp. 49–88). Washington, DC: Taylor & Francis.

Neimeyer, R. A., Wittkowski, J., & Moser, R. P. (2004). Psychological research on death attitudes: An overview and evaluation. *Death Studies, 28*, 309–340.

Neugarten, B. L. (1968). *Adult personality: Toward a psychology of the life cycle.* Chicago, IL: University of Chicago Press.

Neugarten, B. L. (1974). Age groups in American society and the rise of the young-old. *The ANNALS of the American Academy of Political and Social Science, 415*(1), 187–198. doi: 10.1177/000271627441500114.

Neugarten, B. L. (Ed.). (1978). *Middle age and aging. A reader in social psychology.* Chicago, IL: University of Chicago Press.

Neumann, W. (Ed.). (2007). *Kultur des Todes: Interdisziplinäre Beiträge zur Sepulkralkultur aus dem Arbeitskreis selbständiger Kultur-Institute (AsKI)* (Vol. 12). Kassel: Arbeitsgemeinschaft Friedhof und Denkmal.

Newson, R. S., Boelen, P. A., Hek, K., Hofman, A., & Tiemeier, H. (2011). The prevalence and characteristics of complicated grief in older adults. *Journal of Affective Disorders, 132*(1–2), 231–238. doi: 10.1016/j.jad.2011.02.021.

Niemiec, R. M., & Schulenberg, S. E. (2011). Understanding death attitudes: The integration of movies, positive psychology, and meaning management. *Death Studies, 35*(5), 387–407. doi: 10.1080/07481187.2010.544517.

Noyon, A., & Heidenreich, T. (2011). Umgang mit Tod und Sterben in Psychotherapie und Beratung. *Verhaltenstherapie und psychosoziale Praxis, 43*(3), 605–620.

Nunnally, J. C. (1978). *Psychometric theory (2nd ed.).* New York, NY: McGraw-Hill.

Nybo, H., Petersen, H. C., Gaist, D., Jeune, B., Andersen, K., McGue, M., … Christensen, K. (2003). Predictors of mortality in 2.249 nonagenarians – the Danish 1905-Cohort Survey. *Journal of the Amercian Geriatrics Society, 51*, 1365–1373.

Ochsmann, R. (1984). Belief in afterlife as a moderator of fear of death? *European Journal of Social Psychology, 14*(1), 53–67.

Ochsmann, R. (1993a). *Angst vor Tod und Sterben: Beiträge zur Thanato-Psychologie.* Göttingen: Hogrefe.

Ochsmann, R. (1993b). Fragebogen zur Erfassung von Furcht vor Tod und Sterben.

Olbrich, E. (1997). Das Alter: Generationen auf dem Weg zu einer 'neuen Altenkultur'? In E. Liebau (Ed.), *Das Generationenenverhältnis: Über das Zusammenleben in Familie und Gesellschaft* (pp. 175–194). Weinheim: Juventa.

Opterbeck, I., & Zank, S. (2012). Verhaltenstherapie im Alter. In H. W. Wahl, C. Tesch-Römer & J. P. Ziegelmann (Eds.), *Angewandte Gerontologie. Interventionen für ein gutes Altern in 100 Schlüsselbegriffen (2., vollst. überarb. und erw. Aufl.)* (pp. 362–369). Stuttgart: Kohlhammer.

Ostendorf, F., & Angleitner, A. (2004). *NEO-Persönlichkeitsinventar nach Costa und McCrae: Revidierte Fassung (NEO-PI-R)*. Göttingen: Hogrefe.

Ostermann, T., Büssing, A., & Matthiessen, P. F. (2004). Pilot study for the development of a questionnaire for the measuring of the patients' attitude towards spirituality and religiosity and their coping with disease (SpREUK). *Forschendende Komplementärmedizin und klassische Heilkunde, 11*(6), 346–353.

Oswald, F., Naumann, D., Schilling, O., & Wahl, H.-W. (2005). Selbständig wohnen im sehr hohen Alter: Ergebnisse aus dem Projekt ENABLE-AGE. In T. Klie, A. Buhl, H. Entzian, A. Hedtke-Becker & H. Wallrafen-Dreisow (Eds.), *Die Zukunft der gesundheitlichen, sozialen und pflegerischen Versorgung älterer Menschen* (pp. 325–335). Frankfurt a. M.: Mabuse.

Oswald, F., Schilling, O., Wahl, H.-W., Fänge, A., Sixsmith, J., & Iwarsson, S. (2006). Homeward bound: Introducing a four domain model of perceived housing in very old age. *Journal of Environmental Psychology, 26*(3), 187–201.

Oswald, F., Wahl, H.-W., Schilling, O., Nygren, C., Fänge, A., Sixsmith, A., … Iwarsson, S. (2007). Relationships between housing and healthy aging in very old age. *The Gerontologist, 47*(1), 96–107. doi: 10.1093/geront/47.1.96.

Palmore, E., & Cleveland, W. (1976). Aging, terminal decline and terminal drop. *Gerontology, 31*, 76–81.

Panse, F. (1952). *Angst und Schreck in klinisch-psychologischer und sozialmedizinischer Sicht. Dargestellt anhand von Erlebnisberichten aus dem Luftkrieg.* Stuttgart: Thieme.

Paratore, D. (2008). *Terror management theory and performance: The effects of mortality salience on effort during cognitive tasks.* 69, ProQuest Information & Learning, US.

Pargament, K. I., Ensing, D. S., Falgout, K., Olsen, H., Reilly, B., Van Haitsma, K., & Warren, R. (1990). God help me (I): Religious coping efforts as predictors of the outcomes to significant negative life events. *American Journal of Community Psychology, 18*(793–824).

Parker, B. S., & Dunn, K. S. (2011). The continued lived experience of the unexpected death of a child. *Omega: Journal of Death and Dying, 63*(3), 221–233. doi: 10.2190/OM.63.3.b.

Pennington, M. (2001). *Memento mori: Eine Kulturgeschichte des Todes.* Stuttgart: Kreuz.

Perdigao, L. K. (Ed.). (2010). *Death in American texts and performances: Corpses, ghosts, and the reanimated dead.* Farnham, VA: Ashgate.

Periyakoil, V. S., Kraemer, H. C., Noda, A., Moos, R., Hallenbeck, J., Webster, M., & Yesavage, J. A. (2005). The development and initial validation of the terminally ill grief or depression scale (TIGDS). *International Journal of Methods in Psychiatric Research, 14*(4), 202–212. doi: 10.1002/mpr.8.

Perlmutter, M. (1990). *Late-life potential.* Washington, DC: Gerontological Society of America.

Pervin, L. A., & Cervone, D. (2010). *Personality: Theory and research (11. ed., international student version).* Hoboken, NJ: Wiley.

Peterson, S. A., & Greil, A. L. (1990). Death experience and religion. *Omega: Journal of Death and Dying, 21*, 75–82.

Pettigrew, C. G., & Dawson, J. G. (1979). Death anxiety: "State" or "trait"? *Journal of Clinical Psychology, 35*(1), 154–158.

Petzold, C., & Petzold, H. G. (1993). Integrative Arbeit mit alten Menschen und Sterbenden – gerontotherapeutische und nootherapeutische Perspektiven in der Weiterbildungspraxis an FPI/EAG. In H. Petzold & J. Sieper (Eds.), *Integration und Kreation. Band 1: Modelle und Konzepte der Integrativen Therapie, Agogik und Arbeit mit kreativen Medien* (pp. 633–643). Paderborn: Junfermann.

Pevey, C. F., Jones, T. J., & Yarber, A. (2009). How religion comforts the dying: A qualitative inquiry. *Omega: Journal of Death and Dying, 58*(1), 41–59. doi: 10.2190/OM.58.1.c.

Pinquart, M. (2001). Age differences in perceived positive affect, negative affect, and effect balance in middle and old age. *Journal of Happiness Studies, 2*, 375–405.

Pinquart, M. (2012). Sterben und Tod. In F. R. Lang, M. Martin & M. Pinquart (Eds.), *Entwicklungspsychologie – Erwachsenenalter* (pp. 249–272). Göttingen: Hogrefe.

Pinquart, M., Fröhlich, C., Silbereisen, R., & Wedding, U. (2005). Death acceptance in cancer patients. *Omega: Journal of Death and Dying, 52*(3), 217–235.

Pollak, J. M. (1979). Correlates of death anxiety: A review of empirical studies. *Omega: Journal of Death and Dying, 10*, 97–121.

Preacher, K. J., & Hayes, A. F. (2004). SPSS and SAS procedures for estimating indirect effects in simple mediation models. *Behavior Research Methods, Instruments, & Computers, 36*(4), 717–731.

Prigerson, H. G., Horowitz, M. J., Jacobs, S. C., Parkes, C. M., Aslan, M., Goodkin, K., … Maciejewski, P. K. (2009). Prolonged grief disorder: Psychometric validation of criteria proposed for DSM-V and ICD-11. *PLoS Med, 6*(8), e1000121. doi: 10.1371/journal.pmed.1000121.

Prigerson, H. G., & Maciejewski, P. K. (2008). Grief and acceptance as opposite sides of the same coin: Setting a research agenda to study peaceful acceptance of loss. *British Journal of Psychiatry, 193*(6), 435–437. doi: 10.1192/bjp.bp.108.053157.

Prigerson, H. G., Shear, M. K., Jacobs, S. C., Reynolds, C. F., Maciejewski, P. K., Davidson, J. R., … Zisook, S. (1999). Consensus criteria for traumatic grief. A preliminary empirical test. *The British Journal of Psychiatry, 174*(1), 67–73. doi: 10.1192/bjp.174.1.67.

Proctor, D. N., Fauth, E. B., Hoffman, L., Hofer, S. M., McClearn, G. E., Berg, S., & Johansson, B. (2006). Longitudinal changes in physical functional performance among the oldest old: insight from a study of Swedish twins. *Aging clinical and experimental research, 18*(6), 517–530.

Proulx, K., & Jacelon, C. (2004). Dying with dignity: The good patient versus the good death. *American Journal of Hospice & Palliative Care, 21*(2), 116–120. doi: 10.1177/104990910402100209.

Pyszczynski, T., Greenberg, J., & Solomon, S. (1999). A dual-process model of defense against conscious and unconscious death-related thoughts: An extension of terror management theory. *Psychological Review, 106*(4), 835–845.

Rabbitt, P., Lunn, M., Wong, D., & Cobain, M. (2008). Sudden declines in intelligence in old age predict death and dropout from longitudinal studies. *The Journals of Gerontology Series B: Psychological Sciences and Social Sciences, 63*(4), P205-P211.

Radebold, H. (2009). *Die dunklen Schatten unserer Vergangenheit: Hilfen für Kriegskinder im Alter (3., aktualisierte und erw. Aufl.).* Stuttgart: Klett-Cotta.

Radebold, H. (Ed.). (2008). *Transgenerationale Weitergabe kriegsbelasteter Kindheiten: Interdisziplinäre Studien zur Nachhaltigkeit historischer Erfahrungen über vier Generationen.* Weinheim: Juventa-Verlag.

Radebold, H., & Schweizer, R. (2001). *Der mühselige Aufbruch – über Psychoanalyse im Alter (2. Aufl.).* München: Ernst Reinhardt.

Radley, A. (1994). *Making sense of illness. The social pschology of health and disease.* London: Sage.

Rammstedt, B., & John, O. P. (2005). Kurzversion des Big Five Inventory (BFI-K): Entwicklung und Validierung eines Ökonomischen Inventars zur Erfassung der fünf Faktoren der Persönlichkeit. *Diagnostica, 51*(4), 195–206.

Rapp, M. A., Gerstorf, D., Helmchen, M., & Smith, J. (2008). Depression predicts mortality in the young old, but not in the oldest old: Results from the Berlin Aging Study. *American Journal of Geriatric Psychiatry, 16*(10), 844–852. doi: 10.1097/JGP.0b013e31818254eb.

Raskob, H. (2005). *Die Logotherapie und Existenzanalyse Viktor Frankls: Systematisch und kritisch.* Wien: Springer.

Ray, J. J., & Najman, J. (1974). Death anxiety and death acceptance: A preliminary approach. *Omega, 5*, 311–315.

Raykov, T. (1998). On the use of confirmatory factor analysis in personality research. *Personality and Individual Differences, 24*(2), 291–293.

Raykov, T., & Marcoulides, G. A. (2006). *A first course in structural equation modeling (2nd ed.).* New York, NY: Psychology Press.

Rehkopf, D. H., Dow, W. H., & Rosero-Bixby, L. (2010). Differences in the association of cardiovascular risk factors with education: A comparison of Costa Rica (CRELES) and the USA (NHANES). *Journal of Epidemiology and Community Health, 64*(9), 821–828. doi: 10.1136/jech.2009.086926.

Reker, G. T., Peacock, E. J., & Wong, P. T. P. (1987). Meaning and purpose in life and well-being: A life-span perspective. *Journal of Gerontology, 42*, 44–49.

Rhudick, P. J., & Dibner, A. S. (1961). Age, personality, and health correlates of death concern in normal aged individuals. *Journal of Gerontology, 16*, 44–49.

Richard, B. (1995). *Todesbilder: Kunst, Subkultur, Medien.* München: Fink.

Richards, L., & Palmiter-Thomas, P. (1996). Grip strength measurement: A critical review of tools, methods, and clinical utility. *Critical Reviews in Physical and Rehabilitation Medicine, 8*, 87–109.

Richman, J. (2006). The role of psychotherapy and humor for death anxiety, death wishes, and aging. *Omega: Journal of Death and Dying, 54*(1), 41–51.

Ridha, B., & Rossor, M. (2005). How to do it: The Mini Mental State Examination. *Practical Neurology, 5*, 298–303.

Rigdon, M. A. (1983). Levels of death fear: A factor analysis. *Death Education, 6*, 365–373.

Rigdon, M. A., & Epting, F. R. (1985). Reduction in death threat as a basis for optimal functioning. *Death Studies, 9*, 427–448.

Robbins, R. A. (1990–1991). Bugen's Coping with Death Scale: Reliability and Further Validation. *Omega: Journal of Death and Dying, 22*, 287–299.

Robbins, R. A., & Neimeyer, R. A. (1994). Death competency: Bugen's Coping with Death Scale and death self-efficacy. In R. A. Neimeyer (Ed.), *Death anxiety handbook: Research, instrumentation, and application.* (pp. 149–165). Philadelphia, PA: Taylor & Francis.

Robert, R. (1992). *Pflege im Alter: Eine ungelöste Aufgabe der Sozialpolitik. Zum Meinungsstreit über die Pflegeversicherung*. Stuttgart: Boorberg.

Robertson-von Trotha, C. Y. (Ed.). (2008). *Tod und Sterben in der Gegenwartsgesellschaft: Eine interdisziplinäre Auseinandersetzung (1. Aufl.)*. Baden-Baden: Nomos.

Robinson, P. J., & Wood, K. (1984). Fear of death and physical illness. In F. R. Epting & R. A. Neimeyer (Eds.), *Personal meanings of death* (pp. 127–142). Washington, DC: Hemisphere.

Roe, B., Howell, F., Riniotis, K., Beech, R., Crome, P., & Ong, B. N. (2008). Older people's experience of falls: Understanding, interpretation and autonomy. *Journal of Advanced Nursing, 63*(6), 586–596.

Rogge, J.-U. (2003). "Ob auch Kinder überlebt haben?" Wie Kinder mit Tod, Trauer und Sterben in den Fernsehnachrichten umgehen. *Televizion, 16*(2), 54–61.

Ron, P. (2010). Elderly people's death and dying anxiety: A comparison between elderly living within the community and in nursing homes in Israel. *Illness, Crisis, & Loss, 18*(1), 3–17. doi: 10.2190/IL.18.1.b.

Rose, B. M., & O'Sullivan, M. J. (2002). Afterlife beliefs and death anxiety: An exploration of the relationship between afterlife expectations and fear of death in an undergraduate population. *Omega: Journal of Death and Dying, 45*(3), 229–243. doi: 10.2190/rv40-6nbr-66gf-ujmu.

Rosemeier, H. P. (1984). Untersuchungen zur Psychologie der Todeskonzepte. In R. Winau & H. P. Rosemeier (Eds.), *Tod und Sterben* (pp. 217–233). Berlin: Walter de Gruyter.

Rosen, W. G., Mohs, R. C., & Davis, K. L. (1984). A new rating scale for Alzheimer's disease *American Journal of Psychiatry, 141*, 1356–1364.

Rosen, W. G., Terry, R. D., Fuld, P. A., Katzman, R., & Peck, A. (1980). Pathological verification of ischemic score in differentiation of dementias. *Annals of Neurology, 7*, 486–488.

Rosenfeld, B., Breitbart, W., Galietta, M., Kaim, M., Funesti-Esch, J., Pessin, H., … Brescia, R. (2000). The schedule of attitudes toward hastened death: Measuring desire for death in terminally ill cancer patients. *Cancer, 88*(12), 2868–2875. doi: 10.1002/1097-0142(20000615)88:12<2868::aid-cncr30>3.0.co;2-k.

Rosenfeld, B., Breitbart, W., Stein, K., Funesti-Esch, J., Kaim, M., Krivo, S., & Galietta, M. (1999). Measuring desire for death among patients with HIV/AIDS: The schedule of attitudes toward hastened death. *The American Journal of Psychiatry, 156*(1), 94–100.

Rothbaum, F., Weisz, J. R., & Snyder, S. S. (1982). Changing the world and changing the self: A two-process model of perceived control. *Journal of Personality and Social Psychology, 42*(1), 5–37.

Rothermund, K., & Brandtstädter, J. (1998). Auswirkungen von Belastungen und Verlusten auf die Lebensqualität: Alters- und lebenszeitgebundene Moderationseffekte. *Zeitschrift für Klinische Psychologie und Psychotherapie, 27*(2), 86–92.

Rott, C. (2010). Das höchste Alter: Psychologische Stärken als Antwort auf die körperliche Verletzlichkeit. In A. Kruse (Ed.), *Leben im Alter: Eigen- und Mitverantwortlichkeit in Gesellschaft, Kultur und Politik. Festschrift zum 80. Geburtstag von Prof. Dr. Dres. h.c. Ursula Lehr, Bundesministerin a.D.* (pp. 15–27). Heidelberg: Akademische Verlagsgesellschaft.

Rott, C. (2011). Zwischen Vitalität und Pflegebedürftigkeit: Stärken und Schwächen des hohen Alters. In H. G. Petzold, E. Horn & L. Müller (Eds.), *Hochaltrigkeit. Herausforderung für persönliche Lebensführung und biopsychosoziale Arbeit* (pp. 55–74). Wiesbaden: VS Verlag für Sozialwissenschaften.

Rott, C., Jopp, D., d'Heureuse, V., & Becker, G. (2006). Predictors of well-being in very old age. In H. W. Wahl, H. Brenner, H. Mollenkopf, D. Rothenbacher & C. Rott (Eds.), *The many faces of heatlh, competence and well-being in old age: Integrating epidemiological, psychological and social perspectives* (pp. 119–129). New York, NY: Springer.

Rott, C., & Thomae, H. (1991). Coping in longitudinal perspective: Findings from the Bonn longitudinal study on aging. *Journal of Cross-Cultural Gerontology, 6*(1), 23–40. doi: 10.1007/bf00117110.

Rotter, J. B. (1966). Generalized expectancies for internal versus external control of reinforcement. *Psychological Monographs: General and Applied, 80*(1), 1–28. doi: 10.1037/h0092976.

Rouse, C. (2004). 'If she's a vegetable, well be her garden': Embodiment, transcendence, and citations of competing cultural metaphors in the case of a dying child. *American Ethnologist, 31*(4), 514–529. doi: 10.1525/ae.2004.31.4.514.

Routledge, C., & Juhl, J. (2010). When death thoughts lead to death fears: Mortality salience increases death anxiety for individuals who lack meaning in life. *Cognition and Emotion, 24*(5), 848–854. doi: 10.1080/02699930902847144.

Rowe, J. W., & Kahn, R. L. (1998). *Successful aging*. New York, NY: Pantheon Books.

Rubin, S. S., & Yasien-Esmael, H. (2004). Loss and bereavement among Israel's Muslims: Acceptance of God's will, grief, and the relationship to the deceased. *Omega: Journal of Death and Dying, 49*(2), 149–162. doi: 10.2190/5unj-bnbf-6pvt-l4re.

Ruoppila, I., & Raitanen, T. (2004). Outdoor mobility and health. In H. Mollenkopf, F. Marcellini, I. Ruoppila & M. Tacken (Eds.), *Ageing and outdoor mobility: A European study* (pp. 65–80). Amsterdam: IOS Press.

Rurup, M. L., Deeg, D. J. H., Poppelaars, J. L., Kerkhof, A. J. F. M., & Onwuteaka-Philipsen, B. D. (2011). Wishes to die in older people: A quantitative study of prevalence and associated factors. *Crisis: The Journal of Crisis Intervention and Suicide Prevention, 32*(4), 194–203. doi: 10.1027/0227-5910/a000079.

Rurup, M. L., Pasman, H. R. W., Goedhart, J., Deeg, D. J. H., Kerkhof, A. J. F. M., & Onwuteaka-Philipsen, B. D. (2011). Understanding why older people develop a wish to die: A qualitative interview study. *Crisis: The Journal of Crisis Intervention and Suicide Prevention, 32*(4), 204–216. doi: 10.1027/0227-5910/a000078.

Russell, D. W., Peplau, L. A., & Cutrona, C. E. (1980). The revised UCLA Loneliness Scale: Concurrent and discriminant validity evidence. *Journal of Personality and Social Psychology, 39*(3), 472–480.

Rutter, M. (1987). Psychosocial resilience and protective mechanisms. *American Journal of Orthopsychiatry, 57*(3), 316–331. doi: 10.1111/j.1939-0025.1987.tb03541.x.

Rutter, M. (1995). Psychosocial adversity: Risk, resilience and recovery. *Southern African Journal of Child & Adolescent Psychiatry, 7*, 75–88.

Ryan, R. M., & Deci, E. L. (2001). To be happy or to be self-fulfilled: A review of research on hedonic and eudaimonic well-being. In S. Fiske (Ed.), *Annual Review of Psychology* (Vol. 52, pp. 141–166). Palo Alto, CA: Annual Reviews/Inc.

Ryff, C. D. (1989). Happiness is everything, or is it? Explorations on the meaning of psychological well-being. *Journal of Personality and Social Psychology, 57*(6), 1069–1081.

Ryff, C. D. (1991). Possible selves in adulthood and old age: A tale of shifting horizons. *Psychology and Aging, 6*, 286–295.

Ryff, C. D., & Heincke, S. G. (1983). Subjective organization of personality in adulthood and aging. *Journal of Personality and Social Psychology, 44*(4), 807–816. doi: 10.1037/0022-3514.44.4.807.

Ryff, C. D., & Keyes, C. L. M. (1995). The structure of psychological well-being revisited. *Journal of Personality and Social Psychology, 69*(4), 719–727.

Saklofske, D. H., Yackulic, R. A., & Kelly, I. W. (1986). Personality and loneliness. *Personality and Individual Differences, 7*(6), 899–901.

Salzman, C., & Lebowitz, B. D. (Eds.). (1991). *Anxiety in the Elderly: Treatment and Research*. New York, NY: Springer.

Sanders, J. F., Poole, T. E., & Rivero, W. T. (1980). Death anxiety among the elderly. *Psychological Reports, 46*(1), 53–54.

Sasaki, H., Kasagi, F., Yamada, M., & Fujita, S. (2007). Grip strength predicts cause-specific mortality in middle-aged and elderly persons. *The American Journal of Medicine, 120*(4), 337–342. doi: 10.1016/j.amjmed.2006.04.018.

Saß, A.-C., Wurm, S., & Ziese, T. (2009). Alter = Krankheit? Gesundheitszustand und Gesundheitsentwicklung. In K. Böhm, C. Tesch-Römer & T. Ziese (Eds.),

Gesundheit und Krankheit im Alter. Beiträge zur Gesundheitsberichterstattung des Bundes. Berlin: Statistisches Bundesamt Deutschland, Deutsches Zentrum für Altersfragen, Robert Koch-Institut.

Saß, H. (Ed.). (2003). *Diagnostisches und statistisches Manual psychischer Störungen: Textrevision DSM-IV-TR, übersetzt nach der Textrevision der 4. Aufl.* Göttingen: Hogrefe.

Saunders, C. M., & Baines, M. (1991). *Leben mit dem Sterben: Betreuung und medizinische Behandlung todkranker Menschen (1. Aufl.)*. Bern: Huber.

Sayer, A. A., Syddall, H. E., Martin, H. J., Dennison, E. M., Roberts, H. C., & Cooper, C. (2006). Is grip strength associated with health-related quality of life? Findings from the Hertfordshire Cohort Study. *Age and Ageing, 35*(4), 409–415. doi: 10.1093/ageing/afl024.

Schaefer, S., & Bäckman, L. (2007). Normales und pathologisches kognitives Altern. In J. Brandtstädter (Ed.), *Entwicklungspsychologie der Lebensspanne: Ein Lehrbuch* (pp. 245–269). Stuttgart: Kohlhammer.

Scharer, M. (2006). Wenn die Jahre dich erreichen, von denen du sagen wirst: Ich mag sie nicht! Überlegungen zur Ambivalenz des Alterns aus kommunikativ-theologischer Perspektive. *Journal für Psychologie, 14*(2), 150–165.

Schell, B. H., & Zinger, A. T. (1984). Death anxiety scale means and standard deviations for Ontario undergraduates and funeral directors. *Psychological Reports, 54*, 439–446.

Schermelleh-Engel, K., Moosbrugger, H., & Müller, H. (2003). Evaluating the fit of structural equation models: Tests of significance and descriptive goodness-of-fit measures. *Methods of Psychological Research Online, 8*(2), 23–74.

Schilling, O. K., Wahl, H.-W., & Reidick, O. (2013). Trajectories of depressive symptoms in advanced old age: A functional approach concerning the role of physical functioning. *GeroPsych: The Journal of Gerontopsychology and Geriatric Psychiatry, 26*(1), 29–38. doi: 10.1024/1662-9647/a000079.

Schmelzle, P. (2008). Fotografie der Predella am Hochaltar der Stadtkirche Bad Wimpfen. URL: http://commons.wikimedia.org/wiki/File:Wimpfen-stadtkirche-predell.jpg [Stand: 20.08.2015].

Schmid, W. (2004). Ars moriendi. In J.-C. Student (Ed.), *Sterben, Tod und Trauer – Handbuch für Begleitende* (pp. 43–52). Freiburg: Herder.

Schmitz-Scherzer, R. (1987). Zum Konstrukt des Terminal Decline. In U. Lehr & H. Thomae (Eds.), *Formen seelischen Alterns: Ergebnisse der Bonner Gerontologischen Längsschnittstudie (BOLSA)* (pp. 256–259). Stuttgart: Lucius & Lucius.

Schmitz-Scherzer, R. (1992). Sterben und Tod im Alter. In P. B. Baltes & J. Mittelstraß (Eds.), *Zukunft des Alterns und gesellschaftliche Entwicklung* (pp. 544–562). Berlin: de Gruyter.

Schmitz-Scherzer, R. (1999). Thanatologie. In B. Jansen, F. Karl, H. Radebold & R. Schmitz-Scherzer (Eds.), *Soziale Gerontologie* (pp. 383–396). Weinheim: Juventa.

Schneekloth, U., & Wahl, H. W. (2009). *Pflegebedarf und Versorgungssituation bei älteren Menschen in Heimen: Demenz, Angehörige und Freiwillige, Beispiele für "Good Practice" (1. Aufl.)*. Stuttgart: Kohlhammer.

Schneewind, K. A., Wunderer, E., & Erkelenz, M. (2004). Beziehungskompetenzen und Beziehungsmuster in stabilen (Langzeit-)Ehen: Ausgewählte Ergebnisse des Münchner DFG-Projekts "Was hält Ehen zusammen?". *Zeitschrift für Familienforschung, 15*(3), 225–243.

Schneider, G., Driesch, G., Kruse, A., Nehen, H., & Heuft, G. (2006). Old and ill and still feeling well? Determinants of subjective well-being in >60 years olds: The role of sense of cohercence. *American Journal of Geriatric Psychiatry, 14*, 850–859.

Schrader, S. L., Nelson, M. L., & Eidsness, L. M. (2009). Dying to know: A community survey about dying and end-of-life care. *Omega: Journal of Death and Dying, 60*(1), 33–50. doi: 10.2190/OM.60.1.b.

Schreiber, S. (Ed.). (2003). *Das Jenseits: Perspektiven christlicher Theologie*. Darmstadt: Wissenschaftliche Buchgesellschaft.

Schröter-Kunhardt, M. (1993). Das Jenseits in uns. *Psychologie heute, 20*(6), 64–69.

Schröter-Kunhardt, M. (2005). Nah-Todeserfahrungen. *Transpersonale Psychologie und Psychotherapie, 11*(2), 56–65.

Schulter, G., & Neubauer, A. (2005). Zentralnervensystem und Persönlichkeit. In J. Henning & P. Netter (Eds.), *Biologische Grundlagen der Persönlichkeit* (pp. 35–190). München: Spektrum.

Schulz-Nieswandt, F. (2006). *Sozialpolitik im Alter*. Stuttgart: Kohlhammer.

Schulz, P. (2005). Stress- und Copingtheorien. In R. Schwarzer (Ed.), *Enzyklopädie der Psychologie, Band Gesundheitspsychologie* (pp. 219–235). Göttingen: Hogrefe.

Schulz, R. (1978). *The psychology of death, dying and bereavement.*

Schulz, R. (1986). Successful aging: Balancing primary and secondary control. *Adult Development and Aging News, 13*(3), 2–4.

Schulz, R., & Aderman, D. (1979). Physicians' death anxiety and patient outcomes. *Omega: Journal of Death and Dying, 9*, 327–332.

Schulz, R., & Heckhausen, J. (1996). A life span model of successful aging. *American Psychologist, 51*(7), 702–714.

Schulz, R., & Heckhausen, J. (1999). Emotion and control: A life-span perspective. In K. W. Schaie & M. P. Lawton (Eds.), *Annual Review of Gerontology and Geriatrics* (Vol. 17, pp. 185–205). New York, NY: Springer.

Schumacher, J., Klaiberg, A., & Brähler, E. (2003). *Diagnostische Verfahren zu Lebensqualität und Wohlbefinden*. Göttingen: Hogrefe.

Schumacher, J., Leppert, K., Gunzelrnann, T., Strauß, B., & Brähler, E. (2005). Die Resilienzskala: Ein Fragebogen zur Erfassung der psychischen Widerstandsfähigkeit als Personmerkmal. *Zeitschrift für Klinische Psychologie, Psychiatrie und Psychotherapie, 53*(1), 16–39.

Schumacher, V., & Martin, M. (2011). Psychologie der Hochaltrigkeit: Kognitive Entwicklung im hohen Alter. In H. G. Petzold, E. Horn & L. Müller (Eds.), *Hochaltrigkeit: Herausforderung für persönliche Lebensführung und biopsychosoziale Arbeit* (pp. 127–146). Wiesbaden: VS Verlag für Sozialwissenschaften.

Schumacker, R. E., & Lomax, R. G. (2004). *A beginner's guide to structural equation modeling (2nd ed.)*. Mahwah, NJ: Erlbaum Associates.

Schwenkmezger, P. (1985). *Modelle der Eigenschafts- und Zustandsangst: Theoretische Analysen und empirische Untersuchungen zur Angsttheorie von Spielberger*. Göttingen: Hogrefe.

Schwikart, G. (1999). *Tod und Trauer in den Weltreligionen*. Gütersloh: Gütersloher Verlags-Haus.

Seale, C. (1998). *Constructing death: The sociology of dying and bereavement*. Cambridge: Cambridge University Press.

Seidl, U., Pantel, J., Re, S., & Schröder, J. (2004). Depressive Störung und Spätdepression. In A. Kruse (Ed.), *Enzyklopädie der Gerontologie: Alternsprozesse in multidisziplinärer Sicht* (pp. 240–254).

Selye, H. (1978). *The stress of life (rev. ed.)*. New York, NY: McGraw-Hill.

Settersten Jr., R. A., & Trauten, M. E. (2009). The new terrain of old age: Hallmarks, freedoms, and risks (2nd ed.). In V. L. Bengtson (Ed.), *Handbook of theories of aging* (pp. 455–469). New York, NY: Springer.

Shiekh, J., & Yesavage, J. A. (1986). Geriatric Depression Scale: Recent findings in development of a shorter version. In J. Brink (Ed.), *Clinical gerontology: A guide to assessment and intervention*. New York, NY: Howarth Press.

Siegler, I. C., & Gatz, M. (1985). Age patterns in locus of control. In E. Palmore, E. W. Busse, G. L. Maddox, J. B. Nowlin & I. E. Siegler (Eds.), *Normal Aging III* (pp. 138–143). Durham, NC: Duke University Press.

Simon, N. M., Shear, K. M., Thompson, E. H., Zalta, A. K., Perlman, C., Reynolds, C. F., … Silowash, R. (2007). The prevalence and correlates of psychiatric comorbidity in individuals with complicated grief. *Comprehensive Psychiatry, 48*(5), 395–399. doi: 10.1016/j.comppsych.2007.05.002.

Singer, P. A., Martin, D. K., & Kelner, M. (1999). Quality end-of-life care: Patients' perspectives. *JAMA: Journal of the American Medical Association, 281*(2), 163–168.

Skelton, D. A., Becker, C., Lamb, S. E., Close, J. C. T., Zijlstra, W., Yardley, L., & Todd, C. J. (2004). Prevention of Falls Network Europe: A thematic network aimed at introducing good practice in effective falls prevention across Europe. *European Journal of Ageing, 1*(1), 89–94.

Slater, P. E. (1974). *Earthwalk*. New York, NY: Garden City/Doubleday Publishing.

Slaughter, V., & Griffiths, M. (2007). Death understanding and fear of death in young children. *Clinical Child Psychology and Psychiatry, 12*(4), 525–535. doi: 10.1177/1359104507080980.

Smith, D. K., Nehemkis, A. M., & Charter, R. A. (1983). Fear of death, death attitudes, and religious conviction in the terminally ill. *International Journal of Psychiatry in Medicine, 13*(3), 221–232.

Smith, J., & Baltes, P. B. (1997). Profiles of psychological functioning in the old and oldest old. *Psychology and Aging, 12*(3), 458–472. doi: 10.1037/0882-7974.12.3.458.

Soeters, J. L., van den Berg, C. E., Varoğlu, A. K., & Siğri, Ü. (2007). Accepting death in the military: A Turkish-Dutch comparison. *International Journal of Intercultural Relations, 31*(3), 299–315. doi: 10.1016/j.ijintrel.2006.05.003.

Solomon, S., Greenberg, J., & Pyszczynski, T. (1991). Terror Management Theory of self-esteem. In C. R. Snyder & D. Forsyth (Eds.), *Handbook of social and clinical psychology: The health perspective* (pp. 21–40). New York, NY: Perganom Press.

Solomon, S., Greenberg, J., Pyszczynski, T., & Koole, S. L. (2004). The cultural animal: Twenty years of Terror Management Theory and research *Handbook of experimental existential psychology* (pp. 13–34). New York, NY: Guilford Press.

Somhlaba, N. Z., & Wait, J. W. (2008). Psychological adjustment to conjugal bereavement: Do social networks aid coping following spousal death? *Omega: Journal of Death and Dying, 57*(4), 341–366. doi: 10.2190/OM.57.4.b.

Sonn, U., & Hulter-Åsberg, K. (1991). Assessment of activities of daily living in the elderly. A study of a population of 76-year-olds in Gothenburg, Sweden. *Scandinavian Journal of Rehabilitation Medicine, 23*, 193–202.

Specht, J., Egloff, B., & Schmukle, S. C. (2011a). The benefits of believing in chance or fate: External locus of control as a protective factor for coping with the death of a spouse. *Social Psychological and Personality Science, 2*(2), 132–137. doi: 10.1177/1948550610384635.

Specht, J., Egloff, B., & Schmukle, S. C. (2011b). Stability and change of personality across the life course: The impact of age and major life events on mean-level and rank-order stability of the Big Five. *Journal of Personality and Social Psychology, 101*(4), 862–882.

Sperling, U., Thüler, C., Burkhardt, H., & Gladisch, R. (2009). Äußerungen eines Todesverlangens: Suizidalität in einer geriatrischen Population. *Suizidprophylaxe, 36*(1), 29–35.

Spiegel, R., Brunner, C., Ermini-Fünfschilling, D., Monsch, A., Notter, M., Puxty, J., & Tremmel, L. (1991). A new behavioral assessment scale for geriatric out- and in-patients: The NOSGER (Nurses' Observation Scale for Geriatric Patients). *Journal of the Amercian Geriatrics Society, 39*, 339–347.

Spielberger, C. D. (1966). Theory and research on anxiety. In C. D. Spielberger (Ed.), *Anxiety and Behaviour* (pp. 3–20). New York, NY: Academic Press.

Spielberger, C. D. (1972). Anxiety as an emotional state. In C. D. Spielberger (Ed.), *Anxiety: Current trends in theory and research* (Vol. 1, pp. 23–49). New York, NY: Academic Press.

Spielberger, C. D. (1975). Anxiety: State-trait-process. In C. D. Spielberger & I. G. Sarasin (Eds.), *Stress and Anxiety, Vol. 1* (pp. 115–143). New York, NY: Wiley & Sons.

Stark, R., & Glock, C. Y. (1968). *American piety: The nature of religious commitment.* Berkeley, CA: University of California Press.

Statistische Ämter des Bundes und der Länder. (2010) Demografischer Wandel in Deutschland, Heft 2. *Auswirkungen auf Krankenhausbehandlungen und Pflegebedürftige im Bund und in den Ländern.* Wiesbaden: Statistisches Bundesamt Deutschland.

Statistisches Bundesamt. (2009). *Gesundheit auf einen Blick, Ausgabe 2009.* Wiesbaden: Statistisches Bundesamt Deutschland.

Statistisches Bundesamt. (2011a). *Statistisches Jahrbuch 2011.* Wiesbaden: Statistisches Bundesamt.

Statistisches Bundesamt. (2011b). *Gesundheit: Todesursachen in Deutschland 2010, Fachserie 12 Reihe 4.* Wiesbaden: Statistisches Bundesamt Deutschland.

Statistisches Bundesamt. (2012). *Gesundheit im Alter.* Wiesbaden: Statistisches Bundesamt Deutschland.

Staudinger, U. M. (1992). *Psychological Well-Being Scales (Ryff, 1989). Deutsche Übersetzung für Forschungszwecke.* Max-Planck-Institut für Bildungsforschung, Forschungsbereich "Psychologie und Humanentwicklung".

Staudinger, U. M. (2000). Viele Gründe sprechen dagegen, und trotzdem geht es vielen Menschen gut: Das Paradox des subjektiven Wohlbefindens. *Psychologische Rundschau, 51*(4), 185–197. doi: 10.1026//0033-3042.51.4.185.

Staudinger, U. M. (2005). Personality and aging. In M. Johnson, V. L. Bengtson, P. G. Coleman & T. Kirkwood (Eds.), *Cambridge handbook of age and ageing* (pp. 237–244). Cambridge, UK: Cambridge University Press.

Staudinger, U. M. (2008). Was ist das Alter(n) der Persönlichkeit? Eine Antwort aus verhaltenswissenschaftlicher Sicht. In U. M. Staudinger & H. Häfner (Eds.), *Was ist Alter(n)? Neue Antworten auf eine scheinbar einfache Frage* (pp. 83–94). Heidelberg: Springer.

Staudinger, U. M., Freund, A., Linden, M., & Maas, I. (1999). Self, personality, and life regulation: Facets of psychological resilience in old age. In P. B. Baltes & K. U. Mayer (Eds.), *The Berlin Aging Study: Aging from 70 to 100* (pp. 302–326). New York, NY: Cambridge University Press.

Staudinger, U. M., Freund, A. M., Linden, M., & Maas, I. (2010). Selbst, Persönlichkeit und Lebensgestaltung im Alter: Psychologische Widerstandsfähigkeit und Vulnerabilität (3., erw. Aufl.). In U. Lindenberger, J. Smith, K. U. Mayer & P. B. Baltes (Eds.), *Die Berliner Altersstudie* (pp. 345–374). Berlin: Akademie Verlag.

Staudinger, U. M., Lopez, D. F., & Baltes, P. B. (1997). The psychometric location of wisdom-related performance: Intelligence, personality, and more? *Personality and Social Psychology Bulletin, 23*(11), 1200–1214.

Staudinger, U. M., Mariske, M., & Baltes, P. B. (1995). Resilience and reserve capacity in later adulthood: Potentials and limits of development across the life-span. In D. Cicchetti & D. Cohen (Eds.), *Developmental psychopathology (2nd ed.)* (pp. 801–847). New York, NY: Wiley.

Staudinger, U. M., & Schindler, I. (2002). Produktives Leben im Alter I: Aufgaben, Funktionen und Kompetenzen (5. vollst. überarb. Aufl.). In R. Oerter & L. Montada (Eds.), *Entwicklungspsychologie* (pp. 833–846). Weinheim: Beltz/PVU.

Stefenelli, N. (Ed.). (1998). *Körper ohne Leben: Begegnung und Umgang mit Toten.* Wien: Böhlau.

Steffens, W., & Kächele, H. (1988). Abwehr und Bewältigung: Mechanismen und Strategien. Wie ist eine Integration möglich? *Bewältigung und Abwehr: Beiträge zur Psychologie und Psychotherapie schwerer körperlicher Krankheiten* (pp 1–51). Berlin: Springer.

Steiger, J. H. (1990). Structural equation evaluation and modification. *Multivariate Behavioral Research, 25*, 212–214.

Steiger, J. H. (2007). Understanding the limitations of global fit assessment in structural equation modeling. *Personality and Individual Differences, 42*(5), 893–898.

Steinfeld, E., Schroeder, S., Duncan, J., Faste, R., Chollet, D., Bishop, M., … Cardell, P. (1979). *Access to the built environments: A review of the literature.* Washington, DC: U.S. Government Printing Office.

Steinhagen-Thiessen, E., & Borchelt, M. (1996). Morbidität, Medikation und Funktionalität im Alter. In K. U. Mayer & P. B. Baltes (Eds.), *Die Berliner Altersstudie* (pp. 151–184). Berlin: Akademie-Verlag.

Stek, M. L., Vinkers, D. J., Gussekloo, J., T., B. A., van der Mast, R. C., & Westendorp, R. G. J. (2005). Is depression in old age fatal only when people feel lonely? *The Amercian Journal of Psychiatry, 162*(1), 178–180.

Stevens, S. J., Cooper, P. E., & Thomas, L. E. (1980). Age norms for the Templer Death Anxiety Scale. *Psychological Reports, 46*, 205–206.

Stewart, D. W. (1975). Religious correlates of the fear of death. *Journal of Thanatology, 3*, 161–164.

Steyer, R. (2002). *Wahrscheinlichkeit und Regression*. Berlin: Springer.

Strack, S. (1997). *Death and the quest for meaning: Essays in honor of Herman Feifel*. Lanham, MD: Jason Aronson.

Strauss, E., Sherman, E. M. S., & Spreen, O. (2006). *A compendium of neuropsychological tests: Administration, norms, and commentary (3rd ed.)* New York, NY: Oxford University Press.

Strawbridge, W. J., Shema, S. J., Balfour, J. L., Higby, H. R., & Kaplan, G. A. (1998). Antecedents of frailty over three decades in an older cohort. *The Journals of Gerontology Series B: Psychological Sciences and Social Sciences, 53B*(1), S9-S16.

Streckeisen, U. (2001). *Die Medizin und der Tod: Über berufliche Strategien zwischen Klinik und Pathologie* (Vol. 28). Opladen: Leske und Budrich.

Stricherz, M., & Cunnington, L. (1982). Death concerns of students, employed persons, and retired persons. *Omega: Journal of Death and Dying, 12*, 373–380.

Suhail, K., & Akram, S. (2002). Correlates of death anxiety in Pakistan. *Death Studies, 26*, 39–50.

Sullivan, H. S. (1953). *Conceptions of modern psychiatry*. New York, NY: Norton.

Sullivan, M., Ormel, J., Kempen, G. I. J. M., & Tymstra, T. (1998). Beliefs concerning death, dying, and hastening death among older, functionally impaired Dutch adults: A one-year longitudinal study. *Journal of the American Geriatrics Society, 46*(10), 1251–1257.

Syddall, H., Cooper, C., Martin, F., Briggs, R., & Sayer, A. A. (2003). Is grip strength a useful single marker of frailty? *Age and Ageing, 32*(6), 650–656.

Tabachnick, B. G., & Fidell, L. S. (2007). *Using multivariate statistics (5. ed.)*. Boston, MA: Pearson Allyn and Bacon.

Tamm, M. E. (1996). Personification of life and death among Swedish health care professionals. *Death Studies, 20*(1), 1–22. doi: 10.1080/07481189608253408.

Tamm, M. E., & Granqvist, A. (1995). The meaning of death for children and adolescents: A phenomenographic study of drawings. *Death Studies, 19*(3), 203–222. doi: 10.1080/07481189508252726.

Tang, P.-L., Chiou, C.-P., Lin, H.-S., Wang, C., & Liand, S.-L. (2011). Correlates of death anxiety among Taiwanese cancer patients. *Cancer Nursing, 34*(4), 286–292. doi: 10.1097/NCC.0b013e31820254c6.

Tate, L. A. (1982). Life satisfaction and death anxiety in aged women. *Omega: Journal of Death and Dying, 15*, 299–306.

Taubman-Ben-Ari, O., & Noy, A. (2010). Self-consciousness and death cognitions from a terror management perspective. *Death Studies, 34*(10), 871–892. doi: 10.1080/07481187.2010.496685.

Tausch-Flammer, D. (1987). *Die Vorstellung des möglichen Sterbens einer nahestehenden Person: Eine empirische Untersuchung einer psychotherapeutischen Möglichkeit*. Frankfurt a. M.: Lang.

Taylor, R. J., & Chatters, L. M. (1986). Church-based informal support among elderly Blacks. *The Gerontologist, 26*, 637–642.

Tedeschi, R., Park, C., & Calhoun, L. (1998). *Posttraumatic growth: Positive changes in the aftermath of crisis*. Mawah, NJ: Erlbaum.

Teising, M. (2004). Psychodynamische Aspekte der Suizidalität im Alter. *Suizidprophylaxe, 31*(2), 31–33.

Teising, M. (2008). Am Lebensende: Zwischen narzisstischer Abwehr und facts of life. *Psychotherapie im Alter, 5*(2), 201–212.

Templer, D. I. (1970). The construction and validation of a death anxiety scale. *Journal of General Psychology, 82*(2), 165–177.

Templer, D. I., & Dodson, E. (1970). Religious correlates of death anxiety. *Psychological Reports, 26*, 895–897.

Templer, D. I., Harville, M., Hutton, S., Underwood, R., Tomeo, M., Russell, M., … Arikawa, H. (2001). Death Depression Scale-Revised. *Omega: Journal of Death and Dying, 44*(2), 105–112.

Templer, D. I., Lavoie, M., Chalgujian, H., & Thomas-Dobson, S. (1990). The measurement of death depression. *Journal of Clinical Psychology, 46*(6), 834–839.

Terry, M. L., Bivens, A. J., & Neimeyer, R. A. (1995). Comfort and empathy of experienced counselors in client situations involving death and loss. *Omega: Journal of Death and Dying, 32*, 269–285.

Tesch-Römer, C. (2005). Sterben und Tod im mittleren und höheren Erwachsenenalter. In S.-H. Filipp & U. M. Staudinger (Eds.), *Entwicklungspsychologie des mittleren und höheren Erwachsenenalters* (pp. 829–854). Göttingen: Hogrefe.

Tesch-Römer, C. (2012). Einsamkeit. In H. W. Wahl, C. Tesch-Römer & J. P. Ziegelmann (Eds.), *Angewandte Gerontologie. Interventionen für ein gutes Altern in 100 Schlüsselbegriffen (2., vollst. überarb. und erw. Aufl.)* (pp. 435–440). Stuttgart: Kohlhammer.

Tesch-Römer, C., & Zeman, P. (2003). Sterben und Tod im höheren Lebensalter. *Die Hospiz-Zeitschrift, 16*, 4–9.

Thomae, H. (1971). Die Bedeutung einer kognitiven Persönlichkeitstheorie für die Theorie des Alterns. *Zeitschrift für Gerontologie, 4*, 8–18.

Thomae, H. (1993). The Bonn Gerontologic Longitudinal Study (BOLSA). *Zeitschrift für Gerontologie, 26*(3), 142–150.

Thorson, J. A. (1988). Relocation of the elderly: Some implications from the research. *Gerontology Review, 1*, 28–36.

Thorson, J. A., & Powell, F. C. (1990). Meanings of death and intrinsic religiosity. *Journal of Clinical Psychology, 46*(379–391).

Thorson, J. A., & Powell, F. C. (1994). A Revised Death Anxiety Scale. In R. A. Neimeyer (Ed.), *Death anxiety handbook: Research, instrumentation, and application* (pp. 31–43). Washington, DC: Taylor & Francis.

Thorson, J. A., & Powell, F. C. (2000). Death anxiety in younger and older adults: Theories, concepts, and applications. In A. Tomer (Ed.), *Death attitudes and the older adult* (pp. 123–136). Philadelphia, PA: Brunner/Routledge.

Tobin, S. S. (1991). *Personhood in advanced old age: Implications for practice*. New York, NY: Springer.

Tobin, S. S. (1996). A non-normative old age contrast. Elderly parents caring for offspring with mental retardation. In V. L. Bengtson (Ed.), *Adulthood and aging: Research on continuities and discontinuities* (pp. 124–142). New York, NY: Springer.

Tomarken, A., Holland, J., Schachter, S., Vanderwerker, L., Zuckerman, E., Nelson, C. J., … Prigerson, H. G. (2008). Factors of complicated grief pre-death in caregivers of cancer patients. *Psycho-Oncology, 17*(2), 105–111. doi: 10.1002/pon.1188.

Tomás-Sábado, J., Gómez-Benito, J., & Limonero, J. T. (2005). The Death Anxiety Inventory: A revision. *Psychological Reports, 97*(3), 793–796. doi: 10.2466/pr0.97.7.793-796.

Tombaugh, T. N., & McIntyre, N. J. (1992). The Mini-Mental State Examination: A comprehensive review. *Journal of the American Geriatrics Society, 4*(9), 922–935.

Tomer, A. (1992). Attitudes toward death in adult life: Theoretical perpectives. *Death Studies, 16*, 475–506.

Tomer, A. (1994). Death anxiety in adult life: Theoretical perspectives. In R. A. Neimeyer (Ed.), *Death anxiety handbook: Rresearch, instrumentation, and application* (pp. 3–28). Washington, DC: Taylor & Francis.

Tomer, A. (2000a). Death-related attitudes: Conceptual distinctions. In A. Tomer (Ed.), *Death attitudes and the older adult. Theories, concepts, and applications* (pp. 87–94). Philadelphia, PA: Brunner-Routledge.

Tomer, A. (Ed.). (2000b). *Death attitudes and the older adult: Theories, concepts, and applications*. Philadelphia, PA: Brunner/Routledge.

Tomer, A., Eliason, G., & Wong, P. (2008). *Existential and spiritual issues in death attitudes*. Mahwah, NJ: Lawrence Erlbaum Associates Publishers.

Tomer, A., & Eliason, G. T. (1996). Toward a comprehensive model of death anxiety. *Death Studies, 20*(4), 343–365.

Tomer, A., & Eliason, G. T. (2000a). Attitudes about life and death: Toward a comprehensive model of death anxiety. In A. Tomer (Ed.), *Death attitudes and the older adult. Theories, concepts, and applications* (pp. 3–22). Philadelphia, PA: Brunner-Routledge.

Tomer, A., & Eliason, G. T. (2000b). Beliefs about self, life, and death: Testing aspects of a comprehensive model of death anxiety and death attitudes. In A. Tomer (Ed.), *Death attitudes and the older adult. Theories, concepts, and applications* (pp. 137–153). Philadelphia, PA: Brunner-Routledge.

Tomer, A., & Eliason, G. T. (2003). Theorien zur Erklärung von Einstellungen gegenüber Sterben und Tod. In J. Wittkowski (Ed.), *Sterben, Tod und Trauer: Grundlagen, Methoden, Anwendungsfelder* (pp. 33–51). Stuttgart: Kohlhammer.

Tomer, A., & Eliason, G. T. (2008). Existentialism and death attitudes. In A. Tomer, G. T. Eliason & P. T. P. Wong (Eds.), *Existential and spiritual issues in death attitudes* (pp. 7–37). New York, NY: Lawrence Erlbaum Associates.

Topf, R. J. (2009). Die Mutter als „Leibärztin“: Das Kind, die Krankheit und der Tod. *Psyche, 63*(6), 566–588.

Tornstam, L. (1992). The quo vadis of gerontology: On the scientific paradigm of gerontology. *The Gerontologist, 32*(3), 318–326.

Tornstam, L. (1994). Gerotranscendence: A theoretical and empirical exploration. In L. E. Thomas & S. A. Eisenhandler (Eds.), *Aging and the religious dimension* (pp. 203–225). Westport, CT: Greenwood Publishing Group.

Tornstam, L. (1996). Gerotranscendence: A theory about maturing into old age. *Journal of Aging and Identity, 1*, 37–50.

Tornstam, L. (1997). Gerotranscendence: The contemplative dimension of aging. *Journal of Aging Studies, 11*(2), 143–154.

Tornstam, L. (1999). Late-life transcendence: A new developmental perspective on aging. In L. E. Thomas & S. A. Eisenhandler (Eds.), *Religion, belief, and spirituality in latelife* (pp. 178–202). New York, NY: Springer.

Tupes, E. C., & Christal, R. E. (1961). *Recurent personality factors based on trait ratings (USAF ASD Technical Reports, No. 61–79).* Lackland Air Force Base, TX: US Air Force.

UNFPA Bevölkerungsfonds der Vereinten Nationen. (2011). *UNFPA Weltbevölkerungsbericht 2011: Sieben Milliarden Menschen und Möglichkeiten.* Hannover: Deutsche Stiftung Weltbevölkerung (DSW).

United Nations Department of Economic and Social Affairs/Population Division. (2001). World Population Ageing 1950–2050. New York, NY: United Nations. URL: http://www.un.org/esa/population/publications/worldageing19502050/

United Nations Department of Economic and Social Affairs/Population Division. (2010). *World Population Ageing 2009.* New York, NY: United Nations.

Van de Creek, L., Frankowski, D., & Ayres, S. (1994). Use of the Threat Index with family members waiting during surgery. *Death Studies, 18,* 641–648.

Van de Creek, L., & Nye, C. (1993). Testing the death transcendence scale. *Journal for the Scientific Study of Religion, 32,* 279–283.

Van Hout, H. P. J., Beekman, A. T. F., De Beurs, E., Comijs, H., Van Marwijk, H., De Haan, M., … Deeg, D. J. H. (2004). Anxiety and the risk of death in older men and women. *British Journal of Psychiatry, 185*(5), 399–404. doi: 10.1192/bjp.185.5.399.

Vargo, M. E., & Black, W. F. (1984). Psychosocial correlates of death anxiety in a population of medical students. *Psychological Reports, 54,* 737–738.

Vereinte Nationen, Hauptabteilung wirtschaftliche und soziale Angelegenheiten (2001). Alterung der Weltbevölkerung: 1950–2050, Zusammenfassung. New York, NY: Vereinte Nationen.

Vickio, C. J., & Cavanaugh, J. C. (1985). Relationships among death anxiety, attitudes toward aging, and experience with death in nursing home employees. *Journal of Gerontology, 40*(3), 347–349.

Vogel, R. T. (2007). *Der Tod in der Psychotherapie: Ein kleines Memento mori für Psychotherapeutinnen und Psychotherapeuten.* Münster: Verlags-Haus Monsenstein und Vannerdat.

Vogel, R. T. (2011). Psychotherapie auf Palliativstationen: Empirische Bestandsaufnahme. *Psychotherapeut, 56*(5), 379–385. doi: 10.1007/s00278-011-0858-8.

von der Stein, B., & Kipp, J. (2011). Der Tod kommt sicher und ist doch unbestimmt. [Death is certain but undefined at the same time (PSYNDEXalert)]. *Psychotherapie im Alter, 8*(4), 515–525.

Wagner, K. D., & Lorion, R. P. (1984). Correlates of death anxiety in elderly persons. *Journal of Clinical Psychology, 40*(5), 1235–1241. doi: 10.1002/1097-4679(198409)40:5<1235::aid-jclp2270400519>3.0.co;2-p.

Wagner, M., Schütze, Y., & Lang, F. R. (2010). Soziale Beziehungen alter Menschen. In U. Lindenberger, J. Smith, K. U. Mayer & P. B. Baltes (Eds.), *Die Berliner Altersstudie (3. Aufl.)* (pp. 325–343). Berlin: Akademie Verlag.

Wagnild, G. M., & Young, H. M. (1993). Development and psychometric evaluation of the Resilience Scale. *Journal of Nursing Measurement, 1*(2), 165–178.

Wahl, H.-W., & Heyl, V. (2004). *Gerontologie: Einführung und Geschichte (1. Aufl.)* (Vol. 1). Stuttgart: Kohlhammer.

Wahl, H.-W., & Heyl, V. (2007). Sensorik und Sensumotorik. In J. Brandtstädter (Ed.), *Entwicklungspsychologie der Lebensspanne: Ein Lehrbuch* (pp. 130–161). Stuttgart: Kohlhammer.

Wahl, H.-W., & Rott, C. (2002). Konzepte und Definitionen der Hochaltrigkeit In Deutsches Zentrum für Altersfragen (Ed.), *Expertise im Auftrag der Geschäftsstelle der Sachverständigenkommission für den 4. Altenbericht der Bundesregierung* (pp. 5–95). Hannover: Vincentz-Verlag.

Wahl, H. W., & Kruse, A. (2012). Prävention von Pflegebdürftigkeit. In H. W. Wahl, C. Tesch-Römer & J. P. Ziegelmann (Eds.), *Angewandte Gerontologie. Interventionen für ein gutes Altern in 100 Schlüsselbegriffen (2., vollst. überarb. und erw. Aufl.)* (pp. 194–199). Stuttgart: Kohlhammer.

Walter, T. (1991). Modern Death: Taboo or not taboo? *Sociology, 25*(2), 293–310. doi: 10.1177/0038038591025002009.

Walter, T. (1995). Modern Death: Taboo or not taboo? In D. J. Dickenson, Malcolm (Ed.), *Death, dying & bereavement* (pp. 33–44). London: Sage.

Walter, U., & Schwartz, F. W. (2001). Gesundheit der Älteren und Potenziale der Prävention und Gesundheitsförderung. In D. Z. f. Altersfragen (Ed.), *Expertisen zum Dritten Altenbericht der Bundesregierung, Band 1* (pp. 145–252). Opladen: Leske & Budrich.

Warda, S. (2011). *Memento Mori: Bild und Text in Totentänzen des Spätmittelalters und der Frühen Neuzeit* (Vol. 29). Köln: Böhlau.

Ware, J. E., Snow, K. K., Kosinski, M., & Gandek, B. (1993). *SF-36 Health Survey: Manual and interpretation guide* Boston, MS: The Health Institute.

Warren, W. G. (1989). *Death education and research: Critical perspectives.* New York, NY: Haworth.

Wass, H. (2004). A perspective on the current state of death education. *Death Studies, 28*(4), 289–308.

Wass, H., Berardo, F., & Neimeyer, R. A. (1988). Dying: Facing the facts (2 ed.). Washington, DC: Hemisphere.

Waterman, A. S. (1993). Two conceptions of happiness: Contrasts of personal expressiveness (eudaimonia) and hedonic enjoyment. *Journal of Personality and Social Psychology, 64*, 678–691.

Watson, D., & Clark, L. A. (1984). Negative affectivity: The disposition to experience aversive emotional states. *Psychological Bulletin, 96*, 465–490.

Watson, D., & Pennebaker, J. W. (1989). Health complaints, stress, and distress: Exploring the central role of negativ affectivity. *Psychological Review, 96*, 234–254.

Watson, J. B. (1919). A schematic outline of the emotions. *Psychological Review, 26*, 165–196.

Weber, H. (2005). Persönlichkeit und Gesundheit. In R. Schwarzer (Ed.), *Enzyklopädie der Psychologie: Gesundheitspsychologie* (pp. 129–147). Göttingen: Hogrefe.

Weiber, R., & Mühlhaus, D. (2010). *Strukturgleichungsmodellierung: Eine anwendungsorientierte Einführung in die Kausalanalyse mit Hilfe von AMOS, SmartPLS und SPSS*. Heidelberg: Springer.

Weiner, B. (1980). An attribution theory of motivation and emotion. In N. T. Feather (Ed.), *Expectations and actions: Expectancy-value models in psychology*. Hillsdale, NJ: Erlbaum.

Weiner, B., & Graham, S. (1982). An attributional approach to emotional development. In C. Izard, J. Kagan & R. Zajonc (Eds.), *Emotion, Cognition, and Behavior*. Cambridge, MA: Harvard University Press.

Weiss, R. S. (1973). *Loneliness: The experience of emotional and social isolation*. Cambridge, MA: MIT Press.

Werner, J. (1997). *Lineare Statistik: Das allgemeine lineare Modell*. Weinheim: Beltz, Psychologie-Verlags-Union.

West, S. G., Finch, J. F., & Curran, P. J. (1995). Structural equation models with nonnormal variables. In R. H. Hoyle (Ed.), *Structural equation modeling* (pp. 56–75). Thousand Oaks, CA: Sage.

Westman, A. S., & Brackney, B. E. (1990). Relationships between indices of neuroticism, attitudes toward and concepts of death, and religiosity. *Psychological Reports, 66*, 1039–1043.

Westman, A. S., & Canter, F. M. (1985). Fear of death and the concept of extended self. *Psychological Reports, 56*, 419–425.

Wettstein, M., Schilling, O. K., Reidick, O., & Wahl, H.-W. (2015). Four-year stability, change, and multidirectionality of well-being in very-old age. *Psychology and Aging, 30*(3), 500–516. doi: /10.1037/pag0000037.

Wheaton, B., Muthén, B., Alwin, D. F., & Summers, G. (1977). Assessing reliability and stability in panel models. *Sociological Methodology, 8*(1), 84–136.

Whittle, C., Corrada, M. M., Dick, M., Ziegler, R., Kahle-Wrobleski, K., Paganini-Hill, A., & Kawas, C. H. (2007). Neuropsychological data in non-demented oldest-old: The 90+ study. *Journal of Clinical and Experimental Neuropsychology, 29*(3), 290–299.

Wiebe, D. J., & Smith, T. W. (1997). Personality and health. Progress and problems in psychosomatics. In R. Hogan (Ed.), *Handbook of personality psychology* (pp. 891–918). San Diego, CA: Academic Press.

Wiesli, U. (2011). Hochbetagte Menschen zuhause – pflegen, begleiten und betreuen. In H. G. Petzold, E. Horn & L. Müller (Eds.), *Hochaltrigkeit: Herausforderung für persönliche Lebensführung und biopsychosoziale Arbeit* (pp. 187–209). Wiesbaden: VS Verlag für Sozialwissenschaften.

Wilkening, K. (2003). Sterben und "erfolgreiches Altern" – wie passt das zusammen? *Die Hospiz-Zeitschrift, 16*, 10–13.

Wilkening, K. (2007). Spirituelle Dimensionen und Begegnungsebenen mit Tod und Sterben im Alter. In R. Kunz (Ed.), *Religiöse Begleitung im Alter – Religion als Thema der Gerontologie* (pp. 121–142). Zürich: Theologischer Verlag Zürich.

Wilkening, K. (2012). Sterben bei Demenzkranken. In H. W. Wahl, C. Tesch-Römer & J. P. Ziegelmann (Eds.), *Angewandte Gerontologie. Interventionen für ein gutes Altern in 100 Schlüsselbegriffen (2., vollst. überarb. und erw. Aufl.)* (pp. 248–253). Stuttgart: Kohlhammer.

Wilkening, K., & Kunz, R. (2003). *Sterben im Pflegeheim: Perspektiven und Praxis einer neuen Abschiedskultur*. Göttingen: Vandenhoeck & Ruprecht.

Wilkening, K., & Martin, M. (2003). Lebensqualität am Lebensende: Erfahrungen, Modelle und Perspektiven. *Zeitschrift für Gerontologie und Geriatrie, 36*(5), 333–338.

Wils, J.-P. (2007). *Ars moriendi: Über das Sterben (1. Aufl.)*. Frankfurt a. M.: Insel-Verlag.

Wilson, J. P. (Ed.). (2007). *Cross-Cultural assessment of psychological trauma and PTSD*. New York, NY: Springer.

Wilson, R. S., Beckett, L. A., Bienias, J. L., Evans, D. A., & Bennett, D. A. (2003). Terminal decline in cognitive function. *Neurology, 60*(11), 1782–1787. doi: 10.1212/01.wnl.0000068019.60901.c1.

Wittkowski, J. (1978). *Tod und Sterben: Ergebnisse der Thanatopsychologie (1. Aufl.)* (Vol. 766). Heidelberg: Quelle & Meyer.

Wittkowski, J. (1980). Coming to terms with death and dying: A determinant of successful aging? *Zeitschrift für Gerontologie, 13*(6), 552–559.

Wittkowski, J. (1981). Zur Psychologie des Todes – Gegenwärtiger Stand und zukünftige Perspektiven. In W. Michaelis (Ed.), *Bericht über den 32. Kongress der Deutschen Gesellschaft für Psychologie in Zürich, 1980* (pp. 729–735). Göttingen: Hogrefe.

Wittkowski, J. (1984). *Korrelate des Erlebens und Verhaltens gegenüber Tod und Sterben im mittleren Erwachsenenalter.* Habilitationsschrift (unveröffentlicht). Würzburg.

Wittkowski, J. (1987). Zur Erfassung emotional-motivationaler Merkmale anhand von Interviewmaterial: Dartellung und vorläufige Evaluation einer inhaltsanalytischen Methode. *Zeitschrift für Differentielle und Diagnostische Psychologie, 8,* 57–67.

Wittkowski, J. (1990). *Psychologie des Todes.* Darmstadt: Wissenschaftliche Buchgesellschaft.

Wittkowski, J. (1993). Angst vor Sterben und Tod: Zur Beschreibung eines vernachlässigten Konstrukts. *Psychomed, 5*(1), 11–15.

Wittkowski, J. (1996). Fragebogeninventar zur mehrdimensionalen Erfassung des Erlebens gegenüber Sterben und Tod (FIMEST). Handanweisung. Göttingen: Hogrefe.

Wittkowski, J. (1999). Umgang mit Sterben und Tod: Wie lassen sich die Ergebnisse der Grundlagenforschung in der Praxis umsetzen? *Report Psychologie, 24,* 114–120.

Wittkowski, J. (2001a). The construction of the Multidimensional Orientation Toward Dying and Death Inventory (MODDI-F). *Death Studies, 25*(6), 479–495.

Wittkowski, J. (2001b). Psychologische Forschung zum Erleben gegenüber Sterben und Tod. Der Stand der Dinge. In R. Silbereisen (Ed.), *Bericht über den 42. Kongress der Deutschen Gesellschaft für Psychologie in Jena 2000* (pp. 495–506). Lengerich: Pabst.

Wittkowski, J. (2002). Psychologie des Todes: Konzepte, Methoden, Ergebnisse. *Verhaltenstherapie und Verhaltensmedizin, 23*(1), 5–29.

Wittkowski, J. (Ed.). (2003). *Sterben, Tod und Trauer: Grundlagen, Methoden, Anwendungsfelder.* Stuttgart: Kohlhammer.

Wittkowski, J. (2005). Einstellungen zu Sterben und Tod im höheren und hohen Lebensalter: Aspekte der Grundlagenforschung. *Zeitschrift für Gerontopsychologie & -psychiatrie, 18*(2), 67–79.

Wittkowski, J. (Ed.). (2008). *Angemessene Betreuung am Ende des Lebens: Barrieren und Strategien zu ihrer Überwindung.* Göttingen: Vandenhoeck & Ruprecht.

Wittkowski, J., & Baumgartner, I. (1977). Religiosität und Einstellung zu Tod und Sterben bei alten Menschen. *Zeitschrift für Gerontologie, 10*(1), 61–68.

Wittkowski, J., Ho, S. M. Y., & Chan, W. C. H. (2011). Factor structure of the multidimensional orientation toward dying and death inventory among Hong Kong college students: A preliminary study. *Death Studies, 35*(1), 59–72. doi: 10.1080/07481187.2010.502612.

Wittkowski, J., Ho, S. M. Y., & Chan, W. C. H. (2011–2012). The Chinese version of the Multidimensional Orientation toward Dying and Death Inventory (MODDI-F/chin): An introduction. *Omega: Journal of Death and Dying, 64*(1), 15–27. doi: 10.2190/OM.64.1.b.

Wolpe, J. (1958). *Psychotherapy by Reciprocal Inhibition*. Stanford, CA: Stanford University Press.

Wong, P. T. P. (1989). Personal meaning and successful aging. *Canadian Psychology/Psychologie canadienne, 30*(3), 516–525.

Wong, P. T. P. (1998). Spirituality, meaning and successful aging. In P. T. P. Wong & P. S. Fry (Eds.), *The human quest for meaning* (pp. 359–394). Mahwah, NJ: Erlbaum.

Wong, P. T. P. (2000). Meaning of life and meaning of death in successful aging. In A. Tomer (Ed.), *Death attitudes and the older adult* (pp. 23–35). Philadelphia, PA: Brunner-Routledge.

Wong, P. T. P. (2008). Meaning Management Theory and death acceptance. In A. Tomer & G. Eliason (Eds.), *Existential & spiritual issues in death attitudes*. Mahwah, NJ: Lawrence Erlbaum Associates.

Wong, P. T. P. (2010a). Meaning making and the positive psychology of death acceptance. *International Journal of Existential Psychology and Psychotherapy, 3*(2), 73–82.

Wong, P. T. P. (2010b). Meaning therapy: An integrative and positive existential psychotherapy. *Journal of Contemporary Psychotherapy, 40*(2), 85–93.

Wong, P. T. P., Reker, G. T., & Gesser, G. (1994). Death Attitude Profile-Revised: A multidimensional measure of attitudes toward death. In R. A. Neimeyer (Ed.), *Death anxiety handbook. Research, instrumentation, and application. Series in death education, aging, and health care* (pp. 121–148). Washington, DC: Taylor & Francis.

Wong, P. T. P., & Tomer, A. (2011). Beyond terror and denial: The positive psychology of death acceptance. *Death Studies, 35*(2), 99–106. doi: 10.1080/07481187.2011.535377.

Wood, K., & Robinson, P. J. (1982). Actualization and the fear of death: Retesting an existential hypothesis. *Essence: Issues in the Study of Ageing, Dying, and Death, 5*(3), 235–243.

Wurm, S. (2012). Gesundheit und Krankheit. In H. W. Wahl, C. Tesch-Römer & J. P. Ziegelmann (Eds.), *Angewandte Gerontologie. Interventionen für ein gutes*

Altern in 100 Schlüsselbegriffen (2., vollst. überarb. und erw. Aufl.) (pp. 78–83). Stuttgart: Kohlhammer.

Wurm, S., & Tesch-Römer, C. (2005). Alter und Gesundheit. In R. Schwarzer (Ed.), *Enzyklopädie der Psychologie: Gesundheitspsychologie* (pp. 71–90). Göttingen: Hogrefe.

Yalom, I. D. (2000). *Existentielle Psychotherapie* (3. Aufl. ed.). Köln: Ed. Humanist. Psychologie.

Yang, W., Staps, T., & Hijmans, E. (2010). Existential crisis and the awareness of dying: The role of meaning and spirituality. *Omega: Journal of Death and Dying, 61*(1), 53–69. doi: 10.2190/OM.61.1.c.

Yesavage, J. A., Brink, T. L., Roset, L., Lum, O., Huang, V., Adey, M., & Leirer, O. (1983). Development and validation of a Geriatric Depression Screening Scale: A preliminary report. *Journal of Psychiatric Research, 17*(1), 37–49.

Yeun, E. (2005). Attitudes of elderly Korean patients toward death and dying: An application of Q-methodology. *International Journal of Nursing Studies, 42*(8), 871–880. doi: 10.1016/j.ijnurstu.2004.12.002.

Young, M., & Daniels, S. (1981). Religious correlates of death anxiety among high school students in the rural South. *Death Education, 5*, 223–233.

Zhao, X., John, G. L. J., & Chen, Q. (2010). Reconsidering Baron and Kenny: Myths and truths about mediation analysis. *The Journal of Consumer Research, 37*(2), 197–206. doi: 10.1086/651257.

Zinnbauer, B. J., Pargament, K. I., Cole, B., Rye, M. S., Butter, E. M., Belavich, T. G., … Kadar, J. L. (1997). Religion and spirituality: Unfuzzying the fuzzy. *Journal for the Scientific Study of Religion, 36*(4), 549–564.

Znoj, H. (2004). *Komplizierte Trauer* (Vol. 23). Göttingen: Hogrefe.

Anhang

Anhang A: Spezifikation der Modellkomponenten des integrativen Rahmenmodells zur Erklärung der Einstellungen zu Sterben und Tod im hohen Alter

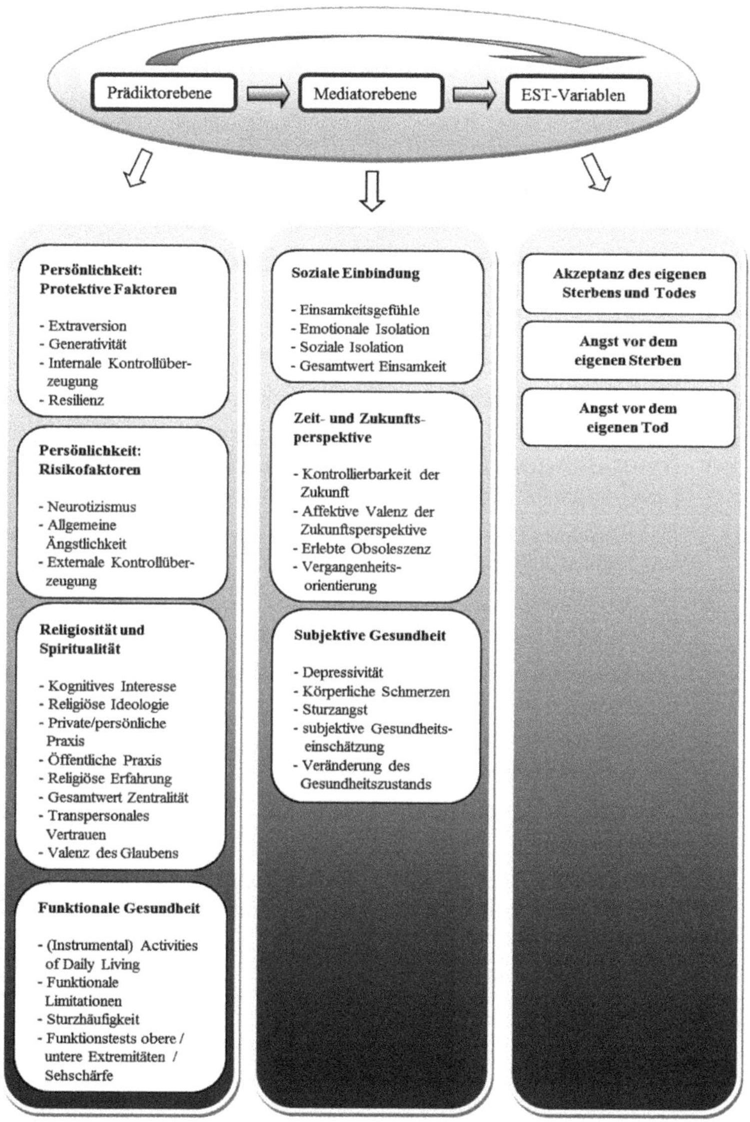

Anhang B: Items der Subskalen der Einstellungen zu Sterben und Tod

Skala	Items
ANGES	Ich fürchte mich davor, eines Tages einen schmerzhaften Tod zu sterben.
	Ich habe Angst davor, dass mein Sterben durch medizinische Geräte in die Länge gezogen wird.
	Der Gedanke, dass ich eines Tages beim Sterben allein gelassen werde, ist schrecklich für mich.
	Ich fürchte mich davor, nur noch wie ein Gegenstand behandelt zu werden, wenn ich im Sterben liege.
	Bei der Vorstellung, irgendwann einmal langsam und qualvoll zu sterben, empfinde ich Angst.
	Mich beunruhigt der körperliche Verfall, den ein langsames Sterben mit sich bringt.
	Die Möglichkeit, dass ich beim Sterben meine persönliche Würde verliere, ist entsetzlich für mich.
	Der Gedanke, dass mein Sterben lang und schmerzhaft sein könnte, ist unerträglich für mich. (*nur in der Langform der Skala*)
ANGET	Mich erschreckt der Gedanke, dass mit meinem Tod mein gesamtes Denken und Fühlen aufhört.
	Die Vorstellung, dass ich nach meinem Tod nie wieder denken und Erfahrungen machen kann, beunruhigt mich.
	Die Vorstellung, dass mein Körper nach meinem Tod verschwinden wird, macht mich unruhig.
	Die Vorstellung, dass mit meinem Tod meine ganze Persönlichkeit für immer verschwindet, ist entsetzlich für mich.
	Der Gedanke daran, dass ich irgendwann einmal tot sein werde, macht mich beklommen.
	Die Vorstellung, dass der Alltag eines Tages ohne mich weitergehen wird, erschreckt mich. (*nur in der Langform der Skala*)
	Ich fürchte mich davor, einem Sterbenden gegenüber hilflos zu fühlen. (*nur in der Langform der Skala*)

Skala	Items
AKEST	Mein Tod ist Teil einer umfassenderen Ordnung, die ich bejahe.
	Dass ich irgendwann einmal sterben werde, ist für mich etwas ganz Natürliches.
	Der Sterbevorgang bedeutet für mich, mein Leben zu vollenden.
	Im Grunde finde ich es in Ordnung, dass ich einmal sterben muss.
	Irgendwie ist auch das Wissen um meinen Tod ein Bestandteil meines Lebens, den ich bejahe.
	Ich bejahe den Sterbevorgang als Bestandteil meines Lebens.
	Der Sterbevorgang trägt dazu bei, mein Leben abzurunden. (*nur in der Langform der Skala*)
	Ich bejahe den Vorgang des Sterbens als einen notwendigen Abschnitt meines Lebens. (*nur in der Langform der Skala*)

Anmerkung: ANGES=Angst vor dem eigenen Sterben, ANGET=Angst vor dem eigenen Tod, AKEST=Akzeptanz des eigenen Sterbens und Todes. Die Items entstammen dem *Fragebogeninventar zur mehrdimensionalen Erfassung des Erlebens gegenüber Sterben und Tod*, empirische Testkonstruktion (FIMEST-E, Wittkowski, 1996). Die Nachdruckrechte liegen bei der Hogrefe Verlag GmbH & Co. KG.

Anhang C: Stichprobencharakteristika der deskriptiven Variablen

Anhang C.1: Stichprobencharakteristika ordinalskalierter Variablen

Variable	N_P	N_I	Häufigkeiten
Geschlecht	113	—	weiblich: 77.9% (*N*=88)
Schulabschluss	113	1	Volksschule: 21.2%
			Sekundar-/Berufsausbildung: 35.4%
			Oberreal-, höhere Sekundarschule, Lyzeum/Gymnasium: 25.7%
			Universität: 17.7%
Familienstand	113	1	verwitwet: 88.5%
			geschieden: 6.2%
			ledig: 3.5%
			verheiratet: 1.8%
Nachkommen	113	1	(Stief-)Kinder: 89.4% (*M*=2.29, *SD*=1.3, *Min*=1, *Max*=6)
			Schwiegerkinder: 81.4% (*M*=2.0, SD=1.2, *Min*=1, *Max*=6)
			Enkel: 73.5% (*M*=3.8, *SD*=3.4, *Min*=1, Max=24)
			Urenkel: 43.4% (*M*=3.2, *SD*=2.6, *Min*=1, *Max*=12)
Wohnform ($WOHNEN_{kategorial}$)	113	1	privat, alleine und ohne feste Partnerschaft: 70.8%
			privat, alleine aber mit fester Partnerschaft: 3.6%
			privat, mit anderen Personen zusammenlebend: 4.4%
			privat, mit Partner oder Angehörigen: 3.5%
			privat, mit Partner zusammenlebend: 0.9%
			privat, getrennt von Partner lebend: 0.9%
			Pflegeheim: 12.4%
			Betreutes Wohnen: 3.5%

Variable	N_P	N_I	**Häufigkeiten**
Umzug[a] ($UMZUG_{kategorial}$)	113	1	kein Umzug: 77.0%
			innerhalb des Gebäudes: 0.9%
			innerhalb des Bezirks: 5.3%
			innerhalb der Stadt: 8.0%
			in eine andere Stadt/Ortschaft: 8.8%
Kritische Lebensereignisse[a] ($KLE_{kategorial}$)	113	1	„Nein": 36.3% (*N*=41), „Ja": 63.7% (*N*=72), davon:
			Tod eines Angehörigen/Partners: 23.9%
			Umzug: 22.1%
			Krankenhausaufenthalt ≥3 Wochen: 25.7%
			sonstige Ereignisse: 9.7%
Zentralität, ursprüngl. Gruppeneinteilung ($ZENTRAL_{ur}$)	111	15	nicht religiös: 22.5% (*N*=25) extrinsisch religiös: 54.1% (*N*=60) intrinsisch bzw. hochreligiös: 23.4% (*N*=26)
Zentralität, alternat. Gruppeneinteilung ($ZENTRAL_{alt}$)	111	15	nicht religiös: 28.8% (*N*=32)
			extrinsisch religiös: 27.9% (*N*=31)
			intrinsisch bzw. hochreligiös: 43.2% (*N*=48)
Funktionstest der unteren Extremitäten ($CHAIR_{ordinal}$)	112	—	nicht durchführbar od. Zeit >60.01 Sekunden: 37.5% (*N*=42)
			zwischen 60.00 und 16.70 Sekunden: 8.2% (*N*=9)
			zwischen 16.69 und 13.70 Sekunden: 7.1% (*N*=8)
			zwischen 13.69 und 11.20 Sekunden: 14.2% (*N*=16)
			zwischen 11.19 und 0.01 Sekunden: 33% (*N*=37)
Depressivität (GDSGROUP)	104	15	unauffällig: 70.2% (*N*=73)
			leichte bis mittelschwere Symptomatik: 25.0% (*N*=26)
			schwere Symptomatik: 4.8% (*N*=5)

Anmerkung: [a]Seit der letzten Befragung im Jahr 2003/4, N_P=Anzahl der Personen, N_I=Itemanzahl. Falls die Variablen in verschiedenen Skalenformaten vorliegen, werden die jeweiligen Variablenlabel in Klammern genannt.

Anhang C.2: Stichprobencharakteristika intervallskalierter und kontinuierlicher Variablen

Variable	N_P / N_I	***Min***	***Max***	***M***	***SD***
Alter	113 / —	86.50	96.42	90.38	2.78
Einkommen	72 / 1	300.00	4.000.00	1.755.40	825.09
Kognitiver Status	112 / 10	18.00	30.00	27.29	2.66
Bildungsjahre	110 / —	7.00	27.00	12.45	3.44

Anmerkung: N_P=Anzahl der Personen, N_I=Itemanzahl, *M*=Mittelwert, *SD*=Streuung.

Anhang D: Stichprobencharakteristika der Modellvariablen

Anhang D.1: Stichprobencharakteristika der Modellvariablen der Prädiktorebene

Skala	N_P	N_I	*Min*	*Max*	*M*	*SD*	Schiefe	Kurtosis
Unabhängige Variablen								
Persönlichkeit: Protektive Faktoren								
Extraversion	109	4	1.5	5.00	3.14	.88	.12 (.23)	-.83 (.46)
Generativität	99	12	1.57	5.00	3.27	.69	.06 (.24)	-.52 (.48)
Internale KÜZ	112	3 (2)	2.00	5.00	3.87	.76	-.26 (.23)	-.56 (.45)
Resilienz	111	11	2.64	5.00	3.88	.49	-.33 (.23)	-.00 (.46)
Persönlichkeit: Risikofaktoren								
Neurotizismus	109	4	1.00	4.50	2.67	.77	.03 (.23)	-.45 (.46)
Trait-Angst	101	20	1.05	4.21	2.23	.65	.71 (.24)	.26 (.48)
Externale KÜZ	112	(3) 1	1.00	4.67	2.96	.75	-.01 (.23)	-.57 (.45)
Religiosität und Spiritualität								
Kognitives Interesse	108	3	1.00	5.00	3.15	1.03	.02 (.23)	-.72 (.46)
Religiöse Ideologie	105	3	1.00	5.00	3.56	1.20	-.58 (.24)	-.69 (.47)
Persönliche Praxis	111	3	1.00	5.00	3.35	1.41	-.55 (.23)	-1.23 (.46)
Öffentliche Praxis	111	3	1.00	5.00	3.00	1.33	-.10 (.23)	-1.31 (.46)
Religiöse Erfahrung	105	3	1.00	5.00	2.44	1.10	.23 (.24)	-1.01 (.47)
Religiosität Gesamtskala	111	15	1.00	5.00	3.07	1.04	-.32 (.23)	-.90 (.46)
Positive Valenz	93	5	1.00	5.00	3.82	.87	-.16 (.25)	1.77 (.50)
Negative Valenz	92	5	1.00	4.00	2.11	.71	.55 (.25)	.25 (.50)
Spiritualität	103	(11) 7	1.14	5.00	3.44	1.06	-.39 (.24)	-.82 (.47)

Skala	N_P	N_I	*Min*	*Max*	*M*	*SD*	Schiefe	Kurtosis
Funktionale Gesundheit								
ADL	102	9	1.00	9.00	6.94	1.98	-.76 (.24)	-.19 (.47)
Funkt. Limitationen	111	15	0.00	9.00	3.87	2.03	.02 (.23)	-.62 (.46)
Sturzhäufigkeit	113	—	0.00	10.00	0.83	1.54	2.94 (.23)	11.88 (.45)
Handkraftstärke	103	—	3.67	49.00	18.66	7.21	1.19 (.24)	2.74 (.47)
Sitz-Steh-Test[a]	112	—	6.62	60.01	37.86	23.66	-.15 (.23)	-2.00 (.45)
Sehschärfetest	96	—	0.01	1.00	0.45	.25	.34 (.25)	-.49 (.49)

Anmerkung: KÜZ=Kontrollüberzeugung, ADL=*Activities of Daily Living*. N_P=Anzahl der Personen, N_I=Itemanzahl, *Min*=Minimum, *Max*=Maximum, *M*=Mittelwert, *SD*=Standardabweichung. Bei Schiefe und Kurtosis sind die Standardfehler jeweils in Klammern angegeben. [a]Bei der Berechnung der durchschnittlichen Durchführungsdauer in Sekunden wurden diejenigen Personen ausgeschlossen, die länger als 60 Sekunden benötigten oder nicht fünfmal aufstehen konnten, so dass der Test abgebrochen werden musste (s. Punkt 4.4). In die weitere Berechnung gehen diese mit einer einheitlichen Zeit von 60.01 Sekunden ein.

Anhang D.2: Stichprobencharakteristika der Modellvariablen der Mediatorebene

Skala	N_P	N_I	*Min*	*Max*	*M*	*SD*	Schiefe	Kurtosis
Mediatoren								
Soziale Einbindung								
Einsamkeitsgefühle	99	9	1.00	4.56	2.22	.79	.95 (.24)	.69 (.48)
Soziale Isolation	99	6	1.00	4.67	2.33	.81	.40 (.24)	-.06 (.48)
Emotionale Isolation	99	5	1.00	4.00	1.61	.69	1.32 (.24)	1.72 (.48)
Einsamkeit Gesamtskala	99	20	1.05	4.16	2.10	.68	.87 (.24)	.53 (.48)
Zeit- und Zukunftsperspektive								
Kontrollierbarkeit der Zuk.	99	4	1.25	5.00	3.40	.82	-.15 (.24)	-.50 (.48)
Affektive Valenz der Zuk.	99	5	1.00	5.00	3.14	.86	-.01 (.24)	-.54 (.48)
Erlebte Obsoleszenz	99	5	1.00	4.60	2.62	.84	.05 (.24)	-.81 (.48)
Vergangenheitsorient.	99	4	1.00	5.00	3.29	.85	-.50 (.24)	.15 (.48)

Skala	N_P	N_I	*Min*	*Max*	*M*	*SD*	**Schiefe**	**Kurtosis**
Subjektive Gesundheit								
Subj. Gesundheitseinsch.	111	1	1.00	5.00	2.53	.71	-.11 (.23)	.71 (.46)
Veränderung der Ges.	110	1	1.00	5.00	2.50	.96	.43 (.23)	.15 (.46)
Körperliche Schmerzen	111	2	1.00	5.00	2.28	1.00	.25 (.23)	-.73 (.46)
Sturzangst	111	2	0.00	2.00	0.68	.79	.65 (.23)	-1.09 (.46)
Depressivität[a]	96	15	0.00	13.00	4.13	3.22	.83 (.24)	.21 (.47)

Anmerkung: [a] ursprünglich dichotome Skala mit Bildung eines Summenscores von 0 bis 15; *NP*=Anzahl der Personen, *NP*=Anzahl der Personen, *NI*=Itemanzahl, *Min*=Minimum, *Max*=Maximum, *M*=Mittelwert, *SD*=Standardabweichung. Bei Schiefe und Kurtosis sind die Standardfehler jeweils in Klammern angegeben.

Anhang D.3: Stichprobencharakteristika der Modellvariablen der Kriteriumsebene sowie der übergeordneten Variablen des subjektiven Wohlbefindens

Skala	N_P	N_I	*Min*	*Max*	*M*	*SD*	**Schiefe**	**Kurtosis**
Abhängige Variablen								
Einstellungen zu Sterben und Tod								
ANGES	108	7	1.00	5.00	3.06	.93	-.11 (.23)	-.55 (.46)
ANGET	108	5	1.00	4.40	1.77	.73	1.19 (.23)	1.65 (.46)
AKEST	109	6	3.00	5.00	4.67	.41	-1.85 (.23)	3.90 (.46)
Subjektives Wohlbefinden								
PVOL	113	13	1.92	4.85	3.70	.66	-.49 (.23)	-.44 (.45)
SWLS	101	5	1.00	5.00	3.66	.85	-.45 (.24)	.01 (.48)
AUT	111	9	2.33	5.00	3.96	.56	-.41 (.23)	.26 (.46)
SAC	110	9	2.56	5.00	4.08	.58	-.58 (.23)	-.08 (.46)
EMA	110	9	2.25	5.00	4.07	.58	-.63 (.23)	.09 (.46)
PIL	111	9	1.63	5.00	3.21	.68	-.04 (.23)	-.20 (.46)

Anmerkung: ANGES=Angst vor dem eigenen Sterben, ANGET=Angst vor dem eigenen Tod, AKEST=Akzeptanz des eigenen Sterbens und Todes, PVOL=positive Lebensbewertung, SWLS= Lebenszufriedenheit, AUT=Autonomie, SAC=Selbstakzeptanz, EMA=Alltagsbewältigung, PIL= Lebensziele. N_P=Anzahl der Personen, N_I=Itemanzahl, *Min*=Minimum, *Max*=Maximum, *M*=Mittelwert, *SD*=Standardabweichung der Kriteriums-Skalen. Bei Schiefe und Kurtosis sind die Standardfehler jeweils in Klammern angegeben.

Anhang E: Interkorrelationen der Kontrollvariablen

Variable	1	2	3	4	5	6	7	8	9	10
Kontrollvariablen										
1. Alter	1.00									
2. Geschlecht	-.06	1.00								
3. Einkommen	.06	.11	1.00							
4. Bildungsjahre	-.08	-.01	.53***	1.00						
5. Schulart	-.12	-.11	.57***	.72***	1.00					
6. Konfession	.11	.01	.13	.00	.09	1.00				
7. Kognitiver Status	-.35***	.07	.08	-.03	.02	-.06	1.00			
8. Wohnsituation[a]	.14	.00	.01	.08	.18*	.17+	-.06	1.00		
9. Umzug[a]	.01	-.09	-.05	-.01	.05	.17+	-.07	.74***	1.00	
10. KLE[b]	.01	.03	-.01	.07	.06	-.03	-.09	31***	-.38***	1.00

Anmerkung: KLE=Kritische Lebensereignisse. [a] Dichotomes Skalenformat, ursprünglich kategoriale Erfassung. [b]Intervallskaliertes Skalenformat (Summenscore), ursprünglich kategoriale Erfassung. $^{+}p \leq .10$ (zweiseitig), $^{*}p \leq .05$ (zweiseitig), $^{***}p \leq .001$ (zweiseitig). Rangkorrelationen nach Spearman-Rho. *N* zwischen 71 und 113.

Anhang F: Bivariate Korrelationen der Kontroll- und Modell-Prädiktorvariablen

Variable	**1**	**2**	**3**	**4**	**5**	**6**	**7**
Unabhängige Variablen							
Persönlichkeit: Protektive Faktoren							
Extraversion	-.06	-.12	.15	.05	-.01	.17^{+}	.15
Generativität	-.06	-.05	.16	.04	.01	-.06	.03
Internale KÜZ	-.20*	.03	.15	-.02	-.25*	-.01	-.14
Resilienz	-.20*	-.03	.25**	.08	.00	.04	-.04
Persönlichkeit: Risikofaktoren							
Neurotizismus	.04	-.00	-.24*	.07	.07	-.03	.12
Trait-Angst	.20*	.16^{+}	-.27**	.01	.01	-.04	.02
Externale KÜZ	.15	.07	-.32***	-.02	.06	.03	.07
Religiosität und Spiritualität							
Kognitives Interesse	.17^{+}	-.01	.17^{+}	.04	-.08	.10	.01
Religiöse Ideologie	.01	-.07	.11	-.01	-.09	.07	.02
Persönliche Praxis	.01	-.04	.02	-.08	.06	.10	.03
Öffentliche Praxis	.06	-.06	-.04	-.08	.04	.08	-.01
Religiöse Erfahrung	.16	-.05	-.10	.06	-.01	-.08	-.00
Religiosität Gesamtskala	.09	-.06	.05	-.05	.01	.09	.00
Positive Valenz	.14	-.13	-.05	-.04	-.06	-.03	.02
Negative Valenz	.17	.00	.02	.03	-.01	-.00	-.17^{+}
Spiritualität	.15	-.04	-.02	-.06	.01	.00	-.04
Funktionale Gesundheit							
Activities of Daily Living	-.30**	.07	.09	.52***	-.06	-.30**	-.28**
Funktionale Limitationen	.21*	.04	-.02	-.26**	-.06	.20*	.31***
Sturzhäufigkeit	.23*	-.02	-.07	-.06	-.06	.10	.10
Handkraftstärke	-.21*	.52***	.01	.23*	.03	-.16	-.04
Sitz-Steh-Test	.11	-.01	-.06	-.22*	-.03	.16	.24**
Sehschärfetest	-.37***	-.04	.07	.38***	-.08	-.06	-.24*

Anmerkung: KÜZ=Kontrollüberzeugung, 1=Alter, 2=Geschlecht, 3=Bildungsjahre, 4=kognitiver Status, 5=Konfession, 6=Wohnsituation (privates vs. institutionalisiertes Wohnen), 7=kritische Lebensereignisse. $^{+}p \leq .10$ (zweiseitig), $^{*}p \leq .05$ (zweiseitig), $^{**}p \leq .01$ (zweiseitig), $^{***}p \leq .001$ (zweiseitig). Rangkorrelationen nach Spearman-Rho. *N* zwischen 89 und 113.

Anhang G: Bivariate Korrelationen der Kontroll- und Modell-Mediatorvariablen

Variable	1	2	3	4	5	6	7
Mediatoren							
Soziale Einbindung							
Einsamkeitsgefühle	.26**	.25*	-.10	-.12	.09	.18^{+}	.00
Soziale Isolation	.18^{+}	.12	-.17	-.14	-.08	.12	-.03
Emotionale Isolation	.04	.07	-.01	.00	.03	-.07	-.05
Einsamkeit Gesamtskala	.22*	.21*	-.15	-.12	.02	-.15	-.01
Zeit- und Zukunftsperspektive							
Kontrollierbarkeit der Zukunft	-.13	-.02	.18^{+}	.20*	.07	-.16	-.05
Affektive Valenz der Zukunktspersp.	-.12	-.12	.09	.11	.03	-.18^{+}	.03
Erlebte Obsoleszenz	.25*	.11	-.37***	-.04	-.16	.05	.04
Vergangenheitsorientierung	.13	.11	-.26**	-.18^{+}	-.00	-.20*	-.11
Subjektive Gesundheit							
Subjektive Gesundheitseinschätzung	.02	-.03	.01	-.03	.16	.06	-.09
Veränderung der Gesundheit	.01	-.25**	-.02	-.11	.00	-.02	.02
Körperliche Schmerzen	.16^{+}	-.04	-.20*	.03	-.10	.04	.10
Sturzangst	.20*	-.20*	-.17^{+}	-.03	-.06	.10	-.02
Depressivität	.21*	.12	-.23*	-.23*	.03	.14	.13

Anmerkung: 1=Alter, 2=Geschlecht, 3=Bildungsjahre, 4=kognitiver Status, 5=Konfession, 6=Wohnsituation, 7=kritische Lebensereignisse. $^{+}p\leq.10$ (zweiseitig), $^{*}p\leq.05$ (zweiseitig), $^{**}p\leq.01$ (zweiseitig), $^{***}p\leq.001$ (zweiseitig). Rangkorrelationen nach Spearman-Rho. *N* zwischen 96 und 111.

Anhang H: Interkorrelationen der Variablen der Prädiktorebene

Anhang H.1: Interkorrelationen der Persönlichkeitsvariablen

Variable	1	2	3	4	5	6	7
Persönlichkeit: Protektive Faktoren							
1. Extraversion	1.00						
2. Generativität	.31**	1.00					
3. Internale KÜZ	.20*	.27**	1.00				
4. Resilienz	.35***	.46***	.49***	1.00			
Persönlichkeit: Risikofaktoren							
5. Neurotizismus	-.10	-.08	-.20*	-.28**	1.00		
6. Trait-Angst	-.20*	-.27**	-.30**	-.50***	.65***	1.00	
7. Externale KÜZ	-.19*	-.15	-.32***	-.25**	.25**	.39***	1.00

Anmerkung: KÜZ=Kontrollüberzeugung. $^{*}p\leq.05$ (zweiseitig), $^{**}p\leq.01$ (zweiseitig), $^{***}p\leq.001$ (zweiseitig). Rangkorrelationen nach Spearman-Rho. *N* zwischen 95 und 112.

Anhang H.2: Interkorrelationen der Religiositätsvariablen

Variable	1	2	3	4	5	6	7	8	9
Religiosität und Spiritualität									
1. Kognitives Interesse	1.00								
2. Religiöse Ideologie	.46***	1.00							
3. Persönliche Praxis	.47***	.67***	1.00						
4. Öffentliche Praxis	.44***	.70***	.71***	1.00					
5. Religiöse Erfahrung	.45***	.59***	.54***	.49***	1.00				
6. Religiosität Gesamtskala	.67***	.87***	.85***	.87***	.74***	1.00			
7. Positive Valenz	.38***	.54***	.53***	.59***	.59***	.63***	1.00		
8. Negative Valenz	.14	.08	.08	.09	.31**	.16	.27**	1.00	
9. Spiritualität	.57***	.71***	.68***	.63***	.66***	.81***	.67***	.02	1.00

Anmerkung: $^{**}p\leq.01$ (zweiseitig), $^{***}p\leq.001$ (zweiseitig). Rangkorrelationen nach Spearman-Rho. *N* zwischen 87 und 111.

Anhang H.3: Interkorrelationen der funktionalen Gesundheitsvariablen

Variable	1	2	3	4	5	6
Körperliches Funktionsniveau						
1. Activities of Daily Living	1.00					
2. funktionale Limitationen	-.60***	1.00				
3. Sturzhäufigkeit	-.09	.22*	1.00			
4. Handkraftstärke	.27**	-.27**	-.15	1.00		
5. Sitz-Steh-Test	-.44***	.50***	.14	-.25*	1.00	
6. Sehschärfetest	.42***	-.41***	-.26*	.10	.14	1.00

Anmerkung: *$p \leq .05$ (zweiseitig), **$p \leq .01$ (zweiseitig), ***$p \leq .001$ (zweiseitig). Rangkorrelationen nach Spearman-Rho. *N* zwischen 95 und 112.

Anhang H.4: Bivariate Korrelationen der protektiven Persönlichkeitsfaktoren mit den Religiositätsvariablen

Variable	Extraversion	Generativität	Internale KÜZ	Resilienz
Religiosität und Spiritualität				
Kognitives Interesse	.23*	.31**	.25**	.39***
Religiöse Ideologie	.11	.19+	.05	.24*
Persönliche Praxis	.15	.27**	.13	.30**
Öffentliche Praxis	.10	.21*	.07	.09
Religiöse Erfahrung	-.02	.14	.10	.18+
Religiosität Gesamtskala	.16+	.31**	.17+	.29**
Positive Valenz	-.01	.18	.11	.18+
Negative Valenz	-.23*	-.23*	-.02	-.08
Spiritualität	.15	.37***	.06	.35***

Anmerkung: KÜZ=Kontrollüberzeugung. +$p \leq .10$ (zweiseitig), *$p \leq .05$ (zweiseitig), **$p \leq .01$ (zweiseitig), ***$p \leq .001$ (zweiseitig). Rangkorrelationen nach Spearman-Rho. *N* zwischen 90 und 110.

Anhang H.5: Bivariate Korrelationen der protektiven Persönlichkeitsfaktoren mit den funktionalen Gesundheitsvariablen

Variable	Extraversion	Generativität	Internale KÜZ	Resilienz
Körperliches Funktionsniveau				
Activities of Daily Living	.10	.15	.15	.24*
Funktionale Limitationen	-.02	-.10	-.13	-.35***
Sturzhäufigkeit	-.12	-.15	-.00	-.18+
Handkraftstärke	-.08	.00	.13	.13
Sitz-Steh-Test	-.06	-.07	-.16+	-.21*
Sehschärfetest	.18+	.16	.07	.20+

Anmerkung: KÜZ=Kontrollüberzeugung. +$p \leq .10$ (zweiseitig), *$p \leq .05$ (zweiseitig), ***$p \leq .001$ (zweiseitig). Rangkorrelationen nach Spearman-Rho. *N* zwischen 95 und 112.

Anhang H.6: Bivariate Korrelationen der Risikofaktoren der Persönlichkeit mit den Religiositätsvariablen

Variable	Neurotizismus	Trait-Angst	Externale KÜZ
Religiosität und Spiritualität			
Kognitives Interesse	-.18+	-.19+	-.21*
Religiöse Ideologie	-.22*	-.26*	-.14
Persönliche Praxis	-.12	-.10	-.09
Öffentliche Praxis	-.18+	-.06	-.01
Religiöse Erfahrung	.06	-.02	.05
Religiosität Gesamtskala	-.19+	-.15	-.10
Positive Valenz	.01	-.06	.23*
Negative Valenz	.00	.15	.07
Spiritualität	-.12	-.19+	-.03

Anmerkung: KÜZ=Kontrollüberzeugung. +$p \leq .10$ (zweiseitig), *$p \leq .05$ (zweiseitig). Rangkorrelationen nach Spearman-Rho. *N* zwischen 83 und 110.

Anhang H.7: Bivariate Korrelationen der Risikofaktoren der Persönlichkeit mit den funktionalen Gesundheitsvariablen

Variable	Neurotizismus	Trait-Angst	Externale KÜZ
Körperliches Funktionsniveau			
Activities of Daily Living	-.06	-.06	-.15
Funktionale Limitationen	.25**	.31***	.19+
Sturzhäufigkeit	.15	.24*	.06
Handkraftstärke	-.02	.02	.06
Sitz-Steh-Test	.05	.17+	.19*
Sehschärfetest	-.12	-.14	-.20*

Anmerkung: KÜZ=Kontrollüberzeugung. +$p \leq .10$ (zweiseitig), *$p \leq .05$ (zweiseitig), **$p \leq .01$ (zweiseitig), ***$p \leq .001$ (zweiseitig). Rangkorrelationen nach Spearman-Rho. N zwischen 93 und 112.

Anhang H.8: Bivariate Korrelationen der Religiositätsvariablen mit den funktionalen Gesundheitsvariablen

Variable	ADL	LIMIT	Sturzhäufigkeit	Handkraftstärke	Sitz-Steh-Test	Sehschärfetest
Religiosität und Spiritualität						
Kognitives Interesse	.09	-.06	-.02	-.09	-.03	-.04
Religiöse Ideologie	.04	-.10	.17^{+}	-.15	-.10	.01
Persönliche Praxis	-.05	-.06	.06	-.18^{+}	.05	-.06
Öffentliche Praxis	-.07	-.04	.08	-.17^{+}	-.01	-.07
Religiöse Erfahrung	.07	.07	.23*	-.09	-.11	-.24*
Religiosität Gesamtskala	.01	-.03	.10	-.19^{+}	-.06	-.08
Positive Valenz	.02	.01	.20^{+}	-.08	-.13	-.05
Negative Valenz	.09	-.03	.23*	-.03	-.17	-.00
Spiritualität	.08	-.09	-.04	-.07	-.04	-.06

Anmerkung: ADL=*Activities of Daily Living*, LIMIT=funktionale Limitationen. $^{+}p \leq .10$ (zweiseitig), $^{*}p \leq .05$ (zweiseitig). Rangkorrelationen nach Spearman-Rho. *N* zwischen 79 und 112.

Anhang I: Interkorrelationen der Variablen der Mediatorebene

Variable	1	2	3	4	5	6	7	8	9	10	11	12	13
Mediatorvariablen													
1. Einsamkeitsgefühle	1.00												
2. Soziale Isolation	$.64^{***}$	1.00											
3. Emotionale Isolation	$.55^{***}$	$.62^{***}$	1.00										
4. Einsamkeit Gesamtskala	$.90^{***}$	$.87^{***}$	$.76^{***}$	1.00									
5. Kontrollierbarkeit der Zukunft	$-.35^{***}$	$-.47^{***}$	$-.34^{***}$	$-.42^{***}$	1.00								
6. Affektive Valenz der Zukunftspersp.	$-.47^{***}$	$-.42^{***}$	$-.34^{***}$	$-.47^{***}$	$.60^{***}$	1.00							
7. Erlebte Obsoleszenz	$.51^{***}$	$.45^{***}$	$.32^{***}$	$.53^{***}$	$-.41^{***}$	$-.46^{***}$	1.00						
8. Vergangenheitsorientierung	$.17^{+}$	$.21^{*}$	.08	$.20^{+}$	$-.28^{**}$	$-.32^{***}$	$.42^{***}$	1.00					
9. Subj. Gesundheitseinschätzung	$-.18^{+}$	-.04	-.06	-.11	$.39^{***}$	$.35^{***}$	$-.26^{*}$	$-.18^{+}$	1.00				
10. Veränderung der Gesundheit	$-.23^{*}$	-.11	-.13	$-.20^{*}$	.14	$.27^{**}$	-.15	-.16	$.42^{***}$	1.00			
11. Körperliche Schmerzen	$.17^{+}$	.05	-.04	.10	$-.24^{*}$	$-.28^{**}$	$.36^{***}$	$.24^{*}$	$-.46^{***}$	$-.25^{**}$	1.00		
12. Sturzangst	$.28^{**}$	$.28^{**}$	$.18^{+}$	$.31^{**}$	$-.22^{*}$	$-.31^{**}$	$.37^{***}$	$.17^{+}$	$-.29^{**}$	$-.16^{+}$	$.36^{***}$	1.00	
13. Depressivität	$.51^{***}$	$.53^{***}$	$.31^{**}$	$.54^{***}$	$-.52^{***}$	$-.56^{***}$	$.45^{***}$	$.32^{***}$	$-.39^{***}$	$-.26^{**}$	$.25^{*}$	$.32^{***}$	1.00

Anmerkung: $^{+}p \leq .10$ (zweiseitig), $^{*}p \leq .05$ (zweiseitig), $^{**}p \leq .01$ (zweiseitig), $^{***}p \leq .001$ (zweiseitig). Rangkorrelationen nach Spearman-Rho. N zwischen 98 und 111.

Psychologie und Gesellschaft

Herausgegeben von Martin K. W. Schweer

Die Reihe "Psychologie und Gesellschaft" vereint empirische und theoretische Arbeiten vornehmlich mit Blick auf die Anwendungsfelder Schule und Organisation, wobei eine interdisziplinäre Perspektive angestrebt ist. Neben Beiträgen der Pädagogischen Psychologie und angrenzender Teilbereiche der Psychologie ist die Reihe auch offen für benachbarte Wissenschaftsdisziplinen. Anfragen an den Herausgeber sind ausdrücklich erwünscht.

Band 1 Martin K. W. Schweer (Hrsg.): Das Jugendalter. Perspektiven pädagogisch-psychologischer Forschung. 2003.

Band 2 Martin K. W. Schweer (Hrsg.): Vertrauen im Spannungsfeld politischen Handelns. Herausforderungen und Perspektiven für eine Politische Psychologie. 2003.

Band 3 Martin K. W. Schweer (Hrsg.): Das Kindesalter. Ausgewählte pädagogisch-psychologische Aspekte. 2006.

Band 4 Jutta Padberg: Vertrauen im Leistungssport. Eine empirische Studie zur Vertrauensbeziehung zwischen Trainern und Athleten im Leistungstennis. 2006.

Band 5 Martin K. W. Schweer (Hrsg.): Bildung und Vertrauen. 2006.

Band 6 Martin K. W. Schweer: Mentale Fitness im Tennis. Das Aufbauprogramm. 2007.

Band 7 Martin K. W. Schweer (Hrsg.): *Sex and Gender*. Interdisziplinäre Beiträge zu einer gesellschaftlichen Konstruktion. 2009.

Band 8 Barbara Thies: Kognitive Repräsentationen in der Grundschule. Befunde zur Interaktionsregulation im Unterrichtsalltag. 2010.

Band 9 Martin K. W. Schweer (Hrsg.): Vertrauensforschung 2010: A State of the Art. 2010.

Band 10 Martin K. W. Schweer (Hrsg.): Medien in unserer Gesellschaft. Chancen und Risiken. 2012.

Band 11 Norbert Pütz / Martin K. W. Schweer / Niels Logemann (Hrsg.): Bildung für nachhaltige Entwicklung. Aktuelle theoretische Konzepte und Beispiele praktischer Umsetzung. 2013.

Band 12 Guido Becke / Christiane Funken / Sebastian Klinke / Wolfgang Scholl / Martin K. W. Schweer (Hrsg.): Innovationsfähigkeit durch Vertrauensgestaltung? Befunde und Instrumente zur nachhaltigen Organisations- und Netzwerkentwicklung. 2013.

Band 13 Marc Krüger / Markus Schmees (Hrsg.): E-Assessments in der Hochschullehre. Einführung, Positionen & Einsatzbeispiele. 2013.

Band 14 Ortrun Reidick: Sterben und Tod bei Hochaltrigen. Die Rolle von Persönlichkeit, Gesundheit und Religiosität. 2016.

www.peterlang.com

www.ingramcontent.com/pod-product-compliance
Ingram Content Group UK Ltd.
Pitfield, Milton Keynes, MK11 3LW, UK
UKHW020641041026
15590UKWH00001B/27

9 783631 664650

www.ingramcontent.com/pod-product-compliance
Ingram Content Group UK Ltd.
Pitfield, Milton Keynes, MK11 3LW, UK
UKHW020641041026
15590UKWH00001B/27

9 783631 664650